中医病位气血辨证与临证验案

章汝耿◎著

中医古籍出版社
Publishing House of Ancient Chinese Medical Books

图书在版编目（CIP）数据

中医病位气血辨证与临证验案/章汝耿著．—北京：中医古籍出版社，2019.4
ISBN 978-7-5152-1729-1

Ⅰ.①中… Ⅱ.①章… Ⅲ.①气血辨证②中医学临床-经典-中国-现代
Ⅳ.①R241.8②R249.7

中国版本图书馆 CIP 数据核字（2018）第 120510 号

中医病位气血辨证与临证验案

章汝耿 著

责任编辑 朱定华
封面设计 韩博玥
出版发行 中医古籍出版社
社　　址 北京市东城区东直门内南小街 16 号（100700）
电　　话 010-64089446（总编室）010-64002949（发行部）
网　　址 www.zhongyiguji.com.cn
印　　刷 北京紫瑞利印刷有限公司
开　　本 710mm×1000mm 1/16
印　　张 29.5
字　　数 490 千字
版　　次 2019 年 4 月第 1 版 2019 年 4 月第 1 次印刷
书　　号 ISBN 978-7-5152-1729-1
定　　价 98.00 元

前言

20世纪80年代中期，我在临证时，无意中发现了人身上有六病病位(即太阳病、少阳病、阳明病、太阴病、少阴病、厥阴病等六病病位，或称六经病位，下同）的存在,而且从《伤寒论》中得到了应证，证实人体确有不同于十二经络分布的,另一种六病病位的存在。后来从中外部分古医书中也看到,对六病病位的存在有着不同角度的论述，诸如《伤寒来苏集》《东医宝鉴》《医宗必读》等书中都有此类论述的记载，甚至连《伤寒杂病论》（桂林古本）也持此类观点。可惜数百年来，只看见医书中的论述，未见用于临证，从民国至今，甚至连论述的医书亦凤毛麟角。

20世纪80年代末至90年代初，我先后在临证中发现，人体有身左病与血相关、身右病与气相联的现象。又看见左手的寸、关、尺脉位上分布着心、肝、肾的相应部位，心主血、肝藏血、肾藏精，三部都反映精血；右手的寸、关、尺脉位上分布着肺、脾、肾的相应部位，肺主气、脾统气、肾主元气，三部都反映气。可见左右手脉象，主要反映的是气、血、精的变化。而且仲景说：“血弱气尽，腠理开，邪气因入。”可见气血虚损，是患病的根源。后来购得《格致余论》，我从《格致余论》中看到，丹溪翁也从左右手脉象中，发现了左血右气现象，使我惊喜万分，遂重学古医书，从源头寻找答案。结果，在《素问·阴阳应象大论》中看到：“阴阳者，血气之男女也，左右者，阴阳之道路也。”可见，数千年前，前辈医家已经知道身体左右是血、气运行的道路。既然血、气运行于身体左右，身体左右的病与血、气有关就无疑了。我又在《丹溪心法》《医宗必读》《东医宝鉴》《皇汉医学》等中、朝、日三国部分医家书中，看到“身左病为血虚”“身右病为气虚”的论述，更相信人体血、气虚损与疾病的发生有着密切的联系，是疾病发生的主要根源之一。

我初学中医，就沉浸于仲景先师遗著，深研《金匮要略》《伤寒论》二书，也旁及部分时方医家理论。平日认真临证，勤于总结，探求治病规律，摸索救人捷径。我行医数十载，在临证实践中，先后对“六病病界”及“左血、右气”现象与疾病之间的机理，进行了无数次的临证实践检验后，逐步形成了按六病病界及左血右气理念，辨病机与汤证，依病机与汤证，处方用药的诊断治疗学说。我这个学说中，包括了部分《伤寒论》《金匮要略》《内经》的内容，及部分经方派与时方派医家的有关论述，用方不分经方、时方，无门户之见，本着有是病机用是方药的原则，择善而用之。或许理论上尚有欠缺，需待高明者斧正，然而读者若能在学会这一学说的同时，又学习《伤寒论》《金匮要略》二书，就会收到事半功倍的效果。就能简单有效地诊治所有的病，其中包括各种单病、合病、并病。

我学仲景“大道至简”的原则，将这一“诊断治疗学”，简明扼要地写出。并列出一批，运用此学说诊治成功的验案做范例，加按语分析其中成功的经验，使其通俗易懂，简单易学，让初学者容易学会，使医生读后便于临证时参考。盼望此书能使读者尽快掌握准确辨析病机，正确使用方药的本领，事半功倍地提高疗效。若读者能在此学说的基础上举一反三，定会一改目前中医只能作为辅助治疗的局面；使中医不但能主治各种病，还能治愈西医治不好的病，及西医设备检查不出病因的疑难杂证。为改变目前中医后继乏人的困境助一臂之力，使中医学焕发出新的生机，这是我的最大愿望。

章汝耿

2015 年 6 月书于浙江兰溪百都花苑

自序

在家庭贫寒生活的逆境中受行家指点，自学《金匮要略》《伤寒论》，凡四十余年，不敢稍有懈怠。1981年考取开业执照行医后，起初只知用单方治单证，以后才知用合方治合病。1986年在研究张仲景伤寒学说的基础上，发现人体有六病病位存在，而且病位中包含着病因、病机、汤证。用于临床后，本人的医疗水平，有了长足的进步。

20世纪80年代末、90年代初，在临证中见过无数次气血疾病证候的有序变换后，始知气血运行原有相对固定的病位，发病亦有昼夜的区别。查阅《内经》等古医书，方知先贤早有此类论述。经过对大量病案纪录的归纳和分析，将病位与气血运行部位进行融会贯通，才形成"病位、气血辨证"的大概理念。又经过十多年的临证检验，这"大概"的理念，才成为可用于临床的、真实可行的理论概念。近20年来，我使用病位气血辨证这个概念，施治于临床各科各种疑难杂证，都取得了良好的疗效。为了传承和创新仲景学说，经过数年笔耕，结合临证经验，才写成《中医病位气血辨证与临证验案》一书。盼望拙作，对以拯救因病返贫患者为己任的良医，和矢志学习伤寒经方的医者，有所裨益，亦希望高明同道者不吝斧正。

《甲乙经·序》:"仲景论广伊尹《汤液》为数十

卷，用之多验。”说明仲景学说源于《汤液经法》，而《汤液经法》历经数千年，长盛不衰，则源于其疗效卓著。仲景在继承《汤液经法》的基础上创立了理法方药俱全的、辨证施治医学体系，为祖国医学打下了坚实的理论基础。而其经方只要对证准确，确实有“一剂知，二剂已”的疗效。中医学是国术之一脉，振兴国术必须振兴中医学，否则不完整。而仲景学说是中医学的精髓，所以振兴中医学还需振兴仲景学说。冀望通过振兴中医学，能产生一大批如曹颖甫、范文甫、胡希恕、赵锡武一样的经方大家，临床时能拟拯危之良方，起将死之病人，使中医学术成为环球汉方医学的旗帜，可以与西医学并驾齐驱。

拙作的出版发行，得到中国中医科学院朱定华教授的引荐，得到兰溪市张山雷研究会会长、兰溪市中医药学会顾问、原兰溪市中医院院长程良骏先生的指导和帮助，特表示衷心的感谢！

章汝耿

2017 年 12 月 18 日

程序

仲景学说诞生一千八百多年以来，备受历代医家推崇，并奉为中医临证治疗之典范，是中医学中的圭臬与经典。自金代成无已首先注释《伤寒论》以来，其后注释者已达数百家，且各自多有发明，遂使仲景学说得以发扬光大，仲景亦被中医界尊为医圣，伤寒经方亦已成为治疗各种病证或疑难杂证的首选方药，其学说值得我们在传承中深入研究创新。

在兰溪首届张山雷中医药文化节上，我有幸结识章汝耿先生，交谈中知其学习中医已40余年，多年来在研究仲景学说方面做出了不懈努力。

章氏汝耿先生，吾邑同道也。自青少年时经名医指点自学中医，厚积薄发，在仲景学说和《内经》气血理论的基础上，创立了“病位气血辨证”法。该方法，经过章医师20余年的临床检验，按照一辨病位、二辨病机、三定方药的思路辨证治病，方法简便，效果良好。章医师对疾病病界、病位的辨证思路，实则已包含了对病因、病位、脏腑、经络、表里、寒热、虚实、气血、津液、肾精、肾气等各类病证的辨治诸法，已达到“获病之情，则知治之大体也”的境地，可谓标新立异，独树一帜，对仲景学说颇有发挥、创新之蕴涵。书中还附有按照此方法治病的680余个临床证治验案，可供读者临证检验与参考应用。

此书是作者多年临床实践后的创新之作，比较贴近实际。若读者在学习《伤寒论》《金匮要略》原著时参阅此书，则在临床上会起到执简驭繁的指导作用，可以扫除学经方难、用经方更难的认知困惑，并进一步提高中医学的临床疗效，从而推动中医学术的百花齐放，百家争鸣。

在本书即将付梓之时，乐为之序。

程良骏

2017年12月20日

作者从医简历

章汝耿，1946 年 11 月生辰，浙江兰溪人。自幼爱好中医药。1961——1962 年，在金华县浬浦镇陈德贵伤科诊所当学徒，后因小集镇青年人下放农村而回家。虽然没有学到多少技术，却培养了对中医学的兴趣。当时家庭贫寒，经济拮据，无钱买书，遂陆续从走方医手中抄来了数本中医书。其中主要从常山县汪姓老中医手中抄来了《金匮心典》《册补名医方论》《望诊尊经》，从诸暨县常姓中年中医手中抄来了《伤寒论》《温热病篇》《湿热病篇》等书。因为《伤寒论》《金匮要略》是医圣张仲景的著作，我认为应当首先学习，所以从此就走向了学习经方的道路。

1981 年，县卫生局开考个体中医开业执照，我参加了考试，考取了浙江省个体开业行医执照，走上了正式开业行医之路。

1987 年招工进入兰溪市化工试剂厂当厂医。

1988 年参加中医士职称考试，考试成绩合格，因学历低，未通过评审。

1989 年经市卫生局长批准，第二次参加考试，成绩及格，1990 年取得中医士职称。由于没有专业学历，不能参加晋级考试。为了想获得晋级，从 1988——1994 年，在省级中医杂志上发表了多篇学术论文，但是仍不准晋级（当时晋升主治医师，只要有二篇省级中医杂志上的论文和医古文考试成绩及格即可）。最后只得放弃晋级梦想，专致临证诊治，不再发表论文。

1999年省卫生厅根据中医士职称，授予我助理执业医师资格。2001年在兰溪市棉纺织厂职工医院注册上班，坐门诊。

2006年受聘于江苏省太仓市康泰中医诊所，坐门诊。业务量从第一年每月开二三百张方，增加到第六年的每月开八九百张方。

鉴于当前国内中医临证水平普遍低下，西医思想恃强凌弱，称中医只能作为辅助治疗，而疗效明显的经方，却很少有人使用的现象，所以我想公开自己使用经方的临证经验，为提高中医学水平尽一份绵薄之力，遂辞去老板的高薪挽留，于2012年初，从江苏太仓回到家乡著书立说，弘扬国医。现在在兰溪第二医院坐门诊，每日工作半天。

楹联：医为仁术，岂可急功近利
药乃本草，自当救死扶伤
2017年12月2日

目录

第一章　病位气血辨证与诊断治疗综述

《素问·调经论》帝曰："人之所有者，血与气耳。"

《素问·八正神明论》："血气者，人之神，不可不谨养。"所以我认为，气血是生命的根本，人体筋骨皮肉毛发，脏腑经络九窍，都由气血滋养，气血充足流畅则百病不生。一旦七情、房劳、饮食、劳倦、虫、兽、外物等损伤气血，使瘀血、痰饮内发，六淫外邪乘虚而入，则百病丛集。所以临证治病，首辨六病病位，再辨气血虚实，从中获悉病机与汤证（包括经方汤证与时方汤证，下同），然后按病机与汤证处方用药，治疗各种疾病。

百病发生之时，人体都会呈现相对应的证候、脉象、舌象或汤证。而证候、脉象、舌象或汤证是病机的外在反映。由于不同的病机，有各自相对固定的发病范围，于是就有了病界。所谓病界，指六病各自的发病范围谓之病界；而病界范围内发病的部位称作病位。因此，疾病的真相在病机，病机的真相呈现在病界、证候、脉象、舌象或汤证上。仲景在《伤寒论》中，将病界用太阳病、少阳病、阳明病、太阴病、少阴病、厥阴病等六病命名，并指导后学，从六病病界与有关的证候、脉象中获悉病因、病机与汤证，并以此辨别单病、合病或并病，然后处方治疗。

方剂是消除疾病的主要方法之一。医生治病，主要通过分析病位、证候、脉象或舌象，探悉病机真相，或从六病汤证中获悉病机，然后按病机或汤证，以单方或合方（包括经方与经方合方，经方与时方合方，或时方与时方合方，下同）用药而使病除。所谓的辨证论治，实质是辨病机而施治。

今参考《伤寒论》《金匮要略》与《素问》等医经及部分前辈医家的有关论述，结合临证探索所得到的经验，笔者将繁杂疑难病证的诊断与治疗方法，归纳整理成：按六病病界及左血右气理念辨病机与汤证，依病机与汤证处方用药的诊断治疗学。以方便医生探寻病机真相，选用相应的经方与时方，治愈各种单病、合病、并病，从而起到执简驭繁的作用。现将详细内容解析如下：

一、仲景对病界的划分

在历代针灸专著中，对十二经脉中气血运行次序的论述是比较统一的，都是从手太阴肺经开始，依次运行于手阳明大肠经——足阳明胃经——足太阴脾经——手少阴心经——手太阳小肠经——足太阳膀胱经——足少阴肾经——手厥阴心包经——手少阳三焦经——足少阳胆经——足厥阴肝经再运行回手太阴肺经。从“子午流注”顺序来看，也是如此，一天之中气血流注从寅时开始，气血注入手太阴肺经，卯时注入手阳明大肠经，辰时注入足阳明胃经，巳时注入足太阴脾经，午时注入手少阴心经，未时注入手太阳小肠经，申时注入足太阳膀胱经，酉时注入足少阴肾经，戌时注入手厥阴心包经，亥时注入手少阳三焦经，子时注入足少阳胆经、丑时注入足厥阴肝经，寅时重新注入手太阴肺经。因为经脉是纵向生成的，若有外邪进入经脉，按经脉走向只能纵向相传，在纵向相传途中，阳经之间隔着阴经，因此，不可能出现三阳合病、二阳并病的。然而在《伤寒论》中，为什么会有三阳合病，二阳并病呢？我认为人体是由十二条纵向的经脉和横向的络脉（奇经八脉病位包括在十二经络病位范围内）组成的一张双层（三阴在里、三阳在表），大网包裹着，外联骨肉皮毛九窍、奇经八脉，内通五脏六腑、奇恒之腑。其发病正如《素问·皮部论》所述：“凡十二经络脉者，皮之部也。是故百病之始生也，必先于皮毛，邪中之则腠理开（此论与仲景“血弱气尽，腠理开，邪气因入”的理论不同。我认为仲景是对的，应该是“血弱气尽，腠理开，邪气因入”才会生病，否则就不会有外邪所受相同，得病因人而异的现象存在了。下同），开则入客于络脉，留而不去，传入于经，留而不去，传入于腑，廪于肠胃”（注：必先于皮毛，《甲乙经》中是：必先客于皮毛）。即外邪经过腠理，首先侵入的是络脉，而十二经的络脉是十二经脉的分支，所以外邪不是直接进入经脉相传的，而是外邪从腠理开处直接侵入络脉，随络脉内的气血津液进入经脉与腑、脏。而“血弱气尽”才使“腠理开”，外邪才能趁其病位腠理开处，侵入络脉，随络脉内的气血津液进入三阳经或二阳经，才会出现三阳或二阳合病；若从络脉进入二阴经或三阴经，则会出现二阴或三阴合病。三阳病中，太阳病界在身后，主表；阳明病界在身前，主里；少阳病界在身之两侧，处在表里中间，所以主半表半里。三块病界是横向排列的，因此就会出现外邪在太阳病界未愈，或被误治，或治不得法，外邪沿腠理开处，横向侵入其他病界的络脉，随络脉内的气血津液进入经脉，才会出现二阳并病的证候。也就是说，外邪最初是在络脉之间相传的。三阴经与三阳经相为表里，阳经病误治或治不得法，邪气即随阳经内的气血津液传入与其相为表里，且气血虚的阴经病位，则会出现阴阳合病与并病。为何会有二阳合病或二阴合病，而不全是三阳合病或三阴合病呢？因为病界气血虚则受邪，病界气血旺则不受邪。

杂病之邪不同于外邪，多由体内生成，或因七情郁结，或因饮食过度，或因劳倦内伤，或因虫、兽、外物所伤，或因房劳过度，使人体气血虚损而产生瘀血、痰湿等病邪而病发。因为六病病界各有其特定病机，所以特定病机就出现在各自的固有病界上。例如：由“七情郁结”“瘀血”“血虚夹风、夹热、夹湿”等病因、病机所引起的疾病，其发病的固定病位，多在厥阴病界；如果因“气虚”“气陷”“气滞”“痰饮犯肺”“寒湿伤脾”等病机引起的疾病，则其发病的固定病位，多在太阴病界；又如“强力伤肾”“房劳过度”等病因引起的疾病，其发病的固定病位，多在少阴病界。虫、兽、外物所伤的后遗症，多与瘀血及风、寒、湿邪，乘虚侵入患处等病因有关。

所以我认为，《伤寒论》中的太阳、少阳、阳明、太阴、少阴、厥阴六病的发病传变规律，不是按十二经走向发病、传变的，而是基本上在仲景划分的六块病界上发病、传变的。正如《素问·皮部论》所述：“帝曰：夫子言皮之十二部其生病何如？岐伯曰：皮者，脉之部也。邪客于皮则腠理开，开则邪入客于络脉，络脉满则注于经脉，经脉满则入舍于腑脏也。故皮之有分部，不与而生大病也。”（注：不与而生大病也。《甲乙经》中是：不愈而生大病也。）也就是说，十二部皮是十二络脉的范围，即病界。病界气血虚损，则腠理开，外邪乘腠理开处入客于络脉，随络脉内的气血津液进入体内的经脉与腑、脏而病生。因十二部皮之络脉分属三阴经、三阳经。因此可以说，这三阴三阳六病，不是单独由经脉相传的六病，而是在六块病界上，由于“血弱气尽，腠理开，邪气因入”，由络脉直接传入的六类病。这六类病发病的皮部，简称为六病病界，因为六病病界，包括全身，所以病界成为治疗所有疾病时，辨病因、病机的主要依据之一。

六病病界现象，是我在20世纪80年代中期的一次临证中，偶然合三方，治愈患者三个不同部位的疾病时发现，并引起重视。后在临证时留心观察、勤于鉴别与总结，陆续形成系统，而这一系统的源头，仍是《伤寒论》。细读《伤寒论》你也会发现，仲景在字里行间，已有意无意地将六病病界透露在眼前。例如：

《伤寒论·辨太阳病脉证并治上第五》：“太阳病，项背强几几，反汗出恶风者，桂枝加葛根汤主之。”

《伤寒论·辨少阴病脉证并治第十一》：“少阴病，得之一二日，口中和，其背恶寒者，当炙之，附子汤主之。”

《伤寒论·辨太阳病脉证并治中第六》：“太阳病，头痛发热，身疼腰痛，骨节疼痛，恶风无汗而喘者，麻黄汤主之。”

《伤寒论·辨少阴病脉证并治第十一》：“少阴病，身体痛，手足寒，骨节痛，脉沉者，附子汤主之。”

《伤寒论·辨太阳病脉证并治中第六》：“太阳病发汗，汗出不解，其人仍发热，心下悸，头眩，身瞤动，振振欲擗地者，真武汤主之。”

按：从上述条文中，可以看出仲景已从侧面告诉后学，太阳病、少阴病的病界，都在头、项、背、腰、骨节间。病在表是太阳病，病入里是少阴病。这是同一部位中，因发病深浅与轻重的不同，而分为表里两个不同的病界，而且太阳病发汗后，病仍不解，病邪会入里转为少阴病真武汤证。

《伤寒论·辨阳明病脉证并治第八》：“阳明中风，口苦咽干，腹满微喘，发热恶寒，脉浮而紧，若下之，则腹满小便难也。”

“阳明病，脉浮而紧，咽燥口苦，腹满而喘，发热汗出，不恶寒，反恶热，身重。”

《伤寒论·辨太阴病脉证并治第十》：“太阴之为病，腹满而吐，食不下，自利益甚，时腹自痛，若下之，必胸下结硬。”

“本太阳病，医反下之，因而腹满时痛者，属太阴也，桂枝加芍药汤主之，大实痛者，桂枝加大黄汤主之。”

《伤寒论·辨阳明病脉证并治第八》：“伤寒、脉浮而缓，手足自温者，系在太阴。太阴，身当发黄，若小便自利者，不能发黄，至七八日大便硬者，为阳明病也。”

按：仲景暗示：阳明病、太阴病的病界都在腹部及口与后阴，而且太阴病，若大便变硬，即病机变热，就转为阳明病。由此可知，同一腹部，病机实热，属阳明病界；病机虚寒，属太阴病界。因病机的变化，病界也是会相互转变的。

《金匮要略·五脏风寒积聚病脉证并治第十一》：“肝中风者，头目瞤，两胁痛，行常伛，令人嗜甘。”

“肝中寒者，两臂不举，舌本燥，喜太息，胸中痛，不得转侧，食则吐而汗出也。”

按：以上经文，虽未讲厥阴病，却已讲明肝厥阴病位在胸中与身之两侧。因为心包病也同属于厥阴病，且心包也在胸中，所以胸中与身体两侧，是厥阴病界。

《伤寒论·辨太阳病脉证并治第九》："少阳中风，两耳无所闻，目赤，胸中满而烦者，不可吐下，吐下则悸而惊。"

"本太阳病不解，转入少阳，胁下硬满，干呕不能食，往来寒热，尚未吐下，脉沉紧者，与小柴胡汤。"

按：从仲景论述少阳病的证候中，我们可以看到两耳、两目（即头两侧）两胁、胸中，是少阳病证候出现的部位，亦即是少阳病界。虽然太阳、阳明、少阳，三病界各分属于身体三块不同区域的皮部，但是从皮部的范围来看，太阳病界在后背，属表；阳明病界在前腹，属里；少阳病界在身之两侧，处在太阳病界，与阳明病界之间，因而称作半表半里。因为少阳病界与前后二病界相连，所以少阳病界容易与太阳病界、阳明病界发生合病与并病。由于厥阴病篇论文残缺严重，病位不明，参照《金匮要略》中的论述，及厥阴病与少阳病是相为表里的关系，其病界范围应与少阳病界是大致相同的，只是一在表，一在里而已。所以，厥阴病界应当在少阴与太阴病界之间，属于三阴病中的半表半里。因而厥阴病界也是容易与太阴、少阴病界发生合病、并病的，临证实践也证明了这一点。

从上述《伤寒论》的条文中我们看到，六病病名是对病因的论述，证候是对病位的论述，而汤证则是对病机和治法的论述。《伤寒论》中俱备了中医辨证法内的病因、病位、病机等三要素和治法，而这三要素是所有中医辨证方法的基础。

二、部分前贤医家对病界的认识

为了检验我对六病病界的认识是否正确，我查阅了有关古医书，找到了部分前辈医家对六病病界的论述，现摘录如下：

《伤寒杂病论·伤风脉证并治第十一》（桂林古本）："风为百病之长，中于面，则下阳明，甚则入脾，中于项则下太阳，甚则入肾；中于侧则下少阳，甚则入肝，病变不一，慎毋失焉。"

《伤寒杂病论·平脉法第二》（桂林古本）："奇经八脉不系十二经，别有自行道路。其病总于阴阳，其治法属十二经。假令督脉为病，脊背强，隐隐痛，脉当微浮而急，按之涩，治属太阳。"

"任脉为病，其内结痛，疝瘕，脉当沉而结，治属太阴。"

"冲脉为病，气上逆而里急，脉当浮虚而数，治属太阴。"

"带脉为病，苦腹痛，腰间冷痛，脉当沉而细，治属少阴。"

"阳跷为病，中于侧，气行于外，脉当弦急，按之缓，治属少阳。"

"阴跷为病，中于侧，气行于内，脉当浮缓，按之微急而弦，治属厥阴。"

"阳维与诸阳会，其为病在脉外，发寒热，脉当浮而虚，治属气分。"

"阴维与诸阴交，其为病在脉中，心中痛，手心热，脉当弦而涩，治属血分。"

"阳维维于阳，阴维维于阴，为气血之别，使不拘一经也。"

按：《伤寒杂病论》（桂林古本）虽非仲景原著，其作者，却是清代的杏林高手。作者虽借"伤风和奇经八脉"说事，却从侧面告诉后学，阳明、太阴病界在身之前，太阳、少阴病界在身之后，少阳、厥阴病界在身之侧，且奇经八脉，更可按十二经治（即奇经八脉无单独病界）。特别是带脉病，治在少阴，我已在临证实践中得到验证，是完全正确的。而定阴阳为气血，更是不落人后。同时还能将人体三个不同的区域，按其发病机理的不同，划分为六块各不相同的病界。

《伤寒来苏集·伤寒论翼·六经正义第二》："内由心胸，外自颠顶，前至额颅，后至肩背，下及于足，内合膀胱，是太阳地面……内自心胸至胃及肠，外自头颅，由面至腹，下及于足，是阳明地面。由心出咽，出口颊，上耳目，斜至颠，外到胁，内属胆，是少阳地面……自腹由脾及二肠魄门，为太阴地面。自腹至二肾及膀胱尿道，为少阴地面。自腹由肝上膈至心，以胁肋及小腹宗筋，为厥阴地面……六经是经界之经，而非经络之经。"

《伤寒来苏集·伤寒翼论·全论大法第一》："六经为病，不是六经之伤寒，乃是六经分司诸病之提纲，非专为伤寒一证立法也。"

按：柯琴的论述有二点是难能可贵的，一是他认识到六经，是经界之经，而非经络之经。二是他认为六经病，乃是六经分司诸病之提纲，非专为伤寒一证立法。也就是说，可按六经病辨析病机，治疗所有的病。

《千金要方·卷第十一·肝脏》：凡肝病之状，必二胁下痛引少腹，令人善怒，虚则目无所见，耳无所闻，善恐，如人将捕之。

按：孙真人认为肝病证状在两眼、两耳、两胁、两少腹，即人身之两侧，全部与少阳病界相同。

《三因极一病证方论·卷三》厥阴经脚气证治："神应养真丹，治厥阴肝经，为四气进袭肝脏……兼治，妇人产后中风，角弓反张，堕车落马，打扑伤损，瘀血在内。"

按：陈无择的神应养真丹，就是四物汤加羌活、天麻，用以治厥阴肝病，由此可见陈无择亦认为厥阴肝的病机在"血虚夹风和瘀血"。

《东医宝鉴·外形篇·胁》："肝胆之脉，布胁肋……肝有邪，其气流于两胁，胁痛者，厥阴肝经为病也。"

《东医宝鉴·杂病篇·伤寒胸腹痛》：仲景："伤寒腹痛，中脘痛，太阴也。脐腹痛，少阴也。小腹痛，厥阴也。"

按：许浚也认为厥阴病界在两胁。其中仲景对腹部按太阴、厥阴、少阴划分之语，不知出于仲景何书，待考。

《东医宝鉴·外形篇·腹痛有部分》："大腹属太阴，脐腹属少阴，小腹属厥阴。腹痛有部分，中脘痛，太阴也……脐腹痛，少阴也……小腹痛，厥阴也。"

按：中朝两国部分前辈医家，都认为不同的病有不同的病位，也就是肯定了病位的存在。除孙陈二家外，《伤寒杂病论》（桂林古本）和《伤寒来苏集》，都已将病位按六病病名进行了划分。其他书中，如《医宗必读》《医贯》《伤寒贯珠集》《冷庐医话》《医学心悟》等书中，也有类似论述。可见，六病病界的存在，已得到部分中外前辈医家不同程度的认可。

《伤寒来苏集·伤寒论翼·合并启微第二》："三阳之里，便是三阴，三阴之表，即是三阳。如太阳病而脉反沉，便合少阴；少阴病而反发热，便合太阳；阳明脉迟，即合太阴；太阴脉缓，即合阳明；少阳脉细，是合厥阴；厥阴脉微浮，即合少阳。虽无合并之名，而有合并之实。"

按：柯琴已认识到阴阳合病、并病的存在，称"虽无合病并病之名，而有合病并病之实"，确是真知灼见。其他如程国彭，亦有类似认识。我认为，仲景虽未明言三阳病与三阴病之间的合病并病，却先后用四逆汤和桂枝汤，治下利腹胀满、身体疼痛者，治的就是太阳与太阴合病。用桂枝去芍药加麻黄细辛附子汤治心下坚大如盘、水饮所作的气分病，治的就是太阳与少阴合病，即在有意无意中暗示，存在着太阳与太阴合病，和太阳与少阴合病。

《伤寒论研究·伤寒论·六经上篇》：喜多村之言曰："此编（指《伤寒疏义》）六病诸论，所以不敢袭前人也。本论所谓三阴三阳，所以标病位也……凡病属阳属热属实者，谓之三阳，属阴属寒属虚者谓之三阴。细而析之，则邪在表而热实者太阳也，邪在半表半里而热实者少阳也，邪入胃而热实者，阳明也，又邪在表而虚寒者少阴也，邪在半表半里而虚寒者，厥阴也，邪入胃而虚寒者太阴也……盖六经之次第，阳则太阳、少阳、阳明；阴则少阴、厥阴、太阴。但阳则动而相传，阴则静而不传。然其传变则太阳与少阴为表里，少阳与厥阴为表里，阳明与太阴为表里。是以太阳虚则少阴，少阴实则太阳；少阳虚则厥阴，厥阴实则少阳；阳明虚则太阴，太阴实则阳明。是乃病传变化之定理，三阴三阳之大略也。”

按：以上数位国内外中医前辈对六病病界及传变规律的论述，虽不全面，而且喜多村之言甚至夹入了《素问·热论》中的内容，却不同程度地认识到了六病病界的存在，及合病并病等传变方式的大致范围。正如《皇汉医学·伤寒论之大意》：“夫伤寒中有万病，万病中有伤寒，相互参究，始可治伤寒，始可治万病。”吉益羸齐曰：“《伤寒论》者，遗后世以治万病之法。引而伸之举莫能外，此作者立法之精也。”胡希恕教授在《讲解伤寒杂病论》中也明确提出：“万病之中都有六经，非独伤寒。”言下之意，就是六经病，囊括了万病。

第二章　六病病界划分概要

明确六病病界的范围，又掌握六病病界中的特有病机，就能准确辨析合病、并病及汤证的病机真相，有利于选择正确的方药进行治疗，由此而提高疾病的治愈率。现将六病病界的划分概述如下：

一、太阳、少阴病界

太阳、少阴病界在身前的分布：身前自前额，沿鼻、口，至胸中，两侧与少阳、厥阴病界相连。胸左行血为主，属心少阴、心包厥阴病界。胸右行气为主，属肺太阴病界，阳明病界与其相为表里。因太阳病界与少阴病界相为表里，少阳病界与心包厥阴病界相为表里，所以胸中也有少阳、太阳病界。即胸部包含了六病病界，是个多病界重叠区。胸骨后的食道则属少阳、厥阴、太阴病界。太阳、少阴病界在身后的分布：身后自后脑沿项中，背椎连两边各寸余背肌，腰椎连两边腰肌直至带脉，病在表属太阳病界为主，病在里属肾少阴病界为主。其左侧与少阳、厥阴病界相连，右侧与少阳、厥阴、太阴、阳明病界相连。以脐为中心、横向绕身一周是带脉，带脉是上半身与下半身的分界线；带脉以下包括小腹、骶骨、臀部、前后二阴、大腿、小腿直至脚掌，病在表属太阳病界为主，病在里属肾少阴病界为主。因病位的重叠，其中仍兼有太阴、阳明、厥阴、少阳等病位在当中。简言之：上半身以肺太阴病界为主，下半身以肾少阴病界为主，以带脉为界。在出现痿症、水肿病、皮肤病、出汗、恶寒或发热等病证时，会明显感觉到上半身与下半身之间有条无形界线的存在。

太阳、少阴二病界的病机，以风寒湿邪侵入肌体，阻碍水道为主，会出现身体疼痛，或沉重而痛，或浮肿，或尿频尿急，或小便失禁等证候，病位浅则病在太阳病界；若病位深，或兼有肾精虚，或肾精虚夹湿热等病机，出现夜尿频，或腰酸痛而尿黄等证候，则病在肾少阴病界。肾少阴气虚，则病在骨及右腰，会出现腰椎连右腰肌酸胀，若内夹寒邪，则右腰肌和腰椎连骶骨痛而恶寒，或腿脚关节痛而恶寒等证候；肾少阴精虚，则病在肉及左腰，会出现两侧腰肌和股、腿酸胀或酸痛，以左侧腰肌和股、腿为主，并有脚心发热等证候。若夹有瘀血，则是少阴厥阴合病，会出现两侧腰肌连股、腿、脚，局部刺痛等证候，以左侧腰、腿为主。若腰肌、腰椎酸痛等证候发生在后半夜至凌晨，则是肾少阴气、精两虚。带脉病可按肾少阴气、精虚治。胸闷心悸、气短无力等证候，是心少阴病，气血双虚病机；胸部冷而胀痛、动则喘急等证候，是心少阴病，寒凝气滞病机；胸闷胀痛或刺痛、胸痛彻背而汗出等证候，是心少阴、心包厥阴合病，气滞血瘀病机；心烦不眠等证候，是心少阴病，血虚夹热病机。因合病并病的不同，病机亦会随之发生不同的变化。

太阳、少阴病界的相关脏腑：前后大脑、心、心包、肺、肾、膀胱、子宫、大小肠、睾丸。

脉位：两寸、两尺为主。右寸脉浮大，恶风寒是太阳病，不恶风寒是肺太阴气虚或气陷，右寸脉细是肺太阴气虚或津液虚；左寸脉沉细或浮大，恶风寒是太阳病，不恶风寒是心少阴气虚或血虚。右尺脉主肾气，右尺脉沉细或浮濡是肾气虚寒，右尺脉浮实是肾气热，右尺脉紧是寒邪伤肾，使腰椎寒痛；左尺脉主肾精，左尺脉沉细或浮濡，浮芤是肾精虚，左尺脉浮滑，在女是肾少阴精、血旺或是怀孕，在男是肾精旺。如果脉结代或促涩是心少阴气、血虚或气滞血瘀。

常用方剂：

太阳病：发汗散寒——麻黄汤（麻黄、杏仁、桂枝、炙甘草）；解肌和营卫——桂枝汤（桂枝、白芍、炙甘草、生姜、大枣）；除湿散寒——麻黄加术汤（麻黄、杏仁、桂枝、炙甘草、白术）；温腑利水——五苓散（桂枝、白术、猪苓、茯苓、泽泻）。解肌发汗——麻黄桂枝各半汤（麻黄、桂枝、白芍、杏仁、炙甘草、生姜、大枣）；解肌止咳——桂枝加厚朴杏子汤（桂枝、白芍、炙甘草、生姜、大枣、厚朴、杏仁）；祛风散湿——麻黄杏仁薏苡甘草汤（麻黄、杏仁、薏苡、炙甘草）。（以上是经方，经方即《伤寒论》《金匮要略》方，下同。）

心少阴病：补气散寒——附子汤（党参、茯苓、白术、芍药、附子）；清心安神——黄连阿胶汤（黄连、黄芩、芍药、阿胶、鸡蛋黄）；振心散寒——麻黄细辛附子汤（麻黄、细辛、附子）；益心复脉——炙甘草汤（炙甘草、桂枝、生姜、大枣、麦冬、党参、阿胶、枣仁、地黄）；行气散寒——枳实薤白桂枝汤（枳实、薤白头、桂枝、厚朴、瓜蒌实）。（以上是经方。）

肾少阴病：温肾利水——真武汤（茯苓、白术、芍药、生姜、附子）；补气益精——肾气丸（地黄、山萸肉、山药、牡丹皮、泽泻、茯苓、桂枝、附子）；温肾除湿——肾着汤（茯苓、白术、干姜、炙甘草）；止血利水——猪苓汤（茯苓、泽泻、滑石、猪苓、阿胶）；清热除湿——地黄黄柏秦皮茯苓泽泻汤（生地黄、黄柏、茯苓、秦皮、泽泻）（桂林古本《伤寒杂病论》方）；补肾生精——六味地黄汤（地黄、山萸肉、山药、牡丹皮、泽泻、茯苓）；（《小儿药证直诀》方）；补气益精——加减补元煎（黄芪、党参、白术、炙甘草、地黄、山萸肉、山药、当归、杜仲）；益心温肾——四逆汤（附子、干姜、炙甘草）。（肾气丸、肾着汤、真武汤、四逆汤、猪苓汤是经方。）

二、阳明、太阴病界

阳明、太阴病界的分布：自前额，沿鼻、口、胸部至脘腹、脐腹、小腹、肛门，睾丸、手脚，以身体中部和身体右侧为主，属太阴、阳明病界。左侧与少阳、厥阴病界相连，右侧与少阳、厥阴病界重叠。若病机大热、内实，食积，湿热，热痰等，则病在阳明病界；若病机气虚、气陷，津液虚，痰饮危害等，则病在肺太阴病界；若病机脾虚气滞，水湿内停，寒湿伤脾等，则病在脾太阴病界。由于合病、并病的不同，病机亦因虚实夹杂、寒热交错的变化而不同。前额虽然病机实、热属阳明病，病机虚、寒属太阴病，然而太阳病界在此重叠，若病机风寒侵表，则属太阳病。口腔包含唇、舌与齿。舌尖、唇、前齿以太阴病位为主，舌、齿、口腔两侧以厥阴病位为主，舌根、尽头磨牙以肾少阴病位为主。口腔发病以太阴阳明合病、厥阴阳明合病和阳明病、少阴病为多。口腔是多病位重叠区。

阳明、太阴病界的相关脏腑：前脑、肺、脾、食道、胃、大小肠、右睾丸。

脉位：右寸关为主。右寸脉浮大或沉细，属肺太阴气虚或津液虚病机，右关脉浮短是脾太阴气虚病机；右关脉沉细是脾太阴虚寒病机，右关脉紧是脾太阴实寒病机；右关脉浮滑，是阳明内热病机，右关脉滑、实，是阳明内实病机，右关脉弦，是肝胆之气犯脾胃病机。若右寸脉浮大而恶风寒为太阳病风寒侵表病机。

常用方剂：

阳明内热病：清热生津——白虎加人参汤（党参、石膏、知母、炙甘草、粳米）；清热止呕——竹叶石膏汤（石膏、竹叶、麦冬、半夏、党参、炙甘草、粳米）；清热除痞——三黄泻心汤（黄连、黄芩、大黄）；散结除胀——小陷胸汤（瓜蒌、川黄连、姜半夏）；散热止咳——麻黄杏仁石膏甘草汤（麻黄、杏仁、石膏、甘草)。清热止咳——黄芩杏仁石膏甘草汤(黄芩、杏仁、炙甘草、生石膏)(桂林古本《伤寒杂病论》方);清热止痢——葛根黄连黄芩汤(葛根、黄连、黄芩、炙甘草);除湿散热——麻黄连轺赤小豆汤(麻黄、杏仁、炙甘草、生姜、大枣、连翘、赤小豆、生梓白皮)。(以上除芩杏石甘汤外,其余都是经方。)

阳明内实病:少阳阳明病,通腑清热——大柴胡汤(柴胡、黄芩、半夏、积实、芍药、生姜、大枣、大黄);太阳阳明病,解表泻实——厚朴七物汤(桂枝、炙甘草、生姜、大枣、枳实、厚朴、大黄);正阳阳明病,清热泻实——大承气汤(枳实、厚朴、大黄、芒硝);和胃泻实——调胃承气汤。(以上皆经方。)

肺太阴病:温肺化痰——茯苓桂枝白术甘草汤(茯苓、桂枝、白术、炙甘草);祛湿化痰——茯苓杏仁甘草汤(茯苓、杏仁、炙甘草);补津化痰——麦门冬汤(麦冬、半夏、炙甘草、大枣、粳米、党参);燥湿化痰——半夏厚朴汤(半夏、厚朴、茯苓、苏叶、生姜);补气生津——生脉散(人参、麦冬、五味子)(《内外伤辨惑论》方);补气除湿——防己黄芪汤(防己、炙甘草、白术、黄芪、生姜、大枣)。(以上除生脉散外,其余都是经方。)

脾太阴病:补气温脾——理中汤(党参、炙甘草、白术、干姜);化饮健脾——茯苓饮(党参、茯苓、白术、枳实、陈皮);(《外台秘要》称此是仲景方)健脾和胃——黄芪建中汤(桂枝、芍药、黄芪、炙甘草、生姜、大枣、饴糖);健脾止渴——茯苓泽泻汤(茯苓、泽泻、白术、桂枝、炙甘草、生姜);行气健脾——厚朴生姜半夏甘草人参汤(厚朴、生姜、姜半夏、炙甘草、党参);温脾止痛——桂枝加芍药汤(桂枝、白芍、炙甘草、生姜、大枣);补气健脾——四君子汤(人参、茯苓、白术、炙甘草)(《和剂局方》方);行气利水——防己茯苓汤(防己、黄芪、桂枝、茯苓、甘草);行气温脾——良附丸化汤(高良姜、香附)。(《良方集腋》方)(以上除良附丸、四君子汤外,其余都是经方。)

三、少阳、厥阴病界

少阳、厥阴病界在身之两侧,身前左侧与太阴、阳明病界相连,身前右侧与太阴、阳明病界重叠;身后左侧与太阳、少阴病界相连,身后右侧与太阴、阳明病界重叠。少阳、厥阴病界在身后的分布:是从头顶及后脑两侧,沿颈、肩、背两侧(背范围:从肩胛骨边至胁)、腰两侧至带脉;少阳、厥阴病界在身前的分布:是从头、面两侧,沿颈、胸、胁、腹两侧,至少腹,阴茎、阴户,包括手、脚及睾丸,以身左侧为主。小腹属多病界重叠区,即既属肾少阴病界,又属厥阴、太阴病界。两侧少腹，虽属少阳、厥阴病界，因右少腹在气行通道内，所以也属太阴病界。少阳病界在身的两侧，而少阳病主方小柴胡汤，能通三焦、下津液、和胃气、降胆气。由此可知，身之两侧是行津液的通道——三焦。三焦类似西医的“淋巴系统”（所以淋巴结炎可按少阳病治）；厥阴病界，是血行的通道，类似西医的“血液循环系统”。因此这两块病界易与身体前、后的病界发生合病、并病。而且“全身淋巴汇集于较大的淋巴管，最后由右淋巴导管和胸导管入静脉，”（见供中医专业用的1986年版《解剖生理学·淋巴的生成与回流》），形成类似少阳在表，厥阴在里，异流同汇的表里关系。因而凡是血病的病机多在厥阴病界，其中包括血虚、寒凝血瘀、血虚挟湿、挟风、挟热，肝气郁结，气滞血瘀等病机；凡是胆气上逆，三焦不畅，津液不下，胃气不和等病机，则在少阳病界。即身两侧病，病浅、半夜和凌晨发病，或淋巴结炎，则病在少阳病界，病深或晚上发病，则病在厥阴病界，白天发病，则病在太阴病界。

因少阳病界在身之两侧，且少阳病界之里是厥阴病界，所以身右亦有厥阴病界，而身右又是气行的主要通道，属太阴病界，所以身右是个多病界重叠区。因为白天病多属气虚，多发生在太阴病界，晚上病多属血虚，多发生在厥阴病界。所以昼与夜，是鉴别气病与血病的分水岭。

少阳、厥阴病界的相关脏腑：头顶及大脑两侧、肺、心包、肝、三焦、食道、胆、胰、肾、胞宫（包括卵巢、输卵管、输尿管、阴道、阴茎、睾丸）。

脉位：弦脉与左关脉为主。弦脉，若病在表，是少阳病三焦不畅、胆气上逆；若病在里，是厥阴病肝气郁结或气滞血瘀。若寸脉浮弦紧则是肩颈寒痛。左关脉大或沉细，是血虚。左关脉滑、实是肝胆湿热，左关脉浮大是血虚挟热。两关脉弦是肝气犯胃，或厥阴少阳合病。

常用方剂：

少阳病界：通三焦，下津液，和胃气，降胆气——小柴胡汤（柴胡、黄芩、半夏、党参、炙甘草、姜、枣）；清胆温胃——柴胡桂枝干姜汤（柴胡、黄芩、炙甘草、干姜、桂枝、天花粉、牡蛎）；通三焦下津液止渴——小柴胡去半夏加瓜蒌根汤（柴胡、天花粉、黄芩、党参、炙甘草、生姜、大枣）；散寒除湿——加减败毒散（前胡、柴胡、羌活、独活、枳实、赤芍、炙甘草、党参、茯苓、桔梗）。（以上除加减败毒散外，其余都是经方。）

厥阴病界：活血化瘀——桂枝茯苓丸（桂枝、赤芍、桃仁、牡丹皮、茯苓）；活血祛湿——当归芍药散（当归、芍药、川芎、泽泻、茯苓、白术）；温经散寒——当归四逆汤（桂枝、白芍、当归、炙甘草、大枣、细辛、通草）；行气解郁——四逆散（柴胡、枳实、炙甘草、芍药）；活血、散寒、止痛——温经汤（吴茱萸、桂枝、川芎、赤芍、党参、半夏、麦冬、阿胶、当归、生姜、炙甘草、牡丹皮）；疏肝解郁——加减逍遥散（柴胡、枳实、茯苓、白术、当归、芍药、炙甘草、生姜）；温阳、清热、止血——黄土汤（黄土、地黄、炙甘草、黄芩、附子、阿胶、白术）；祛寒止血——柏叶汤（侧柏叶、干姜、艾叶）；补血止血——胶艾汤（川芎、当归、白芍、地黄、艾叶、炙甘草、阿胶）；攻下活血——桃仁承气汤（桂枝、桃仁、炙甘草、芒硝、大黄）；破瘀活血——下瘀血汤（地鳖虫、桃仁、大黄）；补血活血——芎归汤（当归、川芎）（《校注妇人良方》方）。（以上除加减逍遥散、芎归汤外，其余都是经方。）

四、几点说明

1. 《伤寒论》中有同一部位，因病机的不同而分为两个不同病界的，例如太阳与少阴病界，阳明与太阴病界，少阳与厥阴病界。也有同一病界，因病机不同而分为单病、合病或并病的，例如治心下痞病：有治单病的三黄泻心汤，有治太阳阳明合病的甘草泻心汤，和治太阳太阴并病的桂枝人参汤。然而仔细分析，区分病界中单病、合病、并病的依据是各个病界内的特有病机。所以不管按病界辨悉病机，还是按病机区分病界，其核心是病机，而划分病界，主要是为了方便医生辨悉病机与汤证。医生只要按获悉的病机或汤证，分清单病、合病与并病，然后处方用药治病，就能统治各个病界中的所有疾病。

2. 四逆散在《伤寒论》中，属少阴病篇方。我认为《伤寒论》厥阴病篇残缺最甚。查最古《伤寒论》版本——《金匮玉函经》发现，其中厥阴病篇的条文只有四条。唐本、宋本、成本、康平本《伤寒论》中厥阴病篇的大部分条文都在《金匮玉函经》的“辨厥利呕哕病形证治第十”中。而我在数十年的临证中，只有一次，将四逆散合在白虎汤中治过热厥，其余都用在治厥阴病的肝郁气滞证中，而且效果良好。凭仲景的医学水平，不可能将此方归在少阴病篇中，肯定是后世医家将此方错简于少阴病篇中无疑，所以我认为四逆散应属厥阴病方。

3. 六病病界的常用方，只是经常使用之方，而非专用方（其中未注明出处的方，是我的临证验方）。也就是说，只要病机相同，常用方是可以通用的。例如桂枝汤是治太阳病的常用方，仲景却用它治阳明病、太阴病、孕妇病；又如茯苓饮，是肺太阴病界中治痰饮病的方，但也可以用来治脾太阴病界的腹胀、消化不良，特别是少阳病界的常用方小柴胡汤，更是如此。

4. 我所例出六病病界中的常用方，多用在合方治合病中。单方治单证的使用频率很低，在我临证中的比例，不足十分之一，这从古代“经方派”医家的医案中，也可以看到这种现象。由于绝大多数“经方派”医家只知道用单方治单证，不知道用合方治合病，而可用单方治的单证又少，致使“经方派”医家业务范围缩小，影响到其生存的经济基础，这是经方派医家人数萎缩的主要原因之一。当然这不包括那些理论上讲《伤寒论》《金匮要略》，临证时却用时方或临时组方治病的所谓“经方家”。

5. 外科中疔、疮、痈、疽、疖，按十四经络论治较好（参看《医宗金鉴·外科心法要诀》）。眼科不易划分病界，且验案少，暂不推荐按六病病界与左血右气理念辨病机的治法。

五、为了便于记忆，将六病病界再作简略划分

1. **头部：**前额与鼻、口，以太阴病界为主，病机实热属阳明病，病机虚寒属太阴病，病机风寒属太阳病。头、颈项两侧与耳和面颊，左侧属少阳、厥阴病界，右侧属少阳、太阳、厥阴、太阴病界，后脑与项中属少阴、太阳病界。头与鼻、口，是多病位重叠区。

2. **背部：**背正中属太阳少阴病界；背两侧至腰，右属太阴、厥阴、太阳、少阳病界，左属少阳、厥阴病界。病在里属三阴病，病在表属三阳病。

3. **胸部：**胸部是个多病位重叠区，例如气虚、气陷、津液虚，痰饮危害等病机，属肺太阴病，若是热痰、内热作渴等病机，则属阳明病；若是气血双虚，寒凝气滞，气滞血瘀，血虚夹热等病机，则属心少阴病；若是风寒侵表等病机，则属太阳病；若是气滞血瘀，血虚夹湿，肝气郁结等病机，则属厥阴病；若是三焦不畅，胆气上逆等病机，则属少阳病。“肺主气，行气通道在身右”“心主血，行血通道在身左”，心包亦在身左；所以厥阴、少阴、太阳、少阳病界以胸左为主，胸右为次；阳明、太阴病界以胸右为主，胸左为次。中间以任督二脉为界。胸骨后之食道，以太阴、厥阴、少阳病界为主。

4. **腹部：**脘腹属太阴病界，若是脾胃虚寒，水湿困脾，脾虚气滞等病机，则属脾太阴病，若是内实、内热等病机，则属阳明病；脐腹属肾少阴病界，寒在表则是太阳病、寒在里则是肾少阴病；小腹属厥阴、少阴、太阴病界，病机中气下陷属肺太阴病，病机血结胞宫属厥阴病，病机寒凝胞宫属肾少阴病。因小腹内

有子宫、膀胱，下有肛门、阴户、阴茎、睾丸，故三阴三阳病界在此重叠。因人体“左血右气”的关系，两侧少腹则分为：右少腹以太阴病界为主，兼有少阳、太阳、厥阴病界；左少腹以厥阴病界为主，兼有少阳病界。

5. **上肢：**右手臂属少阳、太阳、太阴、厥阴病界；左手臂属厥阴、少阳病界；各关节属太阳、少阴病界。

6. **腰与下肢：**包括带脉以下腰部、骶骨、臀部至大腿、小腿，直至脚底，以少阴、太阳病界为主。寒在里是少阴病，寒在表是太阳病，病在骨属肾少阴气虚，病在肉属肾少阴精虚。身左属少阳、厥阴病界，身右属太阳、少阳、少阴、厥阴、太阴病界。以脐为中心，横向绕身一周是带脉。以带脉为界，带脉以下，以肾少阴病界为主；带脉以上，以肺太阴病界为主。

凡是风寒侵表，湿阻水道等病机，则属太阳病；凡是气血双虚，气滞血瘀，寒凝气滞，血虚夹热等病机，属心少阴病；凡是肾精、气虚，夹寒、夹湿、夹湿热等病机，属肾少阴病。凡是内实，大热，热痰，食积，湿热等病机，则属阳明病；凡是气虚、气陷，津液虚，痰饮危害等病机，属肺太阴病；凡是脾胃虚寒，脾虚气滞，水湿困脾等病机，则属脾太阴病。凡是血虚、寒凝血瘀，血虚夹湿、夹风、夹热，肝气郁结，气滞血瘀等病机，则属厥阴病；凡是胆气上逆，三焦不畅，津液不下，胃气不和等病机，则属少阳病。

以上对病机的论述，只反映了六病病界中的部分典型病机。若这些典型病机，相互交叉出现在其他若干块病界上，就会增加数倍的病机和合病或并病。而究竟有多少种病机？和究竟有多少种病机会相互交叉在一起，产生多少种合病和并病呢？这就像 1234567890 十个数字，在无数次的交叉重复后，会产生无穷大的数量，虽然病机和病位没有这十个数字大，但是多次的交叉重复后，也是个不小的数字，这就是我不能预知的未知数。我们只要在临证时，按六病病界和左血右气理念，正确辨悉交叉病机，按交叉病机，仔细辨识合病和并病，有效地治愈合病和并病即可（更多的病机、证候、合病、并病都在后面的案例中，可供参考）。读者若能熟悉经方与时方汤证，和本学说理论，再结合临证经验，去发现新的病机和汤证，治愈各种新的疾病，这就是在发展中医学说，造福子孙后代，这也是中医学发展的一条途径。

病界中出现的证候或汤证，是其特有病机的外在表现。相同的证候，因其病界的不同，所反映的病机是不同的。如“胀痛喜按”的证候，出现在厥阴病界与晚上，其病机是“血虚”；若“胀痛喜按”证候出现在太阴病界与白天，其病机则是“气虚”。又如，“出汗”，出现在下半身是肾少阴病，其病机是“肾少阴精虚”；若出现在上半身是肺太阴病，则其病机是“肺太阴气虚或气津虚”。因而，病界是获悉病机真相的捷径之一。然而病机重于病界，当病机与病界出现不同时，以病机为准。

“汤证”是病机与方药相对应的证候，是病机的外在反映。如：太阳病，桂枝汤证，病机是风寒侵表；阳明病，白虎汤证，病机是津虚内热等。

病界、脉象、证候与汤证一样，也是病机的外在反映，而病机或汤证是处方用药的依据。

方剂，是古代医林圣贤所拟的，切合病机或汤证的有效药物组合，其中包含着各种治法，例如麻黄汤用于发汗散寒，承气汤用于攻下清热，四物汤用于补血活血等。经方与许多有名的时方，是经过无数前辈医家在临证实践中检验和提高的宝贵治疗经验，是治病救人的主要方法。

合病，即二个以上病界，同时出现各自特有病机的证候或汤证，或同一病界中，同时出现其他病界中的特有病机的证候或汤证。如太阴病界中，同时出现了厥阴病界中的，特有病机的证候或汤证；或少阴病界中，同时出现了太阴病界中的，特有病机的证候或汤证，就是合病。

并病，即在治疗过程中，后来出现的另一病界中的特有病机的证候或汤证，就是并病。例如在治疗太阴病时，以后出现了厥阴病界中的病机或汤证，就是并病。

多病位重叠区辨病机的方法：就是依据各病界中特有病机所反映的证候，来获悉病机。以鼻为例：鼻子是多病位重叠区，右鼻孔属太阳病位，左鼻孔属少阳病位，病机实热属阳明病，病机虚寒属太阴病。然而太阳病界之里是少阴病界，少阳病界之里是厥阴病界。例如，风寒侵入肌表是太阳、少阴病界的固有病机。若出现恶寒、鼻塞证候，是太阳病，麻黄汤证；若出现恶风、鼻流清涕如水证候，是太阳病，桂枝汤证；若出现恶寒、嗜睡、鼻塞证候，则是少阴病，麻黄细辛附子汤证。又如，实热是阳明病的固有病机；虚寒是太阴病的固有病机。若出现口渴、略鼻塞流浓涕证候，则属阳明病，麻杏石甘汤证；若出现口渴、鼻衄证候，则是阳明病，苓杏石甘汤证；若食热物时出现鼻流清涕证候，则是太阴病，桂枝加黄芪汤证。再如，少阳、厥阴病界的特有病机是三焦不畅与血不归经。若出现头角胀痛，左鼻孔塞，则属少阳病，小柴胡汤证；若出现恶寒、鼻衄证候，则是厥阴病，柏叶汤证。若恶风喷嚏、鼻通涕清，则是太阳少阳太阴合病的柴胡桂枝加黄芪杏仁厚朴汤证。而且鼻孔证候消失是病愈的先兆，左鼻孔证候先消失，即少阳病先愈；右鼻孔证候先消失，即太阳病先愈（注：清涕有二种：一、涕如清水，属寒。二、涕清黏如蜂蜜，属热）。

一般气血虚，心、肾虚损，易发少阴病、太阳病；气虚，肺脾虚损，易发太阴病、阳明病；血虚，肝胆虚损、心包虚损，易发少阳病、厥阴病。

第三章　辨气血病机概要

20 世纪 80 年代末与 90 年代初，我在治疗肢体麻木与痛症时，先后发现了身左病与血相关、身右病与气相联的现象。后来在临证中常留意气病、血病的病机、病位与证候，并进行总结，逐步形成了身右是肺太阴病界，是气行的通道，发病都与气有关，身左是厥阴病界，是血行的通道，发病都与血有关；白天病多是气虚，晚上病多是血虚或血瘀的理念。而且从“脉学”角度，看到“左手脉反映精血”“右手脉反映气”的现象，并归类了反映气病、血病病机的各种证候，而这些证候种类繁多，不是太阴和厥阴这两块病界中的病机和证候所能包括的。所以就写了这一章，专门论述气、血病的病机和证候，于是就形成了，按六病病界及左血右气辨病机与汤证，依病机与汤证处方用药的诊断治疗学。以下古医书中的论述，是此学说形成时的参考依据之一，现摘录如下：

仲景云：“血弱气尽，腠理开，邪气因入。”（见《伤寒论·辨太阳病脉证并治中第六》）

按：仲景对病因的论述比《内经》，“邪之所凑，其气必虚”的病因论述更全面。因为《内经》的作者，只看到了气虚是致病的原因，未看到血虚亦能致病。以下举前贤三位著名医家的论述为佐证：

《外科发挥·瘰疬》：夫人之生，以气血为本，人之病，未有不先伤其气血者。妇女得之，多患于七情。寇宗奭曰：“夫人之生以气血为本。人之病，未有不先伤其气血者。”

《医宗必读·古今元气不同论》：“气血者，人之所赖生者也。气血充盈，则百邪外御，病安从来？气血虚损，则诸邪辐辏，百病丛集。”

按：薛立斋、寇宗奭、李中梓三君的论述，可作为对仲景论述的完整注释。

既然气血虚损是致病的主要原因，所以治病辨证时，应当同时辨悉气血的虚损程度，否则动手便错，岂能治好病？

一、古人对气血运行道路的论述

辨气、血的虚损，应当先明白气、血运行道路的所在区域，及气血虚损的病机与证候，现引前贤之说试述如下：

《素问·阴阳应象大论》：“阴阳者，血气之男女也，左右者，阴阳之道路也。”

按：《内经》文较难懂，说白了，就是，男女是阴阳的代号之一，血气之男女也，就是血气之阴阳；左右者，阴阳之道路也，就是说左右是血气运行的道路。简单地说就是，血行身之左，气行身之右。

《素问·五脏生成》篇：“诸血者皆属于心，诸气者皆属于肺……故人卧血归于肝。”

按：从这条经文中，我们知道了气属于肺，血属于心，而归于肝。结合前条经文，就可以说，血行于身左，属肝厥阴，气行于身右，属肺太阴。

《格致余论·涩脉论》：“人之所藉以生者，血与气也。”

《格致余论·人迎气口论》：“六阳六阴脉，分属左右手，心、小肠、肝、胆、肾、膀胱，在左主血；肺，大肠，三焦，脾、胃，命门，在右主气。”

《格致余论·色欲箴》：“气阳血阴，人身之神，阴平阳秘，我体长春。”

按：丹溪翁从脉象中看出人体有左主血、右主气现象，并认为气血是人身之神，是赖以生存的根本。

《医宗必读·疝气》：“盖睾丸有二，左属水，水生肝木，木生心火，三部皆司血，统纳左之血者，肝也；右丸属火，火生脾土，土生肺金，三部皆司气，统纳右之气者，肺也。”

按：李中梓虽论二睾丸的属性，却由此讲出人体“左司血、右司气”，肝统血，肺统气现象的存在。

《皇汉医学·太阳病·苓桂术甘汤之腹证》：“凡瘀血上冲，发于左腹部，且沿同侧腹直肌，不凭右侧而现；气及水毒上冲之际，必发于右腹部，且随同侧腹直肌而上，常不凭左侧而现。”

按：汤本求真氏在临证实践中，看到瘀血上冲，发生在左半身；气与水毒上冲，发生在右半身的现象。在向后学介绍这一现象时，无意中证实了“左行血、右行气”事实的存在。

《丹溪心法·中风一》：“半身不遂，大率多痰，在左属死血、少血；在右属痰、有热并气虚。左以四物汤加桃仁、红花、竹沥、姜汁；右以二陈汤、四君子汤等加竹沥、姜汁。”

按：丹溪翁，从中风病中看到，左半身不遂因血虚，右半身不遂因气虚的病机，并提出治法。据我所知，丹溪翁是提出左半身不遂是少血、死血，右半身不遂是气虚、痰热的第一人，所拟之方也由明、清二代部分医家所承袭。

《东医宝鉴·手足瘫痪》：“左不遂曰瘫，右不遂曰痪，因气血虚，痰火流注也。血虚则痰火流注于左，而为左瘫；气虚则痰火流注于右，而为右痪。急治则愈，久则痰火郁结而难治。”

按：许浚也知道左瘫由于血虚，右痪由于气虚。简言之，瘫痪是因气血虚，痰火流注所致。

中、朝、日三国的前辈医家，不同程度地认识到血气是生命的根本，运行于身体左右。其他如《寿世保元》《景岳全书》《校注妇人良方》《医学心悟》《血证论》等书中，亦有类似的论述。可见血气运行于身体左右，身体左右之病与气血相关，是不少前辈医家比较统一的认识。

二、简述气血运行规律与病机关系

《医学发明·病分昼夜气血衰旺论》：“夫百病昼增剧，遇夜安静是阳病有余，乃气病而血不病也。百病夜则增剧，昼则安静，是阴病有余，乃血病而气不病也。”

按：李杲不愧是一代宗师，首次提出以昼夜病剧与否，用作鉴别百病中，气病与血病的方法，言前人所未言。

《寿世保元·反胃》：“血虚者，则以四物汤为主，左手脉无力。气虚者，则以四君子汤为主，右手脉无力。”

按：龚廷贤以脉象鉴别气、血虚，为后学提供了另一种辨析气、血虚的方法。

《东医宝鉴·杂病·火·热有昼夜之分》：“夜则静，昼发热者，热在气分……昼则静，夜则发热者，热在血分……昼夜俱发热，热在气血分。”

按：许浚以病情在昼夜中发热与否来鉴别血病与气病，也不失为一种良法，与李东垣辨气、血病的方法，有异曲同工之妙。

《正体类要·正体主治大法》：“青肿不消，用补中益气汤补气，肿暗不消，加味逍遥散以散血。”

按：薛立斋以皮肤的颜色来辨析气虚与血瘀，是经验之谈。

以上两位医家，辨气血疾病的经验总结，虽不全面却值得珍重。特别以昼夜病剧与否，来分辨气病与血病，更是见解独到。薛立斋，以皮肤肿痛的颜色来辨析气虚与血瘀，尤为别出心裁。

综合研究了上述诸家之说，又经过多年临证实践检验，我认为：人之一身，气血为主。验证六脉，右手寸关尺脉位，对应肺、脾、肾三脏，肺主气，脾统气，肾主元气，三部都反映气；左手寸关尺脉位，对应心、肝、肾三脏，心主血，肝藏血，肾藏精，三部都反映精血。由此可知，身之右属肺太阴病界，是气行的通道，气旺则热，热则化水谷精微为气、血、精、津液。气、精随血流注入肾，滋养肾少阴病界；津液经三焦运行至气血所到之处，同时营养全身，则身体康健。气虚则寒，寒则水谷精微易化作痰饮，水湿。痰饮，水湿盛则满、闷、肿、胀、喘、咳、气短而为病。身之左属厥阴病界，是血行的通道，血旺血行，则经络通畅，无胀痛、刺痛、身痒之灾；血虚则夹风，风善行而流窜作痛、痒；受寒或肝郁气滞则血瘀，血瘀则刺痛作；血虚，或血虚夹湿、夹热，则肿痛生而为病。气虚，则肺太阴、脾太阴、右肾少阴、右半身先受虚损而病；血虚，则心少阴、心包厥阴、肝厥阴、左肾少阴、左半身先受虚损而病。三阴受损，三阳亦难幸免，即“诸邪辐辏，百病丛集”。可以说，气、血、精、津液，“同源而异流”，功能不同，却相互影响。所以三阳三阴病界，都是依赖气、血、精、津液的滋养而强健无恙。临证中我还发现，人体左右以任督二脉为分界线，身左以行血为主，兼行气与津液；身右以行气为主，兼行血与津液，是两个相对独立的运行系统；在出现瘫痪、水肿、半身汗、麻木，及带状疱疹等病时，会明显感觉到左右半身之间有条无形界线的存在。单病出现时，可按左行血、右行气理念来辨悉气血虚损；合病、并病出现时，就应该联合运用昼夜或颜色等证候，来辨析气血虚损。可以说，人的一生，是身体在与内外病邪的不断斗争中，气、血充盈而成长，也是在与内外病邪不断的斗争中，气、血枯竭而衰亡。因此，气血虚损，是万病发生的根源。

心主血，肺主气，从西医解剖生理学中，也可以看到相似的现象——左心房、心室，负责供应全身血液的大循环（即血行身之左），是心主血；右心房、心室，与肺负责将氧气溶于血中（血是气的载体，即血为气母。血因气而活，即气为血帅），以供应全身氧气之需的小循环（即气行身之右），是肺主气。所以我认为，补肺气就是补心气，心气需从肺气中获得补充。

两手寸关尺脉位下的桡动脉，从解剖生理学上看，其血是由左心房、心室所输送，然而两手脉博的节律，强弱、大小、沉浮、长短却不同，而且代表的脏腑也不同。这与西医学说不合，只合中医脉学，其中奥秘需待日后之圣贤者，来探索与解析。

三、辨识气血虚损的病机与证候

白天是气的天下，气虚则发生气短胸闷，或前额晕，视远不明，或右耳鸣，或发低热，痰湿、水肿或气虚失眠，或气不摄血等证候。气陷则发生小腹坠胀或脏器下垂或大便频而难解等证候。夜晚是血的天下，血虚则发生面黄肌瘦，大便秘结或发热，失眠，或血不归经，或肢体痛胀喜捶等证候；血热则发生红肿而痛，血寒则紫暗而痛，血瘀则刺痛，血虚夹风则痛处移动。血虚夹湿、夹热则红肿而痛等证候。左半身病多发生在夜晚，以胀、肿、痒、痛、麻等证候为主；右半身病多发生在白天，以酸胀、肿、痒、晕、痛、麻等证候为主。若左半身痛胀麻发生在白天，则气病为主，兼有血病；若右半身痛胀麻发生在晚上，则血病为主，兼有气病；昼夜身体都痛胀麻，则气血同病。因此，昼与夜是辨别气病与血病等病机的分水岭。然而湿邪危害，也痛在夜晚，与血虚痛相似。可是湿邪之痛，常因气候的变化而增减，补血则痛增，且有沉重之感；血虚痛无沉重之感，且喜按喜捶，补血则痛减，不受气候影响，以此作为分辨湿邪与血虚的鉴别要点。

皮肤斑色红而痒，是血虚血热，若发生在带脉以下至小腿则是肾精虚夹热；斑色淡红而痒或圈白心红，圈红心白之痒斑的病机是气血虚，斑色白而痒的病机是气虚，身痒无斑的病机是风寒束表。斑色青而痛，或青斑不痛的病机是气虚；斑色紫暗而痛的病机是血瘀，若斑色紫暗肿痛发热在晚上，是血虚夹热病机，斑色红肿疼痛是血热湿重病机，斑色红而刺痛，是血热夹瘀病机，痛而色红喜按，或晚上酸胀喜捶是血虚病机；斑色白而痛是寒湿危害病机，斑色白而肿的病机是水湿痰饮作怪。

肢体白天酸痛喜按的病机是气虚，晚上痛胀喜捶的病机是血虚；痛而喜捶，日轻夜重的病机是气血虚。动则痛，静则不痛，或是气虚或是血虚病机；动则痛减的病机是有瘀或气滞。咳而引痛，是气滞夹瘀，或肝胆经络不畅病机；痛胀不移，拒按是气滞病机，喜按是气虚病机。刺痛走窜的病机是瘀血夹风。患处痒的病机是气虚或是瘀血散去或是患处将愈。昼日倦怠无力，动则喘咳无痰的病机是气虚；夜卧则咳喘平，坐则咳喘急的病机是气津虚或精血虚。

肢体麻木多是气血虚病机，或是血虚夹瘀，或是气滞兼痰湿，或是风寒水饮危害等病机；右半身麻木的病机，是气虚夹寒兼气滞；左半身麻木的病机是血虚夹热与瘀血；若下肢麻木，则是气虚、气滞，兼有肾精、气虚病机。若麻木而恶寒，则是风寒阻塞经络病机。

晨起时精力旺盛，下午头晕或倦怠无力，或潮热，或嗜睡的病机是气虚；晨起头晕或倦怠无力，下午精神旺的病机是血虚。早晨身痒是血虚病机，黄昏身痒是气虚病机，晨昏皆痒，是气血双虚病机。失眠而大便溏的病机，是气虚脾寒；失眠而大便秘结的病机，是精、血、津液虚。

肢体颤动或眼、嘴、面抽动的病机，是气血虚夹风，或肾精虚，风邪危害或痰饮危害；肢体痿软，头重眩晕的病机，是气虚夹痰湿；头晕痛喜按的病机，是气血虚、三焦不畅。左侧面瘫多是风寒外侵，或夹有血虚；右侧面瘫多是气虚为主，或气血双虚，夹有风邪的病机。

气虚恶寒、血虚恶热，既恶寒又恶热的病机，是气血俱虚。补气祛寒、补血祛热、双补气血，能祛寒热。

补血补精则气降，补气则气升，补气过度，则伤精血；补精血过度，则伤气；燥湿、祛风、散瘀过度，则伤精血；破滞、行气过度，则伤气，若精血虚者，则不可用燥湿、祛风、散瘀药，气虚者则不可用破气药，不可不知。且温脏腑药略补气，润脏腑药略补精血，亦不可不知。

妇人之病，除妇科外，其余与男子同。如果经前腹痛拒按的病机，是瘀血危害；经期中腹痛，喜温、喜按的病机，是血虚夹寒；经期后腹痛，多数是血虚病机。若经来多血块而腹不痛且喜按，是气虚血凝病机；痛而多血块，且喜温、喜按，是血虚夹寒病机。平时腹胀痛拒按，或是血中夹湿，或是瘀积，或是气滞夹湿病机；腹胀坠而喜温、喜按，是气虚气陷病机。经来腹痛、下痢呕吐，属气虚夹寒病机。腹胀痛应当分左右，一般右侧与白天胀痛属气病，左侧与夜晚胀痛属血病。若左侧白天痛，右侧晚上痛则属气血同病。若同一侧白天、晚上都痛，则是气血双虚病机。

乳分左右，左乳属少阳、厥阴病位，右乳属太阴、少阳、厥阴病位。乳中胀痛拒按，是肝郁气滞病机，或是气滞夹湿病机；胀而刺痛拒按，是气滞血瘀，或是血瘀夹热病机；胀痛在经期后而喜按，是气血虚病机。平时乳房无故出乳或出衄，是肺太阴虚，气不摄血病机。

白带多是太阴气虚夹湿病机，白带夹血是太阴虚气不摄血病机；白带如水量多，是肾少阴气虚病机。黄带是太阴气虚湿重病机，若黄带阴痒则兼肝气郁滞病机，绿带阴痒的病机，是肝郁夹湿热，五色带才关乎精血。

常用方剂：气虚——加减补阳汤（黄芪、党参、白术、茯苓、炙甘草）；气陷——补中益气汤（黄芪、人参、白术、升麻、柴胡、当归、炙甘草、陈皮）（《脾胃论》方）；血虚——四物汤（川芎、当归、白芍、地黄）（《和剂局方》方）；气血双虚——十全大补汤（肉桂、芍药、川芎、当归、人参、白术、茯苓、炙甘草、黄芪、地黄）（《和剂局方》方）。

虽然六病病界，各含有特定病机，可是太阴、厥阴病界是气血运行的通道，故合病、并病出现时，常与气或血有关，因此辨气血虚损病机，不可一时或缺。

第四章 临证治法概要

一、仲景治则

仲景治病法则，散见于《伤寒论》《金匮要略》二书中，为方便学习，现摘录如下：

《金匮要略·腹满寒疝宿食病脉证并治第十》："下利不饮食者，有宿食也，当下之，宜大承气汤。"

"宿食在上脘，当吐之，宜瓜蒂散。"

《金匮要略·水气病脉证并治第十四》："师曰：诸有水者，腰以下肿，当利小便，腰以上肿，当发汗乃愈。"

《金匮要略·呕吐哕下利病脉证并治第十七》："哕而腹满，视其前后，知何部不利，利之即愈。"

按：仲景明确列出治则，即病位不同，治法亦异。同是水肿病，病位在腰以上宜发汗，病位在腰以下应当利小便（十多年前我曾治过，上半身自汗而不肿，腰以下无汗而水肿、小便不利的病人。说明腰以下水肿，只能利小便）；同是宿食病，病邪在上脘宜催吐，下利不饮食者，说明病邪在下，所以宜攻下；同是病哕，前阴不利即小便不利，应当利小便；后阴不利即大便不通，所以宜通大便。仲景采用催吐、发汗、通大便、利小便四法，就近祛邪外出。

《金匮要略·血痹虚劳病脉证并治第六》："虚劳腰痛，小腹拘急，小便不利者，八味肾气丸主之。"

《金匮要略·消渴·小便不利淋病脉证并治第十三》："男子消渴，小便反多，以饮一斗，小便一斗，肾气丸主之。"

《金匮要略·痰饮咳嗽病脉证并治第十二》："夫短气有微饮，当从小便去之，苓桂术甘汤主之，肾气丸亦主之。"

《金匮要略·妇人杂病脉证并治第二十二》："问曰：妇人病，饮食如故，烦热不得卧，而反倚息者，何也？师曰：此名转胞不得溺也，以胞系了戾，故致此病，但利小便则愈，宜肾气丸。”

按：腰痛、痰饮、消渴、转胞四种病，证候也各不相同，为何仲景只用肾气丸一方治之？因为四种病的病机，同属于肾少阴气、精虚，补肾少阴气、精即可起到扶正祛邪作用。可见仲景用方，重在病机，而非重在病名、病位和证候，只要病机相同，虽然病名、病位与证候不同，仍可以异病同治，其中五苓散、小柴胡汤等汤证，是此类异病同治的典型方证。

《伤寒论·辨太阳病脉证并治下第七》：“但满而不痛者，此为痞，柴胡不中与之，宜半夏泻心汤。”

“心下痞，按之濡，其脉关上浮者，大黄黄连泻心汤主之。”

“心下痞，而复恶寒汗出者，附子泻心汤主之。”

“本以下之，故心下痞，与泻心汤，痞不解，其人渴而口燥烦，小便不利者，五苓散主之。”

“伤寒，汗出解后，胃中不和，心下痞硬，干噫食臭，胁下有水气，腹中雷鸣下利者，生姜泻心汤主之。”

“伤寒中风，医反下之，其人下利，日数十行，谷不化，腹中雷鸣，心下痞硬而满，干呕，心烦不得安，医见心下痞，谓病不尽，复下之，其痞益甚，此为热结，但以胃中虚，客气上逆，故使硬也，甘草泻心汤主之。”

“伤寒服汤药，下利不止，心下痞硬，服泻心汤已，复以他药下之，利不止，医以理中与之，利益甚，理中者，理中焦，此利在下焦，赤石脂禹余粮汤主之。”

“伤寒、发汗、若吐、若下，解后，心下痞硬，噫气不除者，旋覆代赭汤主之。”

“太阳病，外证未除，而数下之，遂协热而利，利下不止，心下痞硬，表里不解者，桂枝人参汤主之。”

“伤寒发热，汗出不解，心中痞硬，呕吐而下利者，大柴胡汤主之。”

按：心下痞病，因为寒、热、虚、实病机的不同，仲景拟十方，以治病位同而病机不同的合病、并病。这是同病位辨病机施治的又一法则——同病异治法。即同一病位，因合病、并病的病机不同，而施治方法也不同，这是太阳病篇、少阴病篇属同病异治较典型的篇章。

《伤寒论·辨太阳病脉证并治中第六》：“太阳与阳明合病，不下利但呕者，葛根加半夏汤主之。”

《伤寒论·辨太阳病脉证并治下第七》："太阳与少阳合病，自下利者，与黄芩汤；若呕者，黄芩加半夏生姜汤主之。"

按：太阳与阳明合病，太阳与少阳合病，病位、证候、主方都不同，但却有一相同的副证——呕。仲景在葛根汤中加入半夏、合葛根汤内的生姜，使方内含有小半夏汤，以治太阳阳明合病之呕；而治太阳少阳合病之呕，更是直接在主方黄芩汤中加入小半夏汤以止呕。由此可见，治太阳阳明合病，是葛根汤合小半夏汤；治太阳少阳合病，是黄芩汤合小半夏汤。都是合方治合病。

《金匮要略·腹满寒疝宿食脉证并治第十》："病腹满，发热十日，脉浮而数，饮食如故，厚朴七物汤主之。"

按：此方从药味看，是桂枝去芍药汤合小承气汤。以方测病机，应是外寒内实的太阳阳明合病，或称太阳阳明病，所以用桂枝去芍药汤合小承气汤，既解外寒又泻内实。

《金匮要略·水气病脉证并治第十四》："气分，心下坚，大如盘，边如旋杯，水饮所作，桂枝去芍药加麻黄细辛附子汤主之"。

按：以方测病机，这是风寒水湿危害的太阳少阴合病。所以用太阳病主方桂枝汤，去性凉之芍药，合少阴病方麻黄细辛附子汤于1剂，既散风寒又化水湿而治之。

《伤寒论·辨太阳病脉证并治下第七》："伤寒六七日，发热，微恶寒，支节烦疼，微呕，心下支结，外证未去者，柴胡桂枝汤主之。"

按：外证未去，就是太阳病未解，邪已传少阳，太阳少阳并病之势已成，所以用桂枝汤合小柴胡汤，双解表与半表半里而治之。

《伤寒论·辨厥阴病脉证并治第十二》："下利腹胀满，身体疼痛者，先温其里，乃攻其表。温里宜四逆汤，攻表宜桂枝汤"。

按：下利腹胀满是病在太阴之里，是四逆汤证；身体疼痛是病在太阳之表，是桂枝汤证，说明这是太阳、太阴合病，即阴阳合病。仲景虽未言此是阴阳合病，却用分而治之之法治此阴阳合病，也暗示阴阳合病是存在的。

以上《金匮要略》二汤证，《伤寒论》五汤证，仲景只在葛根加半夏汤和黄芩加半夏生姜汤，二汤证中提及合病外，其余五汤证都未讲是合病（除一例阴阳合病，用分而治之之法治之外），却都是用合方治的合病。《伤寒论》六病中，只有三阳或二阳合病与二阳并病，无阴阳合病与并病。而《素问·热论》中却有三阴经与三阳经的合病，无三阳经之间的合病。是否可以推测，仲景是有意避开《素问》六经病的论述，不言阴阳合病；如同为避开与道家有染的嫌疑一样，将《汤液经法》中二旦、六神大小十二汤的大多数与道家有关的方名，改为《伤寒论》中的方名（方见《辅行诀五脏用药法要》），我认为这种可能性是存在的。

以上举例，意在说明，仲景除在书中写明，用一方治一证或一方治数证的，辨汤证的治法外，还暗示后世医家：用合方治合病法；按病位使用汗、吐、下、利，就近祛邪外出法；同病位辨病机施治的同病异治法；病机同而病名与证候各异的，异病同治法；身病体未虚的祛邪安正法，身病体已虚的扶正祛邪法；及先治新病、后治痼疾；先温其里，乃攻其表；宜先治水，却治其厥；当先治其吐涎沫，涎沫止乃治痞；先解表，后攻下；先解表，后除痞的，分而治之之法等八法。临证时，八法常先后联合使用，例如就近祛邪外出法，与祛邪安正法；异病同治法，与扶正祛邪法；就近祛邪外出法，与分而治之法，常分别联合使用。细辨诸多治法，你会发现，诸多治法的灵魂，就是“观其脉证，知犯何逆，随证治之”。而观其脉证随证治之之法，与同病异治法，异病同治法，合方治合病法，就近祛邪外出法，是我按六病病位及左血右气，诊断治疗学中的主要治法。其他诸法，则是临证时可随机选用的配合治法。

《金匮玉函经·证治总则》：张仲景曰：若欲治疾，当先以汤洗涤五脏六腑，开通经脉，理导阴阳，破散邪气，润泽枯槁，悦人皮肤，益人气血，水能净万物，故用汤也。若四肢病，久风冷发动，次当用散，散能逐邪风湿痹，表里移走，居无常处者，散当平之。次当用丸，丸能逐沉冷，破积聚，消诸坚癥，进饮食，调营卫，能参合而行之者，可谓上工。……仲景曰：不须汗而强与汗之者，夺其津液，令人枯竭而死。又须汗而不与汗之者，使诸毛孔闭塞，令人闷绝而死。又不须下而强与下之者，令人开肠洞泄，便溺不禁而死。又须下而不与下之者，令人心内懊恼，胀满烦乱，浮肿而死。又不须灸而强与灸之者，令人火邪入腹，干错五藏，重加其烦而死。又须灸而不与灸之者，使冷结重冰，久而弥固，气上冲心，无地消散，病笃而死。又须珍贵之药，非贫家野居所能立办，由是怨嗟以为药石无验者，此弗之思也。

按：从体裁上看，上论并非仲景原稿，是后人所补写。我从《千金要方·候诊第四》中看到过此段文字，略有几个字不同，而且注明是仲景曰。又从《太平惠民和剂局方》的附篇《指南总论·论处方法》中看到上半段文字，并未注明出处。按考古学“孤证不立”的原则看，《千金要方》和《金匮玉函经》这两本不同年代的书中都证明这段文字是张仲景所述，已非孤证，应当是可信的。《指南总论·论处方法》中这上半段文字，从文体上看应摘自《千金要方》，不知为何不注明出处。因除《金匮玉函经》外，所有《伤寒论》版本中，都无此段文字。而此段文字却是仲景专门讲述治疗原则的，十分珍贵。故特摘录于此，供同道或初学者学习。

二、纠正谬误，正确施治

《伤寒来苏集·伤寒论翼·全论大法第一》："叔和以私意紊乱仲景原集……其云：大法夏宜汗，春宜吐，秋宜下。设未及其时，当汗不汗，当下不下，必待其时耶？……夫四时者，众人所同，受病者，因人而异。汗吐下者，因病而施法也。立法所以治病，非以治时。自有此大法之缪，后人因有随时用药之迂。"

按：柯琴之说，可谓一针见血。仲景用药，是"观其脉证，知犯何逆，随证治之"。有是病机，用是方药，无须夏避温热药，冬避寒凉剂，汗、吐、下、利之法，也不必待时而用。

王叔和在《伤寒论·伤寒例》中撰："况桂枝下咽，阳盛即毙，承气入胃，阴盛以亡。"（除《玉函经》，唐本、康治本《伤寒论》中无"伤寒例"外，其余宋本、成本、康平本、《伤寒论·伤寒例》中都有："况桂枝下咽，阳盛即毙，承气入胃，阴盛以亡"一语）敦煌残本《伤寒论·伤寒例》中则是："然则桂枝入咽，阳盛必亡也。承气入胃，阴盛必夭也。"高继冲本《伤寒论·伤寒叙论》中却是："然则桂枝下咽，表和则愈。承气入胃，里平则痊"一语，因无旁证，还不能肯定此是叔和语，而且中医界知道这段话的人极少。

"阳盛即毙，阴盛以亡。"这段文字，千百年来，不知误导了多少《伤寒论》的学习者。其实六病中，阳最盛的应数阳明病，阴最盛的应是少阴病。仲景尚在阳明病中用桂枝汤、麻黄汤，在少阴病篇中，有少阴三急下的大承气汤证。对此，叔和不知作何解释？叔和虽有功于仲景，如果这段文字是叔和所写，却误导后学，危害仲景不浅。后世部分医家步叔和后尘，注释《伤寒论》时，硬是将大承气汤注释成："非痞、满、燥、实，不可轻用。"试问：若宿食下利，不用大承气汤，该用何方？（证见《金匮要略·腹满寒疝宿食病脉证治第十》）又胡说什么："非大热、大汗、大渴、脉洪大，不可轻用白虎汤。"试问：伤寒脉滑而厥者，不用白虎汤，该用何方？（证见《伤寒论·辨厥阴病脉证并治第十二》）如此注解经方的人，都是仲景的叛逆者。

我临证时，炎炎夏日用过桂枝汤、麻黄汤、桂枝加附子汤，三九寒冬，用过白虎汤、承气汤都收到良效。至于小柴胡汤合麻杏石甘汤，更是冬天治风热咳嗽的常用方。同时在临证中，摸索出冬天辨有汗、无汗的方法，因为冬天多麻黄汤证与桂枝汤证。但是桂枝汤证，在冬天却很少有自汗的，这就给辨有汗、无汗增加了难度。我通过多年临证观察，发现凡是有自汗的患者，鼻内有清涕，却不塞；而无汗的患者，则鼻塞无涕。于是，我将有清涕恶寒，鼻不塞的证候类比为"自汗"，定为桂枝汤证；鼻塞无涕恶寒的证候，类比为"无汗"，定为麻黄汤证。后来又发现，鼻塞、恶寒、口渴、流黄浓涕的，是大青龙汤证。又在治妇人白带时发现，若患者恶寒，白带清稀如水，量多，是桂枝加附子汤证。从《内经》"肺主皮毛，开窍于鼻"的理论来看，皮毛与鼻子功能是不同的，但是从有汗则鼻通、无汗则鼻塞的临证反映来看，皮毛的功能与鼻子是相同的，一通皆通，一闭皆闭。这样，我就用鼻子的通与闭，来区别麻黄汤证与桂枝汤证；以恶寒、白带如水量多，确定为桂枝加附子汤证，将如水之白带类比为"自汗不止"。这种方法，我把它叫作"类比法"，是辨别有汗、无汗等证候的主要方法。

仲景云："伤寒中风，有柴胡证，但见一证便是，不必悉具。"据我多年临证验证，这一法则，适用于所有的经方。例如，桂枝汤，只要有鼻流清涕、鼻不塞而恶寒，即可用桂枝汤；头痛在后脑或前额而恶寒，亦可用桂枝汤；身痛或后背痛而恶寒，便可用桂枝汤；自汗不止，也是桂枝汤证，可用桂枝汤等等。

综观病因，无非外感六淫，内伤七情，及饮食、劳倦、色欲，虫、兽、外物所伤等三大类。除虫、兽、外物所伤外，其他疾病发病前，首先是内伤七情、饮食、劳倦、房劳等，造成经络、脏、腑内的气血虚损，才会内发杂病或外感六淫而病发于六病病界，而且各病呈现的病机，与被虚损的经络、脏、腑有相当高的关联性。我则是按六病病界及左血右气理念，辨悉病机与汤证，依病机与汤证，用单方或合方施治所有的外感、内伤病。在施治过程中，随着病机或汤证的不同，灵活运用仲景的八大治法于其中。

三、前贤对合病、并病的一般治法

六病中有各种反映病机的主证，也各有主方。二病主证同时出现，即是合病；二病主证先后出现，即是并病。合病、并病引伸出合方。例如在出现太阳病桂枝汤证的同时，又出现少阳病的小柴胡汤证，即是太阳少阳合病，若以后出现小柴胡汤证，就是太阳少阳并病，则用柴胡桂枝汤治之即可。

古代医家中，首推杰出的中医集大成者朱震亨（朱丹溪），开用时方合经方治合病之先河。例如用平胃散合五苓散，治肥人腹胀；用四物汤合五苓散、黄连解毒汤合五苓散，治尿失禁（方见《丹溪心法》）。明清以后医家所创的柴苓汤（小柴胡汤合五苓散）、柴平汤（小柴胡汤合平胃散）、柴陷汤（小柴胡汤合小陷胸汤）、柴朴汤（小柴胡汤合半夏厚朴汤）等方，都是属于治合病的合方（方见《中医十大类方》）。当代已故中国中医科学院赵锡武君，用真武汤合当归芍药散，治冠心病水肿；用真武汤合桃红四物汤加味，治充血性心力衰竭；用麻黄连轺赤小豆汤合五苓散加味，治急性肾炎（方见《赵锡武医疗经验》）。当代已故中国中医科学院岳美中君，用麻黄连轺赤小豆汤合五皮饮，治肾炎水肿；用大柴胡汤合小陷胸汤治黄疸痞满，用六君子汤合真武汤加味，治尿毒症（方见《岳美中医案集》）。又已故经方家胡希恕教授，用苓桂术甘汤合当归芍药散，治再生障碍性贫血；用五苓散合茯苓饮治腹水；用四逆散合当归芍药散，治肝区痛（方见《中医临床家胡希恕》）。近代日本汉方家汤本求真在其著作《皇汉医学》中，用大柴胡汤合桂枝茯苓丸，治左脐旁有块；用桂枝加苓术附汤（即桂枝汤合真武汤），治湿家骨节疼痛者。已故《伤寒论》研究名家刘渡舟教授，用麻辛附子汤合生脉散，治心动过缓；用姜附汤合茵陈五苓散，治阴黄（方见《刘渡舟验方精选》）。以上诸位前辈，是用合方治合病的先行者，可惜他们都未关注到六病病界的存在。我恰好在数十年的临证实践中，先是发现了可用合方治合病的方法，以后又发现了六病病界与左血右气现象的存在，及其与内在病机相连的各种证候。并结合前辈医家的经验，研究了病界与病机、合病与并病相互间的内在关系，总结出按六病病界，及左血右气辨病机与汤证，依病机与汤证处方用药施治的理论。

人体因气血虚损而患病，而所有的疾病，都包括在六病病界中。六病病界中，唯太阴、少阴、厥阴、少阳四病界，是全身和上下肢体内，运行气、血、精、津的主要通道，也是病邪随气、血、精、津传入的主要途径，所以这四块病界，与其他病界发生合病并病的机率最高。而通三焦、下津液、和胃气、降胆气的小柴胡汤与解肌和营卫——调和气血的桂枝汤，与其他方合用的机率也最高，成为治合病、并病的常用方。

四、治病的常用方——小柴胡汤、桂枝汤、柴胡桂枝汤

《柳洲医话》：《内经》微露一言，肝为万病之贼，六字而止。清·王士雄

按："肺主一身之表，肝主一身之里，五气之感，皆从肺入，七情之病，必由肝起，此余夙论如此。"

我认为，五气之感，皆从肺入，尚待商榷。因为寒邪侵入太阳病界则恶寒身痛，风邪侵入少阳病界则呕恶目眩，寒邪侵入脾太阴病界，可致腹痛下痢，可见五气之感不是单从肺入的。而七情之病，必由肝起，应大致可信。不过，我认为，不如改为少阳病、厥阴病，占内伤病的十之六七，较为确切。因此，少阳病的主方——小柴胡汤的使用范围就特别广泛。不信，先看看仲景的使用范围。

《伤寒论·辨太阳病脉证并治中第六》："太阳病十日已去，脉浮细而嗜卧者，外已解也，设胸满胁痛者与小柴胡汤"。

《金匮要略·妇人杂病脉证并治第二十二》："妇人中风，七八日续得寒热，发作有时，经水适断者，此热入血室，其血必结，故使如疟状，发作有时，小柴胡汤主之。"

《伤寒论·辨阳明病脉证并治第八》："阳明病，发潮热，大便溏，小便自可，胸胁满不去者，与小柴胡汤。"

《伤寒论·辨少阳病脉证并治第九》："本太阳病不解，转入少阳者，胁下硬满，干呕不能食，往来寒热，尚未吐下，脉沉紧者，与小柴胡汤。"

《金匮要略·呕吐下利病脉证并治第十七》："呕而发热者，小柴胡汤主之。"

《伤寒论·辨阴阳易差后劳复病脉证并治第十四》："伤寒差以后，更发热，小柴胡汤主之。"

《金匮要略·妇人产后病脉证并治第二十一》："所以产妇喜汗出者，亡阴血虚，阳气独盛，故当汗出。阴阳乃复，大便坚，呕不能食，小柴胡汤主之。"

《金匮要略·黄疸病脉证并治第十五》："诸黄、腹痛而呕者，宜柴胡汤。"

按：小柴胡汤在太阳病、少阳病、阳明病、呕而发热、伤寒瘥后发热、黄疸病、腹痛而呕、妇人热入血室、妇人产后呕不能食等九种病证中，都有用武之地，其病位包括人体的上下内外。仲景为其作注："上焦得通，津液得下，胃气因和。"是疏通三焦，下津液，和胃气的主方。也就是说，小柴胡汤对少阳三焦病界中的大部分病，都有疗效。可是小柴胡汤，为何能治这么多的病呢？我以太阳、阳明二病为例作一解释：我认为是络脉中的外邪将离太阳病界，未全入少阳病界时，已现小柴胡汤证，所以可用小柴胡汤；又络脉中邪气将离少阳病界，未全入阳明病界时，仍有小柴胡汤证，所以也可用小柴胡汤。这称之谓有是证，用是方，汤证在杂病中的使用方法就是如此。

再看前辈医家，对小柴胡汤的评价：

《皇汉医学·论中医方剂能于一方发挥多数之能力》：如小柴胡汤，由柴胡、黄芩、人参、甘草、大枣、生姜、半夏七味组成。主药为柴胡，其证以胸胁苦满为目标。凡支气管炎、百日咳、肺结核、胸膜炎、肠伤寒、疟疾、胃肠炎、肝脏病、肾脏病、肾盂炎、妇人病等，悉能治之。

《伤寒来苏集·伤寒论翼·判方大法第七》：小柴胡虽治在半表，实以理三焦之气，所以称枢机之剂。如胸满、胸中烦、心烦心下悸、咳、渴、喜呕，是上焦无开发之机也；腹满胁下痞硬，是中焦废转运之机也；小便不利，是下焦失决渎之任也。

以上是两位前辈医家对小柴胡汤的评价，可见小柴胡汤，上可治心肺等上焦病，中可治脾胃等中焦病，下可治肝肾等下焦病。我在临证中还发现，由于少阳三焦病界在身体的两侧，容易与全身各病界发生合病、并病。例如太阳与少阳合病，恶寒无汗则用小柴胡汤合麻黄汤，即柴胡麻黄汤；恶寒有汗则用柴胡桂枝汤。少阳与阳明合病，高热、头角痛而渴则用小柴胡汤合白虎汤，即柴胡白虎汤，咳嗽而渴则用小柴胡汤合麻杏石甘汤；呕恶、腹痛便秘则用小柴胡汤合小承气汤。少阳与太阴合病，下痢纳呆则用小柴胡汤合四君子汤，即柴胡四君汤，腹痛下痢则用小柴胡汤合理中汤，即柴胡理中汤；咳而多痰则用小柴胡汤合茯苓饮或小柴胡汤合半夏厚朴汤。少阳与少阴合病，胸中有寒邪则用小柴胡汤合麻黄附子甘草汤；腰部气精虚则用小柴胡汤合肾气丸化汤。少阳与厥阴合病，瘀血作怪，则用小柴胡汤合桂枝茯苓丸化汤；血中夹湿，则用小柴胡汤合当归芍药散化汤；血虚，则用小柴胡汤合四物汤，即柴胡四物汤；肝气郁结，则用小柴胡汤合枳实芍药汤，即柴胡四逆汤。气滞腹胀：胀痛在心下，则用小柴胡汤合小陷胸汤；胀在中脘，则用小柴胡汤合平胃散化汤；中脘寒胀，则用小柴胡汤合良附丸化汤；中脘虚胀，则用小柴胡汤合六君子汤；胀在脐腹，则用小柴胡汤合肾着汤，即柴胡肾着汤；脐腹胀痛，则用小柴胡汤合桂枝加芍药汤。太阳少阳合病之小便不利，则用小柴胡汤合五苓散。少阳少阴合病之小便不利则用小柴胡汤合猪苓汤。少阳太阳厥阴合病，则用柴胡桂枝汤合当归芍药散化汤，以疏三焦，活血，散寒祛湿；少阳太阳太阴合病，则用柴胡桂枝汤合四君子汤，以解表散寒，健脾和胃；少阳太阳少阴合病，则用柴胡桂枝汤合肾着汤，以温补少阴，解表散寒，等等，变化无穷，多得不可枚举。全凭医生临证时的悟性，及对方剂性能的熟悉程度和变化运用的本领。

桂枝汤是解肌和营卫的第一方。《医宗金鉴·订正伤寒论注·太阳上》篇："此方为仲景群方之冠，乃解肌发汗，调和营卫之第一方也。……粗工妄谓桂枝汤专治中风，不治伤寒，使人疑而不用。又谓专走肌表，不治他病。不知此方倍芍药生姜加人参名桂枝新加汤，用以治荣表虚寒，肢体疼痛；倍芍药加饴糖，名小建中汤，用以治里虚心悸，腹中隐痛；再加黄芪，名黄芪建中汤，用以治虚损虚热，自汗，盗汗，因知仲景之方可通治百病也。"仲景为桂枝汤作注云："桂枝本为解肌，若其人脉浮紧，发热汗不出者，不可与也。""病常自汗出者，此为荣气和，荣气和者，外不谐。以卫气不共荣气谐和故尔，以荣行脉中，卫行脉外，复发其汗，荣卫和则愈，宜桂枝汤。"从仲景注中，可知桂枝汤，有发汗解肌、和荣卫之功。荣行脉中，荣即是血，卫行脉外，卫就是气。也就是说，桂枝汤有调和气血的作用。仲景又云："伤寒，医下之，续得下利清谷不止，身疼痛者，急当救里，后身疼痛；清便自调者，急当救表。救里宜四逆汤，救表宜桂枝汤。"由此可知桂枝汤有治疗身体疼痛的作用。以此推测，身体疼痛，应是肌表有寒邪，影响荣卫和谐之故，用桂枝汤解肌和荣卫，身体疼痛即愈。这就可以说，凡是气血所到之处，桂枝汤都有用武之地。

气虚生寒，桂枝汤性温，能调和营卫，以作用身体右侧为多；血虚生热，小柴胡汤性凉，能通三焦，下津液，以作用身体左侧为多。

全身都离不开津液和气血，因此，大部分病都可结合小柴胡汤和桂枝汤以治之。特别是皮肉间的病，多有少阳、太阳病位，更是如此。

《医宗金鉴·订正伤寒论注·阳明全篇》："发汗多，亡阳谵语者，不可下，与柴胡桂枝汤和其营卫，以通津液后自愈。"仲景明确指出，柴胡桂枝汤，兼有桂枝汤和营卫之功，和小柴胡汤通三焦下津液之能。因此，柴胡桂枝汤更是常用之方，其使用频率，高过小柴胡汤和桂枝汤。

五、治合病、并病的部分常用方

1. **少阳厥阴合病：** 瘀血为害，用小柴胡汤合桂枝茯苓丸化汤（桂枝、茯苓、赤芍、桃仁、牡丹皮）；血中挟湿，用小柴胡汤合当归芍药散化汤（当归、芍药、川芎、茯苓、白术，泽泻）；三焦不畅、肝郁气滞，用小柴胡汤合枳实芍药汤（枳实、芍药），即柴胡四逆汤。

2. **太阳少阴合病：** 腰椎寒痛，用桂枝真武汤（桂枝、芍药、炙甘草、姜、枣、茯苓、白术、附子）；寒痛下利，用桂枝肾着汤（桂枝、芍药、炙甘草、姜、枣、茯苓、白术、干姜）；关节虚寒痛，用芪桂五物汤合肾气丸化汤（生黄芪、桂枝、芍药、姜、枣、附子、熟地黄、山萸肉、山药、茯苓、泽泻、牡丹皮）。

3. **少阳太阴合病：**胆气上逆，腹中寒痛，用柴胡理中汤（柴胡、黄芩、半夏、党参、炙甘草、姜、枣、白术、干姜）；食滞腹胀，用柴胡茯苓饮（柴胡、黄芩、半夏、党参、炙甘草、姜、枣、茯苓、白术、枳实、陈皮）；津虚干咳，用柴胡生脉散化汤（柴胡、黄芩、半夏、党参、炙甘草、姜、枣、麦冬、五味子）；气虚下利，用柴胡四君汤（柴胡、黄芩、半夏、党参、炙甘草、姜、枣、白术、茯苓）；上焦痰饮，用小柴胡汤合半夏厚朴汤（半夏、姜、厚朴、茯苓、苏叶）。

4. **少阳阳明合病：**前额、头角痛，高热、口渴，用柴胡白虎汤（柴胡、黄芩、半夏、党参、炙甘草、姜、枣、知母、生石膏、粳米）；呕恶、口渴、咳嗽，用小柴胡汤合麻杏石甘汤（麻黄、炙甘草、杏仁、生石膏）；呕恶、腹中实痛，用小柴胡汤合小承气汤（枳实、厚朴、大黄）。

5. **少阳少阴合病：**呕恶、脐腹痛下痢，用柴胡肾着汤（柴胡、桂枝、半夏、党参、炙甘草、姜、枣、白术、茯苓、干姜）。头晕、呕恶、腰肌酸，用小柴胡汤合六味地黄汤（地黄、山萸肉、山药、牡丹皮、茯苓、泽泻）。

6. **少阳太阳合病：**恶寒身痛、呕恶，用柴胡桂枝汤（柴胡、黄芩、半夏、党参、炙甘草、姜、枣、桂枝、芍药）；恶寒、咳嗽、鼻塞，用柴胡麻黄汤（柴胡、黄芩、半夏、党参、炙甘草、姜、枣、麻黄、杏仁、桂枝）；乳糜尿，用小柴胡汤合五苓散（桂枝、白术、茯苓、猪苓、泽泻）。

7. **太阳阳明合病：**外寒内实，用桂枝汤合小承气汤（桂枝、芍药、炙甘草、姜、枣、枳实、厚朴、大黄）；外寒内热，用白虎加桂参芍汤（生石膏、知母、粳米、炙甘草、桂枝、芍药、人参）。（桂林古本《伤寒杂病论》方）

8. **太阳太阴合病：**表里虚寒，用桂枝理中汤（桂枝、芍药、炙甘草、姜、枣、党参、白术、干姜）；气虚表寒，用补中益气汤合桂枝汤（生黄芪、人参、白术、升麻、柴胡、炙甘草、当归、陈皮、桂枝、芍药、姜、枣）。

9. **太阴厥阴合病：**气虚、血中挟湿，用补中益气汤合当归芍药散化汤（生黄芪、人参、白术、升麻、柴胡、炙甘草、陈皮、当归、芍药、茯苓、川芎、泽泻）；气虚挟瘀，用补中益气汤合桂枝茯苓丸化汤（生黄芪、人参、白术、升麻、柴胡、当归、炙甘草、陈皮、桂枝、茯苓、牡丹皮、桃仁、赤芍）。血虚内寒，用理中四物汤（干姜、白术、党参、炙甘草、川芎、当归、白芍、地黄）。

10. **太阴少阴合病：**气精二虚挟湿，用补中益气汤合金匮肾气丸化汤（生黄芪、人参、白术、升麻、柴胡、炙甘草、当归、陈皮、地黄、山萸肉、山药、牡丹皮、泽泻、茯苓、桂枝、附子）；气虚内寒，用补中益气汤合肾着汤（生黄芪、人参、白术、升麻、柴胡、炙甘草、当归、陈皮、干姜、茯苓）；气精二虚，用加减补元煎（生黄芪、人参、白术、地黄、山药、山萸肉、杜仲、当归、炙甘草）。

11. **太阳厥阴合病：**血虚、营卫不和，用桂枝四物汤（桂枝、炙甘草、姜、枣、川芎、当归、芍药、地黄）。血虚夹风寒，用麻黄桂枝各半汤合四物汤（麻黄、桂枝、杏仁、炙甘草、白芍、生姜、大枣、地黄、当归、川芎）。

12. **太阴阳明合病：**寒、热、虚挟杂，脘胀呕恶者，用半夏泻心汤（半夏、党参、干姜、枣、炙甘草、黄芩、黄连）；脘胀下痢者，用甘草泻心汤（其中炙甘草 15 克，半夏 10 克，其他药量与半夏泻心汤同）。

两个泻心汤在《伤寒论》中是治疗痞病的，我将二方定为太阴阳明合病，是从干姜黄芩黄连人参汤中得到启发。干姜黄芩黄连人参汤虽在《伤寒论》厥阴病篇中，但治的却是“食入口即吐”证。《金匮玉函经》将此方载在“辨厥利呕哕病形证第十”中，而《金匮玉函经》是最接近仲景原著的《伤寒论》，可知此方原来不在“厥阴病”篇，即不是治厥阴病的方。从“若食入口即吐”的证候来看，应当是治太阴病或阳明病的方。然而太阴病以虚、寒病机为主，阳明病以实、热病机为主，此方都不适合。后从半夏、甘草、生姜三泻心汤中发现，这三泻心汤中都有干姜、黄芩、黄连、人参这四味药，只不过根据痞病证候的差异，略作增损而已。痞病，病位在心下，即在脘腹，由于寒、热、虚、实病机的不同，此处分为太阴、阳明二个不同的病界。三泻心汤方中，干姜、人参适合治太阴病；黄芩、黄连适合治阳明病，既然方中含有治二病的药，这个方就是治合病的方，与葛根加半夏汤相似，所以我以此推断，半夏、甘草、生姜三泻心汤是治太阴阳明合病的方。宋・林亿等谨按：“上生姜泻心汤法，本云理中人参黄芩汤，今详泻心以疗痞，痞气因发阴而生，是半夏、生姜、甘草泻心三方，皆本于理中也，其方必各有人参。今甘草泻心汤中无者，脱落之也。”由此可见林亿等亦认为三泻心汤由治太阴病的理中汤加减而成。而加的是清阳明热的苦寒药，这治合病的立方之意，不言自明。

六、用合方治合病简解

以头与肩、颈、背等病位为例，作为合方治合病的简解：

1. **头痛晕：**前额属太阴、阳明、太阳病位，后脑是太阳、少阴病位，头两侧属少阳、厥阴、太阴病位。若前额痛而恶寒，属太阳病，有汗用桂枝汤，无汗用麻黄汤。若恶寒而渴的前额痛，则属太阳阳明合病，有汗用桂枝加葛根汤，无汗用葛根汤。若渴而前额痛、自汗、恶热，则属阳明病的白虎汤证，若后脑痛而恶寒是太阳病桂枝汤证。若前额晕而有痰，则属太阴病气虚有痰，用补中益气汤加茯苓、半夏；若后脑晕，则属肾少阴精虚的六味地黄汤证。若头两侧痛连项背，头顶也痛而恶寒，则属太阳少阳合病的柴胡桂枝汤证。若右侧偏头痛，日重夜轻，微恶寒，则属少阳太阳太阴合病兼气虚，用柴胡桂枝汤合加减补阳汤。若左侧偏头痛，日轻夜重，微恶寒，则属太阳少阳厥阴合病，用柴胡桂枝汤合芎归汤；若痛而恶热，则属少阳厥阴合病夹有热邪，用小柴胡加黄连牡丹皮汤合芎归汤（小柴胡加黄连牡丹皮汤是桂林古本《伤寒杂病论》方）。若头两侧晕，属少阳病，小柴胡汤证。若头两侧与前额，日夜都晕痛，微恶寒，则属太阳少阳太阴厥阴合病，宜用柴胡桂枝汤合加减补阳汤、芎归汤治之。若头两侧与前额，痛而高热，自汗、口渴，则属少阳阳明合病，宜用小柴胡汤合白虎汤治之。

由此可见，辨证施治的思路是：一辨病位，二辨病机，三选方药。一辨病位：比如病在头两侧，就可以知道病在少阳、厥阴、太阴之间，也可以知道大概是什么病因。二辨病机：因为一个病位中有不同的病机，比如厥阴病位中有血虚，血瘀，肝气郁结，血虚夹湿、夹风、夹热等不同病机。只有根据脉象、证候或舌象，仔细辨清病机或汤证之后，才掌握了治病的依据。三选方药：明确了病机或汤证，和确定了治疗方法之后，才可以选择用什么方剂，方剂中的主药是什么药，药量是多少？如果是合方，则是合方中的主方是什么方？这才完成辨证施治的思路过程。

2. **肩颈背痛：**项背正中属太阳、少阴病位；背与颈两侧，连两肩至肩胛边，属少阳、厥阴病位；右侧与太阳、太阴病位重叠。若右侧肩、颈、背酸痛，日重夜轻，微恶寒，属太阳少阳太阴合病兼气虚，用柴胡桂枝汤合加减补阳汤治之；若左侧肩、颈、背酸痛，微恶寒，日轻夜重，则属太阳少阳厥阴合病，用柴胡桂枝汤合芎归汤治之；若痛而喜捶，微恶寒，日轻夜重，则属太阳少阳厥阴合病兼血虚，应用柴胡桂枝汤合四物汤治之；若痛而拒按，或痛如针刺，属太阳少阳厥阴合病兼瘀血作怪，则应用小柴胡汤合桂枝茯苓丸化汤治之；若左右两侧肩、颈、背、日夜都痛、微恶寒，属少阳太阳太阴厥阴合病，则宜用柴胡桂枝汤合加减补阳汤、芎归汤共治之。临证实践证明，痛无补法之说是错的。血虚、气虚之痛，非补血、补气不可，否则难有疗效。

从以上两例用合方治合病的简解中，可以看到一个区别于所有中医辨证论治的新方法——只要病界相同，合病、并病的病机相同，用的方是相同的，无须去区分是病在头，还是病在肩、项、背。而且治表里合病时，用表里合方疗效更佳。例如太阳少阴合病，用桂枝汤合真武汤，即桂枝真武汤表里同治，即是此类。并无先温里后攻表的禁忌。而且在治少阴、厥阴二类病时，无太阳、少阳等表证与半表半里证时，仍合用太阳、少阳方，表里合治，疗效更佳。此类现象在后面验案中，都可见到，在此无须赘言。

简单地说，我这个按六病病界，和左血右气辨病机与汤证，依病机与汤证处方施治的理论，对于一个中医师来说，就如同给了他一个放大镜，让他能看到无数原来看不到的病机、汤证、单病、合病、并病、方剂，从而能治愈很多原来治不好的病。若读者能同时学习《伤寒论》《金匮要略》二书，更能相得益彰，使学习产生事半功倍的效果。

第五章　病界病位临证验案举隅

本书临证验案中使用的病名，基本上是按目前社会上流行的中、西病名分类。病名相同的，按证候分类。而病名的确定，以病人所诉的主证为准。但是在治疗过程中，主、副证会相互转变，特别在合病中更是如此。我治病，基本上按病位中所含的病机处方，亦有少部分按汤证处方。可病位是纵向排列的，难免会出现头部的病位，与身体的病位属于同一病界，再加上病机相同，就会出现相同的方药，这是不可避免的正常现象。

本书所使用的方剂，除注明出处的以外，都是我的临床验方。其他方剂，即注明此方取自何书，并不一定是注明原作者的书。注明出处常注一二次或数次即止，并非每次必注，以免文繁。

人体常同时患数种病，而初诊时，一般先治主诉最难受的病，此病治愈后，再治诉及的其他病。因此，验案中常记录了数种病的治法，或按先治新病，后治痼疾的原则，记录了新病与痼疾的治法。所录病案，旨在举例说明，可谓“按六病病界及左血右气，辨病机与汤证，依病机与汤证处方用药的一部诊断治疗学”。在临证诊断治疗中，尽可能地介绍各种方法的如何运用，以及同时展示这一理论在运用中显视的效果。若验案全部录用，难免篇幅冗长，典型案例难以突出，起不到范例的作用。所以在验案选择中，多采用初诊验案，而删去后续验案的。有的按语只析初诊验案，不析复诊验案的。或因采用后续验案而保留初诊验案的。或初诊病与续诊病验案短小而保留全部验案的。种种不同，望见谅！

第一节　头面、躯干部杂病证治

一、头部病杂证

1. 头痛以头角为甚，两胁引痛

陈某某，女，26岁，1987年9月20日初诊。

头痛以头角为甚，两胁引痛，口淡，脉细。头角与两胁为少阳病界，少阳病位之痛，乃三焦不畅所致，口淡为胃气不和。拟小柴胡汤。3 剂。

北柴胡 18 克，姜半夏 12 克，党参、炙甘草、生姜、大枣、黄芩各 9 克。

10 月 8 日二诊：头痛、胁痛除，然心下仍有不适感，原方再进 3 剂善后。

按：头两侧，身体两侧属少阳病界。头角痛，两胁引痛，是手少阳三焦不畅的少阳病。口淡虽非主证，却是胃气不和的证候。小柴胡汤是治少阳病的主方，能通三焦、下津液、和胃气，所以此证用小柴胡汤治之能收佳效。

此方还能治头晕、口苦、咽干、欲呕，右脉弦，即有少阳病提纲中，“口苦、咽干、目眩”证候的头晕证，可见此方既可治头痛，又可治头晕，经方用途之广，由此可见一斑。

2. 左侧头顶热痛 40 余年

陶某某，女，70 岁，2010 年 4 月 18 日初诊。

左侧头顶热痛，脉右寸关浮弦，左关濡。左侧头顶为厥阴病位，热痛为厥阴血虚夹热，左关脉濡为血虚之象。拟柴胡桂枝汤合芎归汤。5 剂。

北柴胡 25 克，党参、姜半夏、桂枝、白芍、川芎、当归各 15 克，黄芩、炙甘草、姜、枣各 10 克。

4 月 23 日二诊：前方 3 剂痛剧，且大汗淋漓，4 剂后痛减，病已 46 年，证能减轻已不错，因药偏热，原方去桂枝、芍药，加枳实、牡丹皮、赤芍、川黄连，5 剂。

北柴胡 25 克，党参、姜半夏、枳实、牡丹皮、赤芍、川芎、当归各 15 克，黄芩、炙甘草、姜、枣各 10 克，川黄连 5 克。

4 月 29 日三诊：前方效，原方加丹参增量，5 剂。

北柴胡 25 克，丹参、枳实、赤芍、牡丹皮各 20 克，党参、半夏、川芎、当归各 15 克，黄芩、炙甘草、姜、枣各 10 克，川黄连 6 克。

5 月 4 日四诊：40 多年的头顶热痛大减，起床时仍略有热痛，原方增川黄连至 10 克，5 剂。

按：左侧头属厥阴、少阳病位，热痛、左关脉濡，是厥阴血虚夹热。初诊用柴胡桂枝汤合芎归汤，虽有补血，活血止痛作用，仍嫌偏热，故二诊时，痛虽减，却大汗淋漓，遂舍脉从证，去桂枝、白芍，加清热活血之牡丹皮、川黄连、枳实、赤芍，使方内含有疏肝解郁之四逆散。三诊时效果明显，原方加丹参，增强补血活血作用。四诊时，病已大减，仅晨起时仍略有热痛，原方增川黄连至

10克。五诊时，发热减轻，且上几诊未提及的盗汗也好转，应属意外之效。六诊时，痛续减，仍有发热，原方增川黄连至15克。六诊后未再复诊，虽未随访，但可预知其病已愈。

此案病在少阳、厥阴病位，方用治少阳病的主方小柴胡汤，和治厥阴病的主方四逆散，加清热药川黄连，及凉血、补血药牡丹皮、丹参，活血药当归、川芎，共治少阳厥阴合病而效。

3. **前额与两侧头痛，春夏之交发作**

孙某某，男，64岁，2006年5月15日初诊。

十多年前因事故伤及头部，落下前额和头两侧痛，后经西医治愈。近二三年旧病复发，每到春夏之交，多雨水季节即犯病，雨天尤痛剧，痛从上午9时左右开始至下午1时左右止，或睡一会儿亦止，脉右弦。外伤引起，头内定留有瘀血，睡一会儿即止，说明血亦虚，前额和头两侧痛，脉右弦，为少阳厥阴合病。拟小柴胡汤去半夏加天花粉、合芎归汤。5剂。

北柴胡25克，党参、天花粉15克，黄芩、炙甘草、姜、枣、川芎、当归各10克。

5月19日二诊：前方服后痛减，只是遇雨天痛仍加剧，前额痛尤甚，此头内湿邪未除，原意加升麻、葛根一试，7剂。

北柴胡25克，党参、天花粉、葛根、川芎、当归各15克，黄芩、炙甘草、姜、枣、升麻各10克。

5月26日三诊：前方仍不理想，拟小柴胡汤去半夏加天花粉，合《内外伤辨惑论》之羌活胜湿汤，7剂。

北柴胡25克，党参、天花粉各15克，黄芩、炙甘草、姜、枣、羌活、独活、藁本、防风、蔓荆子、川芎各10克。

6月2日四诊：前方2剂痛即除，现略觉头胀，原方续服7剂善后。

按：病位内气血虚损，才会招致外邪入侵。头部因外伤而致其气血虚损，招致寒湿之邪入侵，才有头两侧及前额痛。初诊用小柴胡汤合芎归汤加减，对两侧头痛应有效。因头两侧属少阳、厥阴病位，小柴胡汤是治少阳病之主方，芎归汤活血止痛可治厥阴病。二诊时痛虽减（可能仅两侧痛减）而前额遇雨天痛反加重。前额属阳明、太阴病位，雨天病加重，属湿邪危害，病在太阴，原方加燥湿之升麻，解肌止痛之葛根，却疗效不佳，此除湿药太轻之故。三诊时，用小柴胡汤合羌活胜湿汤，祛风除湿，疏理少阳，共治少阳太阴合病之头两侧痛与前额痛。因方与病机相合，所以2剂痛即除，只剩略头胀。四诊以原方善后。此属少阳厥阴太阴合病。

方中小柴胡汤为何去半夏加天花粉，有违祛湿的作用，因案中未记录原因，无法解释，深感歉意。

4. 后脑、前额痛，无汗恶寒，腰椎痛

潘某某，女，39岁，2009年7月7日初诊。

后脑前额痛，无汗恶寒，腰椎痛，脉右寸浮大关尺沉。拟葛根汤合真武汤。5剂。

葛根、茯苓、白术各20克，桂枝、白芍、附子各15克，炙甘草、姜、枣、麻黄各10克。

7月15日二诊：2剂后，汗出痛减，5剂后痛除。因胃易饥，原方去麻黄加党参，5剂。

葛根、茯苓、白术、党参各20克，桂枝、白芍、附子各15克，炙甘草、姜、枣各10克。

按：头部的病位，前额实热属阳明病，虚寒属太阴病，因太阳病位在此重叠，若是风寒侵表病机，则属太阳病。头、项、背、腰椎属太阳，少阴病界，表为太阳，里为少阴。

患者恶寒，腰椎痛，为病在里，属肾少阴气虚，真武汤证；后脑、前额痛，恶寒、无汗属太阳阳明合病之葛根汤证。初诊方内含真武汤合葛根汤，共治二阳一阴合病。因方与病机相合，故5剂即病除。

二诊时有胃易饥证，此为脾太阴气虚所致，原方去发散之麻黄，加补气之党参，合方内茯苓、白术、甘草为四君子汤，以补脾太阴之气虚。

5. 左侧头项痛

郑某某，男，49岁，2003年8月21日初诊。

左侧头项痛，脉浮。拟柴胡桂枝汤加葛根。3剂。

北柴胡、葛根各15克，黄芩、党参、姜半夏、炙甘草、姜、枣、桂枝、白芍各10克。

8月23日二诊：1剂痛减，2剂痛剧，3剂痛除。原方3剂善后。

按：脉浮头项强痛属太阳阳明合病，是桂枝加葛根汤证，左侧头痛属少阳病，是小柴胡汤证。此证属太阳少阳阳明合病，故以桂枝加葛根汤合小柴胡汤治此三阳合病。服药后，痛减或痛剧，是方药有效的二种正常反映，不可不知。

此方去葛根加黄芪可治眉心痛，喜按，恶寒甚则呕恶，天冷时易发。

此方去葛根加生黄芪、川芎、当归，可治后脑连项酸痛，背冷，晚上右臂酸。

此方去葛根、桂枝加川芎、当归、牡丹皮、川黄连，可治左侧头痛喜按，痛时头热，痛止头凉。

柴胡桂枝汤加石膏、杏仁，可治心下气上冲头、头晕、痰黏不易咳出。

6. 经前头顶痛，喜按，昼夜不停，痛甚时呕恶

奚某某，女，39 岁，2011 年 8 月 29 日初诊。

经前头顶痛，喜按，昼夜不停，痛甚时呕恶，脉右沉弦、左细。拟柴胡八珍汤。5 剂。

北柴胡 25 克，党参、姜半夏、茯苓、白术各 15 克，黄芩、炙甘草、姜、枣、川芎、当归、白芍、熟地黄各 10 克。

9 月 5 日二诊：前方 3 剂，头顶痛止。因经来时头晕，原方加生黄芪，10 剂善后。

生黄芪 30 克，北柴胡 25 克，党参、姜半夏、茯苓、白术各 15 克，黄芩、炙甘草、姜、枣、川芎、当归、白芍、熟地黄各 10 克。

按：头顶属厥阴病位，喜按，左脉细，属血虚。然而昼夜都痛，则属气血双亏，太阴厥阴合病。痛甚时呕恶，且右脉沉弦，为少阳病，此属太阴厥阴少阳合病兼气血虚，所以用柴胡八珍汤双补气血，太阴、少阳、厥阴合治而效。二诊时自诉经来时头晕，仍有气虚证候，故加黄芪增强补气作用以善后。

7. 偏头痛，以左侧为主，有时移向右侧，兼患梅核气，咽干

汪某某，男，54 岁，2010 年 5 月 15 日初诊。

偏头痛以左侧为主，有时移向右侧，且患有梅核气与咽干，脉浮弦。偏头痛左侧为主，病属少阳，有时移向右侧，且有梅核气，咽干则与太阴有关。拟小柴胡汤合半夏厚朴汤加味。5 剂。

北柴胡 25 克，茯苓、麦冬各 20 克，党参、姜半夏 15 克，黄芩、炙甘草、姜、枣、厚朴、苏叶各 10 克。

5 月 20 日二诊：诸证大减，原方续服 5 剂善后。

按：头两侧属少阳病位，左侧偏头痛为少阳病，梅核气属太阴病痰饮证，浮弦脉为少阳脉，故用小柴胡汤合半夏厚朴汤，疏三焦，化痰饮，共治少阳太阴合病，加麦冬者，以治咽干也。

柴胡桂枝汤合半夏厚朴汤加陈皮，可治头角晕胀、呕恶，咽中有梅核气。

8. 眉棱骨痛连前额，恶寒，甚则呕吐

王某某，女，69 岁，2010 年 12 月 23 日初诊。

前额痛、眉棱骨痛剧，恶寒，甚则呕吐，脉左弦。拟柴胡桂枝汤合选奇汤。5 剂。

北柴胡 25 克，姜半夏 15 克，黄芩、党参、炙甘草、姜、枣、桂枝、赤芍、羌活、防风各 10 克。

12 月 30 日二诊：眉棱骨痛大差，却觉得脑中空，原方加生黄芪，7 剂善后。

生黄芪 30 克，北柴胡 25 克，姜半夏 15 克，黄芩、党参、炙甘草、姜、枣、桂枝、赤芍、羌活、防风各 10 克。

按：前额为多病位重叠区，实热属阳明病，虚寒属太阴病，风寒属太阳病。恶寒，前额痛属太阳病，桂枝汤证。眉棱骨痛，呕吐，左脉弦属少阳病小柴胡汤证，以柴胡桂枝汤合李杲之选奇汤祛风散寒，通三焦，降胆气，治二阳合病而效。自觉脑中空，气虚所致，加黄芪补气以善后。

若头痛呈移动性，柴胡桂枝汤加麻黄、黄芪，可当此任。

9. 头顶痛，甚则呕恶，冷热变化时易发

王某某，男，39 岁，2008 年 9 月 28 日初诊。

头顶痛，甚则呕恶，气候冷热变化时易发，脉右弦沉，左关大。拟小柴胡汤合桂枝茯苓丸化汤。5 剂。

北柴胡 25 克，姜半夏 15 克，黄芩、党参、炙甘草、桂枝、赤芍、桃仁、牡丹皮、茯苓、姜、枣各 10 克。

10 月 17 日四诊时：仍有头痛，原方增量，7 剂。

北柴胡 25 克，姜半夏、桂枝、赤芍、茯苓、桃仁、牡丹皮各 15 克，黄芩、党参、炙甘草、姜、枣各 10 克。

十多年头痛，近期未发，原方续服 7 剂。

按：头顶属厥阴病位，且病已十多年，久病必瘀。呕恶、脉沉弦，为少阳病之脉证，故用小柴胡汤合桂枝茯苓丸，疏三焦，化瘀血，少阳、厥阴表里同治而获佳效。

若此方合加减补阳汤，则能治右侧头刺痛、恶心、呕吐、略头晕之太阴厥阴少阳合病。

若此方合四物汤，则可治前额、头顶，痛如针刺，日轻夜重，大便结之太阳少阳厥阴合病兼血虚夹瘀证。

10. 头痛麻，微恶寒，汗出黏手

陈某某，女，51岁，2002年5月21日，初诊。

头痛麻，微恶寒，汗出黏手，右寸脉浮，苔淡黄。拟桂枝汤。2剂。

桂枝、白芍、姜、枣各10克，炙甘草6克。

5月23日二诊：头痛大差，仅存右头角痛，且头晕，脉右寸浮、左关大，拟柴胡桂枝汤，3剂。

北柴胡15克，姜半夏12克，黄芩、党参、炙甘草、桂枝、白芍、姜、枣各10克。数日后随访：病愈。

按：头痛麻，微恶寒，汗出黏手（冷汗黏手，热汗不黏手），右寸脉浮，一派太阳病脉证，而桂枝汤只除去一大半太阳病头痛，却仍有右头角痛，头晕，即太阳病未尽，又显露少阳病小柴胡汤证，此为二阳并病，故用柴胡桂枝汤治此二阳并病而愈。

11. 头痛，大便难

董某某，女，42岁，1988年4月23日初诊。

头痛，纳差，大便难，苔黄腻，左关脉浮大。拟大柴胡汤3剂一试。

北柴胡18克，姜半夏、枳实、白芍各12克，黄芩、生大黄（后下）、姜、枣各9克。

按：5月18日随访，前方服后，头痛随下痢而除，纳转佳。阳明病有正阳阳明、太阳阳明、少阳阳明。正阳阳明，是承气汤证，太阳阳明，是厚朴七物汤证。此案属少阳阳明病，是大柴胡汤证，因方证相合所以有效。此案头痛，未说明具体病位，按汤证分析，此案头痛，应在前额与两侧头角病位。

12. 左侧偏头痛，日轻夜重，左眼胀，有时左耳亦胀，痛时发热

孙某某，女，47岁，2013年3月23日初诊。

左侧偏头痛10余年，日轻夜重，左眼胀，有时左耳亦胀，痛时发热，脉左濡。拟小柴胡汤合四物汤、四逆散加减。5剂。

生地黄30克，北柴胡25克，当归20克，姜半夏、党参、赤芍、牡丹皮、枳实各15克，黄芩、炙甘草、姜、枣各10克。

3 月 28 日二诊：头痛减，因血压升高，恶寒，倦怠无力，原方去牡丹皮加桂枝、川芎、生黄芪，9 剂。

生黄芪 50 克，生地黄 30 克，北柴胡 25 克，当归、党参各 20 克，姜半夏、桂枝、赤芍、川芎、枳实各 15 克，黄芩、炙甘草、姜、枣各 10 克。

4 月 4 日三诊：十多年的头痛已近痊愈，血压已降至 132/83mm 汞柱，下午脚肿亦减，原方续 7 剂善后。

按：左侧头痛，日轻夜重，血虚无疑，左侧眼、耳胀乃肝郁气滞所致，病在厥阴，时发热恶寒，为太阳少阳合病，倦怠无力，气虚可知。以柴胡桂枝汤治太阳少阳合病，合四物汤补血，四逆散疏肝解郁治厥阴，加黄芪增党参补气降血压而效。初诊时，患者只诉发热，未诉恶寒，故只用小柴胡汤加牡丹皮凉血，结果头痛虽减，反致血压升高，而且倦怠无力，恶寒。二诊自诉恶寒，才用柴胡桂枝汤合四物汤、四逆散加黄芪增党参量，补气散寒，降血压。下午脚肿减是额外收获，因柴胡桂枝汤，原有退脚肿功效。黄芪能降血压，但需用 30 克以上才有效。此案属太阳少阳厥阴合病兼气血虚。

若此方（指二诊方）去黄芪、枳实，可治头项强痛，头角痛，手脚挛急。

13. 头晕口渴

卢某某，女，70 岁，2001 年 5 月 9 日初诊。

头晕，晚上口渴，左脉弱。拟《和剂局方》之四物汤加荆芥。3 剂。

熟地黄 20 克，当归、白芍各 15 克，川芎、荆芥各 10 克。

5 月 12 日二诊：头晕减，晚上口渴止，大便色黑未变，原方加黄芩，5 剂。

熟地黄 20 克，当归、白芍各 15 克，川芎、荆芥、黄芩各 10 克。

5 月 17 日三诊：头晕、黑便除，又现晚上口渴，右脉浮弦，左关脉濡甚，原方加麦冬，5 剂善后。

按：头晕属虚，白天晕属气虚，晚上晕为血虚。按病位分，若恶寒、前额头晕，则属太阳病，若前额晕不恶寒属太阴病气虚；若头右侧晕属太阴病与气虚，头左侧晕属厥阴病与血虚，若后脑晕属少阴病精虚。此头晕左脉弱，血虚头晕无疑，因大便色黑，口渴，疑有消化道出血，加黄芩、荆芥止血，麦冬止渴以善后。

我曾用四物汤加黄芩、荆芥治高血压 200/120mm 汞柱，头晕呕吐，不能站立。以方测病机，高血压之头晕、呕吐并非血太多，而是血太少。

四物汤加薄荷、羌活、天麻，可治头晕痛在颠顶，颠顶略肿、眼畏光。

14. 前额晕，日轻夜重

王某某，女，62 岁，2010 年 9 月 5 日初诊。

前额晕，日轻夜重。拟小柴胡汤合《和剂局方》之十全大补汤。5 剂。

生黄芪 30 克，北柴胡、茯苓、白术各 20 克，党参、姜半夏、当归、熟地黄各 15 克，黄芩、炙甘草、姜、枣、桂枝、白芍、川芎各 10 克。

9 月 21 日二诊：前方效，原方续服 3 剂善后。

生黄芪 40 克，北柴胡 25 克，茯苓、白术各 20 克，党参、姜半夏、桂枝、白芍、川芎、当归、熟地黄各 15 克，黄芩、炙甘草、姜、枣各 10 克。

按：一般前额晕属气虚，都病在白天。用柴胡桂枝汤合加减补阳汤即有效。可此案前额晕，却现日轻夜重的气血双虚证状，非单独补气可愈。故用小柴胡汤合十全大补汤，或称柴胡桂枝汤合八珍汤加黄芪疏三焦而补气血，共治太阳少阳太阴厥阴合病兼气血虚者。

15. 头晕眼花，神疲倦怠，口渴尿黄

陈某某，男，25 岁，1987 年 6 月 30 日初诊。

头晕眼花，神疲倦怠，口渴尿黄，脉右浮弦，左寸沉。拟五苓散加味化汤。3 剂。

党参、白术、桂枝各 9 克，猪苓、茯苓各 12 克，泽泻 18 克。

7 月 4 日二诊：倦怠除，头晕稍差，小便清，疗效明显，原方再进 3 剂善后。

按：头晕眼花、倦怠属气虚，尿黄口渴为膀胱有湿之五苓散证，五苓散属太阳病方，此是太阳病兼气虚，所以用五苓散加党参而效。

16. 头晕、恶风、发热、厌食、倦怠无力

杨某某，女，41 岁，1984 年 9 月 10 日初诊。

头晕、恶风，发热、厌食，倦怠无力，服抗菌素无效，脉缓，苔白。头晕、恶风、发热为太阳病，厌食，倦怠无力为气虚，脉缓苔白是虚寒之象。服西药抗菌素无效，是因抗菌素性凉，此是虚寒证，以凉药治虚寒证，应当无效。遂书桂枝新加汤补气散寒 1 剂一试。

桂枝、党参、姜、枣各 9 克，白芍 12 克，炙甘草 6 克。

按：随访：当日服后汗出而愈，只花了 4 角 4 分钱。此亦是太阳病兼气虚证，却以桂枝新加汤而效。同是太阳病界，因病位不同，所以用方也不同。

17. **头晕呕恶，烦躁，纳呆腹胀**

潘某某，男，56岁，1987年11月18日初诊。

头晕呕恶，烦躁不欲食，腹胀，脉左大，右稍弦。宜小柴胡汤合经方枳实芍药汤。3剂。

北柴胡18克，姜半夏12克，黄芩、党参、炙甘草、姜、枣、枳实、白芍各9克。

11月22日二诊：诸证减，原方再续3剂。

11月25日三诊：诸证悉除，只剩眼燥之夙疾未痊，嘱服中成药杞菊地黄丸善后。

按：头晕、呕恶、右脉稍弦，属少阳病胆气上逆的小柴胡汤证；烦躁不欲食，腹胀，左脉大，属肝郁气滞，以小柴胡汤治头晕、呕恶，四逆散疏肝理气解郁，以除烦躁不欲食，腹胀（小柴胡汤合枳芍汤，即方内含有北柴胡、枳实、芍药、炙甘草的四逆散）。

小柴胡汤加茯苓、白术，可治前额晕，胃中不舒服。

小柴胡汤合理中汤，即柴胡理中汤可治中暑遗留下头痛、呕恶。

18. **眩晕20多年，时发时止，后项亦痛**

戈某某，女，59岁，2011年8月5日初诊。

眩晕二十多年，时发时止，现越发越多，且连续眩晕五六天不止，后项亦痛，脉右沉细。拟柴胡桂枝汤合加减补阳汤。7剂。

生黄芪30克，北柴胡、党参、茯苓、白术各25克，姜半夏、桂枝、白芍各15克，黄芩、炙甘草、姜、枣各10克。

8月11日二诊：因头重，原方去白术加苍术，7剂。

生黄芪30克，北柴胡、党参、茯苓、苍术各25克，姜半夏、桂枝、白芍各15克，黄芩、炙甘草、姜、枣各10克。

8月17日三诊：诸证大减，原方续5剂善后。

按：后项痛，分四证：项正中痛属太阳病、桂枝汤证；项正中强硬而痛，有汗属太阳阳明合病的桂枝加葛根汤证；无汗属葛根汤证；项正中痛连项两侧，甚至连头及肩两侧亦痛，属太阳少阳合病之柴胡桂枝汤证。还有桂枝去桂加茯苓白术汤证，亦有项痛，因未遇此证，不知其项痛之特征。此案项痛属少阳太阳合病；眩晕、右脉沉细，气虚无疑。用柴胡桂枝汤治二阳合病，以加减补阳汤补气。二诊时觉头重。此头中有湿，属太阴病气虚湿重，以苍术易白术除湿而使顽疾除。

柴胡桂枝汤合加减补阳汤，还可治白天后脑、前额、头角胀且头重。若晚上平睡时仍头晕，可原方加当归、熟地黄。

柴胡桂枝汤合加减补阳汤，还可治头晕，脚软，背上时自汗，又可治右侧头晕、呕恶、头痛呈左右移动状。

柴胡桂枝汤合加减补阳汤去半夏加天花粉、当归、川芎，可治头晕痛，甚则呕吐，大便干。

柴胡桂枝汤加茯苓、白术、当归、川芎可治头晕隐痛，腰肌痛。

19. 头晕重在右侧，有痰

卢某某，女，66岁，2001年6月27日初诊。

头晕重在右侧，右寸脉浮，此属太阴气虚。拟补中益气汤3剂一试。

生黄芪30克，党参、当归各20克，白术15克，升麻、北柴胡、炙甘草、陈皮各10克。

6月30日二诊：前证稍差，因有痰，原方加茯苓、姜半夏，3剂。

生黄芪30克，党参、当归各20克，白术、茯苓各15克，升麻、北柴胡、炙甘草、陈皮、姜半夏各10克。

7月11日五诊：头晕基本痊愈，原方再进3剂善后。

按：头晕重在右侧，有痰，此头晕为太阴病，气虚夹痰饮所致。初诊用补中益气汤原方稍效，二诊因有痰加茯苓、半夏合方中陈皮、甘草为二陈汤而治之，三诊后，即用补中益气汤补气，合二陈汤化痰而痊愈。

此方去茯苓、半夏、加生地黄，可治倦怠无力，头晕大便干。

20. 头晕有痰，口中黏糊

赵某某，男，90岁，2003年3月24日初诊。

头晕有痰，舌光红裂，脉弦紧。拟小柴胡汤合《景岳全书》之金水六君煎滋阴化痰。3剂。

北柴胡25克，茯苓15克，黄芩、党参、姜半夏、炙甘草、姜、枣、陈皮、当归、生地黄各10克。

3月26日二诊：头晕未减，脉浮实，舌仍光而红裂，拟《伤寒杂病论》（桂林古本）之人参石膏汤清热生津一试，2剂。

党参10克，生石膏30克，姜半夏12克，淡竹叶10克，川黄连3克。

3月28日三诊：前方未效，因脉有紧象，紧脉是有寒或痛的脉象，且口中黏糊，应属寒湿危害。拟真武汤一试。3剂。

茯苓15克，白芍、白术各10克，生姜15克，熟附子6克（现在药店一般只售熟附子，故所有验案中的附子都是熟附子）。

4月4日四诊：头晕稍差，口中仍黏糊，原方增量，加砂仁化湿，3剂。

茯苓、生姜、白芍各15克，白术、黑附子各10克，砂仁6克。

按：头晕，脉弦紧，为寒性头晕，应辨为少阴头晕才对。然此翁脸色暗红，舌光红裂，有痰，我误以为阴虚有痰，初诊滋阴化痰、二诊清热生津，皆无效，始知诊断有误。三诊反其道而行之，按少阴病寒湿证治，用少阴病常用方真武汤始见效。四诊加砂仁芳香化湿逐饮，除口中黏糊，而使病愈。中医自古以来就有舍脉从证一说，即脉象未反映真病机，而证候却反映真病机，则应放弃脉象，按证候反映的病机治疗。现在看来应添上舍舌从证，或舍舌从脉一说才是。因舌诊有时也不能反映真病机，其概率比脉象高。我现在辨病机，很少看舌苔。只有诊小儿病时，因指纹，脉象不清时，才将舌诊作为参考。

21. 左侧头晕痛，面红时发时止

陈某某，男，67岁，2009年7月26日初诊。

左侧头晕痛，面红，病已十多年，时发时止，发作时靠西药止痛，脉左关浮大。头左侧属少阳、厥阴病位，晕痛为血虚，面红，左关脉浮大，为厥阴血虚夹热，拟小柴胡加黄连牡丹皮汤。5剂。

北柴胡25克，姜半夏、牡丹皮各15克，黄芩、党参、炙甘草、姜、枣各10克，川黄连5克。

7月31日二诊：头痛大减，即血热已好转，头仍晕，且胃中不适，大便溏，此是太阴脾虚、气弱，不耐寒凉药之故，原方去川黄连、牡丹皮加赤芍、川芎、当归、茯苓、白术，5剂。

北柴胡25克，姜半夏、茯苓、白术各15克，黄芩、党参、炙甘草、姜、枣、川芎、当归、赤芍各10克。

8月6日三诊：大便略稀，仍头晕，药仍偏凉，脾虚尚未好转，原方去赤芍加白芍增量，5剂。

北柴胡25克，茯苓、白术各20克，党参、姜半夏各15克，黄芩、炙甘草、姜、枣、川芎、当归、白芍各10克。

9月9日随访：病愈。

按：头左侧属少阳、厥阴病位，痛而面红属厥阴病血虚有热，晕属太阴病气虚。是方内以小柴胡汤合芎归汤加白芍凉血补血，治少阳厥阴合病之头痛；四君子汤，补太阴气虚而治头晕。十多年痼疾从此而愈。

此方（指二诊方）去茯苓、白术加川黄连、牡丹皮，可治左侧头痛连左眼，痛时头晕，左额发热。去川芎加干姜可治头晕痛，感冒时更甚，胃中不适，畏凉食。

22. 头晕、后脑痛，腰肌酸，脸黄

钱某某，女，35岁，2011年6月5日初诊。

腰肌酸，脸黄，头晕，脉濡两尺弱。腰肌酸，为肾少阴精虚；头晕、脉濡为太阴气虚。此为太阴少阴合病，气精两虚。拟加减补元煎。5剂。

生黄芪30克，党参、白术各20克，山萸肉、山药、熟地黄、杜仲各15克，炙甘草、当归各10克。

6月19日二诊：前方无不适，因常发后脑痛，此为太阳病寒邪作怪，原方加桂枝、白芍，7剂。

生黄芪30克，党参、白术各20克，山萸肉、山药、熟地黄、杜仲各15克，桂枝、白芍、炙甘草、当归各10克。

6月28日三诊：头痛除，因大便日二行，太阴仍虚寒，且患者恐服药后体重增加，原方去容易增肥之熟地黄，加不易增肥之生地黄，另加干姜、茯苓以温补太阴而除湿，自可除增肥之虑，7剂。

生黄芪30克，党参、白术、茯苓各20克，山萸肉、山药、生地黄、杜仲、干姜各15克，桂枝、白芍、炙甘草、当归各10克。

7月7日四诊：诸证减，原方续服7剂善后。

按：腰属肾少阴病位，腰椎由少阴肾气所主，腰肌由少阴肾精所主。腰肌酸、两尺脉弱属肾少阴精虚；头晕脉濡属太阴气虚；后脑属太阳、少阴病位，后脑痛属太阳病。用加减补元煎加茯苓、干姜气精双补，太阴、少阴合治，以除头晕腰酸；桂枝汤去姜枣，除太阳寒气而治后脑痛。此属太阴少阴太阳合病兼气虚者。

23. 头角胀、脑鸣响、喜按、腰肌酸

王某某，女，54岁，2010年12月10日初诊。

头角胀，脑鸣响，喜按，睡前最响，晨起不响，腰肌酸，已 20 多年，右寸脉浮大，左关脉大。头角胀，属太阳少阳合病，脑鸣、腰肌酸为少阴病；右寸脉浮大，属太阴气虚；左关脉大，为厥阴血虚。拟柴胡桂枝汤合加减补阳汤、芎归汤。7 剂。

生黄芪 30 克，北柴胡、茯苓、白术各 25 克，党参 20 克，姜半夏、桂枝、白芍、川芎、当归 15 克，黄芩、炙甘草、姜、枣各 10 克。

12 月 17 日二诊：左侧脑鸣减，因仍腰肌酸，原方加山萸肉、山药、熟地黄以补肾精，7 剂。

生黄芪 40 克，党参 30 克，北柴胡、茯苓、白术各 25 克，熟地黄 20 克，姜半夏、桂枝、白芍、川芎、当归、山萸肉、山药各 15 克，黄芩、炙甘草、姜、枣各 10 克。

12 月 24 日三诊：腰肌酸减，因眠欠安而脑鸣加重，原方加煅龙骨、煅牡蛎以安神治眠欠安，7 剂。

生黄芪 40 克，党参、煅龙骨、煅牡蛎各 30 克，北柴胡、茯苓、白术各 25 克，熟地黄 20 克，姜半夏、桂枝、白芍、川芎、当归、山萸肉、山药各 15 克，黄芩、炙甘草、姜、枣各 10 克。

12 月 31 日四诊：前方效，原方续服 7 剂。

2011 年 1 月 10 日五诊：脑鸣、腰酸续减，仍多梦，原方加枣仁，7 剂。

生黄芪 40 克，党参、煅龙骨、煅牡蛎各 30 克，北柴胡、茯苓、白术各 25 克，熟地黄、山萸肉、山药各 20 克，炒枣仁 20 克，姜半夏、桂枝、白芍、川芎、当归各 15 克，黄芩、炙甘草、姜、枣各 10 克。

按：脑鸣睡前最响，即劳累后会加重；晨起不响，即休息后能减轻。腰肌酸为肾精虚，此属气、血、肾精皆虚；头角胀，为三焦不畅，因右头角关乎太阳，故属少阳太阳合病。初诊时只用柴胡桂枝汤合加减补阳汤、芎归汤，治太阳少阳太阴厥阴合病，未用补少阴药。只因腰两侧亦属太阳、少阳、太阴、厥阴病界，以为只用初诊方即可。不知此腰肌酸为肾少阴精虚所致。故二诊中加入六味地黄汤中三味补药，腰肌酸始除。三诊加龙骨、牡蛎，五诊加枣仁，是为安神治眠欠安。是方使三焦通畅，气、血、精得补，头角涨，腰肌酸，脑鸣自除。此为少阳少阴太阳太阴厥阴合病兼气血虚。

24. 头晕，脑鸣，面潮红，腰痛，倦怠无力

瞿某某，女，61 岁，2006 年 8 月 20 日初诊。

头晕，脑鸣，面潮红，腰痛，倦怠无力，脉关尺沉伏。头晕、面潮红、倦怠无力属气虚；脑鸣、腰痛为肾少阴精虚。拟补中益气汤合《景岳全书》之左归饮。10剂。

生黄芪30克，党参、白术、熟地黄各20克，山萸肉、山药、龟板、当归各15克，升麻、北柴胡、陈皮、炙甘草、枸杞子、麦冬、杜仲各10克。

9月16日二诊：头晕、脑鸣、面潮红、倦怠减，腰痛未差，前方已补少阴肾精，腰痛仍未差，此腰痛当是腰椎痛，宜从太阳治，原方加桂枝、白芍，增熟地黄，10剂。

生黄芪、熟地黄各30克，党参、白术各20克，山萸肉、山药、龟板、当归各15克，桂枝、白芍、升麻、北柴胡、陈皮、炙甘草、枸杞子、麦冬、杜仲各10克。

按：患者是外地人，离诊所数百里，能来复诊，说明初诊方疗效明显，除腰痛外，所有症状都已好转。二诊方只在原方中加桂枝、白芍及增熟地黄量，或许能缓解腰痛。若用肉桂或附子，可能效果更佳。此属太阴少阴合病兼气陷证，其中头晕、倦怠无力、面潮红属太阴病兼气陷，故用补中益气汤补气升下陷之气。脑鸣、腰痛属肾少阴精虚。用左归饮补肾精，肾精足，自能生脑髓，脑髓足，自无脑鸣之患。

此方去龟板加川芎、藁本、龙骨、牡蛎、五味子可治脑鸣，右耳鸣，头顶痛。

25. 脑鸣，左胁时痛

胡某某，女，60岁，2013年1月30日初诊。

脑鸣，左胁时痛，脉左关大，右寸关弦。脑鸣属肾少阴精虚，左胁时痛为肝郁气滞。拟加减逍遥散合左归饮加减，以疏肝解郁，补精生髓。7剂。

北柴胡、党参、白术、茯苓、山萸肉、山药各15克，生地黄20克，当归、白芍、干姜、炙甘草、枳实、枸杞子、麦冬、杜仲各10克。

2月18日二诊：前方3剂时，脑鸣加剧，第4剂脑鸣减，10剂脑鸣除。春节期间停药数天，脑鸣又起，因脑鸣晨起时重下午轻，右眼睑肿虽大减，仍在劳累后复发，此属气虚湿重。原方加黄芪、防己以补气除湿，5剂。

北柴胡、党参、茯苓、白术、山萸肉、山药、防己各15克，熟地黄、生黄芪各20克，当归、白芍、干姜、炙甘草、枳实、枸杞、麦冬、杜仲各10克。

按：左归饮治脑鸣有一定疗效，但须与副证同时治疗，效果会更好。如有气陷证合补中益气汤，有眠不安则合归脾汤或酸枣仁汤，等等。此案脑鸣兼肝郁气滞，气虚湿重，故用左归饮合加减逍遥散、防己黄芪汤，疏肝解郁，补精生髓，补气除湿，厥阴、少阴、太阴同治。此案初诊即效，可惜服药不足，恐易复发。

26. 脑鸣，失眠

唐某某，女，50岁，1991年10月8日初诊。

脑鸣，虚烦不得眠，脉左关大。拟经方酸枣仁汤合左归饮。5剂。

炒枣仁36克，茯苓、知母、熟地黄、山药各15克，枸杞、麦冬各12克，龟板10克，当归、杜仲9克，川芎、炙甘草各7克，山萸肉10克。

10月14日二诊：前方有效，原方增量，予之10剂。

炒枣仁36克，熟地黄18克，茯苓、知母、龟板、麦冬、山药各15克，枸杞、当归、杜仲12克，山萸肉10克，川芎、炙甘草各7克。

10月29日三诊：诸证大减，原方续服10剂善后。

按：左关脉大之虚烦不得眠，属厥阴病酸枣仁汤证，脑鸣属肾少阴精虚而致脑髓不足之左归饮证。以酸枣仁汤治虚烦不得眠，左归饮补肾少阴精虚，治脑鸣，合二方治二阴合病，遂愈。

27. 散状脱发

周某某，男，31岁，2010年8月17日初诊。

多处小型斑秃，大面积头皮裸露，头发稀疏，以后脑为主，脉略濡。大面积散状脱发，即太阴少阴厥阴少阳太阳合病兼气、血、肾精皆虚，且脱发以后脑为主，更是太阳、少阴表里合病，精虚夹寒。拟补中益气汤合四物汤、肾着汤、桂枝汤加味以补气血、肾精，更散寒邪。5剂。

生黄芪30克，党参、白术、茯苓各20克，山萸肉、山药、熟地黄各15克，升麻、北柴胡、炙甘草、陈皮、桂枝、白芍、川芎、当归、干姜、枣各10克。

经二至四诊，服上方25剂后，又增党参至30克，续服10剂。

10月10日五诊：头前部头发长得多，后脑仍长得少，原方再加山萸肉、山药、熟地黄至20克，10剂。

11月17日六诊：后脑已与头前部一样，黑发浓密，原方续10剂善后。

按：头前部属太阳、太阴病界，后脑属太阳、少阴病界，左侧属少阳、厥阴病界，右侧属少阳、太阴病界。按病位辨脱发病机，即头顶脱发，属脂溢性脱发，为气虚挟痰湿；后脑脱发，为肾少阴精虚；左侧脱发为厥阴血虚；右侧脱发为太阴气虚。其实脱发与太阴、少阴、厥阴虚皆有关系，只不过用药时，按不同病位之病机，药量有所侧重而已。特别头两侧关乎少阳，柴胡必须重用。此案脱发以后脑为主，即患者以肾少阴精虚为主且感受寒邪。虽方药三阴二阳共治，气、血、肾精同补，因补精药偏少而后脑头发明显长得慢，五诊时加大补肾精药量，后脑新发才迎头赶上。

此方加重补血药量，可治左侧头斑秃。

28. **全秃合斑秃**

杨某某，女，45岁，2011年10月9日初诊。

全头散状脱发合右侧头部大斑秃六七块，最大约6cm×6cm，脉略浮。拟补中益气汤合四物汤、肾着汤加味。7剂。

生黄芪、党参各30克，茯苓、白术各20克，山萸肉、山药、肉桂、白芍、川芎、当归、熟地黄、干姜各15克，升麻、北柴胡、炙甘草、陈皮各10克。

10月16日二诊：前方无不适，原方续服7剂。

10月23日三诊：因大便溏，原方增量，7剂。

生黄芪、党参各40克，白术、茯苓各30克，干姜20克，山萸肉、山药、肉桂、白芍、川芎、当归、熟地黄各15克，升麻、北柴胡、炙甘草、陈皮各10克。

10月30日四诊：大便溏除，因后脑痛，原方去肉桂加桂枝15克，7剂。

11月6日五诊：仍在脱发，原方增干姜、北柴胡，7剂。

生黄芪、党参各40克，白术、茯苓各30克，干姜、北柴胡各25克，山萸肉、山药、桂枝、白芍、川芎、当归、熟地黄各15克，升麻、炙甘草、陈皮各10克。

11月13日六诊至十诊：无不适，续服上方计35剂。其间月经正常，眼睛视物清爽。

12月18日十一、十二诊：头顶、后脑部位，大面积长出新发，方有效。原方增干姜至30克，熟地黄至20克，续服14剂。

2012年1月1日十三诊：除头右侧两块大斑秃处未长出新发外，全头都已长出新发，原方续服10剂。

1月8日十四诊：斑秃处已长毳毛，原方续服10剂。

1月15日十五诊：长发只剩下数十根未脱，除2块斑秃处毳毛未变黑外，全头都长出黑发。嘱原方服至斑秃处长出黑发为止。

按：脱发一般分四种，一是斑秃，俗称鬼剃头，即斑块状脱发；二是散状脱发，即全头都脱发，一把一把地掉；三是全脱，即头发眉毛全掉光；四是脂溢性脱发，即脱发以前额上方和头顶为主。患者来诊时，据称脱发已续两月，每天都脱发一束，造成头发稀疏，仅存数百根头发，需戴假发才敢出门。患者体质偏寒，气虚为主，故斑秃都在头部右侧，方药虽是补中益气汤合肾着汤、四物汤加肉桂，及六味地黄汤中三味补药，药味和药量都以补气、温阳为主，补血、补精为副，疗效明显。由此可知，气、血、精虚，是脱发的主要病机，共补气、血、肾气、肾精，太阴、厥阴、少阴合治而效。特别值得一提的是柴胡量的大小，直接关系头两侧头发生长的速度，若脱发以头两侧为主，必须重用柴胡量。5 月 21 日患者来电告之，全头已长满新发，黑而浓密，出门不需要戴假发了。

此案之方只因便溏，后脑痛，略作加减，基本上原方增量，连服近半年而愈。是方是药味加减最少的一张方，可能与其发病时间短，服药连续不断有关。

29. 脂溢性脱发合并斑秃

庞某某，男，30 岁，2011 年 6 月 26 日初诊。

脂溢性脱发在头顶前部，头发稀疏已见头皮，左耳上方有两块小斑秃，脉右寸沉濡、关尺弦濡。拟补中益气汤合四物汤加味。7 剂。

生黄芪 60 克，党参 30 克，茯苓、白术、当归、熟地黄、山萸肉、山药各 20 克，桂枝、白芍各 15 克，升麻、北柴胡、炙甘草、陈皮、川芎各 10 克。

7 月 3 日二诊：前方无不适，原方续服 7 剂。

7 月 9 日三诊：食冷即腹痛下利，原方增茯苓、白术至 25 克以健胃，7 剂。

7 月 16 日四诊：因受寒而腹痛，原方加干姜温胃，7 剂。

生黄芪 60 克，党参 30 克，茯苓、白术各 25 克，当归、熟地黄、山萸肉、山药、干姜各 20 克，桂枝、白芍各 15 克，升麻、北柴胡、炙甘草、陈皮、川芎各 10 克。

7 月 24 日五诊：受寒即大便溏，且胃不适，原方增党参至 40 克，7 剂。

7 月 31 日六诊：前方因屁多，减生黄芪至 30 克，10 剂。

8 月 21 日七诊：右寸脉仍濡沉，原方增量加半夏以化痰湿，7 剂。

生黄芪、党参各 40 克，茯苓、白术各 25 克，当归、熟地黄、山萸肉、山药、干姜各 20 克，北柴胡、姜半夏、桂枝、白芍各 15 克，升麻、炙甘草、陈皮、川芎各 10 克。

8 月 27 日八诊：前方仍未效，原方增川芎至 15 克，7 剂。

9 月 4 日九诊：前方无不适，原方续服 7 剂。

9 月 12 日十诊：右寸脉仍沉细，且腰椎痛，原方增量，7 剂。

生黄芪40克，党参50克，茯苓、白术各30克，当归、熟地黄、山萸肉、山药、干姜各20克，川芎、北柴胡、姜半夏、肉桂、白芍各15克，升麻、炙甘草、陈皮各10克。

9月18日十一诊：前方见效，原方续服7剂。

9月25日十二诊：头左侧斑秃圈缩小，原方增北柴胡至20克，7剂。

10月2日十三诊：前方无不适，原方续服7剂。

10月9日十四诊：前方增炙甘草至15克，10剂。

10月16日十五诊：仍气虚，原方增党参至60克，10剂。

10月27日十六诊：头左侧斑秃内已现新发，左侧第二处斑秃仍未长发，原方续服10剂。

11月5日十七诊：左侧第二块斑秃开始出现黑毛孔，原方续服10剂。

11月13日十八、十九诊：头后侧第二块斑秃中间长新发，将斑秃分割成两小块，原方续服20剂。

12月10日二十、二十一诊：前方有效，因腰酸痛，原方增山萸肉、山药、熟地黄至25克，20剂。

2012年1月1日二十二诊：头左侧第二块斑秃已长毳毛，头前半部，发已浓密，原方续服7剂善后。

按：目前最常见的脱发为秃顶，即脂溢性脱发，因其难治，治愈率偏低故最常见。脂溢性脱发加斑秃则更难治，此案历时半年，终成正果。这与患者用心配合，坚持服药，求愈信念强有关。从此案中可以看出，脂溢性脱发，太阴痰湿兼气虚比较明显，厥阴少阴虚尚在其次。用方仍以补中益气汤合桂枝汤、四物汤、肾着汤、半剂六味地黄汤为主治之，因其脱发处在太阴病位，病机以气虚痰湿为主，故于方内加入姜半夏，合方中茯苓、陈皮、甘草为二陈汤，化痰湿，治太阴。此方另一特点是重用党参补气，使太阴病位湿除、气足，才使脱发复生。

30. 头发眉毛全脱后，长出稀疏白发

顾某某，男，29岁，2010年11月6日初诊。

去年从斑秃开始至头发全脱，脱发前鼻衄，后经中医治愈。今年6月又出现鼻衄，然后出现斑秃，后发展至全秃，眉毛亦脱光，略有稀疏毳毛亦是白色的，脉略濡弦。拟补中益气汤合四物汤、桂枝汤加味。7剂。

生黄芪、党参各30克，茯苓、白术各20克，山萸肉、山药、熟地黄、当归各15克，桂枝、白芍、川芎、升麻、北柴胡、炙甘草、陈皮、姜、枣各10克。

11 月 28 日二诊：前方无不适，原方加女贞子、桑椹子、旱莲草，7 剂。

生黄芪、党参各 30 克，茯苓、白术各 20 克，山萸肉、山药、熟地黄、当归、女贞子、桑椹子、旱莲草各 15 克，桂枝、白芍、川芎、升麻、北柴胡、炙甘草、陈皮、姜、枣各 10 克。

12 月 8 日三诊：因眠欠安，原方加枣仁、远志，7 剂。

生黄芪、党参各 30 克，茯苓、白术、枣仁各 20 克，山萸肉、山药、熟地黄、当归、女贞子、桑椹子、旱莲草、远志各 15 克，桂枝、白芍、川芎、升麻、北柴胡、炙甘草、陈皮、姜、枣各 10 克。

12 月 19 日四诊：眠已佳，原方去枣仁、远志，7 剂。

2011 年 1 月 1 日五诊：原方增女贞子、桑椹子、旱莲草至 20 克，7 剂。

1 月 10 日六诊：眉毛已有部分变黑，头发仍未变，原方加减，7 剂。

生黄芪、党参各 30 克，茯苓、白术、山萸肉、山药、熟地黄、女贞子、桑椹子、旱莲草各 20 克，当归 15 克，桂枝、白芍、川芎、升麻、北柴胡、炙甘草、陈皮、干姜各 10 克。

1 月 22 日七诊：右眉黑过左眉，头部毳毛仍白，原方加减 20 剂。

生黄芪、党参各 30 克，茯苓、白术、山萸肉、山药、熟地黄各 20 克，制首乌、骨碎补、干姜、当归各 15 克，桂枝、白芍、川芎、升麻、北柴胡、炙甘草、陈皮各 10 克。

2 月 22 日八诊：前方效，原方加旱莲草，10 剂。

生黄芪、党参各 30 克，茯苓、白术、山萸肉、山药、熟地黄各 20 克，制首乌、骨碎补、干姜、当归、旱莲草各 15 克，桂枝、白芍、川芎、升麻、北柴胡、炙甘草、陈皮各 10 克。

3 月 11 日九诊：头发未见变黑，原方加桑椹子，10 剂。

生黄芪、党参各 30 克，茯苓、白术、山萸肉、山药、熟地黄各 20 克，制首乌、骨碎补、干姜、桑椹子、旱莲草、当归各 15 克，桂枝、白芍、川芎、升麻、北柴胡、炙甘草、陈皮各 10 克。

3 月 21 日十诊：因大便溏，原方增干姜至 20 克，10 剂。

4 月 1 日十一诊：后脑及左侧头出现黑色新发，原方加女贞子，10 剂。

生黄芪、党参各 30 克，茯苓、白术、山萸肉、山药、干姜、熟地黄各 20 克，制首乌、骨碎补、桑椹子、旱莲草、当归、女贞子各 15 克，桂枝、白芍、川芎、升麻、北柴胡、炙甘草、陈皮各 10 克。

4月10日十二诊：前方无不适，原方增骨碎补、桑椹子、旱莲草、女贞子至20克，10剂。

4月19日十三诊：前方效，原方续服10剂。

4月30日十四诊：头顶前方出现黑发，原方续服10剂。

5月9日十五至十八诊：前方效，原方增当归至20克，续服50剂。

7月1日十九、二十诊：因右侧黑发少，原方增党参、生黄芪至40克续服20剂。

7月20日二十一诊：因脚畏冷，原方增桂枝、白芍至15克，15剂。

8月3日二十二至二十四诊：先后来电话，要求续服前方，计30剂。

9月4日二十五诊：头顶几乎长满黑发，两侧仍稀少，原方再续服10剂。

9月13日二十六诊：因大便时溏，右眉稍脱，头两侧发稀疏，原方增服10剂。

生黄芪、党参各40克，茯苓、白术各30克，北柴胡、干姜各25克，山萸肉、山药、熟地黄、当归各20克，制首乌、骨碎补、桑椹子、旱莲草、女贞子、桂枝、白芍各15克，川芎、升麻、炙甘草、陈皮各10克。

9月25日二十七诊：右侧头发仍少，且大便溏，原方增干姜至30克，炙甘草至20克，川芎、升麻至15克，10剂。

10月3日二十八诊、10月15日二十九诊、10月22日三十诊：原方各续进10剂。

11月4日三十一至三十三诊：头两侧大部分已长出黑发，原方续服，计30剂。

12月18日三十四诊：因左侧头发长得略稀，且善饥，原方增当归至25克，熟地黄至30克10剂。

按：脱发乃体虚所致，治法仍按头部“六病病位”及“左血右气”辨悉病机，以补中益气汤合四物汤、桂枝汤、肾着汤，随病机变化而加减、增损之即可。唯白发，需加入黑发药，如桑椹子、旱莲草、女贞子、制首乌之类黑发药补之，使头发转黑。

按十二经走向，太阴经、厥阴经、少阴经是不上头的，而按病界划分，头上有少阴、太阴、厥阴病界。临证时病机的变化，能清楚地看到病界的存在。如头右侧、头前部、头发长得慢，增加祛湿健脾补气药以治太阴，即能使头右侧、头前部头发，生长增快；若左侧头发较稀，增加补血药，即能使左侧头发浓密。倘若后脑头发疏稀或长得慢，增加补肾精、肾气药，即能促使后脑头发加快生长，且能生得浓密。临证实践证明，人体的六病病界，是不同于十二经络分布的，而是另一种能反映疾病病机，变化规律的区域。

此方也可治头发全脱后，经治疗，头发虽已长成，但只是头顶是黑发，其余都是白发。

二、眼病杂证

1. 黄斑病变，致使两眼看不到一处

李某某，男，35 岁，2010 年 12 月 26 日初诊。

眼前如有雾，两眼看不到一处，医院检查为黄斑病变，脉右弦。拟小柴胡汤合加减补阳汤、经方枳实芍药汤加味。7 剂。

北柴胡 20 克，党参、姜半夏、茯苓、白术、积实、白芍、当归各 15 克，生黄芪 30 克，黄芩、炙甘草、姜、枣各 10 克。

2011 年 1 月 2 日二诊：眼前雾已除，两眼聚光距离缩小，原方续 7 剂。

1 月 16 日三诊：黄斑病变痊愈，因胃脘、右胁隐痛，原方去枳实加桂枝增量，7 剂。北柴胡、茯苓、白术各 20 克，党参、姜半夏、桂枝、白芍、当归各 15 克，生黄芪 30 克，黄芩、炙甘草、姜、枣各 10 克。

按：一般医院认为黄斑病变无药可治，只能去专科大医院手术治疗。而有中医学识的西医也会建议患者找中医治疗。此案是我平生治愈的第二例黄斑病变。而且是完全用经方治愈的。我用此方的依据仅按右脉弦，即定为少阳太阴合病，因少阳之里为厥阴，故用小柴胡汤合加减补阳汤、四逆散加当归表里合治之。三诊时，黄斑病变已愈，却出现胃脘痛，更证明右脉弦是少阳太阴合病之脉象，故去枳实加桂枝，是方变为柴胡桂枝汤合加减补阳汤加当归，共治少阳太阴合病兼气、血虚者，疗效明显。

2. 双眼模糊，如有蛛网

徐某某，女，40 岁，1998 年 12 月 31 日初诊。

双眼模糊，如有蛛网，左脉弦缓。拟《和剂局方》之四物汤加味。5 剂。

熟地黄 18 克，当归、白芍各 12 克，川芎、北柴胡各 9 克，黄芩、荆芥各 6 克。

按：三天后随访，眼已清，无不适。

从《千金要方》开始，直至《医宗金鉴》《中医临证备要》等书都认为，不能远视，乃气虚血盛，用定志丸。不能近视，乃血虚气盛，用地芝丸。双眼模糊，如有蛛网，属于视近不明，且左脉弦缓，亦是血虚之象，故用四物汤补血。因血虚必夹风邪，加柴胡、黄芩、荆芥者，也是祛风明目之意，不想竟获佳效。

3. 右侧头痛，日夜不休，右眼近失明（青光眼、白内障）

王某某，女，66岁，1998年11月27日初诊。

右侧头痛以鼻为界，日夜不休。右眼近失明、口渴、欲饮冷，痛甚则右眼失明，脉弦数。拟《伤寒杂病论》（桂林古本）方小柴胡加连丹汤。3剂。

北柴胡18克，天花粉、牡丹皮各12克，黄芩、川黄连、党参、炙甘草、姜、枣各9克。

我因有事外出，患者去别处诊治，经中西医治疗无效（西医断为青光眼、白内障），于12月18日来复诊。仍咽干、口渴、纳呆、口中热，长吸冷气以自解。右侧头顶胀痛连颠顶，右眼略有光感，脉弦数。问前方之效，答曰："服后痛止。"仍以小柴胡加连丹汤加味，3剂。

北柴胡18克，天花粉、牡丹皮各12克，葛根、生石膏各20克，黄芩、川黄连、党参、炙甘草、姜、枣、白芍各9克。

12月21日三诊：前方服后，头痛止。服第2剂时，自痢日四五次，甚臭。现头时胀，口仍热，前方去白芍、石膏，减川黄连为6克，3剂。

12月24日四诊：只存头晕时胀，嘿嘿不欲食，脉弦、稍濡而数。拟小柴胡汤，3剂。北柴胡18克，姜半夏12克，黄芩、党参、炙甘草、姜、枣各9克。

嘱：若病向愈，可续服数剂。

12月30日五诊：仅觉右眼模糊，余证悉除。然脉仍弦数，拟小柴胡汤去姜半夏加天花粉、白芍，5剂。

北柴胡18克，天花粉12克，黄芩、党参、炙甘草、姜、枣各9克，白芍6克。

1999年2月12日随访，已无不适。

按：右侧头属少阳、太阴病位，然太阴之表为阳明。右侧头痛，以鼻子为界，（督脉循鼻中，实际鼻中就是督脉，就是太阴、厥阴的分界线）恶热，口渴，欲饮冷，日夜不休，正是阳明内热病机的证候，弦数脉为少阳脉，此属少阳阳明合病。故用小柴胡汤加黄连、牡丹皮、石膏、葛根共治二阳合病而效。

四诊时头晕胀，不欲食，脉弦濡数，为小柴胡汤证，故用小柴胡汤原方治之。五诊右眼模糊，脉弦数，仍是小柴胡汤证，用小柴胡汤加天花粉、白芍去半夏者，按我用方惯例推测，案中应当有口渴，可能临证时漏记了。

4. 左眼无故流泪，双耳鸣，右侧腰腿酸

翁某某，女，62岁，2013年3月19日初诊。

左眼易流泪，双耳鸣，右侧腰腿酸，劳累则手麻，脉寸关浮弦，尺沉。左眼易流泪，厥阴血虚；右侧腰腿酸，劳累则手麻，乃太阴气虚；双耳鸣则是气、血双虚。治宜健脾补气治太阴，疏肝补血治厥阴。拟十全大补汤合四逆散。5剂。

生黄芪30克，党参20克，生地黄、茯苓、白术、北柴胡各15克，枳实、桂枝、赤芍、川芎、当归、炙甘草、姜、枣各10克。

3月23日二诊：腰酸、手麻减，因眼痒，原方加防风增量，5剂。

生黄芪40克，党参20克，生地黄、茯苓、白术、北柴胡、桂枝、赤芍、当归各15克，枳实、川芎、炙甘草、防风、姜、枣各10克。

3月28日三诊：手麻、眼痒减，耳鸣、流泪未差，说明耳鸣、流泪，并非气血双虚，因肾开窍于耳，双耳鸣当与肾少阴精虚有关；肝开窍于目，疏肝无效，当从胆治，拟十全大补汤合小柴胡汤，去黄芩加山萸肉、山药、防风，5剂。

生黄芪40克，党参20克，生地黄、茯苓、白术、北柴胡、桂枝、白芍、当归、山萸肉、山药各15克，川芎、炙甘草、防风、姜半夏、姜、枣各10克。

4月2日四诊：前方稍效，因受寒，咳而少痰，有清涕，大便略稀，原方加杏仁、厚朴合方中桂枝汤，为桂枝加厚朴杏子汤，7剂。

生黄芪40克，党参、茯苓、白术各20克，生地黄、北柴胡、桂枝、白芍、当归、山萸肉、山药、杏仁各15克，川芎、炙甘草、防风、厚朴、姜半夏、姜、枣各10克。

4月9日五诊：流泪减，因大便溏，原方加干姜以温补脾太阴，7剂。

生黄芪40克，党参、茯苓、白术各20克，生地黄、北柴胡、桂枝、白芍、当归、山萸肉、山药、杏仁、干姜各15克，川芎、炙甘草、防风、厚朴、姜半夏、姜、枣各10克。

4月16日六诊：仍大便溏，左眼痒，左手又麻，原方增黄芪补气除手麻，加羌活合防风除眼痒，7剂。

生黄芪50克，党参、茯苓、白术各20克，生地黄、北柴胡、桂枝、白芍、当归、山萸肉、山药、杏仁、陈皮、干姜各15克，川芎、炙甘草、防风、羌活、姜半夏、姜、枣各10克。

4月23日七诊：眼痒大差，左手仍麻，大便仍溏，脾胃寒未除，原方去桂枝加肉桂15克以温脾胃，7剂。

4月30日八诊：眼痒除，因大便溏，原方去治眼痒之羌活，加升麻燥湿一试，7剂。

生黄芪50克，党参、茯苓、白术各20克，生地黄、北柴胡、白芍、当归、山萸肉、山药、杏仁、陈皮、干姜、肉桂各15克，川芎、炙甘草、防风、升麻、姜半夏、姜、枣各10克。

5月7日九诊：前方效不佳，因晚上口渴而咳，此乃肺津虚所致，原方去性燥之防风、升麻、杏仁加麦冬以滋补肺津，7剂。

生黄芪50克，党参、茯苓、干姜、白术各20克，生地黄、北柴胡、山萸肉、山药、陈皮各15克，肉桂、白芍、川芎、当归、炙甘草、麦冬、姜半夏、姜、枣各10克。

5月14日十诊：无故流泪，肩颈痛除，仍略渴而咳，原方续服7剂善后。

按：此案从病位上看，左眼流泪，右侧腰腿酸，手麻，肩颈痛，为气血，肾精虚，三焦不畅，营卫不和，属太阴太阳少阳少阴厥阴合病。以十全大补汤加山萸肉、山药合小柴胡汤去黄芩，补气血、肾精，疏三焦，和营卫，共治二阳三阴合病。治疗中间因眼痒加羌活、防风、祛风止痒，因咳嗽加杏仁、厚朴止咳化痰，因大便溏加肉桂、干姜温补脾太阴；又因晚上口渴而咳，加麦冬补肺津止咳，总之离不开“观其脉证，知犯何逆，随证治之”之法。

5. 眼眶痛，后脑、肩颈俱痛，日轻夜重，且头晕

柏某某，女，45岁，2009年5月17日初诊。

眼眶痛，后脑、肩颈俱痛，日轻夜重，且头晕。眼眶痛，属少阳厥阴合病；后脑、肩颈俱痛，属少阳太阳合病；日轻夜重为血虚，头晕属气虚。拟柴胡桂枝汤合芎归汤加生黄芪、葛根补气解肌。5剂。

生黄芪、葛根各30克，北柴胡25克，党参、姜半夏、桂枝、白芍、川芎、当归各15克，黄芩、炙甘草、姜、枣各10克。

5月21日二诊：前方痛减，原方增生黄芪至40克，7剂。

5月29日三诊：前方效，因左侧腰痛，乃肾少阴精虚所致，原方加熟地黄、山萸肉、山药补肾精治腰痛，7剂。

生黄芪、葛根各40克，北柴胡、熟地黄各25克，当归20克，党参、姜半夏、桂枝、白芍、川芎、山萸肉、山药各 15 克，黄芩、炙甘草、姜、枣各 10 克。

按：眼眶痛属厥阴血虚，后脑、肩、颈痛为风寒阻塞经络，属太阳少阳合病；痛而日轻夜重属血虚，头晕属气虚。是剂为柴胡桂枝汤合芎归汤加黄芪、葛根，共治少阳太阳厥阴合病兼气血虚者。三诊出现左侧腰痛，为肾少阴精虚所致，原方合半剂六味地黄汤，以治少阳太阳厥阴少阴并病。

6. 双眼怕光

陈某某，男，39 岁，1998 年 11 月 20 日初诊。

双眼怕光，左关脉实大，肝热无疑。拟四逆散加味。3 剂。

北柴胡 12 克，赤芍、枳实、炙甘草、黄芩各 9 克，龙胆草 6 克。

11 月 23 日二诊：前方 1 剂畏光减，3 剂后已不怕光，原方再服 3 剂，然后以杞菊地黄丸善后。

按：肝热为肝郁所致，用四逆散加清热药，清热疏肝解郁以治厥阴，郁热散畏光自除，后用杞菊地黄丸调补精血，以防死灰复燃。

龙胆泻肝合四逆散，亦可治眼畏光，失眠，头顶紧麻。

7. 眼干涩，心慌气短

徐某某，男，41 岁，2013 年 5 月 1 日初诊。

眼干涩，心慌气短，脉左关沉细。眼干涩乃厥阴血虚，心慌气短为太阴气虚，拟加减逍遥散加黄芪、党参、枸杞子、白菊。5 剂。

生黄芪、党参各 30 克，北柴胡、茯苓、白术各 20 克，枳实、白芍、当归、枸杞子、杭白菊、炙甘草、姜各 10 克。

6 月 5 日二诊：服药一月，眼干涩大减，原方续服 10 剂。

6 月 13 日三诊：眼干涩基本痊愈，原方续服 10 剂善后。

按：心慌气短属太阴气虚，眼干涩、左关脉沉细属厥阴气郁夹血虚。是剂含有加减补阳汤补气，治太阴以除心慌气短；加减逍遥散内含四逆散，疏肝解郁治厥阴，加枸杞子、菊花助当归、芍药以补血润燥，治眼中干涩。虽服药月余，却也诸证悉愈。

8. 晨起眼红

刘某某，男，26 岁，2007 年 10 月 31 日初诊。

晨起眼红，脉细，拟《正体类要》之八珍汤加枸杞子、杭菊、蒲黄。5 剂。

党参30克，茯苓、白术、熟地黄各15克，炙甘草、当归、白芍、枸杞子、杭白菊、生蒲黄各10克，川芎6克。

11月4日二诊：前方2剂眼红即退，原方续服10剂善后。

按：两眼左属血，右属气，晨起眼红，不痛不痒，过时即退，乃气血虚之证，脉细亦为气血虚之象。色红为热，红而无不适即为虚热，所以用八珍汤双补气血，加枸杞子、杭菊、蒲黄清热凉血而效。

三、鼻病杂证

1. 鼻塞，头两侧及前额晕痛

邹某某，男，37岁，2002年10月20日初诊。

鼻塞，头两侧及前额痛晕，脉弦。鼻塞、前额晕痛，类似无汗之太阳病表实证；头两侧痛晕，脉弦，属少阳病小柴胡汤证。拟小柴胡汤合麻黄汤。3剂。

北柴胡24克，姜半夏12克，黄芩、党参、炙甘草、姜、枣、麻黄、杏仁各10克，桂枝6克。

10月23日二诊：前方服至第3剂，始有鼻涕和喷嚏，鼻即通，原方增量3剂。

北柴胡24克，杏仁15克，麻黄、姜半夏12克，黄芩、党参、炙甘草、姜、枣各10克，桂枝8克。

10月26日三诊：鼻塞除，晨起有清涕和痰，太阳病已解；右胁仍痛，头角仍紧，少阳病未除，原方增柴胡至25克，桂枝至10克，3剂善后。

按：鼻塞不渴，类比为太阳病表实无汗证，故用麻黄汤发汗解表以通鼻塞；两侧头角属少阳病位，头角痛脉弦，应是少阳病、小柴胡汤证。以小柴胡汤合麻黄汤治二阳合病，疗效显著。

此方加茯苓、白术、陈皮，可治鼻炎手术后，鼻略塞，有清涕，背恶寒。

此方加干姜、细辛，用此方治鼻仍不通者。

一般鼻塞分四种：①鼻塞无涕、恶寒，为麻黄汤证；②鼻塞流黄厚涕，口渴、微恶寒，为大青龙汤证；③鼻塞流青涕、恶寒，为小青龙汤证；④干燥性鼻塞，口略渴，越婢汤证。若有合病同现，则用相应合方治之。

2. 鼻塞涕多，口渴，头晕，呕恶，冬重夏轻

郑某某，女，28岁，2002年1月20日初诊。

头晕呕恶，鼻塞涕多，口渴，冬重夏轻，脉右寸浮、关尺弦，舌红苔白。头晕呕恶，属少阳病小柴胡汤证；鼻塞涕多，口渴，属太阳阳明合病之大青龙汤证；冬重夏轻，即为外寒多，内热少。拟小柴胡汤合经方大青龙汤。3 剂。

北柴胡 24 克，生石膏 30 克，姜半夏、杏仁各 15 克，黄芩、党参、炙甘草、姜、枣、麻黄各 10 克，桂枝 8 克。

1 月 23 日二诊：鼻塞大减，涕变厚，原方续服 5 剂善后。

按：鼻炎一般分四大类：一类为慢性鼻炎，证候以鼻塞为主；一类为过敏性鼻炎，证候以打喷嚏，流清涕为主；一类是混合型鼻炎，即既打喷嚏，又鼻塞；一类是干燥性鼻炎，证候以鼻腔干燥为主。还有一类叫萎缩性鼻炎，很少见，证候也不典型。

头晕呕恶属少阳病小柴胡汤证，鼻塞涕多，口渴属大青龙汤证。大青龙汤，实由麻黄汤加石膏、姜、枣而成。麻黄汤治太阳病表实无汗证，鼻塞，类比为无汗，故用麻黄汤；口渴属阳明病，阳明热证主药中有葛根、石膏，背强而渴，用葛根，此证无背强，则用石膏清热即可，所以用小柴胡汤合大青龙汤取效。患者目前病虽愈，但未经调理善后，恐易复发。

此方也可治因感冒而致鼻塞，嗅觉失灵等。

3. 过敏性鼻炎，晨起多喷嚏

邢某某，男，54 岁，2006 年 12 月 9 日初诊。

晨起喷嚏，脉濡，左关略大。晨起喷嚏，因风寒而起，鼻不塞，类比为有汗；喷嚏后，多有清涕，类比为痰饮，故拟经方桂枝加黄芪汤合茯苓饮。7 剂。

生黄芪 30 克，党参、茯苓、白术各 20 克，桂枝、白芍、炙甘草、姜、枣各 10 克，陈皮、枳实各 6 克。

12 月 18 日二诊：前方效不显，喷嚏未减，原方去白芍加杏仁、厚朴，增量 7 剂。

生黄芪 30 克、党参、白术各 30 克，茯苓 20 克，桂枝、厚朴、姜、枣各 15 克，炙甘草、杏仁各 10 克，陈皮、枳实各 6 克。

12 月 25 日三诊：前方效，原方加干姜，增生黄芪，7 剂。

生黄芪 50 克，党参、白术各 30 克，茯苓 20 克，桂枝、厚朴、姜、枣各 15 克，炙甘草、杏仁、干姜各 10 克，陈皮、枳实各 6 克。

2007 年 1 月 2 日四诊：前方效，晨起仍略有喷嚏，原方增量，去破气之枳实，7 剂。

生黄芪60克，党参、白术、茯苓各30克，桂枝、厚朴、姜、枣各15克，炙甘草、杏仁、干姜各10克，陈皮6克。

1月9日五诊：前方效，原方续服7剂。

1月17日六诊：前方效，仍略有喷嚏与清涕，原方增量，7剂

生黄芪60克，白术40克，党参、茯苓各30克，桂枝、干姜各20克，厚朴、姜、枣各15克，炙甘草、杏仁各10克，陈皮6克。

1月24日七诊：前方效，原方增杏仁至15克，减白术至30克，7剂。

1月31日八诊：前方仍略有清涕，原方加善去痰饮之苏叶，增量7剂。

生黄芪60克，白术、党参、茯苓各30克，桂枝、干姜各20克，厚朴、杏仁、炙甘草、姜、枣各15克，陈皮、苏叶各10克。

2月8日九诊：前方效，原方续服14剂。

2月26日十诊：因右寸脉仍大，太阴气虚明显，原方增补气固表之主药——生黄芪至70克，7剂。

3月8日十一诊：原方增党参至40克，7剂。

3月16日十二诊：基本痊愈，原方续服7剂善后。

按：过敏性鼻炎，临证表现以打喷嚏为主，闻到某些气味，或遇风寒时，则喷嚏连连，清涕不止。西医只能用抗过敏药，暂止一时，不能根治。此病轻重程度大不相同，此案是较轻的一种，故只用桂枝去芍药加黄芪汤合茯苓饮加减治之。因过敏性鼻炎患者，绝大部分身体偏虚寒，所以治疗都以温补身体为主，使虚寒体质得到改变，即正气存内，邪不可干，才能治愈痼疾。因而服药时间一般都较长。

4. 40多年的过敏性鼻炎

倪某某，女，59岁，2010年7月17日初诊。

过敏性鼻炎40多年，多方治疗未愈，每日靠服西药抗过敏药控制，脉右寸关沉。因鼻关太阳、少阳、太阴病位，故拟柴胡桂枝汤加黄芪、杏仁、厚朴治二阳一阴合病。7剂。

生黄芪50克，北柴胡25克，党参、姜半夏、桂枝、白芍、杏仁、厚朴各15克，黄芩、炙甘草、姜、枣各10克。

7月24日二诊：前方稍效，仍涕多，且左大腿有一小块麻木，原方加茯苓、陈皮，合方中半夏、甘草为二陈汤以除涕，10剂。

生黄芪50克，北柴胡25克，茯苓20克，党参、姜半夏、桂枝、白芍、杏

仁、厚朴、陈皮各15克，黄芩、炙甘草、姜、枣各10克。

8月3日三诊：前方效，原方续服10剂。

8月13日四诊：前方效，仍涕、汗多，腿仍略麻，此皆气虚所致，原方增生黄芪至80克，党参至30克以固表止涕、汗，除麻木，10剂。

8月22日五诊：因晚上身痒，血虚所致，原方加熟地黄、减生黄芪、增党参，10剂。

生黄芪60克，党参40克，北柴胡25克，茯苓20克，姜半夏、桂枝、白芍、杏仁、厚朴、陈皮、熟地黄各15克，黄芩、炙甘草、姜、枣各10克。

9月2日六诊：身痒除，因眼痒，原方加防风，祛风止眼痒，10剂。

生黄芪60克，党参40克，北柴胡25克，茯苓20克，姜半夏、桂枝、白芍、杏仁、厚朴、陈皮、熟地黄各15克，黄芩、炙甘草、姜、枣、防风各10克。

9月13日七诊：前方效，仍鼻酸，鼻为肺窍，鼻酸，乃肺气不固，原方增生黄芪至80克，10剂。

9月25日八诊：鼻酸减，原方续服10剂。

10月8日九诊：昨夜鼻炎又发作，遇热更易发，原方去性温之熟地黄、增性凉之白芍至20克，10剂。

10月20日十诊、11月21日十一诊：前方效，各续服10剂。

11月16日十二诊：40多年的鼻炎总算好了，原方去杏仁、厚朴，10剂善后。

按：九诊时鼻炎复发一次，患者女儿以为治疗无效，劝其母停止治疗，患者不为所动，仍坚持治疗了一个多月，终于把多年的痼疾治愈了。名义上是治好了过敏性鼻炎，实质是治好了她的过敏性体质。由此可见，顽疾的治愈，光靠医生的努力是不夠的，还需患者的密切配合，才能成功。此案的治疗，方用小柴胡汤合二陈汤，桂枝加厚朴杏子汤加黄芪三方为主，重在补气固表，中间只对证略作加减，如身痒加熟地黄，眼痒加防风等。柴胡桂枝汤加厚朴、杏仁、黄芪是治疗过敏性鼻炎的常用方，治疗过程中随其不同的副证，或合二陈汤或合玉屏风散随证加减而治之才行。

柴胡桂枝汤合玉屏风散加厚朴、杏仁，可治过敏性鼻炎，多喷嚏与清涕，及鼻、咽、眼痒。

柴胡桂枝汤加厚朴、杏仁、当归、生地黄、黄芪，可治桂花开时鼻痒，多喷嚏，晚上亦有喷嚏。

柴胡桂枝汤去黄芩，合加减补阳汤加厚朴、苏叶、蝉蜕、白蒺藜，可治过敏性鼻炎，咽痒痰多，涕向咽流。

5. 过敏性鼻炎，恶寒，多喷嚏，清涕，洗头亦喷嚏

黄某某，女，44岁，2011年5月27日初诊。

过敏性鼻炎，证见喷嚏，清涕多，恶寒，洗头亦喷嚏，脉右弦濡。鼻虽属多病位重叠区，然此患者，只见外感风寒之太阳病，当先治太阳，拟桂枝加厚朴杏子汤加味。5剂。

桂枝、白芍、姜、枣、杏仁、厚朴、附子（先煎）各15克，炙甘草10克。

6月2日二诊：前方效，因头晕，右腕时肿，此属肾气虚，寒湿之邪危害，原方加茯苓、苍术合方内附子、白芍、生姜为真武汤，5剂。

桂枝、白芍、姜、枣、杏仁、厚朴、附子（先煎）各15克，茯苓、苍术各20克，炙甘草各10克。

6月7日三诊：头晕除，手肿减，因鼻痒，原方加防风，5剂。

桂枝、白芍、姜、枣、杏仁、厚朴、附子（先煎）各15克，茯苓、苍术各20克，炙甘草、防风各10克。

6月12日四诊：仍鼻痒多涕，原方加黄芪以固表一试，5剂。

生黄芪30克，茯苓、苍术各20克，桂枝、白芍、姜、枣、杏仁、厚朴、附子（先煎）各15克，炙甘草、防风各10克。

6月18日五诊：前方略觉脸肿，可能虚不受补，原方去黄芪，增附子至20克，5剂。

6月23日六诊：去黄芪则鼻痒多涕，原方仍加生黄芪30克，5剂。

6月28日七诊：鼻痒喷嚏减，原方续服5剂。

7月3日八诊：前方效，因在空调间一小时，旧疾又发，原方续服5剂。

7月8日九诊：因睡凉席喷嚏增，原方增生黄芪至40克以固表，5剂。

7月13日十诊：前方反鼻痒，原方减生黄芪30克，7剂。

7月20日十一诊：前方效不佳，原方去茯苓、苍术加白术，7剂。

生黄芪30克，白术、附子各20克，桂枝、白芍、姜、枣、杏仁、厚朴各15克，炙甘草、防风各10克。

7月27日十二诊：前方效，原方续服7剂。

8月3日十三诊：前方效不佳，原方加党参、羌活以补气祛风止痒，5剂。

生黄芪30克，党参、白术、附子各20克，桂枝、白芍、姜、枣、杏仁、厚朴各15克，炙甘草、防风、羌活各10克。

8月8日十四诊：鼻痒大差，头2剂曾腹痛，属正常反映，原方续服5剂。

8月13日十五诊：遇水仍有清涕，原方加茯苓20克以利湿，5剂。

8月18日十六诊：加茯苓涕未减，利湿无效，原方去茯苓，加苏叶芳香化湿，5剂。

生黄芪30克，党参、白术、附子各20克，桂枝、白芍、姜、枣、杏仁、厚朴各15克，

炙甘草、防风、羌活、苏叶各10克。

8月24日十七诊，8月30日十八诊；清涕减，续服前方7剂。

9月7日十九诊：曾发鼻痒，原方续7剂。

9月13日二十诊：因鼻仍痒，原方增祛风止痒之羌活、防风各15克，7剂。

9月20日二十一诊：因鼻尖略肿，减党参至10克，7剂。

按：约半月后，患者携夫来诊所，说："20多年的鼻炎，求遍中西医未能治愈，今日幸蒙治愈，愿在饭店设宴表示谢意"。我以诊务繁忙婉拒。说实话，此案是我所治鼻炎中最难治的案例之一，亦是罕见的太阳少阴太阴合病之鼻炎，且病情变化多端。好在患者积极配合，坚持服药数月，才得痊愈。

此案最终用太阳病常用方，桂枝加厚朴杏子汤，合少阴病常用方甘草附子汤，太阴病之玉屏风散加羌活，共治一阳二阴合病兼气虚而愈。

6. 过敏性鼻炎合并慢性鼻炎20多年

周某某，男，47岁，2011年4月4日初诊。

过敏性鼻炎合并慢性鼻炎，已20多年，证见鼻塞喷嚏多，脉右沉，左关尺沉，拟小柴胡汤合麻黄桂枝各半汤加味。7剂。

北柴胡25克，党参、姜半夏、桂枝、白芍、麻黄各15克，黄芩、炙甘草、姜、枣、杏仁、厚朴各10克。

4月14日二诊：前方效，因涕多，原方增杏仁至15克，以除涕，10剂。

4月27日三诊：鼻仍略塞，原方续服10剂。

5月10日四诊：鼻仍未通，原方去影响鼻通之厚朴，10剂。

5月22日五诊：鼻仍未通，原方去白芍，减桂枝，10剂。

北柴胡25克，党参、姜半夏、麻黄、杏仁各15克，黄芩、炙甘草、姜、枣、桂枝各10克。

6 月 5 日六诊：鼻略通，原方续服 10 剂。

6 月 18 日七诊：鼻已全通，脉右濡，原方减麻黄加黄芪，补气固本，10 剂。

生黄芪 40 克，北柴胡 25 克，党参、姜半夏、杏仁各 15 克，黄芩、炙甘草、姜、枣、麻黄、桂枝各 10 克。

6 月 30 日八诊：前方效，因遇寒即喷嚏，此为过敏性鼻炎，原方加白芍、厚朴，恢复前剂中治过敏性鼻炎之桂枝加厚朴杏子汤，10 剂。

生黄芪 40 克，北柴胡 25 克，党参、姜半夏、杏仁、桂枝、白芍各 15 克，黄芩、炙甘草、姜、枣、麻黄、厚朴各 10 克。

7 月 12 日九诊：因在空调间内受寒，鼻塞加重，原方去性凉之黄芩，增麻黄至 15 克，10 剂。

7 月 24 日十诊：喷嚏除，仍鼻塞，拟小柴胡汤去黄芩合麻黄汤，10 剂。

北柴胡 25 克，党参、姜半夏、麻黄、杏仁各 15 克，桂枝、炙甘草、姜、枣各 10 克。

8 月 5 日十一诊：仍有鼻塞，原方增麻黄至 20 克，10 剂。

8 月 16 日十二诊：仍有鼻塞，原方增量，10 剂。

北柴胡 25 克，麻黄、杏仁各 20 克，党参、姜半夏、桂枝各 15 克，炙甘草、姜、枣各 10 克。

8 月 31 日十三诊：20 多年鼻炎大减，原方续服 10 剂。

9 月 13 日十四诊：前方效，原方续服 10 剂。

9 月 24 日十五诊：前方效，因感冒前证加重，原方续服 10 剂。

10 月 10 日十六诊：前方效不佳，鼻仍未通且口渴，原方加苍耳子通鼻塞，石膏止渴，5 剂。

北柴胡 25 克，麻黄、杏仁各 20 克，生石膏 30 克，党参、姜半夏、桂枝、苍耳子各 15 克，炙甘草、姜、枣各 10 克。

10 月 15 日十七诊：前方稍效，已不渴，原方去石膏，5 剂。

10 月 21 日十八诊：前方稍效，鼻仍略塞，原方增麻黄、杏仁至 25 克，10 剂。

10 月 31 日十九诊：鼻仍塞而痒，原方加防风，增桂枝以止痒，10 剂。

北柴胡 25 克，麻黄、杏仁各 25 克，桂枝 20 克，党参、姜半夏、苍耳子各 15 克，炙甘草、姜、枣、防风各 10 克。

11 月 18 日二十诊，12 月 10 日二十一诊：前方效，原方各续服 10 剂。

12 月 23 日二十二诊：遇寒仍有鼻塞，原方增党参至 25 克，7 剂。

2012年1月3日二十三诊：前方效，原方续服10剂善后。

按：此案属混合型鼻炎，即喷嚏与鼻塞同时存在。慢性鼻炎是痼疾，过敏性鼻炎是新病。治疗过程中，先去新病后愈痼疾，是仲景遗训，也是一般疾病治疗时的规律之一。

治疗此类鼻炎，一般先用小柴胡汤合麻黄桂枝各半汤加厚朴，治鼻塞与喷嚏，待喷嚏除则去厚朴，若鼻已通，喷嚏未除，则去麻黄。若鼻通，喷嚏除，略有清涕，则方中去麻黄、杏仁、厚朴，加黄芪补气固表善后。此案不同处在于七诊加黄芪固本后，八诊时又出现混合型鼻炎，原方合桂枝加厚朴杏子汤治之。九诊至十四诊又治慢性鼻炎，十五诊出现感冒，使症状加重，十六诊时出现大青龙汤证，因虑其方中麻黄已达20克，量已超重，故加苍耳子以增加通鼻作用，另加石膏，合方中麻黄汤及姜枣，为大青龙汤。十七诊大青龙汤证除。十八诊，鼻仍略塞，不得已增加麻黄、杏仁以通鼻。十九诊鼻仍塞而痒，加防风止痒，增桂枝助麻黄通鼻。二十二诊，遇寒仍鼻塞，原方增党参补气。二十三诊，才续原方善后，治疗历时九月，可谓一波三折，是我治过的最难治的鼻炎之一。

麻黄桂枝各半汤合茯苓饮加苍术，可治鼻塞，流清涕，遇寒更剧，略有喷嚏。

7. 鼻干燥，鼻塞

孙某某，男，67岁，2010年9月2日初诊。

鼻干燥而塞，脉右弦。鼻干燥，类比为口渴，属阳明病；鼻塞，类比为太阳病表实证，右脉弦为少阳脉象，拟小柴胡汤合经方越婢汤以治三阳合病。5剂。

北柴胡25克，生石膏20克，姜半夏、麻黄各15克，黄芩、党参、炙甘草、姜、枣各10克。

9月5日二诊：鼻塞而干大减，原方减麻黄至10克，3剂善后。

按：右脉弦属少阳病，小柴胡汤证，鼻塞类似太阳病表实证，然表实证应有恶寒，咳喘，而此案无恶寒、咳喘，却有鼻干，鼻干燥属热，应归属阳明病。然无恶寒，不须桂枝，无咳喘，不须杏仁，故用越婢汤即可。最终以小柴胡汤合越婢汤，治此三阳合病之无汗内热的干燥性鼻炎。

若无鼻塞的干燥性鼻炎，则属太阴病，可用增液汤合泻白散加当归、白芍治之。

8. 鼻衄，多喷嚏

张某某，女，55岁，2011年7月11日初诊。

鼻衄，多喷嚏，脉右关尺沉。多喷嚏，类似过敏性鼻炎，病机属风寒，风寒病机中出现鼻衄，此鼻衄亦属寒性鼻衄。拟柴胡桂枝汤合柏叶汤加味。5 剂。

生黄芪、侧柏叶各 30 克，北柴胡 25 克，党参、姜半夏各 15 克，黄芩、炙甘草、桂枝、白芍、姜、枣、杏仁、厚朴、干姜、艾叶各 10 克。

7 月 17 日二诊：前方 3 剂衄止，因左侧头痛，为血虚挟瘀，原方加川芎、当归各 15 克，5 剂善后。

按：左鼻孔为少阳，右鼻孔为太阳，少阳之里为厥阴，衄属厥阴。以柴胡桂枝汤加杏仁、厚朴、生黄芪，治二阳合病之喷嚏，用柏叶汤之温热药治因寒而起之鼻衄，故效佳。左侧头属少阳、厥阴病位，初诊已用小柴胡汤，二诊时仍左侧头痛，则可见此痛非少阳病，而是厥阴血虚头痛。故用芎归汤合于方中，补血活血以善后。此案属太阳少阳厥阴合病。

9. 咳吐白痰，鼻衄（血小板减少症）

王某某，女，75 岁，2001 年 1 月 1 日初诊。

咳吐白痰而黏，鼻衄不止，用药棉塞鼻，脉数，右寸关浮实，此属阳明热证，拟芩杏石甘汤一试。2 剂。

黄芩、炙甘草各 10 克，杏仁 15 克，生石膏 20 克。

1 月 2 日二诊：咳嗽大差，鼻衄稍减，却现促脉，心少阴虚已明，原方合生脉散，3 剂。

党参、五味子、杏仁各 15 克，麦冬、生石膏各 20 克，黄芩、炙甘草各 10 克。

1 月 5 日随访：鼻衄愈，脉促除。

按：促脉病在少阴，痰白而黏，脉数、鼻衄，属阳明热证。先鼻衄后脉促为阳明少阴并病，故以性寒之芩杏石甘汤，先清阳明热治鼻衄，后合生脉散补少阴以治脉促而愈。

此方（指二诊方）加川黄连可治多年鼻衄，口渴便秘；加生黄芪、生蒲黄可治鼻衄、恶热、多汗。

芩杏石甘汤加玄参、麦冬、竹叶、川黄连，可治晚上咽干痛，鼻衄。

10. 鼻衄不止，量不多，厚而色黑，略咳

柳某某，男，32 岁，1990 年 8 月 1 日初诊。

鼻衄不止，量不多，厚而色黑，略咳。鼻衄不止，量少，因肺为水之上源，津虚而致血少；色黑，为火极似水，此属太阴阳明合病。拟芩杏石甘汤合《景岳全书》之玉女煎加玄参。3 剂。

生石膏 30 克，杏仁、玄参、生地黄、麦冬、怀牛膝各 12 克，黄芩、炙甘草、知母各 10 克。(嘱：忌辛辣)

9 月 1 日随访：1 剂即衄止，3 剂服后未再发。

按：此为阳明太阴合病。是剂含有清热止咳的芩杏石甘汤，补太阴津液的玉女煎加味，故效速。

此方去玄参可治鼻衄，劳累时发作。

11. 鼻塞、不知香臭，痰厚难咳出，恶寒

朱某某，女，42 岁，2004 年 7 月 24 日初诊。

鼻塞，不辨香臭，痰厚难咳出，只恶寒不发热，脉右浮，舌红裂而痛，苔黄(曾患肺炎)。病已四月，经各大医院诊治无效。恶寒，鼻塞，不辨香臭，为太阳病表实证；痰厚难咳出，舌红裂而痛为阳明内热，此属二阳合病。拟经方大青龙汤 2 剂一试。

生石膏 30 克，杏仁 15 克，麻黄、炙甘草、姜、枣各 10 克，桂枝 6 克。

7 月 27 日二诊：鼻塞除，能知香臭，舌裂减，黄苔、舌痛除，咳亦减，两手臂仍恶寒，汗出不多，寒邪未尽，原方增辛温之桂枝至 10 克，以散寒邪，4 剂。

7 月 31 日三诊：咳未减，口苦，大便结，左鼻孔时塞，左关脉略大。此乃少阳三焦不畅，郁火未除，且大便结，咳未减，此为少阳太阳阳明合病。拟小柴胡汤合大青龙汤，5 剂善后。

北柴胡 15 克，生石膏 30 克，黄芩、党参、姜半夏、炙甘草、姜、枣、麻黄、杏仁各 10 克，桂枝 6 克。

按：患者不知香臭的同时，也患有慢性鼻炎，治愈了慢性鼻炎，嗅觉也恢复正常。由此可知，此嗅觉丧失是因鼻炎而起，并非外伤或其他原因引起。仲景方 1 剂知，2 剂已，此案可见一斑。经各大医院治疗无效，可能只找西医治，未找中医治，否则怎能延至四个月未愈。三诊因左鼻孔时塞，以小柴胡汤合原方治之，因左鼻孔属少阳也。由于初诊、二诊未见少阳病证，故未用小柴胡汤。三诊时，出现口苦，左鼻孔时塞之少阳病小柴胡汤证，才二方合用。此案初诊、二诊是太阳阳明合病，三诊是少阳太阳阳明并病。

大青龙汤还可治鼻塞、流黄涕，口微渴之慢性鼻炎。

12. 混合型鼻炎，涕浓色白，恶风多喷嚏，不知香臭几十年

包某某，女，64岁，2010年7月14日初诊。

涕浓色白，恶风，多喷嚏，不知香臭几十年，脉寸浮。涕浓，就是时有鼻塞，是慢性鼻炎证候，恶风，多喷嚏为过敏性鼻炎证候，不知香臭，仍鼻炎之并发证。拟柴胡桂枝汤加味。7剂。

北柴胡25克，姜半夏15克，黄芩、党参、炙甘草、桂枝、白芍、麻黄、杏仁、姜、枣各10克，厚朴6克。

7月21日二诊：前方效，原方增桂枝、白芍至15克，7剂。

7月28日三诊：失去嗅觉几十年的鼻子已能闻到气味，仍有鼻塞，原方增麻黄至15克，7剂。

8月9日四诊：鼻塞除，嗅觉接近正常，原方去麻黄、杏仁、厚朴，加味7剂。

生黄芪30克，北柴胡25克，姜半夏、茯苓、白术、当归、熟地黄、桂枝、白芍各15克，黄芩、党参、炙甘草、姜、枣各10克，防风6克。

8月18日五诊：嗅觉正常，因进空调间仍鼻塞，原方去生姜加干姜，10剂。

生黄芪30克，北柴胡25克，姜半夏、茯苓、白术、当归、熟地黄、桂枝、白芍各15克，黄芩、党参、炙甘草、干姜、枣各10克，防风6克。

按：患者因慢性鼻炎，合并过敏性鼻炎长期不愈而致嗅觉丧失，所以治疗也从治鼻炎着手。用小柴胡汤合麻黄汤发汗治慢性鼻炎之鼻塞，以桂枝加厚朴杏子汤治多喷嚏，流清涕之过敏性鼻炎。鼻炎治愈后，嗅觉恢复，再以小柴胡汤合十全大补汤去川芎加防风善后。从不知香臭几十年中，可知此鼻炎，亦已几十年，可见鼻炎之难疗。

13. 鼾声大，眠欠安，大便秘结

王某某，女，48岁，2007年3月22日初诊。

鼾声大，眠欠安，大便秘结，脉右寸浮大、左关大。鼾声大为痰湿，病在太阴；眠欠安为病在少阴；治宜化痰补气，安神定志。拟《校注妇人良方》之归脾汤合《千金要方》之温胆汤加减。5剂。

茯苓、炒枣仁各30克，生黄芪、党参、白术各20克，当归、枳实、青皮、木香、姜半夏各15克，炙甘草、竹茹、远志各10克。

3月28日二诊：前方2剂鼾声除，大便仍结，原方加味增量，7剂。

茯苓、生地黄、炒枣仁各30克，生黄芪、党参、白术、枳实、青皮、木香、神曲、当归各20克，炙甘草、炒内金、炒山楂、姜半夏、远志各10克，竹茹10克。

按：患者眠欠安，鼾声大，右寸脉浮大，当属少阴太阴合病而兼气虚。鼾声类似痰声，试从痰治，故用补气健脾之归脾汤，合治痰之温胆汤而用之，想不到2剂即效。因前辈医家书中，此类病效方较少，录此以供医者参考。

14. 鼻与咽喉干痛

时某某，男，60岁，2011年1月13日初诊。

鼻与咽干痛，脉右寸弦，拟小柴胡汤合桔梗汤加玄参、麦冬补津润燥。5剂。

北柴胡25克，党参、姜半夏、麦冬、玄参各15克，黄芩、炙甘草、姜、枣、桔梗各10克。（忌辛辣）

1月17日二诊：干痛减，原方续服5剂。

1月24日三诊：前方效，鼻腔仍稍干，原方加北沙参，5剂。

北柴胡25克，党参、姜半夏、麦冬、玄参、北沙参各15克，黄芩、炙甘草、姜、枣、桔梗各10克。

按：鼻腔属多病位重叠区，若病机是风寒侵表，右鼻孔病则属太阳病，若三焦不畅，左鼻孔病则属少阳病，若病机津液虚则属太阴病，而鼻干痛则属少阳太阴合病；咽喉干痛属少阳太阴少阴合病，所以用小柴胡汤治少阳病，桔梗汤治少阴病；加玄参、北沙参、麦冬，补津液治太阴病而效。

15. 酒皶鼻

徐某某，女，32岁，2001年4月9日初诊。

酒皶鼻，色红紫。色红为血热，色紫为有瘀，拟凉血四物汤。5剂。

生地黄、当归、白芍、川芎、黄芩、陈皮、红花、生甘草各10克，五灵脂15克（包）生姜三片。（嘱：忌酒与辛辣）

4月17日二诊：鼻尖呈粉红色，仍有小红点数粒，与原紫红色已相差许多，自觉睡眠好转，头晕亦减，原方续服5剂。

5月14日三诊：鼻色呈粉红，已无红色小点，原方续服5剂。

5月20日四诊：粉红色变淡，原方续服3剂，善后。

按：此是《医宗金鉴》治酒皶鼻方法。鼻色红紫属血热夹瘀，以凉血四物汤，凉血散瘀，鼻紫红色退而愈。

四、耳病杂证

1. 右耳轰鸣，听不清说话，略恶寒，发怒时腰椎刺痛

包某某，女，67岁，2012年10月2日初诊。

右耳轰鸣，已听不清说话，初起右头角胀痛，略恶寒，大便三日一行，病已半年，脉右寸沉细。右耳鸣，略恶寒，属太阴太阳合病，气虚夹寒；右寸脉沉细为气虚脉象，大便三日一行为血虚。拟补中益气汤合桂枝汤加味。5剂。

生黄芪、党参各30克，当归20克，桂枝、赤芍、白术各15克，升麻、北柴胡、炙甘草、陈皮、姜、枣、五味子各10克。

10月6日二诊：右耳轰鸣减，因便溏，发怒时腰椎刺痛，因补血药能致便溏，原方减当归至15克，增利腰腹之白术至20克，5剂。

10月11日三诊：耳鸣大减，已能听见说话，因大便溏，平时腰椎不痛，原方去桂枝、赤芍、生姜，加干姜以治便溏，5剂。

生黄芪、党参各30克，白术20克，当归15克，升麻、北柴胡、炙甘草、陈皮、枣、五味子、干姜各10克。

10月16日四诊：前方效，稍有耳鸣，听觉接近正常，因右胁痛，原方加桂枝、赤芍、茯苓治右胁痛，且补太阴，5剂。

生黄芪、党参各30克，茯苓、白术各20克，干姜15克，升麻、北柴胡、炙甘草、陈皮、桂枝、赤芍、当归、枣、五味子各10克。

10月20日随访：病愈。

按：右耳属太阴病位，耳鸣为太阴气虚，恶寒为太阳病，此案属太阳太阴合病。故以补中益气汤合桂枝汤加五味子，共治太阴太阳合病兼气虚而效。四诊时右胁痛，是在三诊时去桂枝、赤芍后才发生，应是夙疾发作，四诊方中加入桂枝、赤芍，右胁痛即除就是明证。治右耳鸣，以往常用补中益气汤合生脉散，而此案患者却有桂枝汤证，故去性凉之麦冬，仅用五味子以敛肺气。

补中益气汤合生脉散加杜仲、怀牛膝、桑寄生，可治劳累后，右耳鸣，腰椎酸。

2. 左耳鸣、耳聋，左侧头麻木而胀

姚某某，女，63岁，2013年4月24日初诊。

左耳鸣、耳聋，左侧头麻木而胀，某医院判为不治之症。脉寸浮、右关沉

细，两尺弱。左侧耳鸣、耳聋、头麻木而胀，属厥阴血虚；脉右寸浮、关尺沉，气虚无疑；左尺脉弱，肾精虚可知。拟十全大补汤合四逆散加味。5 剂。

生黄芪 30 克，党参、白术、茯苓、北柴胡各 20 克，肉桂、白芍、川芎、当归、熟地黄、山萸肉、山药、枳实、干姜各 15 克，炙甘草 10 克。

4 月 30 日二诊：耳鸣减，左耳已能听见时钟走动声，因大便溏，原方增干姜至 20 克以温脾胃，10 剂。

5 月 11 日三诊：前方效，因左侧头仍胀，厥阴病肝郁气滞未解，原方增柴胡至 25 克，枳实 20 克，10 剂。

按：患者因耳鸣而失聪，其病关乎太阴、厥阴、少阴病位及气血，以十全大补汤加柴胡、枳实，合方内芍药、甘草成四逆散，治太阴厥阴合病而补气血；因肾少阴开窍于耳，左尺脉弱为肾精虚，因而加山萸肉、山药、熟地黄补少阴肾精。方药与病机相合，所以 5 剂后，即能听见时钟走动声，三诊时已无耳鸣，唯左侧头胀，此属厥阴气郁所致，增柴胡、枳实量以疏肝解郁即可。某西医判为不治之症，不知凭何依据？

十全大补汤合四逆散加香附，可治左耳鸣，月经常三月一行，大便结。

3. **双耳鸣**

陆某某，男，76 岁，2010 年 1 月 28 日初诊。

头晕前额为主，耳鸣以右耳为甚，脉右寸关浮大。前额晕，右寸关脉浮大为太阴病气虚；右耳属太阳、少阳、太阴病位，左耳属少阳、厥阴病位，双耳鸣，以右耳为主，即气血双虚，以气虚为主。拟柴胡桂枝汤合芎归汤、加减补阳汤加味。5 剂。

生黄芪 30 克，北柴胡 25 克，茯苓、白术各 20 克，党参、姜半夏各 15 克，黄芩、炙甘草、姜、枣、桂枝、白芍、川芎、当归、远志、石菖蒲、陈皮各 10 克。

2 月 2 日二诊：前 2 剂大便溏，日三四次，4 剂后，大便正常，因眠欠安，原方去石菖蒲加煅龙骨、煅牡蛎，5 剂。

生黄芪、煅龙骨、煅牡蛎各 30 克，北柴胡 25 克，茯苓、白术各 20 克，党参、姜半夏各 15 克，黄芩、炙甘草、姜、枣、桂枝、白芍、川芎、当归、远志、陈皮各 10 克。

3 月 2 日三诊：前方稍效，原方续服 5 剂。

3 月 8 日四诊：前方效，原方增生黄芪至 50 克，远志至 15 克，3 剂。

3 月 13 日五诊：前方效，原方去茯苓，加茯神，增党参，5 剂。

生黄芪50克，茯神、煅龙骨、煅牡蛎、党参各30克，北柴胡25克，白术20克，姜半夏、远志各15克，黄芩、炙甘草、姜、枣、桂枝、白芍、川芎、当归、陈皮各10克。

3月18日六诊：诸证减，仍略头晕，眠欠安，原方加枣仁20克，5剂。

生黄芪50克，茯神、煅龙骨、煅牡蛎、党参各30克，北柴胡25克，白术、炒枣仁各20克，姜半夏、远志各15克，黄芩、炙甘草、姜、枣、桂枝、白芍、川芎、当归、陈皮各10克。

3月23日七诊：左耳鸣除，右耳鸣止而又发，仍略头晕，便溏，原方增白术至30克，7剂。

3月30日八诊：因心下悸，原方增桂枝至15克，炒枣仁至30克，7剂。

按：此案为二阳二阴合病兼气血虚。故是剂合柴胡桂枝汤、加减补阳汤、芎归汤，共治少阳太阳太阴厥阴合病兼气血虚者。二阳二阴兼气血虚愈，则耳鸣亦愈。加煅龙骨、煅牡蛎、茯神、远志、枣仁者，为安神，治心悸、眠不安而设。因此案气虚较重，故二诊时曾出现便溏，这是血药伤及脾胃之气所致，所以七诊时增白术以止便溏，不可不知。

4. 左耳似塞，听力下降

方某某，男，61岁，2013年8月6日初诊。

左耳似塞，听力下降，脉弦紧。拟小柴胡汤合四逆散、三拗汤加减。5剂。

北柴胡20克，党参、姜半夏、枳实、白芍各15克，麻黄、杏仁、炙甘草、姜、枣各10克。

8月10日二诊：前方3剂知，4剂愈，听力恢复正常。因略有泛酸，系太阴虚，胃气上逆所致，原方去麻黄、杏仁加茯苓、白术合方内党参、甘草为四君子汤补太阴以善后。5剂。

北柴胡20克，党参、姜半夏、枳实、白芍、茯苓、白术各15克，炙甘草、姜、枣各10克。

按：左耳属少阳、厥阴病位，耳塞为耳窍不通，故用小柴胡汤合四逆散表里同治，开塞通窍。因其弦紧脉，故去小柴胡汤中性凉之黄芩，加性温散，善开窍之麻黄、杏仁，以助主方成功。

5. 两耳、后脑如堵，不痛不痒，自觉经络不通

王某某，女，59岁，2010年7月5日初诊。

两耳、后脑如堵，不痛不痒，自觉经络不通，热水洗头能缓解。拟柴胡桂枝汤去黄芩。5剂。

北柴胡25克，党参、姜半夏、桂枝、白芍各15克，炙甘草、姜、枣各10克。

7月10日二诊：两耳堵大减，后脑堵亦减，原方续服5剂。

7月15日三诊：已四天未洗头，亦无不适，原方续服10剂善后。

按：耳与后脑，表属太阳、少阳，里属少阴、厥阴。此案无少阴、厥阴证候，只有少阳、太阳经络不通所致之二阳合病证候，故只用柴胡桂枝汤，通三焦和营卫治太阳少阳合病。因喜热水洗头，此为表有寒邪所致，故去性凉之黄芩，增加此方的温性，以加强祛寒邪的疗效。如此简单之方，却治愈如此莫明其妙之病，经方真是神妙莫测。

6. 头晕，耳塞，口渴，嗳气

王某某，男，61岁，2002年6月11日初诊。

头晕，耳塞，口渴，纳呆，嗳气频仍，右脉浮，左脉弦。头晕，耳塞，口渴，纳呆，左脉弦为少阳病小柴胡汤证；嗳气频仍，为太阴病旋覆代赭汤证。拟小柴胡汤合旋覆代赭汤，加天花粉以止渴。4剂。

北柴胡、天花粉各15克，姜半夏12克，黄芩、党参、炙甘草、姜、枣、旋覆花、代赭石各10克。

6月15日二诊：诸证好转明显，原方续4剂善后。

按：此案属少阳太阴合病。以小柴胡汤合经方旋覆代赭汤，治头晕耳塞，纳呆，嗳气；加天花粉以止口渴。用少阳病方与太阴病方，合方加味治太阴少阳合病而奏良效。

7. 耳塞如聋，口渴，唇干

金某某，女，50岁，1990年1月6日初诊。

因生气而致耳塞如聋，口渴，唇干，脉浮苔黄。《素问·至真要大论》曰："诸气忿郁，皆属于肺。"拟大青龙汤3剂，以宣肺解郁止渴。

生石膏20克，杏仁12克，麻黄、姜、枣各9克，炙甘草、桂枝各6克。

此方还可治鼻塞，耳塞、耳鸣，口渴喜饮。

按：2月5日随访：前方服后，耳塞大减，本想来改方，后偶含服红参少许遂愈。因生气而致耳塞，应属肝气郁结所致，然证候却是口渴、唇干、苔黄之阳明热证。而阳明热证无耳塞，少阳病有两耳无所闻，此病应属少阳阳明合病之小柴胡汤合麻杏石甘汤证。可是当时我尚未有此思路，故依《素问·至真要大论》病机十九条中："诸气忿郁皆属于肺"的思路，直接用大青龙汤，宣肺解郁止渴，虽有效却未能痊愈。因方中无小柴胡汤中之人参，所以前方3剂未能痊愈，后偶含服人参才痊愈。

8. 耳痛且聋，摇头或遇冷时更甚，已四十年

冯某某，女，57岁，2006年7月22日初诊。

两耳聋且痛，摇头时或遇冷时更甚，已40余年。脉右寸关弦，左弦濡，拟柴胡桂枝汤合四物汤、四逆散加味。7剂。

北柴胡25克，姜半夏15克，黄芩、党参、炙甘草、姜、枣、川芎、当归、白芍、熟地黄、桂枝、麻黄、杏仁、枳实、青皮、香附各10克。

7月28日二诊：耳痛除，只觉耳内酸，拟柴胡桂枝汤合四物汤、肾着汤。7剂。

北柴胡25克，姜半夏、茯苓、白术各15克，桂枝、赤芍、川芎、当归、生地黄、黄芩、党参、炙甘草、姜、枣各10克，干姜6克。

8月6日三诊：左耳已能听电话，右耳仍未见效，拟原方加麻黄、杏仁。7剂。

北柴胡25克，姜半夏、茯苓、白术各15克，桂枝、赤芍、川芎、当归、生地黄、黄芩、党参、炙甘草、姜、枣、麻黄、杏仁各10克，干姜6克。

按：三诊后未再复诊，因未随访，不知右耳是否痊愈？耳在头部两侧，右耳属太阳、少阳、太阴病位，左耳属少阳、厥阴病位，且有痛与聋，病机为少阳三焦不畅，厥阴血虚气郁，太阳亦受外寒闭塞。治宜疏通三焦，补血解郁，散寒开窍。故用柴胡桂枝汤合四物汤、肾着汤、麻黄汤、四逆散加青皮、香附，共治太阳少阳厥阴太阴合病兼血虚者。二诊时耳痛除，肝郁得解，双耳内酸，乃气血仍虚。治以柴胡桂枝汤合四物汤、肾着汤，实际是柴胡八珍汤加桂枝、干姜，疏三焦，补气血、温少阴（耳为肾窍）。三诊时右耳仍塞，原方加散寒开窍之麻黄、杏仁治之。因麻、桂善治太阳病，右耳有太阳病位，估计右耳亦愈。因未随访，不敢断言。

小柴胡汤合四物汤、四逆散加天花粉、青皮、香附去半夏，可治左耳内痛十年，随心律跳动而痛。

9. 左耳外肿胀刺痛

秦某某，女，63岁，2009年6月12日初诊。

左耳外肿胀刺痛，脉浮。左耳属少阳、厥阴病位，肿胀刺痛，为厥阴郁热不散，血瘀挟湿所致。拟厥阴病常用方四逆散合当归芍药散，及五味消毒饮（《医宗金鉴》方）。5剂。

北柴胡、赤芍、枳实、茯苓、白术、泽泻、银花各15克，川芎、当归、黄菊花、天葵子、蒲公英、紫花地丁、炙甘草各10克。

6月15日二诊：前方3剂痛止，已发痒，此为将愈之候，原方减少清热药。5剂。

北柴胡、赤芍、枳实、茯苓、白术、泽泻各15克，川芎、当归、银花、炙甘草、蒲公英各10克。

6月20日三诊：耳仍痒，拟四逆散合《中医临证备要》之清肝汤。5剂。

北柴胡、枳实、白芍各15克，炙甘草、青蒿、黄菊花、薄荷、连翘、苦丁茶、荷叶各10克。

按：痛后发痒，是痛证向愈的证候之一，所以未作随访也可预见此证已愈。左耳外侧属少阳、厥阴病位，而肿胀刺痛，则仅属厥阴病，肝郁气滞，血瘀夹湿、夹热病机。因而是剂合四逆散、当归芍药散、五味消毒饮三方疏肝解郁，活血利水，清热解毒而效。二诊时患处已不痛，反发痒，已是病证向愈之证候，原方中减少五味消毒饮中三味清热药续进。三诊中四逆散合清肝汤属善后之方。

10. 耳炎

唐某某，女，61岁，2010年8月13日初诊。

右耳大耳屎堵塞，挖掉后流血水，头顶晕，脉右弦左细。右耳属少阳、太阳、太阴病位，右耳流血水，头顶晕，为太阴太阳少阳合病，三焦不畅，气虚湿重。拟柴胡桂枝汤合加减补阳汤。5剂。

生黄芪30克，北柴胡25克，茯苓、白术各20克，党参、姜半夏各15克，黄芩、炙甘草、姜、枣、桂枝、白芍各10克。

8月17日二诊：诸证大减，原方增量，续服3剂善后。

生黄芪40克，北柴胡、党参、茯苓、白术各25克，姜半夏15克，黄芩、炙甘草、姜、枣、桂枝、白芍各10克。

按：两耳属少阳病位，在左合厥阴病位，在右合太阴太阳病位。头顶晕、流血水，且在右侧，应属太阴太阳少阳合病兼气虚湿邪危害。故用柴胡桂枝汤合加减补阳汤，补气健脾，和营卫，下津液，治水湿，除头晕。

五、齿病杂证

1. 上门牙拔掉后，门齿两侧痛如针刺，呈阵痛状

王某某，女，22岁，2010年10月17日初诊。

上门牙拔掉后，门齿两侧阵痛如针刺，唇干、右齿怕碰，上海专家为其取掉齿神经后，仍痛不止，建议请中医治疗，脉寸浮关尺沉。痛如针刺，为厥阴病、瘀血危害，脉寸浮关尺沉，为气血双虚。拟八珍汤合桂枝茯苓丸。5剂。

当归、生地黄各20克，桂枝、赤芍、牡丹皮、桃仁、茯苓、白术、党参、川芎各15克，炙甘草10克。

10月24日二诊：前方稍效，痛减唇干亦减，原方加白芍。7剂。

白芍30克，当归、生地黄各20克，桂枝、赤芍、牡丹皮、桃仁、茯苓、白术、党参、川芎各15克，炙甘草10克。

10月31日三诊：牙痛大减，因大便仍难，血虚明显，原方增白芍、当归、生地黄以补血，14剂。

白芍50克，当归、生地黄各30克，桂枝、赤芍、牡丹皮、桃仁、茯苓、白术、党参、川芎各15克，炙甘草10克。

11月14日四诊：前方痛又减，原方续服7剂。

11月21日五诊：痛续减，因大便略溏，原方减白芍至30克，当归、生地黄至20克，7剂。

11月28日六诊：左齿痛甚于右齿，原方增生地黄、当归，减白芍，7剂。

生地黄30克，当归25克，白芍20克，桂枝、赤芍、牡丹皮、桃仁、茯苓、白术、党参、川芎各15克，炙甘草10克。

12月5日七诊：口角生疮后，齿痛剧，且大便溏，口渴，舌尖苔花剥。原方减生地黄、当归、白芍加石膏增茯苓、白术，7剂。

生地黄、生石膏、茯苓、白术各20克，当归、白芍各15克，桂枝、赤芍、牡丹皮、桃仁、党参、川芎各15克，炙甘草10克。

12月12日八诊：前方痛减，曾发左侧偏头痛。头左侧属少阳、厥阴病位，方中已有厥阴药，尚无少阳药。原方加柴胡、黄芩、姜半夏，7剂。

生地黄、生石膏、茯苓、白术、北柴胡各20克，当归、白芍各15克，桂枝、赤芍、牡丹皮、桃仁、党参、川芎各15克，黄芩、姜半夏、炙甘草10克。

12月19日九诊：头痛大减，原方续服7剂。

12 月 26 日十诊：晚上不痛，白天略痛，大便溏，身体偏凉，原方去生地黄、白芍加熟地黄，7 剂。

熟地黄、生石膏、茯苓、白术、北柴胡各 20 克，当归、桂枝、赤芍、牡丹皮、桃仁、党参、川芎各 15 克，黄芩、姜半夏、炙甘草 10 克。

2011 年 1 月 2 日十一诊：因经来时大便溏，白天仍痛。大便溏，为太阴虚寒，白天仍痛，为气虚。原方去石膏增党参、当归，14 剂。

熟地黄、党参、茯苓、当归、白术、北柴胡各 20 克，桂枝、赤芍、牡丹皮、桃仁、川芎各 15 克，黄芩、姜半夏、炙甘草 10 克。

1 月 16 日十二诊：前方痛除，因牙龈萎缩，原方加山萸肉、山药补肾少阴精虚。7 剂。

熟地黄、党参、茯苓、当归、白术、北柴胡各 20 克，桂枝、赤芍、牡丹皮、桃仁、川芎、山萸肉、山药各 15 克，黄芩、姜半夏、炙甘草 10 克。

1 月 23 日十三诊：因腰椎痛，患者要求去山萸肉、山药，10 剂。

按：取掉牙神经后仍痛，西医不知将作何解释？我以左右齿痛，按太阴、厥阴、太阳、少阳病位治，并依证或补太阴清阳明，或补血活血治刺痛与便秘，或加小柴胡汤于方中治少阳头痛。总之，观其脉证，知犯何逆，随证治之而获效。十二诊时牙龈萎缩，加山萸肉、山药补少阴治牙龈萎缩，反致腰椎痛，即造成肾气虚。看来牙龈萎缩不单是肾精虚所致，尚须考虑肾气精两虚之可能。由此可见，补肾精过，则能伤肾气。

尽头下磨牙肿痛，可用六味地黄汤，若右尺脉弱，金匮肾气丸可愈。

2. 齿痛连颊，不红不肿

潘某某，男，45 岁，1990 年 12 月 16 日初诊。

齿痛连颊，不红不肿，脉弦，苔黄腻。齿痛不红不肿，非阳明热证，脉弦无少阳证，则病在厥阴，苔黄腻，尚略有湿热。拟四逆散加川黄连、细辛、生地黄。3 剂。

川黄连 8 克，细辛 4 克，生地黄 30 克，北柴胡 12 克，枳实、白芍、炙甘草各 9 克。

12 月 19 日二诊：前方有效，原方续进 5 剂。

12 月 25 日三诊：前方效，原方增川黄连、生地黄、细辛。3 剂。

川黄连 9 克，细辛 5 克，生地黄 40 克，柴胡 12 克，枳实、白芍、炙甘草各 9 克。

12月27日四诊：已基本不痛，原方续服5剂善后。

按：齿痛连颊，病位在少阳、厥阴。而此案仅有厥阴病证候，无少阳病证候。此痛应当是厥阴郁热所致，故以四逆散加细辛、生地黄凉血散郁热，加川黄连清湿热而获效。

3. 左侧牙龈肿痛

鲍某某，女，46岁，2002年4月1日初诊。

左侧牙龈肿痛，脉弦细，舌红苔略黄。左侧牙龈属少阳、厥阴病位，脉弦细亦少阳脉，牙龈肿痛，为阳明热证，此属少阳阳明合病。拟小柴胡加石膏汤。3剂。

生石膏20克，北柴胡15克，姜半夏、党参、炙甘草、黄芩、姜、枣各10克。

4月7日二诊：齿痛止，因眼略干，胃纳不佳，倦怠无力，阳明热除，却现脾太阴虚证；眼略干，为厥阴血虚，此属少阳太阴厥阴并病。原方加茯苓、白术、当归、白芍。3剂善后。

生石膏20克，北柴胡、茯苓各15克，姜半夏、党参、炙甘草、黄芩、姜、枣、白术、当归、白芍各10克。

按：左侧牙龈痛且肿，为少阳阳明合病，用小柴胡汤疏少阳三焦，用石膏清阳明热，三焦通、阳明热清，肿痛自除。肿痛除后，却现胃纳不佳，倦怠无力之脾太阴虚证，及眼略干之厥阴血虚证，因而原方加茯苓、白术，合方内党参、甘草为四君子汤以补太阴；加当归、白芍补血治眼略干。此案病机的变化，符合实则阳明，虚则太阴，表则少阳，里则厥阴的传变规律。

4. 左侧上磨牙，牙龈肿痛，大便溏

荣某某，男，49岁，2011年3月29日初诊。

左侧上磨牙，牙龈肿痛，大便溏，脉右关尺沉细，左弦。面左侧属少阳、厥阴病位，而大便溏，属太阴脾虚，故知此牙龈肿痛，是太阴厥阴合病兼瘀血证，左脉弦，也有少阳证在。拟小柴胡汤合桂枝茯苓丸加白术，一阳二阴合治。3剂。

北柴胡25克，茯苓、白术各20克，党参、姜半夏、桂枝、赤芍、桃仁、牡丹皮各15克，黄芩、炙甘草、姜、枣各10克。

按：4月13日来我处治胃痛时告知：前方3剂愈。

脸左属厥阴，与少阳相为表里，牙龈肿实则阳明，虚则太阴，大便溏为虚属太阴病，因此知牙龈肿痛非阳明热肿，而是厥阴病中之瘀血肿。故用厥阴病常用方桂枝茯苓丸，合少阳病主方小柴胡汤加白术，与方内党参、茯苓、炙甘草组成补太阴之四君子汤，共治太阴厥阴少阳合病，故效速。

此方加川芎、当归、葛根，可治左侧下牙龈痛连头角与耳后，且背强等证。

此方加杏仁、厚朴，可治右上牙龈肿痛连头角，感冒咳嗽时更痛。

5. 下牙龈痛、发热拒按，甚则痛连颊与眼

张某某，男，79 岁，2012 年 8 月 10 日初诊。

下牙龈痛，发热拒按，甚则痛连颊与眼，大便秘，脉弦大实。牙龈痛而拒按，痛连颊、眼，为厥阴郁热挟瘀，大便秘，发热为阳明实热，此属厥阴阳明合病。拟四逆散合桂枝茯苓丸加川黄连、制大黄。3 剂。

北柴胡 25 克，枳实、赤芍、茯苓、牡丹皮各 15 克，党参、川黄连、制大黄、炙甘草、桂枝、桃仁各 10 克。

8 月 13 日二诊：前方痛大减，大便畅通，原方续服 3 剂善后。

按：牙龈痛关系脸颊之两侧，且虚寒则属太阴病，实热则属阳明病；里属厥阴病，表属少阳病。痛而拒按，属厥阴郁热夹瘀病机，并非少阳病；发热便秘，病机属实热，应是阳明病，而非太阴病。故以桂枝茯苓丸化瘀，四逆散解郁热治厥阴；用川黄连、大黄通大便，泻热治阳明而效。

六、口、唇病杂证

1. 口疮并发咽痛

邱某某，女，45 岁，2010 年 6 月 24 日初诊。

咽痛，口疮，脉寸浮关尺沉。拟甘草泻心汤加玄参、麦冬、生地黄、桔梗。3 剂。

炙甘草 15 克，黄芩、党参、姜半夏、干姜、枣、玄参、麦冬、生地黄、桔梗各 10 克，川黄连 3 克。

6 月 27 日二诊：前方 2 剂诸证稍减，3 剂大减，原方续服 3 剂善后。

按：一般咽痛分两类，一类在表属寒为太阳病，桂枝汤证；一类在里属少阴病，用桔梗汤合增液汤即可。口疮种类较多，有属阳明病三黄泻心汤证的；有属太阴阳明合病之甘草泻心汤证的；有属太阴病理中汤合补中益气汤证的；有属厥阴病四物汤加黄芩、黄柏、知母、肉桂的；还有属少阴病七味地黄汤证的。

甘草泻心汤是仲景治狐惑病口中生疮之方，我常用甘草泻心汤加茯苓、白术

治大便溏而生口疮的；或单方甘草泻心汤治心下痞而生口疮的；或仿胡希恕教授用甘草泻心汤加阿胶、石膏治口疮；有时也会用甘草泻心汤加生地黄治口疮；种类繁多，不一而足。关键是，观其脉证，知犯何逆，随证治之。

2. 口腔上腭痛

郑某某，男，63岁，1987年10月6日初诊。

小便深黄而不利，大便难，口腔上腭痛，苔黄腻，两尺脉大数。宜猪苓加黄连牡丹皮汤(桂林古本《伤寒杂病论》方)。3剂。

猪苓、茯苓、泽泻、滑石、阿胶、牡丹皮、川黄连各6克。

10月13日随访：病愈。

按：小便清或淡黄而不利，属太阳病，小便深黄而不利属少阴病，大便难、苔黄腻属阳明病，此为少阴阳明合病，故用少阴病中的猪苓汤清少阴湿热而利小便，加黄连、牡丹皮去大肠火而通大便。3剂后小便利，大便畅，即口腔上腭痛亦愈。看来上腭痛是此案的副证，主证除，副证自然亦愈。

3. 口苦、口渴

苏某某，女，78岁，2011年5月5日初诊。

口苦、口渴，舌光无苔，脉浮弦大。拟小柴胡汤合生脉散加味。5剂。

北柴胡25克，麦冬、山药各20克，党参、姜半夏、五味子各15克，黄芩、炙甘草、姜、枣各10克。

5月21日二诊：口苦、口渴大减，因腰两侧酸痛，夜尿多，原方加山萸肉、熟地黄，5剂善后。

北柴胡25克，山萸肉、熟地黄、麦冬、山药各20克，党参、姜半夏、五味子各15克，黄芩、炙甘草、姜、枣各10克。

按：少阳病提纲有口苦、咽干、目眩之证，少阳病只须一证便是，不必悉俱，故口苦即为少阳病；口渴，脉浮弦大，为肺太阴病，以小柴胡汤治口苦、生脉散加山药治口渴，二方合用治少阳太阴合病。二诊方为治并病，腰两侧酸痛为肾少阴精虚，原方加山萸肉、熟地黄合方内山药为半剂六味地黄汤，补肾少阴精虚，以治腰酸痛、夜尿多之并病。

4. 口苦，咽干，目眩，纳呆

张某某，女，39岁，2003年6月3日初诊。

口苦，咽干，目眩，纳呆，脉右寸浮关沉，左略大。口苦、咽干、目眩为少阳病，纳呆为太阴病，脉右寸浮关沉，亦是太阴气虚之脉象。拟《伤寒杂病论》（桂林古本）之小柴胡加茯苓白术汤。3 剂。

北柴胡 20 克，姜半夏、茯苓 15 克，黄芩、党参、炙甘草、姜、枣、白术各 10 克。

6 月 5 日二诊：口苦除，咽干、目眩减，纳转佳，原方增柴胡至 25 克，5 剂善后。

按：此案口苦，咽干，目眩为少阳病主证；纳呆，脉右寸浮关沉，为太阴气虚无疑，所以用小柴胡汤加茯苓、白术，合方内党参、甘草为四君子汤，补太阴虚而治纳呆。此为少阳太阴合病。

口苦，尚有日轻夜重，眠欠安者，用小柴胡汤加枣仁、远志、麦冬、地骨皮治之。

亦有晨起口苦，苔淡黄厚腻，小腹胀，大便不畅者，用小柴胡汤合平胃散加茯苓、白术治之。

5. 口臭

王某，男，31 岁，2011 年 9 月 13 日初诊。

身体清瘦，口臭纳少，脉右寸浮濡。拟小柴胡汤合加减补阳汤加味。7 剂。

黄芪 30 克，北柴胡 25 克，党参、茯苓、白术各 20 克，生石膏 30 克，姜半夏、陈皮、厚朴各 15 克，黄芩、炙甘草、姜、枣各 10 克。

9 月 30 日二诊：前方效，原方续服 7 剂。

10 月 8 日三诊：口臭大减，原方续服 7 剂善后。

按：纳少，为脾太阴虚；口臭，胃阳明热所致。以加减补阳汤加厚朴、陈皮补气行气健脾治纳少，加石膏清阳明胃热除口臭。合小柴胡汤者，因其能通三焦和胃气也。

小柴胡汤合加减补阳汤，可治口臭、大便溏。

小柴胡汤合平胃散加焦三仙可治口臭、体臭。

6. 半夜口渴

陆某某，女，73 岁，2010 年 10 月 16 日初诊。

半夜口渴，脉寸浮关尺沉。半夜口渴，为肺太阴津虚，脉寸浮关尺沉为肺太阴气虚。拟补中益气汤合生脉散，气津双补。5 剂。

黄芪、党参各 30 克，白术、麦冬各 20 克、当归、五味子各 15 克、北柴胡、炙甘草、陈皮、姜、枣各10克，升麻6克。

10月25日二诊：口渴大减，却右手麻，此为肺津得补，气虚未减。拟仿东垣人参益气汤意，去当归加白芍增黄芪。7剂。

黄芪50克，党参30克，白术、麦冬各20克、白芍、五味子各15克、北柴胡、炙甘草、陈皮、姜、枣各10克，升麻6克。

按：半夜口渴，脉寸浮关尺沉，是肺太阴津、气两虚，以补中益气汤合生脉散，双补气津而病愈。二诊方系治手麻，不作评。

7. 口淡，食后稍减

陈某某，女，53岁，2007年3月15日初诊。

口淡、食后稍瘥，脉细右关浮，此为脾太阴气虚。拟《时方歌括》之香砂六君汤加干姜。5剂。

白术30克，党参、茯苓各20克，炙甘草15克，姜半夏、砂仁、干姜各10克，藿香、陈皮各6克。

3月20日二诊：前方效，口淡好转，原方加姜、枣，5剂善后。

白术30克，党参、茯苓各20克，炙甘草15克，姜半夏、砂仁、干姜、姜、枣各10克，藿香、陈皮各6克。

按：口淡食后稍减，脾太阴气虚无疑，用香砂六君汤去木香加干姜、藿香，内含理中汤温补脾太阴气虚，较切合病机，所以效果良好。

8. 饥亦嗳气、饱亦嗳气，饥则心下嘈杂，晚上舌热

严某某，女，75岁，2013年1月16日初诊。

饥亦嗳气、饱亦嗳气，饥则心下嘈杂，晚上舌热，脉右寸浮关沉。拟小柴胡汤合茯苓饮、四逆散、旋覆代赭汤。3剂。

北柴胡25克，党参、姜半夏、茯苓、白术、代赭石各15克，黄芩、炙甘草、姜、枣、枳实、白芍、陈皮、旋覆花各10克。

1月20日二诊：诸证减，因大便溏，微恶寒，太阴仍虚寒。原方加桂枝，增茯苓、白术，3剂。

北柴胡25克，茯苓、白术各20克，党参、姜半夏、代赭石各15克，黄芩、炙甘草、姜、枣、枳实、白芍、陈皮、旋覆花、桂枝各10克。

2月6日随访：病愈。

按：嗳气即胃气上逆所致，三焦气郁，才有上逆之气，故用小柴胡汤合旋覆代赭汤、四逆散，疏三焦、解郁而降逆；心下嘈杂属脾太阴病，用茯苓饮补脾太阴而理气；晚上舌热，属肺太阴虚热，加白芍以凉之；微恶寒，加桂枝以温之；大便溏，仍属脾太阴虚，湿邪危害，增茯苓、白术以祛之。

柴胡桂枝汤合旋覆代赭汤，四逆散，可治越生气，嗳气越剧，胃略痛。

9. 食则呕吐、饥则亦吐，略恶寒而渴

俞某某，男，77岁，2013年6月15日初诊。

食则呕吐、饥则亦吐，大便干结，略恶寒、口渴，子丑时咳剧，吐白黏痰，脉右寸关弦。拟柴胡桂枝汤合茯苓饮加味。3剂。

北柴胡25克，天花粉、陈皮各20克，党参、姜半夏、茯苓、白术、桂枝、白芍、枳实、枣各15克，黄芩、炙甘草、砂仁、厚朴各10克。

6月18日二诊：前方呕吐除，渴减，仍恶心，大便不畅，屁少，胃中隐痛，原方增量，3剂。

天花粉、陈皮各30克，北柴胡25克，姜半夏、枳实、白芍、茯苓、厚朴各20克，党参、白术、杏仁、桂枝、砂仁各15克，黄芩、炙甘草各10克。

6月21日三诊：前方效不佳。拟茯苓泽泻汤合桂枝加杏子厚朴汤，3剂。

茯苓30克，生姜、泽泻、白术、杏仁、厚朴各15克，炙甘草、大枣、桂枝、白芍各10克。

6月24日四诊：前方效，呕吐恶心止，仍多痰，原方加味，再进3剂。

茯苓、陈皮、白芍30克，杏仁、厚朴各20克，白术、泽泻、姜、枳实各15克，桂枝、炙甘草、大枣、姜半夏各10克。

6月27日五诊：诸证减，仍多黏痰，原方加苏叶，增量5剂。

白芍50克，茯苓、陈皮30克，杏仁、厚朴、泽泻、枳实各20克，桂枝、姜半夏、白术、姜各15克，炙甘草、大枣、苏叶各10克。

6月28日来电称，前方服后，呕恶增，嘱其减白芍至20克再服。

7月13日六诊：呕恶止，痰饮减，能吃少量饭，原方增量，10剂。

茯苓、陈皮30克，杏仁、厚朴、泽泻、枳实各20克，姜半夏、姜、白术、苏叶各15克，桂枝、白芍、大枣、炙甘草各10克。

7月24日七诊：前方效，仍痰多，原方去白芍加藿香、佩兰增量，3剂。

茯苓40克，陈皮30克，泽泻、白术、杏仁、厚朴各20克，生姜、桂枝、枳实、苏叶、姜半夏各15克，大枣、炙甘草、藿香、佩兰各10克。

7月27日八诊：前方痰未减，反而矢气少而大便频，原方去藿香、佩兰，增枳实至20克，4剂。

7月31日九诊：前方仍有痰，原方加南星10克，10剂。

茯苓40克，陈皮30克，枳实、泽泻、白术、杏仁、厚朴各20克，生姜、桂枝、苏叶、姜半夏各15克，大枣、炙甘草、南星各10克。

8月9日十诊：前方效，每餐已能吃一碗多饭，体重增加，因仍有痰，原方加减增量，再进10剂。

茯苓40克，陈皮30克，泽泻、白术、杏仁、厚朴、枳实、瓜蒌、薤白各20克，桂枝、苏叶、姜半夏、南星各15克，炙甘草各10克。

按：患者之呕吐口渴为痰饮所致，前二诊用柴胡桂枝汤合茯苓饮加天花粉、砂仁、厚朴解外寒、止咳化痰，除呕，却效不佳。思之良久，忽忆《金匮要略》："胃反，吐而渴欲饮水者，茯苓泽泻汤主之"之经文。三诊改用茯苓泽泻汤治呕吐口渴，桂枝加杏仁厚朴汤止咳化痰始有效，四诊、五诊先后加入半夏、苏叶，使是剂含有茯苓泽泻汤、桂枝加厚朴杏子汤、半夏厚朴汤三方，患者从吃稀饭亦呕恶至能吃一碗多饭，病了一年多的口渴呕吐至此才见好转。以后数诊中，加南星、薤白、瓜蒌，只为化痰。其中七诊加藿香、佩兰是错误的，藿香、佩兰只能化湿，不能化痰。此属太阳太阴合病。

竹叶石膏汤去粳米加姜、枣，可治口渴，呕吐。

10. 食后即呕

柯某某，男，20岁，2000年6月9日初诊。

食后即欲呕，脉缓。拟经方小半夏加茯苓汤。3剂一试。

生半夏、生姜各9克，茯苓12克。

6月12日二诊：前方服后，呕恶减，只要不太饱，即不呕，因要去外地家中，原方续10剂带回家。

按：《金匮要略》有：卒呕吐，心下痞，膈间有水，眩悸者，小半夏加茯苓汤主之。我依"只见一证便是，不必悉具"之意。凭卒呕吐一证，用小半夏加茯苓汤而获良效。

11. 呃逆

冯某某，男，78岁，2009年9月22日初诊。

呃逆两天，声低而频，日夜不休，右脉沉弦。拟经方橘皮竹茹汤加丁香、柿蒂。3剂。

陈皮30克，党参、姜、柿蒂各15克，竹茹、炙甘草、枣、丁香各10克。

9月25日回访：1剂呃逆减，2剂呃逆止。

按：《金匮要略·呕吐哕下利病脉证治第十七》：哕逆者，橘皮竹茹汤主之。古时的“哕逆”，即是现在的呃逆证。1剂知，2剂已，正是经方之特色。

12. 恶心，胃觉寒，大便溏

周某，男，31岁，2010年8月6日初诊。

恶心，胃觉寒，大便溏，脉两关沉大。恶心即欲吐而未吐，亦即小柴胡汤证中之“心烦喜呕”；胃寒、便溏为太阴病。拟小柴胡汤合肾着汤去黄芩加桂枝。7剂。

北柴胡25克，茯苓、白术各20克，党参、姜半夏各15克，桂枝、炙甘草、姜、枣、干姜各10克。

8月18日二诊：前方诸证减，原方续服7剂善后。

按：恶心为胆气上逆，属少阳病小柴胡汤证。胃觉寒，大便溏，属脾太阴虚寒证，可用理中汤。然患者觉胃寒且关脉大，即虚寒较甚，故去方中之黄芩加桂枝合肾着汤，使方内含有苓桂术甘汤、理中汤，温补太阴而除寒湿，共治少阳太阴合病而效。

小柴胡汤合理中汤加砂仁、陈皮，可治嗳气频。若一般嗳气，脉弦者，只用小柴胡汤加砂仁、陈皮即可。若脉沉弦者，用小柴胡汤合茯苓饮亦可。

13. 晨起时泛恶

金某，男，25岁，2001年4月11日初诊。

晨起时呕恶，舌暗，苔灰黑而润，右脉沉细。苔灰黑而润，右脉沉细，晨起时泛恶，应属脾太阴病，虚寒证。拟经方桂枝人参汤加茯苓、姜半夏、生黄芪。5剂。

肉桂、干姜、白术、炙甘草、党参各10克，茯苓、生黄芪各15克，姜半夏10克。

4月17日二诊：苔已转淡黄而润，自觉大小便正常，脉右关浮，左关大。原方增茯苓、生黄芪至20克，姜半夏15克，5剂。

按：此属脾太阴虚寒兼气虚，是方以桂枝人参汤合加减补阳汤去桂枝加肉桂、姜半夏而成，功在补脾太阴之气而祛寒，故效佳。

少阳病，太阴病皆有呕恶。凡遇此病，应从脉证中辨清病机，才可按病机处方用药。不可遇恶心，即断为少阳病或太阴病，否则动手便错。

14. 水逆证，饮茶即吐而不解渴

李某某，女，42岁，1985年6月23日初诊。

头眩恶寒，腹胀，经抗菌素治疗无效，且渴而不欲饮，脉数苔黄。问：口干、喝热茶能解渴吗？答：若饮茶水，过后即吐尽，渴仍不解，此病已两年了。我忽思，此非水逆证乎？遂与五苓散改汤。3剂。

桂枝10克，白术、茯苓、猪苓各15克，泽泻20克。

按：四日后遇患者，她说：头剂服后四小时，尿量增多，日夜小便9次（原来一日夜小便3次）颇感麻烦，服2剂后，即不愿意再服，头眩恶寒腹胀减。我说：方已见效，你始喝热茶是否仍会吐，体重有否下降？第二天她告诉我体重下降3斤，饮茶已不会吐。此为太阳病之水逆证，是平生遇到的唯一病例。由此可知单方治单证之难逢。

《伤寒论》虽有百十三方，然有些汤证一辈子只碰到一次，如甘草干姜汤证、乌梅丸证、桂枝去芍药汤证等。而有些汤证至今仍未碰到，如麻黄升麻汤、十枣汤、大陷胸汤、三物白散等。故要扩大治疗范围，必须走按病界辨病机，用合方治合病的道路。否则，会因学经方，而经方汤证难逢，不得已，改学时方医学，而用时方，或临时组方，即转为“时方派”医生，使“经方派”医生队伍日益萎缩。

15. 睡时流涎至枕湿

孙某某，男，66岁，2009年9月24日初诊。

睡时流涎至枕湿，脉右寸沉濡。此属太阴气虚，痰饮危害。拟补中益气汤合《和剂局方》之二陈汤。5剂。

黄芪30克，党参、茯苓、白术各20克、升麻、北柴胡、当归、炙甘草、陈皮、姜半夏、姜、枣各10克。

9月28日二诊：前方1剂即流涎减，4剂已基本除，原方5剂善后。

按：涎唾似痰饮，脾为生痰之源，肺为储痰之器，脾、肺皆为太阴，太阴虚，才使痰饮危害，故用补中益气汤加茯苓、姜半夏，即剂中含有二陈汤。而二陈汤为治痰饮之要方，合二方补气化痰治太阴，故1剂减，4剂愈。

16. 口唇痒而干裂

马某，女，34岁，2010年4月16日初诊。

口唇痒而干裂，色白，脉右寸浮、关尺沉细而结。拟小柴胡汤合生脉散加枳

实、白芍、山药、生地黄、当归。5 剂。

麦冬、生地黄各 20 克，北柴胡、党参、山药、当归各 15 克、黄芩、炙甘草、天花粉、枳实、白芍、姜、枣、五味子各 10 克。

4 月 22 日二诊：前方未效，因脉结唇白，为太阴气津虚，唇痒而干裂为血虚，拟生脉散合四物汤加黄芪。5 剂。

黄芪、党参各 30 克，当归、白芍、熟地黄、麦冬各 20 克，川芎、五味子各 15 克。

5 月 2 日三诊：前方使十多年的唇裂大减，因大便不畅，原方续服 10 剂。

5 月 16 日四诊：前方效，唇仍干、略裂，大便不畅，原方加陈皮增量，5 剂善后。

黄芪、党参各 30 克，当归、白芍、熟地黄、麦冬各 25 克，川芎、陈皮、五味子各 15 克。

按：唇痒干裂属血虚夹风，脉结，色白属气虚，此属太阴气津虚兼血虚。初诊方中，虽已有生脉散和补血药，但用药杂而不专，故无效。二诊用生脉散加黄芪专补太阴之气与津液，合四物汤补血，才收到显著疗效。

二诊方去黄芪，可治上唇裂，出血，大便干结。

17. **唇风，口唇肿胀而痒，右胸胁间痛**

倪某某，女，38 岁，2007 年 3 月 7 日初诊。

唇风，口唇肿胀而痒，右胸胁间痛，脉右弦，左关略沉。唇风可治以薏苡仁汤，然右胸胁痛，右脉弦为小柴胡汤证，拟小柴胡汤合薏苡仁汤。7 剂。

薏苡仁 30 克，北柴胡 25 克，赤小豆 20 克，姜半夏 15 克，黄芩、党参、炙甘草、姜、枣、防己各 10 克。

3 月 19 日二诊：前方 7 剂唇风愈。现经期将至，唇风又发，原方增赤小豆至 30 克，防己至 15 克，7 剂以善后。

按：唇风病在《中医临证备要》中，治以薏苡仁汤。右胸胁间痛，应属少阳病，小柴胡汤证。既然二汤证同时出现，即为合病，则应合二方而治之，这就是用合方治合病的要诀。

若初起时唇红肿，后唇痒裂色白，脉左弦，此非唇干裂，仍属唇风。以薏苡仁汤合四物汤治之。

七、咳喘病杂证

1. 咳嗽而恶寒

许某某，男，52 岁，1998 年 4 月 17 日初诊。

咳而右脉弦，鼻塞微恶寒。咳而鼻塞，微恶寒，属太阳病表实证，因右脉弦，故以小青龙加杏仁汤。3 剂一试。

桂枝、白芍、麻黄、杏仁、五味子、姜半夏、干姜、炙甘草各 9 克，细辛 6 克。（嘱：禁食辛辣、肥猪肉与鱼）

4 月 20 日二诊：咳见稀，仍觉胸闷，微恶寒，背有微汗，略渴，故原方增杏仁止咳，加生石膏止渴，3 剂。

生石膏 15 克，杏仁 12 克，桂枝、白芍、麻黄、五味子、姜半夏、干姜、炙甘草各 9 克，细辛 6 克。

4 月 23 日三诊：恶寒止，仍有胸闷，咳喘，拟茯苓甘草五味子干姜细辛汤。3 剂一试。

茯苓 12 克，炙甘草、干姜、细辛、五味子各 9 克。

按：4 月 27 日回访，胸闷咳喘除。

小青龙汤无杏仁，亦可治咳吐白痰，恶寒背冷，鼻遇冷即塞，遇热则通。喘咳病，证候多，病机杂，常见的大致可分如下几种：风热咳嗽，有小柴胡汤合麻杏石甘汤证，小柴胡汤合芩杏石甘汤证；风寒咳嗽，表实证有麻黄汤证、小青龙汤证；表虚证有桂枝加厚朴杏子汤证；外寒内热之太阳阳明合病的大青龙汤证；太阴津虚咳嗽的麦门冬汤证、喻氏清燥救肺汤证；半夜咳嗽，大便溏者，小柴胡加干姜五味子汤证；大便干者，小柴胡汤合生脉散证等。以上诸证，还须随合病、并病的变化而变化。

苓甘五味姜辛汤，是《金匮要略》中治小青龙汤证后续的加减方，我依法用之，确有佳效。

小青龙汤证，常见右关尺脉弦细，很少见浮紧脉，不可不知。

苓甘五味姜辛汤加桂枝、半夏、杏仁，可治食冷饮而致咳喘，口不渴，有痰。

2. 鼻塞，咳而多痰，恶寒，大便溏

杨某，女，25 岁，2010 年 11 月 22 日初诊。

鼻塞，咳而多痰，恶寒，大便溏，脉右寸关弦，左关浮。鼻塞，咳而多痰，恶寒属太阳病，麻黄汤证；大便溏，为脾太阴虚寒；右寸关脉弦，为少阳病，小柴胡加干姜五味子汤证。拟小柴胡汤合麻黄汤加干姜、五味子。3剂。

北柴胡25克，姜半夏15克，黄芩、党参、炙甘草、麻黄、杏仁、干姜、枣、五味子、姜各10克，桂枝8克。（嘱：禁食辛辣、肥猪肉与鱼）

11月29日二诊：前证愈，因失眠，大便溏，脉右弦濡，为少阳太阳太阴合病。拟柴胡桂枝汤合加减补阳汤加远志、龙骨、牡蛎、枣仁，5剂。

生黄芪、煅龙骨、煅牡蛎、茯苓各30克，北柴胡25克，枣仁各20克，党参、白术、远志、姜半夏、桂枝、白芍各15克，黄芩、炙甘草、姜、枣各10克。

按：鼻塞，咳痰，恶寒属太阳病；鼻塞、右寸关脉弦属少阳病；大便溏属太阴病。初诊先治恶寒、鼻塞、咳而多痰的少阳太阳合病，二诊时前证已愈，仍有大便溏，且失眠，然后以柴胡桂枝汤合加减补阳汤加安神药，再治太阳少阳太阴合病。

3. 鼻塞，涕清，喷嚏，咳而少痰

刘某，女，27岁，2010年10月9日初诊。

鼻塞，涕清，喷嚏，脉右寸浮。鼻塞是太阳病表实证，涕清、喷嚏为太阳病表虚证，且鼻关少阳，拟柴胡桂枝汤合麻黄汤加厚朴。3剂。

北柴胡15克，党参、姜半夏、黄芩、炙甘草、姜、枣、桂枝、白芍、杏仁、厚朴、麻黄各10克。（嘱：禁食辛辣、肥猪肉与鱼）

10月13日二诊：前方诸证愈，因仍有咳嗽少痰，拟小柴胡汤合清金饮去茯苓加麦冬，3剂。

北柴胡25克，麦冬20克，党参、姜半夏、杏仁、五味子各15克，黄芩、炙甘草、姜、枣、陈皮、桔梗各10克。

按：此虽太阳少阳合病，却内含表实证与表虚证，故用小柴胡汤治少阳病、麻黄汤治表实证、桂枝加厚朴杏子汤治表虚证，合三方而治之。3剂后太阳病消失，出现太阴津虚之证候，即用小柴胡汤合清金饮（《东医宝鉴》方）去茯苓加麦冬，使方中含有生脉散，故治之即愈。或问：为何表实证、表虚证同时出现？答曰：这就是所以有麻黄桂枝各半汤证的原因。

柴胡桂枝汤加杏仁、厚朴、麻黄，还可治咳而少痰，痰难咳出，闻异味则咳，遇寒亦咳，鼻时塞，时流清涕。

此方（指初诊方）去厚朴加黄芪、石膏，还可治咳嗽多年，口渴自汗，日轻夜重。

柴胡桂枝汤合生脉散加杏仁、厚朴、麻黄，可治咳而少痰，鼻塞、多喷嚏，半夜咳剧。

4. 咳而喉痒，口吐涎沫

施某某，男，58岁，1988年12月4日初诊。

咳而喉痒，口吐涎沫，脉缓。桂枝加厚朴杏子汤。3剂。

桂枝、白芍、生姜、大枣、杏仁各9克，炙甘草、厚朴各6克。（嘱：禁食辛辣、肥猪肉与鱼）

12月7日二诊：前方服后，诸证大减，原方续服5剂善后。

按：大论中此方主治喘家，或误下后之微喘。而我在临证中大多数是用此方治咳，且疗效显著，此方也是治过敏性鼻炎中不可或缺之辅方。其实恶风寒之喘咳、或过敏，都是寒邪作怪，证虽异，病机却相同，故效佳。

此方可治咳喘、恶寒、日轻夜重，痰白难咳出。

此方合生脉散加黄芪，可治咳喘少痰，日轻夜重，脉迟。

此方加黄芪，可治颈周自汗，咳而无痰，睡前咳剧。

此方合玉屏风散，可治遇寒即咳，关脉沉。

此方合补中益气汤，可治白细胞偏低，略咳，多清涕。

5. 干咳无痰，背热即咳，日轻夜重，鼻塞口渴

仇某某，男，49岁，2011年3月9日初诊。

干咳无痰，背热即咳，日轻夜重，鼻塞口渴，涕黄，脉弦。干咳无痰，日轻夜重，为肺太阴津虚；背热即咳，鼻塞口渴，涕黄为阳明热证；脉弦为少阳病，此属太阴阳明少阳合病。拟小柴胡汤合麻黄杏仁石膏甘草汤、生脉散。5剂。

北柴胡25克，生石膏30克，党参、姜半夏、杏仁、麦冬、五味子各15克，黄芩、炙甘草、姜、枣、麻黄各10克。（嘱：禁食辛辣、肥猪肉与鱼）

3月14日二诊：前方效，原方5剂善后。

按：干咳无痰，日轻夜重，肺太阴津虚，用生脉散补之。口渴、背热、鼻塞，为阳明内热，以麻杏石甘汤清热开窍。脉弦为少阳病，故用小柴胡汤治之，合三方，以治二阳一阴合病。

此方还可治咳而少痰，咽干口渴。

6. 咳喘，口渴引饮，身重无力，头晕不恶寒

朱某某，女，59岁，1987年9月5日初诊。

咳喘，口渴引饮，痰黄稠；身重无力，不恶寒，头晕，右脉缓而无力，苔黄腻。咳喘，口渴引饮，痰黄稠为阳明热痰；身重无力，不恶寒头晕，为太阴虚水饮作怪。拟麻黄杏仁石膏甘草汤合经方泽泻汤。3 剂。

生石膏 40 克，泽泻 18 克，杏仁 12 克，生白术 9 克，炙麻黄、炙甘草各 6 克。（嘱：禁食辛辣、肥猪肉与鱼类）

9 月 15 日二诊：前方效，原方再进 5 剂善后。

按：咳喘，痰黄稠，口渴引饮属阳明病；身重无力，头晕属太阴病，痰湿水饮危害，此属太阴阳明合病。用麻杏石甘汤清热祛痰治阳明咳喘，合泽泻汤利湿祛水饮，治太阴头晕、倦怠无力。

7. 咳嗽头晕

陈某某，男，30 岁，1987 年 6 月 14 日初诊。

前日恶寒，咳嗽，头晕，昨日搬家俱大汗出，恶寒已罢，唯有头晕咳嗽，脉右寸浮。恶寒已罢，转为咳嗽，此属太阴病，拟茯苓桂枝白术甘草汤。3 剂。

茯苓 12 克、桂枝、白术、炙甘草各 9 克。（嘱：禁食辛辣、鱼类）

6 月 18 日二诊：前方服后，头晕除，仍咳而口渴，此太阴阳明并病，拟用厚朴麻黄汤（桂林古本《伤寒杂病论》方），3 剂。

生石膏 30 克，厚朴、五味子、杏仁、姜半夏各 9 克，炙麻黄 6 克。

随访：2 剂愈。

按：因劳累汗出，则外邪亦随汗出，所以病从太阳太阴合病转为太阴病之饮邪危害的头晕咳嗽。初诊用苓桂术甘汤祛寒饮，头晕虽除，却出现咳而口渴，已成为太阴阳明并病。二诊用厚朴麻黄汤，寒温药并用，在外邪将离太阴转入阳明之时而击之，使邪祛而正安。

8. 咳而无痰，日轻夜重，口渴，舌红裂无苔

王某某，女，63 岁，2003 年 1 月 24 日初诊。

咳而无痰，日轻夜重，口渴，舌红裂无苔，脉右寸浮关尺沉。咳而无痰，日轻夜重，属肺太阴津虚，口渴，属阳明热证，此为太阴阳明合病，拟《医门法律》之清燥救肺汤加减。3 剂。

生石膏 30 克，杏仁、麦冬各 15 克，党参、知母、炙甘草、枇杷叶、桑叶、阿胶各 10 克。（嘱：禁食辛辣、烘、烤、煎、炸物）

1 月 27 日二诊：咳，渴，舌裂平，唯觉头重，原方增党参、知母、桑叶、枇杷叶至 15 克，3 剂善后。

按：此案为太阴阳明合病，用清燥救肺汤，阳明、太阴合治而效。我用清燥救肺汤，常去炒黑麻仁加知母，疗效显著。但应见咳而无痰，口渴，舌红裂无苔为的证，用之才见显效。

此方亦可治干咳无痰，日轻夜重，咳剧时胸痛。

9. 干咳无痰，大便干结，躺下不咳，坐起即咳

姚某某，男，17 岁，2011 年 8 月 11 日初诊。

干咳无痰已年余，大便干结，脉右略弦。干咳大便结，肺津虚无疑，脉右弦，为少阳病，此为少阳太阴合病。拟小柴胡汤合《东医宝鉴》之清金饮去茯苓加麦冬。7 剂一试。

麦冬 30 克，北柴胡 25 克，党参、姜半夏、橘红、杏仁、五味子各 15 克，黄芩、炙甘草、姜、枣、桔梗各 10 克。（嘱：禁食辛辣、烘、烤、煎、炸物）

8 月 17 日二诊：前方未效。躺下不咳，坐起即咳，虚象明显，原方去止咳化痰之清金饮，合补气津之生脉散加黄芪，5 剂。

生黄芪、麦冬各 30 克，北柴胡 25 克，党参、姜半夏、五味子各 15 克，黄芩、炙甘草、姜、枣各 10 克。

8 月 23 日三诊：咳减，因大便前腹痛，此脾胃虚寒所致。原方增党参，去生姜，加干姜，5 剂善后。

生黄芪、麦冬各 30 克，北柴胡 25 克，党参 20 克，姜半夏、五味子各 15 克，黄芩、炙甘草、干姜、枣各 10 克。

按：干咳，大便干，属肺太阴津虚，躺下不咳，坐起即咳，此属肺太阴津气俱虚。初诊方中虽已有生脉散补太阴，怎奈还有橘红、杏仁、桔梗诸化痰祛湿药，燥而伤津，非治虚之药，故无效。二诊时，虚咳明显，原方去清金饮，合生脉散加黄芪气津双补之而效。三诊时，咳虽减，却出现大便前腹痛，此为脾太阴虚寒（因服十余剂麦冬而现虚寒），故原方去生姜，加干姜以温太阴除寒而善后。

小柴胡汤合清金饮加麦冬，可治昼夜咳嗽，花剥苔；又可治咳而少痰且中午咳剧；及咳而少痰，咽痛口渴。

小柴胡汤合清金饮加麻黄、杏仁、黄芪，可治咳吐泡沫谈，且不易咳出。

10. 干咳无痰，大便常日二次，咽痒自汗

李某，女，47 岁，2011 年 6 月 5 日初诊。

干咳无痰，大便日常两次，咽痒自汗，脉弦。咽痒，干咳无痰，大便常日两次，为肺太阴寒咳；自汗，脉弦为少阳病，拟小柴胡汤加干姜、五味子止咳敛汗。5剂。

北柴胡25克，姜半夏、五味子各15克，党参、黄芩、炙甘草、姜、枣、干姜各10克。（禁食辛辣）

6月10日二诊：前方自汗减，咳未减，因咽痒，原方加橘红15克，5剂。

6月16日三诊：咳大减，自汗基本愈，原方续5剂善后。

按：脉弦，说明咳与自汗属少阳病。干咳无痰有两种可能，一是太阴津虚，二是太阴有寒。何以别之？先看大便是干、是溏？大便干则太阴津虚；大便溏则太阴有寒。此案常大便日两次，是太阴有寒，因加干姜合方中甘草为甘草干姜汤温肺，治便溏兼止咳，五味子止咳敛汗，橘红治咽痒，故效佳。此属少阳太阴合病。

此方去橘红，可治咳从胃中上冲而起，痰少不渴，下午咳甚。亦可治咳而少痰，咳甚时右胁痛，子丑时咳剧。

11. 头晕咳嗽，略喘，胃不适，微恶寒

陶某某，女，61岁，2011年3月13日初诊。

头晕咳嗽，略喘，胃不适，微恶寒，脉右寸浮、关尺沉，左浮小。头晕咳嗽，略喘，胃不适为少阳太阴合病，气津虚，三焦不畅；微恶寒为太阳病。拟柴胡桂枝汤合加减补阳汤、生脉散加杏仁。5剂。

黄芪30克，北柴胡25克，茯苓、白术各20克、党参、姜半夏、麦冬、五味子、杏仁各15克，黄芩、炙甘草、姜、枣、桂枝、白芍各10克。（嘱：禁食辛辣、鱼类）

3月17日二诊：诸证减，因喉痒，原方加橘红，5剂。

3月23日三诊：诸证除，仅头晕恶寒，原方减去麦冬、五味子、杏仁等止咳药，增太阳病主药桂枝、白芍。5剂。

黄芪30克，北柴胡25克，茯苓、白术各20克、党参、姜半夏、桂枝、白芍各15克，黄芩、炙甘草、姜、枣、橘红各10克。

3月28日四诊：前方效，原方续10剂善后。

按：头晕，胃不适，咳嗽，微恶寒是太阴少阳太阳合病，表虚有寒，三焦不畅兼气津虚。用柴胡桂枝汤祛寒解表，疏通三焦，合补气的加减补阳汤、补津的生脉散加杏仁，治太阴太阳少阳合病兼气津虚。二诊时因喉痒，加橘红除痒。三诊仍头晕恶寒，此为太阳病未解，所以去止咳药增桂枝汤量以治太阳病。

柴胡桂枝加厚朴杏仁汤，合生脉散可治咳而少痰，渴喜热饮，日轻夜重。

柴胡桂枝加厚朴杏仁汤，合半夏厚朴汤去苏叶加陈皮，可治咽中有痰，略恶寒。此方去陈皮加苍术，可治肩背痛多痰，右胸痛，脉缓。

柴胡桂枝汤合生脉散、四逆散，可治咽痛，胸正中痛，干咳无痰，日轻夜重。

柴胡桂枝汤去半夏加天花粉、杏仁、厚朴，可治咳而少痰，咳甚时左胁痛，左肩酸胀。

12. **晚上咽痒咳嗽，略吐咸痰，咳剧时呕恶**

周某某，男，36岁，2011年8月27日初诊。

晚上咽痒咳嗽，略吐咸痰，咳剧时呕恶，病已四五月，脉似弦，关沉尺浮。晚上咽痒咳嗽，略吐咸痰，此为太阴津虚合少阴精虚；咳剧时呕恶，脉似弦为少阳病。拟小柴胡汤合生脉散加半剂六味地黄汤。5剂。

北柴胡25克，党参、姜半夏、麦冬、五味子、山萸肉、山药、熟地黄各15克，黄芩、炙甘草、姜、枣各10克。（嘱：禁食辛辣、烘、烤、煎、炸物）

9月1日二诊：前方4剂服后咳痰已减少，原方续服5剂善后。

按：晚上咳属太阴津虚，痰咸属少阴精虚，呕恶属少阳胆气上逆，用小柴胡汤降胆气治少阳，生脉散补肺津治太阴，取六味地黄汤中的一半补药，补肾精治少阴。此属太阴少阴少阳合病。

小柴胡汤合苓桂术甘汤、六味地黄汤，可治睡湿被而引起咳嗽，咳而少痰，晨起时腰酸。

13. **咳喘，多白痰**

冯某某，男，68岁，2009年4月5日初诊。

咳喘，多白痰，脉右寸虚浮。治宜止咳平喘化痰。拟经方厚朴麻黄汤合小柴胡汤。5剂。

生石膏、淮小麦各30克，北柴胡25克，姜半夏、杏仁15克，厚朴、麻黄、干姜、五味子、黄芩、党参、炙甘草、姜、枣各10克，细辛5克。（嘱：禁食辛辣、肥猪肉与鱼）

4月11日二诊：诸证减，口仍干，原方续服20剂善后。

生石膏、淮小麦各30克，北柴胡25克，姜半夏、杏仁15克，厚朴、麻黄、干姜、五味子、黄芩、党参、炙甘草、姜、枣各10克，细辛5克。

按：二诊的20剂药是患者自已要的，可能他觉得此方能治好他的病，所以一要就是20剂。我平时常用小柴胡汤合麻杏石甘汤平喘有效，然此案既咳又喘又多痰，故用小柴胡汤，合既能平喘，又能化痰止咳的厚朴麻黄汤，既治咳又平喘亦化痰，故效佳。

14. 晨起痰多，状如泡沫，易咳出（肺炎后遗症）

殷某某，女，39岁，2007年7月21日初诊。

肺炎治愈后，遗下晨起痰多，状如泡沫，易咳出，脉右弦紧，左濡关略大。痰多如泡沫为太阴虚，痰饮危害，脉右弦紧为少阳病，此为少阳太阴合病。拟小柴胡汤合茯苓饮、半夏厚朴汤。5剂。

北柴胡25克，茯苓20克，姜半夏15克，黄芩、党参、炙甘草、姜、枣、白术、枳实、厚朴、陈皮、苏叶各10克。（嘱：禁食辛辣、肥猪肉与鱼）

7月27日二诊：痰略减，原方增加化痰药量，再进7剂。

北柴胡25克，茯苓20克，姜半夏、白术、厚朴、苏叶各15克，黄芩、党参、炙甘草、姜、枣、枳实、陈皮各10克。

8月4日三诊：痰渐减，原方增白术至20克，陈皮、枳实至15克，7剂。

8月11日四诊：劳累后痰多，略有口疮。劳累后痰多是气虚之证，原方增党参补气，加生蒲黄治口疮，7剂。

北柴胡25克，茯苓、白术20克，姜半夏、厚朴、苏叶、枳实、陈皮、党参各15克，黄芩、炙甘草、姜、枣、生蒲黄各10克。

8月16日五诊：前方效，因仍有口疮，嘱停服西药抗菌素，原方续7剂。

8月27日六诊：口疮已愈，仍有痰，原方增茯苓、白术至30克，党参、姜半夏至20克，7剂善后。

9月6日随访：病愈。

按：此病属痰饮范畴，由肺炎遗留，数年中屡治无效，故用方也别出新意。因痰出自太阴，以茯苓饮（《外台秘要》称此是仲景方）合半夏厚朴汤补太阴而化痰湿。痰由津液炼成，以小柴胡汤下津液和胃气，使痰失去原料，痰就自然减少。我常用此方治痰饮，疗效卓著。由于脂肪也由痰湿成生，故此方可用于减肥。

此方（指初诊方）去枳实、白术加杏仁、黄芪，可治喉中有痰，色白而厚；若去枳实、白术加石膏，可治晨起吐浓痰。

若此方去半夏厚朴汤加干姜五味子，可治过敏性气管炎，咳而多痰，色白，不渴，不恶寒。

小柴胡汤合半夏厚朴汤加石膏、杏仁，可治晨起吐浓痰，略渴。

15. 咽喉痰涌，不易咳出，不能入睡

冯某某，女，54 岁，2003 年 12 月 6 日初诊。

咽喉痰涌，不能入睡，且不易咳出，咽干略痛，脉两寸浮大，苔黄。拟半夏厚朴汤合桔梗汤加陈皮、杏仁、石膏。2 剂。

姜半夏、陈皮、杏仁各 15 克，茯苓、石膏各 20 克，桔梗、炙甘草、厚朴、苏叶、生姜各 10 克。（嘱：禁食辛辣、鱼类）

按：患者系同事，两天后告知，1 剂后痰已不涌，易咳出，2 剂后，诸证除，已能安然入睡。

此方以半夏厚朴汤加陈皮化痰；桔梗汤加杏仁助痰咳出；生石膏治咽干痛。若按方测病位，即半夏厚朴汤属太阴病方，桔梗汤为少阴病方，生石膏为阳明病药。此证可定为太阴少阴阳明合病。

16. 支气管扩张，咳唾血块，口渴引饮

潘某某，男，42 岁，1987 年 9 月 17 日初诊。

素有支气管扩张病，常年干咳，近日咳唾血块，色深红，口渴引饮，舌红苔黄腻。拟黄芩杏仁石膏甘草汤。3 剂。

生石膏 15 克，杏仁 12 克，黄芩 9 克，炙甘草 6 克。（嘱：禁食辛辣物）

9 月 20 日二诊：前方服后，咳血止，口渴除，然脉仍数，原方再进 3 剂善后。

按：血色鲜红，口渴引饮，为阳明热证，用芩杏石甘汤清热生津止咳而咳愈。芩杏石甘汤，治疗咳血、鼻衄皆有良效。我曾多次用于治疗支气管扩张之咳血，或血小板减少之鼻衄，及素有肺结核病，咳而吐衄者。

17. 咳逆上气，咽喉不利，头痛唾血

夏某某，女，35 岁，1998 年 1 月 16 日初诊。

咳逆上气，咽喉不利，头痛唾血，脉数。咳逆上气，咽喉不利为麦门冬汤证；头痛唾血，脉数为阳明热证。故拟麦门冬汤合黄芩杏仁石膏甘草汤。3 剂。

生石膏、麦冬各 30 克，粳米 15 克，杏仁、姜半夏、党参各 12 克，黄芩、生草、大枣各 9 克。（嘱：禁食辛辣物）

1 月 19 日二诊：头痛唾血愈，即阳明内热除，仍咳而少痰，即肺太阴津液仍虚。拟麦门冬汤，3 剂。

麦冬 40 克，粳米 15 克，姜半夏、党参各 12 克，大枣、炙甘草各 9 克。

按：此阳明太阴合病。头痛唾血病在阳明，用芩杏石甘汤清热止血以治阳明头痛；咳逆上气，咽喉不利，为麦门冬汤证，其病机属津虚夹痰，病位在肺太阴，以麦门冬汤润肺化痰止咳治之。此案属辨汤证与辨病机相结合的治法。

芩杏石甘汤合生脉散，可治晨起唾中带血，脉促。

18. 咳嗽痰中带血，咽干恶寒，日轻夜重

卢某某，女，58 岁，2011 年 4 月 23 日初诊。

咳嗽痰中带血，日轻夜重，咽干，恶寒，脉右寸关弦、尺沉，左寸浮、关尺弦。恶寒、咽干、右寸关脉弦，为太阳少阳合病之寒阻三焦；咳嗽痰中带血，日轻夜重为血虚。拟柴胡桂枝汤加黄芪、厚朴、杏仁、当归、生地黄补血止咳。5 剂。

生黄芪 30 克，北柴胡 25 克，当归、生地黄各 20 克，党参、姜半夏、桂枝、白芍、杏仁、厚朴各 15 克，黄芩、炙甘草、姜、枣各 10 克。（嘱：禁食辛辣物与鱼。）

4 月 29 日二诊：痰血止，咳减，原方续服 5 剂善后。

按：咽干属少阳病，恶寒属太阳病，出血会造成血虚，气不摄血为气虚。故用柴胡桂枝汤加厚朴、杏仁治太阳少阳合病以止咳，加黄芪、当归、生地黄为当归补血汤加味，补气血，而治痰中带血。此为二阳合病兼气血虚证。

此方去当归、生地黄，可治咳而少痰，遇寒更甚，鼻流清涕，背略僵等证。

此方去黄芪加枳实、青皮、王不留行子，可治咳则右胸痛连后背。

19. 咳血盈口

2008 年 9 月 27 日晚，我洗浴受寒，28 日晨起喷嚏两次，中饭、晚饭食辣菜，当晚 8 时许咳血，吐出几口后，大部分下咽。先服 15 克阿胶珠化汤止血无效，后服黄芩杏仁石膏甘草汤加阿胶珠。2 剂。

生石膏 20 克，黄芩、杏仁、阿胶珠各 15 克，炙甘草 10 克。

服药后约 30–40 分钟未咳血，后又咳血盈口，遂将血吐入搪瓷盆内约六七口，烤干研成粉末，另煎芩杏石甘汤原方 1 剂，吞服血末一白瓷羹匙。服后咳血止。

9 月 29 日服芩杏石甘汤原方 1 剂后，略有干咳，未见血，然下痢两次，色黑，应是昨天咽下的咳血造成，且左胸支气管处有一指大隐痛，左侧卧则喘。因脉数，拟黄芩杏仁石膏甘草汤合四物汤加生地黄、竹叶、麦冬，4 剂。

生石膏20克，黄芩、杏仁各15克，生地黄、熟地黄、川芎、当归、白芍、麦冬、竹叶、炙甘草各10克。

10月3日，前方1剂，仍略有干咳，左支气管处隐痛，大便仍色黑，已成形，晚上仍不能左侧卧，白天仍能坐门诊，故未请假。2剂后左支管处已无隐痛，大便成形，色黄，仍略干咳，未见血。晚上咽喉痒咳嗽，吐出紫血一块，左卧、平卧仍喘。3剂后，陆续咳出六七口紫血，至晚已不喘，左侧卧虽不喘，仍有喉痒。至此，方知前几天干咳无血，实际是不敢用力咳，所以虽未见血，事实是瘀血留在左支气管内，所以喘未平，左支气管处隐痛不止。今日干咳无痰，也无紫血块与喘，隐痛已除，原方去竹叶加知母以止咳，4剂。

生石膏20克，黄芩、杏仁各15克，生地黄、熟地黄、川芎、当归、白芍、麦冬、知母、炙甘草各10克。

10月7日，前方1剂后，晨起咳嗽，痰中略带紫血丝，晚上及第二天午睡已能左侧卧而喉不痒。3剂后已基本不咳，偶尔痰中仍有紫血丝，因晨起口苦，原方减黄芩、杏仁至10克，增麦冬至20克，7剂。

10月15日，咳血丝止，原方增知母、当归至15克，7剂。

生石膏、麦冬各20克，知母、当归各15克，黄芩、杏仁、生地黄、熟地黄、川芎、白芍、炙甘草各10克。

10月22日，偶有干咳，原方增生地黄、熟地黄至15克，5剂。

按：此次咳血，应是左支气管出血。用自己的干血末止血是从《东医宝鉴》中学来，原方要求服自血干末为一钱或一钱二分，麦冬汤吞服。我用干血粉一羹匙约10克左右，用量超过原方，而且是用芩杏石甘汤吞服。疗效不可思议，特列出供同道急救大咳血时参考。

笔者二十多年前，曾因受寒感冒后，食生姜炒鸡而致咳血，后服芩杏石甘汤而愈。此次咳血服芩杏石甘汤却疗效不佳。经验有二；一是此次是食辣椒，辣椒热毒重于生姜。二是，此次咳血重于前次，故前方疗效不佳。但有一点可以记取，即感冒后不能食辣，否则可能变生咳血。

20. 闻到石灰气味而喘，喘甚时汗出

王某某，男，61岁，2009年10月4日初诊。

闻到石灰气味而喘，喘甚时汗出，脉弦数。喘而汗出，为阳明病，麻黄杏仁石膏甘草汤证，脉弦数为少阳病，小柴胡汤证。拟小柴胡汤合麻黄杏仁石膏甘草汤治二阳合病。7剂。

北柴胡25克，生石膏20克，姜半夏15克，黄芩、党参、炙甘草、姜、枣、麻黄、杏仁各10克。（嘱：禁食辛辣、鱼类。当心受寒）

10月12日二诊：前方服后，诸证减，原方续服10剂善后。

按：闻到石灰味而气喘，属西医的过敏性哮喘，而小柴胡汤合麻杏石甘汤有治过敏性哮喘的功效，屡治屡验。按病机划分，此属少阳阳明合病。

此方可治咳而呕，痰厚而多、苔白、脉数。又可治咳嗽多年，口渴自汗，日轻夜重证。

此方合二陈汤，可治支气管类之咳喘，胸闷，痰黄厚，口略干证。

21. 麻疹后遗喘咳

王某某，男，18岁，1986年9月7日初诊。

患麻疹病时禁忌不慎，遗下咳嗽气喘，历时15年未愈。咳嗽日轻夜重，痰厚量多，咽喉不利，气逆，脉稍弦。此乃大逆上气，咽喉不利之麦门冬汤证是也。遂书：

麦冬30克，粳米15克，姜半夏12克，党参9克，炙甘草、大枣各6克。3剂。（嘱：禁食辛辣、鱼类）

9月10日二诊：3剂后痰咳皆稀，原方再进6剂。

9月16日三诊：喘平、咳止，痰亦无，仍感咽喉不利，视其咽，两侧扁桃体肿大而色白，吞咽不便。拟按梅核气治，用半夏厚朴汤，3剂。

姜半夏15克，茯苓21克，厚朴、生姜、苏叶各9克。

按：《金匮·肺痿肺痈咳嗽上气病脉证治第七》："大逆上气，咽喉不利，止逆下气者，麦门冬汤主之。"我依气逆，咽喉不利证，用麦门冬汤治之而效。"大逆上气"四字，历来有争论，我不管其是火逆，还是大逆，只认气逆，咽喉不利，就是麦门冬汤证，用之往往有效。三诊在喘平、咳止、痰无的情况下，用半夏厚朴汤，治梅核气以善后。此案只是依汤证用方。

22. 无汗而喘

杨某某，女，28岁，1998年8月17日初诊。

脉迟，无汗而喘者，麻黄汤3剂。

麻黄、杏仁各9克，炙甘草、桂枝各6克。（嘱：禁食辛辣、鱼类。当心受寒）

9月25日随访，3剂愈。

按：此证较少见。大概我家地处江南之故，用麻黄汤、桂枝汤单方治单证的机率不足1%，用合方治合病、并病的机率超过99%。

有些注释《伤寒论》的医家，强调秋冬不可用白虎，春夏不可用麻桂，实际是将其迂腐的观点，强加给经方。此案治疗时正当盛夏，麻黄汤亦属温热药，3剂即愈疾，未见不良反应。据我数十年临证的经验看来，使用经方，只须有是证，用是方，冬不须避寒凉剂，夏不须避温热药。常在盛夏用小青龙汤或桂枝汤，寒冬用承气汤、白虎汤，仍依旧能药进病退。此案属依汤证用方，即用单方治的单证。

23. 气喘，鼻塞，恶寒

陈某某，女，19岁，2011年11月29日初诊。

气喘痼疾，平时靠西药维持治疗。现鼻塞，唇干，不易出汗，恶寒，脉寸浮关尺沉。唇干为阳明病内热证，鼻塞，恶寒，不易出汗为少阳太阳合病的表实证，此属少阳太阳阳明合病。拟小柴胡汤合大青龙汤。5剂。

北柴胡25克，党参、姜半夏、杏仁各15克，生石膏30克，黄芩、炙甘草、姜、枣、麻黄各10克，桂枝6克。(嘱：禁食辛辣、鱼类。当心受寒)

12月4日二诊：诸证减，原方续服7剂。

12月11日三诊：前方效，因唇仍干，原方增石膏至40克，桂枝10克，8剂。

12月20日四诊：唇干减，因感冒而增咳嗽，原方续服7剂。

12月27日五诊：前方效，因略鼻塞，原方增麻黄至15克，7剂。

2012年1月3日六诊：鼻塞基本通，原方增党参至20克，10剂。

1月13日七诊：自二诊后停服西药，至今未发气喘，原方续服8剂善后。

按：气喘病中，有不少系体质过敏所致。小柴胡汤合麻杏石甘汤，或大青龙汤，或桂枝加厚朴杏子汤，都有抗过敏作用。而该患者正是过敏性气喘。从病位论，恶寒、鼻塞、唇干为太阳阳明合病的大青龙汤证；过敏体质及左鼻孔塞属少阳病小柴胡汤证。所以用大青龙汤合小柴胡汤抗过敏、通鼻塞，治愈气喘痼疾。

柴胡桂枝汤合麻杏石甘汤，可治慢性气管炎，喘咳，痰难出，口渴恶寒。

24. 喘而干咳无痰，咳声低而床第动摇

郭某某，男，50岁，1981年12月8日初诊。

喘而干咳无痰，前医用泻白散化裁3剂，而咳喘更盛。后邀我诊治，见患者喘咳剧而声低，且床第动摇，其脉两关实大。遂用《景岳全书》玉女煎去牛膝加元参。2 剂。

生石膏 120 克，麦冬、元参、知母、生地黄各 15 克。（嘱：禁食酒与辛辣热性物）

药店员工见石膏量大，不敢付药。郭某某说：“你们可吃豆腐?”，对曰：“豆腐当然吃。”郭说：“豆腐是豆与石膏做的，你们为何敢吃”？店员无言以对，才付药两剂。

12 月 20 日二诊：前方服后，喘平咳止，近日饮酒过量，喘咳又作，且渴而胸中隐痛，仍两关脉实大，遂书玉女煎去牛膝加元参合经方葶苈大枣泻肺汤，2 剂。

生石膏 90 克，生地黄、元参、知母、麦冬各 15 克，葶苈 10 克，大枣 10 枚。

服后喘平咳止。

按：初诊时自诉，曾服泻白散而咳剧，即知其肺燥，故咳而无痰；两关脉实大，即知其内热，故放胆用滋肺清内热之玉女煎。二诊时，知其病发，由饮酒过量而起，且有胸中痛，所以原方合能泻毒之葶苈大枣泻肺汤于 1 剂而用之，亦 2 剂而愈。此病发于冬天，石膏是大寒之药，可是只要药与病机相合，皆 2 剂即愈。由此可知冬天不须避寒凉药，反之夏天亦不须避温热药。只需用药契合病机即可。

张景岳原用玉女煎治水亏于下，火炎于上的消渴证。葶苈大枣泻肺汤，原治肺痈病之喘不得卧，皆与本案之证不合。此是我依据病机，第一次合时方与经方而用之，开启了日后以经方、时方合用治合病的大门。

25. 肺结核后遗咳喘痼疾，时发时瘥

朱某某，男，52 岁，1988 年 1 月 3 日初诊。

曾患肺结核病，遗留咳喘痼疾，时发时瘥。近日口渴，饮而渴不止，口鼻如有火，咳、喘、肩息、痰黄稠难咳出，胸肩背俱痛，脉浮弦大数，证属阳明内热合厥阴气滞证。拟黄连半夏石膏甘草汤合枳实桔梗芍药甘草汤一试。3 剂

生石膏 30 克，枳实、白芍 12 克，川黄连、姜半夏、生草、桔梗各 9 克。（嘱：禁食辛辣及热性物）

1 月 15 日二诊：药后，证除十之七八，但觉咳而咽干不利，少气不足以息，此肺太阴津虚。拟麦门冬汤，3 剂。

麦冬 40 克，姜半夏 12 克，党参、炙甘草、大枣、粳米各 9 克。

1 月 18 日三诊：诸证渐瘥，效不更方，原方再进 3 剂。

1月21日四诊：患者为图报销药费，将三诊方交由女儿带去单位厂医转抄。结果服后，诸证又起，视其转抄方，见三诊方中加了一味山药，减去一半麦冬，多了一倍大枣，此已不合麦门冬汤方意，故使病增。遂剔除余药，恢复三诊原方，服3剂始安，后守原方连服数剂而愈。

按：正如《岳美中医话集·谈善于使用成方》中说："古方不可任意加减，若欲加减，宜习古人加减法而消息之。"否则适得其反，此案就是明证。

初诊时，证见口鼻如有火，饮而不止渴，痰黄稠难咳出，属阳明内热，用连夏石甘汤清热止渴；且胸背肩俱痛，为胸中厥阴气滞不通所致，故用枳桔芍甘汤行气止痛。此方仅3剂，前证即除。二诊时，见热退后，现肺太阴津虚证，故用麦门冬汤润肺止咳除痰而病愈。此病初诊为阳明厥阴合病。所用二方为《伤寒杂病论》（桂林古本）方。二诊时，病从阳明转入太阴，用《金匮要略》治肺痿之麦门冬汤善后。

26. 胆石症而干咳无痰，咳剧时引右侧后背痛

刘某某，女，49岁，2009年11月5日初诊。

胆石症病人，干咳无痰，右侧后背胀痛，脸颊发痤疮，脉关尺沉。拟小柴胡汤加味。5剂。

广金钱草40克，北柴胡25克，茯苓、白术各20克，党参、天花粉、枳实、赤芍、青皮各15克，黄芩、炙甘草、姜、枣各10克。（嘱：忌发怒、忧郁）

11月10日二诊：病人要求服7月19日方5剂。

北柴胡25克，麦冬20克，党参、姜半夏、五味子、枳实、白芍各15克，黄芩、炙甘草、姜、枣各10克。

11月26日三诊：前方效，自觉胆囊区舒服，干咳减，痤疮消失，原方续10剂善后。

按：此太阴厥阴少阳合病。右侧后背胀痛属厥阴气滞，干咳无痰属太阴津虚，脸颊痤疮属少阳湿郁，是剂合小柴胡汤、四逆散、生脉散三方，疏肝止痛，补津止咳，共治二阴一阳合病，故效佳。

初诊方无效，是因重在治痼疾胆石症，未顾及新病太阴津虚之咳。违反仲景先治新病后治痼疾之大法，好在患者记得前次咳嗽时的诊断时间与保存的处方，才使治此病少走弯路。

此方可治咽痒，胸中痛，干咳无痰，日轻夜重证。

八、舌、咽病杂证

1. 舌痛

姚某某，女，52岁，2010年12月26日初诊。

舌痛，晚上口干，日轻夜重，甚至痛醒，脉左弦。口疮溃疡，可用甘草泻心汤加味治之，舌在口中，不妨也用甘草泻心汤一试，因疼痛时间是日轻夜重，则血虚难免，宜加止血补血凉血药。拟甘草泻心汤加生地黄、阿胶珠。5剂。

炙甘草、生地黄各15克，黄芩、党参、姜半夏、干姜、枣、阿胶珠各10克，川黄连3克。（嘱：禁食烘烤、煎炸物）

2011年1月1日二诊：晚上已不痛，口渴亦减，原方7剂善后。

按：甘草泻心汤可治口疮溃疡，因口疮溃疡中，有太阴阳明合病的病机之故。舌痛亦在口中，病位与口疮相似，故试按太阴阳明合病治，用甘草泻心汤，加生地黄、阿胶珠补血凉血止血，以治此阴阳合病之血虚证，因此疗效明显。

此方去生地黄，可治全舌痛和舌尖痛。

2. 舌热

陈某某，女，31岁，2009年7月20日初诊。

口渴，舌面发烫，苔黄干，脉数，此属阳明内热证。拟竹叶石膏汤合生脉散加减。5剂。

生石膏30克，党参、麦冬各15克，竹叶、炙甘草、姜、枣、姜半夏、五味子各10克。（嘱：禁食辛辣、烘烤、煎炸物）

7月26日二诊：舌面发烫好转，却觉舌右边不适，此太阴虚象已现，原方加太子参，5剂。

生石膏30克，党参、麦冬各15克，竹叶、炙甘草、姜、枣、姜半夏、五味子、太子参各10克。

8月1日三诊：舌右边不适减轻，因右耳连颐下胀，此属少阳病，原方加柴胡，增太子参，5剂。

生石膏30克，北柴胡、太子参、党参、麦冬各15克，竹叶、炙甘草、姜、枣、姜半夏、五味子各10克。

8月6日四诊：颐胀连右耳减轻，黄干苔已退尽，原方加黄芩，7剂。

生石膏30克，北柴胡、太子参、党参、麦冬各15克，竹叶、炙甘草、姜、枣、姜半夏、黄芩、五味子各10克。

8月15日五诊：前方效，因大便不畅，原方增麦冬至30克，7剂善后。

按：初诊方竹叶石膏汤合生脉散加减，用治口渴，舌面发烫，黄干苔有效。二诊时出现舌右边不适，即现太阴气虚证，加太子参补气而病减，三诊时又见右耳连颐发胀，出现少阳并病，原方加柴胡疏通三焦而效。四诊加黄芩不知为何？大概使方中有小柴胡汤吧，五诊仅剩大便不畅，增加麦冬量以润肠，况且方中有小柴胡汤可疏三焦，应能善后。

口舌中病，常太阴阳明合病。此病初起是阳明太阴合病，后期是阳明太阴少阳并病。

3. 舌菌

盛某某，女，13岁，2001年9月22日初诊。

舌下生菌约0.5×1cm，状如蘑菇，色淡红。拟泻黄散加川黄连、桂枝。3剂。

藿香7克，焦栀4克，生石膏10克，生草15克，防风16克，川黄连、桂枝各3克。另用蛇蜕10克，烧灰外敷。

按：数日后患者邻居来告，舌下菌消失无痕。

泻黄散加川黄连、桂枝方取自《古方新用精选》，蛇蜕烧灰外敷法取自《冷庐医话》，内服外敷结合，收到意外之效。此案难遇，治法亦少，录下供同道参考。

4. 舌有齿痕，略泛酸

蒲某某，男，38岁，2009年6月12日初诊。

略泛酸，舌有齿痕，苔略腻，脉右关略大，此属太阴少阳合病之三焦不畅，痰湿危害。拟小柴胡汤合苓桂术甘汤加味。5剂。

北柴胡25克，茯苓、白术各20克，党参、姜半夏各15克，桂枝、干姜、炙甘草、姜、枣各10克。

6月18日二诊：前方未效，原方去白术加苍术、陈皮以燥痰湿，5剂。

北柴胡25克，茯苓、苍术各20克，党参、姜半夏各15克，桂枝、干姜、炙甘草、姜、陈皮、枣各10克。

6月24日三诊~五诊：齿痕减，原方继服计15剂。

7月12日六诊：舌形已正常，原方续服5剂善后。

按：泛酸，齿痕，腻苔，是痰湿危害太阴之证，且与三焦不畅有关。故用小柴胡汤疏三焦，以苓桂术甘汤合二陈汤祛太阴痰湿，所以取得满意疗效。

5. 头晕在前额，舌尖有疮，齿浮

张某某，女，45 岁，2003 年 6 月 10 日初诊。

头晕在前额，舌尖有疮，牙齿浮，脉寸浮略大，关尺沉。头晕在前额为太阴气虚，舌尖有疮，齿浮，为厥阴血虚。拟补中益气汤加味。3 剂。

生黄芪 20 克，党参、白术、炙甘草、生地黄各 15 克，当归、白芍、升麻、柴胡、陈皮各 10 克。（嘱：禁食辛辣、烘烤、煎炸物）

6 月 14 日二诊：头晕减，舌疮除，齿浮去，因腹胀，原方加枳实行气除胀，再进 3 剂。

生黄芪 20 克，党参、白术、炙甘草、生地黄各 15 克，当归、白芍、升麻、柴胡、枳实、陈皮各 10 克。

6 月 19 日三诊：诸证大减，因呕恶，原方加姜半夏降逆止呕，5 剂。

生黄芪 20 克，党参、白术、炙甘草、生地黄各 15 克，当归、白芍、升麻、柴胡、枳实、姜半夏、陈皮各 10 克。

6 月 24 日四诊：因腹胀，原方加厚朴 10 克，10 剂善后。

按：头晕在前额属肺太阴气虚，用补中益气汤补气治太阴；舌疮、齿浮常因厥阴血虚所致。是方中含当归、白芍、生地黄三味补血药，补厥阴血虚，故初诊即有佳效。后几诊所加之药，全为副证而设。

6. 慢性滤泡性咽喉炎，咽干隐痛，似有物在喉中

陈某某，女，48 岁，1987 年 4 月 3 日初诊。

患慢性滤泡性咽喉炎数年，证见咽干、喉中隐痛，似有物在喉中，吐不出，吞不下，观喉部色红，见有十多颗粉红色小水泡如粟米大。按《伤寒杂病论》（桂林古本）风邪干心证治，用黄连黄芩桔梗甘草麦冬汤。5 剂。

麦冬 15 克，桔梗、生草各 10 克，黄芩 9 克，川黄连 3 克。

4 月 8 日二诊：咽喉已无不适，但苦腹胀，此脾虚气滞之故，拟《伤寒杂病论》（桂林古本）方枳实厚朴茯苓白术汤。5 剂。

枳实、厚朴、茯苓、白术各 10 克。

按：咽喉乃六经通道，辨清何经为病是关键，此病在少阴病位，此方虽叫连芩桔草麦冬汤，实际亦是用《伤寒论》少阴病中的桔梗汤加黄连、黄芩、麦冬组成，故疗效显著。因为此病西医叫作慢性滤泡性咽喉炎，故本案亦借此名命名，目的是便于普通人易懂易记。何况此案我曾在《浙江中医学院学报》1990

年第 4 期上发表过，亦是以慢性滤泡性咽喉炎命名的。

小柴胡汤去半夏加天花粉、桔梗、连翘，可治扁桃体炎，咽中不适，似有物梗塞。

7. 受凉即咽痛

刘某某，女，53 岁，2011 年 11 月 1 日初诊。

受凉即咽痛，脉寸浮关尺沉，此属太阳病。拟桂枝汤合经方桔梗汤加橘红、半夏。5 剂。

桂枝、白芍、姜、枣、橘红、姜半夏各 15 克，炙甘草、桔梗 10 克。

11 月 16 日二诊：前方咽痛止，原方续 10 剂善后。

按：咽痛常被视为热疾，大多数都用清热养阴药治疗。此案却是因风寒外感所致，因其寸脉浮，病在太阳，故用桂枝汤合桔梗汤加味，太阳少阴同治，故效佳。

8. 咽痛，下痢食不化

施某某，女，53 岁，2001 年 2 月 27 日初诊。

咽痛，下痢食不化，舌红苔黄腻，两寸脉浮大，关尺沉弦。下痢食不化为脾太阴虚，苔黄腻属阳明湿热。拟理中汤加茯苓、川黄连。2 剂。

党参、干姜、白术、炙甘草、茯苓各 10 克，川黄连 3 克。

3 月 1 日二诊：口已知味，咽痛瘥，下痢减，黄腻苔始化，寸脉仍未变，原方增川黄连至 6 克，3 剂善后。

按：此太阴虚，挟有阳明湿热，属太阴阳明合病。故用理中汤加川黄连、茯苓以补太阴虚兼清阳明湿热。二诊时诸证减，黄腻苔未化尽，原方增川黄连量，除湿热以善后。

9. 扁桃体肿，口疮，牙龈肿

张某，女，11 岁，2003 年 5 月 25 日初诊。

咽喉不适，偶尔有黄厚痰咳出，右脉略大，此属阳明少阳合病之三焦不畅，痰热互结。拟小柴胡加桔梗汤一试。3 剂。

北柴胡、桔梗各 10 克，黄芩、党参、姜半夏、炙甘草、姜、枣各 5 克。

6 月 1 日二诊：咳稍瘥，胃纳增，咽喉仍不适，因其扁桃体肿大，原方加生牡蛎，5 剂。

北柴胡、桔梗、生牡蛎各 10 克，黄芩、党参、姜半夏、炙甘草、姜、枣各 5 克。

6月7日三诊：右侧扁桃体略缩，口疮、牙龈肿仍在，原方加石膏，3剂。

北柴胡、桔梗、生牡蛎、石膏各10克，黄芩、党参、姜半夏、炙甘草、姜、枣各5克。

6月21日四诊：诸证减，原方续服5剂。

7月6日五诊：扁桃体缩小，以右侧为著，原方续服5剂善后。

按：扁桃体生咽喉两边属少阳病位，咽喉不适，因扁桃体而起，用小柴胡汤治咽喉不适；加桔梗、石膏清阳明内热，治咳吐黄痰及口疮与牙龈肿；加生牡蛎软坚化结，助小柴胡汤治咽两侧扁桃体肿。

此方（指三诊方）去石膏、牡蛎，加连翘，可治咽中不适，似有物堵之扁桃体炎。

10. **梅核气**

沈某某，男，48岁，2010年8月14日初诊。

梅核气，咽喉似有物堵，脉右寸浮弦。咽喉似有物堵，属痰饮作怪，右寸脉浮弦，为太阳少阳合病脉象。拟柴胡桂枝汤合半夏厚朴汤，去苏叶加陈皮。5剂。

北柴胡20克，党参、姜半夏、茯苓各15克，黄芩、炙甘草、姜、枣、陈皮、厚朴、白芍、桂枝各10克。（嘱：忌发怒、忧郁）

8月19日二诊：前方吐出大量痰液后，咽喉较舒服，原方增茯苓、桂枝、白芍加杏仁，5剂。

北柴胡、茯苓20克，党参、姜半夏、白芍、桂枝、杏仁各15克，黄芩、炙甘草、姜、枣、陈皮、厚朴各10克。

8月24日三诊：前方效，仍有痰，原方加苏叶，5剂善后。

北柴胡、茯苓各20克，党参、姜半夏、桂枝、白芍、杏仁、陈皮、厚朴各15克，黄芩、炙甘草、姜、枣、苏叶各10克。

按：梅核气一般分二类，一类是痰饮作怪，一类是津虚引起，都与太阴病的病机有关。此案属第一类。是剂由小柴胡汤合半夏厚朴汤、桂枝加厚朴杏子汤加陈皮组成，有较强的化痰作用，故有效。此案属少阳太阳太阴合病。

柴胡桂枝汤合茯苓饮加黄芪、麦冬，可治梅核气，咽干，略有痰，右胁隐痛，纳少，大便干者。

11. **咽痒**

居某某，男，13岁，2011年2月22日初诊。

咽痒，右寸脉弦濡。咽喉关系少阳病位，痒是风邪。拟小柴胡汤加防风、蝉蜕祛风止痒。5剂。

北柴胡25克，党参、姜半夏各15克，黄芩、炙甘草、姜、枣、蝉蜕、防风各10克。

2月28日二诊：前方效佳，原方续服5剂善后。

按：少阳经经过咽喉，故有口苦咽干。而痒则是风邪危害咽喉，以少阳病主方小柴胡汤加蝉蜕、防风祛风止痒，因而疗效明显。

12. **声嘶哑，眠欠安**

陈某某，男，40岁，2010年9月18日初诊。

声嘶哑，咽干，眠欠安，脉平。声嘶哑，虚则太阴，实则阳明，此声哑突然而起是阳明病；咽干为少阳病。拟小柴胡汤合麻黄杏仁石膏甘草汤治二阳合病。5剂。

北柴胡25克，生石膏30克，姜半夏、杏仁、党参各15克，黄芩、炙甘草、姜、枣、麻黄各10克。

9月25日二诊：声嘶减，且睡眠好转，白天候诊时亦睡去，原方续服7剂。

10月8日三诊：前方效，原方续服7剂善后。

按：不是因说话多而致声嘶哑，多为实证。偏于风寒者，可用三拗汤，宣肺散寒，偏于热者可用麻杏石甘汤宣肺清热，因小柴胡汤可治咽干，我合用之以助麻杏石甘汤治声嘶，往往收到良效。而此案的新颖处在于，服汤后睡眠好转，与常见服麻黄剂而眠不安正好相反，此处值得深究。此方亦可治声嘶哑，略渴。

13. **因说话过多而声嘶哑**

廖某某，女，20岁，2007年10月21日初诊。

声嘶哑，因于说话过多引起，脉右寸浮关尺沉，此属太阴气津两虚。拟补中益气汤加味，气津双补。5剂。

生黄芪、党参各30克，白术20克，升麻、北柴胡、炙甘草、陈皮、当归、北沙参、麦冬、玄参各10克。

10月26日二诊：声嘶减，原方续服7剂。

按：说话多引起声嘶哑，属肺太阴气津两虚所致，以补中益气汤补气，加北沙参、麦冬、玄参补津，气津得补，嘶哑自除。

九、面部病杂证

1. 左颊痛拒按，饥时嗳气，左鼻孔略塞

蔡某某，男，44 岁，2011 年 1 月 14 日初诊。

饥时嗳气，左颊痛拒按，左鼻孔略塞，脉右弦。饥时嗳气属脾太阴虚；左颊痛而拒按，为三焦不畅、营卫不和，属太阳少阳合病；左鼻孔塞，为少阳三焦不畅。拟柴胡桂枝汤合肾着汤。5 剂。

北柴胡 25 克，党参、茯苓、白术各 20 克，姜半夏、桂枝、赤芍各 15 克，黄芩、炙甘草、姜、枣、干姜各 10 克。

1 月 22 日二诊：诸证减，原方续服 5 剂善后。

按：饥时嗳气是脾太阴虚寒，左鼻孔塞，属少阳病三焦不畅，左颊痛，是寒阻三焦，营卫不和，应属太阳少阳合病。是方内含柴胡桂枝汤、四君子汤、理中汤三方，共治少阳太阳太阴合病。

柴胡桂枝汤加石膏、川芎、当归、杏仁，可治左颐关节痛，略鼻塞口渴。

2. 左颐痛，日轻夜重

吕某某，女，72 岁，2010 年 1 月 9 日初诊。

左颐痛，日轻夜重，关脉短。左颐属少阳、厥阴病位，痛而日轻夜重，关脉短，属血虚。拟小柴胡汤合四物汤。5 剂。

北柴胡 15 克，黄芩、党参、姜半夏、炙甘草、姜、枣、川芎、当归、赤芍、生地黄各 10 克。

1 月 17 日二诊：痛大减，患者要求续服前方 3 剂。

按：左颐属少阳厥阴病位，疼痛日轻夜重属厥阴血虚，以小柴胡汤疏理三焦治少阳，四物汤去白芍加赤芍，补血活血治厥阴，故疗效满意。

3. 面部肝斑

徐某某，女，35 岁，2004 年 7 月 27 日初诊。

因与丈夫为琐事吵架近月，面部渐生肝斑，致全脸如戴褐色面具已两月。脉左濡，此肝斑为肝气郁结所致。拟逍遥散。5 剂。

北柴胡、薄荷、当归、白芍、茯苓、白术、炙甘草、姜各 10 克。（嘱：忌发怒、忧郁）

8 月 8 日二诊：肝斑大退，自服药后，便汗出流畅，余无异，原方再进

5剂。

按：一月后随访，患者共服药26剂，面部洁净如洗。

此是最标准的肝斑。因吵架而致肝气郁结，因郁结而生肝斑，按二诊中记录，还有汗出不畅的症状，以逍遥散解郁结而肝斑退，汗出也流畅。此治法系参照《汉方治疗百问摘编》一书。

本方加薏苡仁、枳实、党参、桂枝、干姜，可治肝斑，肢冷，肩颈酸，眼睑浮肿，大便溏。

4. 上唇，鼻梁，鼻边，左颧上有黑斑

李某，女，26岁，2006年6月17日初诊。

上唇及鼻梁、鼻边、左颧上有黑斑，脉右沉略弦。上唇及鼻梁属太阴病位，鼻边、左颧属少阳、厥阴病位，黑斑为水色，属湿邪危害。拟小柴胡汤合逍遥散加枳实。5剂。

北柴胡15克，黄芩、党参、姜半夏、炙甘草、姜、枣、当归、白芍、茯苓、白术、枳实各10克，薄荷6克。

6月23日二诊：前方5剂，脸上及唇上黑斑明显退去，原方续服7剂善后。

按：此黑斑属二阴一阳合病。故用小柴胡汤合逍遥散加枳实化汤，即内含四逆散、四君子汤，疏肝解郁，健脾祛湿，通畅三焦，共治厥阴少阳太阴合病之黑斑，疗效出人意外的好。

5. 左颊发热，并发右颊红，痒疹，左腰酸

姚某某，女，40岁，2008年8月18日初诊。

左颊发热，左腰酸，脉左尺弱。左颊发热属少阳病，左腰酸属肾少阴精虚，左尺脉弱是肾精虚脉象。拟小柴胡汤合六味地黄汤加减。5剂。

北柴胡20克，姜半夏、山萸肉、山药、熟地黄各15克，黄芩、党参、炙甘草、姜、枣、牡丹皮、赤芍各10克。

8月22日二诊：前方效不佳，原方增赤芍、牡丹皮至15克，5剂。

9月4日三诊：脸与小臂略发痒疹，属血虚夹风，原方加生地黄、蝉蜕、白蒺藜、当归。5剂。

北柴胡20克，姜半夏、山萸肉、山药、熟地黄、牡丹皮、赤芍、生地黄各15克，黄芩、党参、炙甘草、姜、枣、蝉蜕、白蒺藜、当归各10克。

9月8日四诊：前方效，因略下痢，原方增山萸肉、山药至20克，7剂。

9月15日五诊：前方脸未热，却痒，原方加白鲜皮，5剂。

北柴胡20克，山萸肉、山药各20克，姜半夏、熟地黄、牡丹皮、赤芍、生地黄各15克，黄芩、党参、炙甘草、姜、枣、蝉蜕、白蒺藜、当归、白鲜皮各10克。

9月22日六诊：前方效，却右颊红。右颊属太阴、阳明病位，而内热，则为阳明病，原方加石膏、知母以治阳明，5剂。

生石膏30克，北柴胡20克，山萸肉、山药各20克，姜半夏、熟地黄、牡丹皮、赤芍、生地黄各15克，黄芩、党参、炙甘草、姜、枣、蝉蜕、白蒺藜、当归、白鲜皮、知母各10克。

9月28日七诊：前方效，原方续服3剂善后。

按：脸颊两侧属少阳病位，左脸病与厥阴相连；右脸病与太阴、阳明有关。此案初诊是左脸颊发热、左腰酸，应属少阳厥阴少阴合病；故用小柴胡汤治少阳，加山萸肉、山药、熟地黄补少阴肾精，牡丹皮、赤芍清厥阴血热。三诊出现痒诊，此为血虚夹风，加生地黄、当归、蝉蜕、白蒺藜，补血祛风而止痒。六诊，因右颊红，此属阳明病位，加石膏、知母，清阳明内热。此案初诊属少阳少阴厥阴合病；六诊时属少阳阳明厥阴少阴并病。

6. 两颧发红而痒，遇热更甚，遇水亦红

杨某，女，28岁，2006年5月14日初诊。

两颧发红而痒，遇热更甚，遇水亦红。两颧发红而痒，遇热更甚，此为厥阴血虚，遇水亦红，系湿邪危害，治宜补血除湿。拟麻黄连翘赤小豆汤合四物汤。5剂。

桑白皮（以桑白皮代生梓白皮）、赤小豆各15克，川芎6克，麻黄、杏仁、炙甘草、枣、姜、当归、白芍、生地黄、连翘各10克。

5月29日二诊：前方效，原方续服5剂善后。

按：此属厥阴病，血虚，血中挟湿。以四物汤补血、麻翘赤小豆汤解表除湿而效。第二年夏，患者旧疾复发来诊，告诉余，前方甚佳，要求前方5剂即可。

7. 嘴周围、两颐痤疮，大便不畅，痔疮下血

陶某某，女，26岁，2011年3月29日初诊。

嘴周围、两颐痤疮，大便不畅，痔疮下血，脉濡。两颐痤疮属少阳，嘴周围痤疮，大便不畅，属太阴病，痔疮下血属厥阴病。治宜疏肝活血，除湿。拟小柴胡汤合平胃散、枳芍汤。5剂。

北柴胡15克，黄芩、党参、姜半夏、炙甘草、姜、枣、陈皮、苍术、厚朴、枳实、赤芍各10克。（嘱：忌食龙虾、辣椒等物）

4月3日二诊：前方效，原方续服5剂。

4月14日三诊：诸证向愈，原方续服7剂善后。

按：痤疮，又名青春痘，多发于青年脸上，由湿毒引起，现在某些中年人脸上也有发生。颐属少阳病位，嘴周围属太阴病位，此属少阳太阴合病；大便不畅属太阴气滞，痔疮下血，属厥阴血瘀。是剂合小柴胡汤、四逆散、平胃散疏肝活血，除湿和胃，共治少阳太阴厥阴合病。

此方去枳实、白芍加茯苓、白术、石膏，可治下巴痤疮。

8. 脸上痤疮，口甜，右少腹胀痛，大便结

李某某，女，27岁，2010年5月21日初诊。

脸上痤疮，口甜，右少腹胀痛，大便结，脉关尺沉细。脸上痤疮，湿邪为害，口甜为脾疸病，右少腹胀痛，大便结，属气滞、湿邪黏着。拟《和剂局方》之平胃散合加减败毒散加味化汤。7剂。

陈皮、苍术、厚朴、羌活、独活、北柴胡、前胡、枳实、白芍、茯苓、桔梗、党参、炙甘草、藿香、佩兰各10克。（嘱：忌食龙虾、辣椒等物）

5月27日二诊：前方诸证减，因右小腹隐痛，原方加白术，5剂。

白芍30克，白术、茯苓20克，陈皮、枳实、苍术、厚朴各15克，羌活、独活、北柴胡、前胡、桔梗、党参、炙甘草、藿香、佩兰各10克。

6月2日三诊：此次经来小腹胀痛除，大便已畅，原方续服7剂善后。

按：加减败毒散合平胃散化汤是我治痤疮的常用方。而此案伴口甜，右少腹胀痛，大便干结。我按仲景："观其脉证，知犯何逆，随证治之"之旨，加藿香、佩兰于当用剂中除口甜；右少腹与太阴有关，方中加白术，使剂中含四君子汤合平胃散，补气、行气、除湿，以治右腹胀痛；加大剂量白芍，既能治经来腹痛，又能润大便，使大便畅通，一举双得。

本方去白术、藿香、佩兰加黄芩、姜半夏、薏苡仁，可治两颊痤疮及痤疮性黑斑。

人参败毒散合平胃散，可治小颗粒痤疮，大便正常。

人参败毒散合理中汤，可治前额眉间白色痤疮。

9. 痤疮以嘴周、前额为主，大便秘

陆某某，女，32岁，2008年9月4日初诊。

痤疮以嘴周、前额为主，大便秘，脉关尺沉濡。拟四逆散、四物汤合平胃散加减化汤。5 剂。

北柴胡、牡丹皮、党参各 20 克，生地黄、赤芍、陈皮、苍术、厚朴、黄芩、当归、炙甘草、枳实、升麻各 10 克。

9 月 8 日二诊：前方未效，亦未下利，原方加熟大黄 10 克。5 剂。

北柴胡、牡丹皮、党参各 20 克，生地黄、赤芍、陈皮、苍术、厚朴、黄芩、当归、炙甘草、枳实、升麻、熟大黄各 10 克。

9 月 13 日三诊：前方仍未效，原方减柴胡，加川黄连，去当归。5 剂。

牡丹皮、党参各 20 克，北柴胡、川黄连、生地黄、赤芍、陈皮、苍术、厚朴、黄芩、炙甘草、枳实、升麻、熟大黄各 10 克。

9 月 18 日四诊：痤疮仍发，原方加焦栀、连翘。7 剂。

牡丹皮、党参各 20 克，焦栀、连翘各 15 克，北柴胡、川黄连、生地黄、赤芍、陈皮、苍术、厚朴、黄芩、炙甘草、枳实、升麻、熟大黄各 10 克。

9 月 25 日五诊：痤疮大减，大便日一次，原方减大黄至 6 克，7 剂善后。

按：前额与嘴周属阳明、太阴病位，实热属阳明，虚寒属太阴。患者大便秘结，属阳明热邪上冲前额与嘴周发为痤疮。前几诊以为便秘，系血虚肝郁所致，只用疏肝凉血药，药量轻，且无攻下药，故痤疮未减，四诊加重攻下清热药以治阳明，使邪热随大便排出体外而痤疮大减，五诊续进原方而愈。

四逆散合四物汤、平胃散去川芎加黄芩、黄连，可治脸上红痘，不痛不痒，右脉略大。

10. 满脸似痤疮，色红而痒，口渴

丁某，女，23 岁，2009 年 8 月 11 日初诊。

满脸似痤疮，色红而痒，口渴，此病类似面游风，而面游风虽痒，却无痤疮样皮炎。先拟消风散加川芎、白芍。5 剂。

荆芥、防风、当归、生地黄、川芎、白芍、苦参、苍术、木通、蝉蜕、大胡麻、牛蒡子、知母、生石膏、炙甘草各 10 克。

8 月 17 日二诊：前方稍效，原方增量。10 剂。

荆芥、防风、当归、生地黄、川芎、白芍、苦参、苍术、木通、蝉蜕、大胡麻、牛蒡子、知母、生石膏、炙甘草各 15 克。

8 月 29 日三诊：前方稍效，因脸两侧仍发痒疹，原方去川芎、白芍加赤芍、牡丹皮、丹参。7 剂。

荆芥、防风、当归、生地黄、赤芍、牡丹皮、丹参、苦参、苍术、木通、蝉蜕、大胡麻、牛蒡子、知母、炙甘草各10克。生石膏20克。

9月18日四诊：前方稍效，拟《医宗金鉴》之荆防败毒散加赤芍、牡丹皮、丹参、石膏凉血败毒。5剂。

荆芥、防风、前胡、北柴胡、羌活、独活、枳实、川芎、赤芍、牡丹皮、丹参、茯苓、桔梗、党参、炙甘草各10克，生石膏20克。

9月25日五诊：前方稍效，原方增量。10剂。

北柴胡、赤芍、牡丹皮、丹参、枳实各15克，生石膏20克，前胡、茯苓、炙甘草、荆芥、防风、羌活、独活、党参、川芎、桔梗各10克。

10月9日六诊：前方稍效，原方加生地黄、当归、天花粉。7剂。

北柴胡、赤芍、牡丹皮、丹参、枳实、生地黄各15克，生石膏20克，前胡、茯苓、炙甘草、荆芥、防风、羌活、独活、党参、桔梗、川芎、当归、天花粉各10克。

10月19日七诊：因右脸仍发痤疮，右脸痤疮属太阴病湿邪危害，原方合平胃散增当归、天花粉、生地黄。7剂。

北柴胡、赤芍、牡丹皮、丹参、枳实、当归、天花粉各15克，生石膏、生地黄各20克，前胡、茯苓、炙甘草、荆芥、防风、羌活、独活、党参、桔梗、川苍术、厚朴、陈皮各10克。

10月28日八诊：右脸仍发，原方加升麻。7剂。

北柴胡、赤芍、牡丹皮、丹参、枳实、当归、天花粉各15克，生石膏、生地黄各20克，前胡、茯苓、炙甘草、荆芥、防风、羌活、独活、党参、桔梗、川芎、苍术、厚朴、陈皮、升麻各10克。

11月6日九诊：因皮肤干，原方去赤芍加白芍。7剂。

北柴胡、白芍、牡丹皮、丹参、枳实、当归、天花粉各15克，生石膏、生地黄各20克，前胡、茯苓、炙甘草、荆芥、防风、羌活、独活、党参、桔梗、川芎、苍术、厚朴、陈皮、升麻各10克。

11月18日十诊：前方稍效，仍脸红，右颊略发，原方去升麻加黄芩，10剂。

北柴胡、白芍、牡丹皮、丹参、枳实、当归、天花粉各15克，生石膏、生地黄各20克，前胡、茯苓、炙甘草、荆芥、防风、羌活、独活、党参、桔梗、川芎、苍术、厚朴、陈皮、黄芩。10克。

12月1日十一诊：前方效，原方续服10剂。

12月11日十二诊：因大便结，痤疮仍发，原方去天花粉加生大黄。5剂。

北柴胡、白芍、牡丹皮、丹参、枳实、当归各15克，生石膏、生地黄各20克，前胡、茯苓、炙甘草、荆芥、防风、羌活、独活、党参、桔梗、川芎、苍术、厚朴、陈皮、黄芩各10克，生大黄6克。

12月17日十三诊：前方效，因皮肤干，大便不畅，原方增当归至20克，生大黄至10克。7剂。

12月24日十四诊：前方效，因大便仍结，原方增生地黄至30克。7剂。

2010年1月2日十五诊：大便略畅，原方续服10剂。

1月17日十六诊：前方效，原方续服10剂。

1月29日十七诊：前方效，因眉心仍略发，原方续服30剂善后。

按：此案痤疮很特别，很可能是另一种皮肤病，而非痤疮。患者满脸密密麻麻，色红而痒，颗粒如痱子略大，故治疗时，前三诊按面游风治，用《医宗金鉴》消风散加味。四诊后才改用荆防败毒散加凉血药合平胃散，凉血、除湿、败毒。十二诊后用大黄，攻下通便除热，才疗效明显。且治疗时间之长，独一无二。好在患者配合，否则是难以治愈的。

11. 右侧面瘫，右耳略痛，舌右麻，右眼睑下垂

冯某某，男，52岁，2009年5月8日初诊。

右侧面瘫，右眼睑下垂，右耳略痛，舌右边麻，关脉浮大。右脸瘫、右眼睑下垂、右耳略痛、舌右边麻，属太阳少阳太阴合病之寒阻三焦，气虚为主；治宜补气、散寒、通三焦。拟柴胡桂枝汤合加减补阳汤加味。3剂。

生黄芪40克，北柴胡25克，茯苓、白术各20克，党参、姜半夏、桂枝、赤芍、防风各15克，黄芩、炙甘草、姜、枣、藁本、干姜各10克。（嘱：服药后避风寒）

5月11日二诊：右耳痛除，舌麻减，右眼皮仍略下垂，原方去藁本，加葛根，增生黄芪、党参。5剂。

生黄芪50克，北柴胡、葛根各25克，茯苓、党参、白术各20克，姜半夏、桂枝、赤芍、防风各15克，黄芩、炙甘草、姜、枣、干姜各10克。

5月16日三诊：眼睑下垂减，原方续5剂。

5月22日四诊：诸证大减，原方增生黄芪至60克，葛根、党参至30克，7剂善后。

按：面瘫分二大类：一类是常见的面瘫，不痛不痒，西医定为面神经麻痹；一类是神经痛造成面瘫，西医定为面神经炎。按病界分，右属太阳少阳太阴合病，病机是风寒侵表、气虚为主；左属太阳少阳厥阴合病，病机是风寒侵表、血虚为主。此右侧面瘫属少阳太阳太阴合病兼气虚。故是剂含柴胡桂枝汤、加减补阳汤，共治二阳一阴合病兼气虚者，加葛根、干姜、防风，以助柴胡桂枝汤解肌和营卫，祛风寒。

12. 右侧面麻木，右眼不能闭合

方某，男，53 岁，2003 年 10 月 5 日初诊。

右侧颜面麻木，右眼不能闭合，右脉沉略弦，证属气虚，寒邪危害。拟黄芪桂枝五物汤加味。4 剂。

生黄芪、姜各 15 克，全蝎、桂枝、白芍、枣各 10 克。（嘱：服药后避风寒）

10 月 14 日二诊：麻木除，右眼仍不能闭合，右脉濡，原方加蜈蚣、白附子。5 剂。

生黄芪、姜各 15 克，全蝎、桂枝、白芍、枣各 10 克，蜈蚣二条，白附子 6 克

10 月 19 日三诊：右眼已能闭合，仍不舒服，原方增生黄芪至 60 克，5 剂。全蝎、蜈蚣研粉吞服，每服 3 克。

生黄芪 60 克，姜 15 克，全蝎、桂枝、白芍、枣各 10 克，蜈蚣二条，白附子 6 克

按：患者数日后来告：除右眼略大外，诸证愈。此病为面瘫初起，病在太阳，且与气虚有关，是方为黄芪桂枝五物汤合牵正散去僵蚕，加蜈蚣，疗效满意。实践证明，面瘫一疾，越早治越好。且右侧脸属太阴气虚为主，所以用药应当补气为主，祛风散寒为副。而一般中医不知此病机，故未治愈的面瘫，多数是右侧面瘫。

芪桂五物汤去生姜合理中汤，加防风、姜半夏、葛根、陈皮，可治右侧面神经炎引起之面瘫。

13. 左侧面瘫，舌左侧麻木，项强

俞某某，女，32 岁，2001 年 1 月 9 日初诊。

左侧面瘫，舌左麻木，项强，脉缓。证属风寒危害，治宜祛风散寒。拟桂枝加葛根汤加全蝎、僵蚕。3 剂。

桂枝、白芍、炙甘草、生姜、大枣、全蝎、僵蚕各 10 克，葛根 15 克。（嘱其服药后避风寒）

1 月 11 日二诊：舌麻愈，面瘫好转，原方再进 4 剂。

随访：服完病愈。

按：面瘫一病与气血关系密切，左侧血虚有风寒，右侧气虚有风痰，当今医者，多数只知面瘫为风寒之邪为害，不知有气血虚。左侧面瘫，用祛风药后，多能治愈，而右侧面瘫，用祛风药后，反致气更虚。故右侧面瘫不愈者较多。桂枝加葛根汤功效为解肌调和营卫，加二虫为祛风散寒，故病愈。此案受《刘渡舟临证验案精选》启发，用桂枝加葛根汤加味而效。

此方加蜈蚣，可治左侧面瘫，迎风流泪及左侧面部如有虫行之面瘫先兆。

14. **左口眼歪斜（面神经炎）**

余某某，男，66岁，2006年1月22日初诊。

左侧耳后疼痛两日，渐见轻微口眼歪斜，且左后背转侧时筋痛，脉右寸浮，左关大。左侧后背及耳后痛，属太阳少阳厥阴合病兼血虚，脉左关大，亦是血虚之象。拟柴胡桂枝汤合四物汤加味。3剂。

柴胡、当归、赤芍各15克，生地黄20克、葛根30克，黄芩、姜半夏、白芍、党参、炙甘草、桂枝、姜、枣、川芎各10克。

1月28日二诊：服1剂即痛减，略便溏，颈项左侧时有刺痛，口眼歪斜未见好转，拟桂枝加葛根汤合四物汤加味。3剂。

葛根30克，桂枝、赤芍、生地黄、当归各15克，全蝎、僵蚕、川芎、炙甘草、姜、枣各10克，蜈蚣一条。

1月31日三诊：前方效不显，拟葛根汤合四物汤加防风，3剂。

葛根30克，桂枝、赤芍、当归、生地黄各15克，川芎、炙甘草、麻黄、防风、姜、枣各10克。

4月7日四诊：因面神经炎（西医诊断）造成左侧口眼歪斜而心急如焚，去大医院及找民间秘方治疗两月，用尽膏药、针灸、服药等方法仍治疗无效来诊，今仍以柴胡桂枝汤合四物汤加味，5剂一试。

生黄芪30克，柴胡、生地黄、党参各15克，赤芍、白芍、川芎、当归、黄芩、桂枝、姜半夏、炙甘草、姜、枣各10克。

4月25日五诊：前方未效，晚上转侧时腰痛，拟原方增生黄芪加葛根，5剂。

生黄芪50克，葛根30克，柴胡、生地黄、党参各15克，赤芍、白芍、川芎、当归、黄芩、桂枝、姜半夏、炙甘草、姜、枣各10克。

5月9日六诊：前方效，原方增生黄芪至60克，葛根至40克，桂枝、赤芍、白芍、当归至15克，党参至20克，5剂。

按：服此方（指六诊方）两月余，不改药量，口眼歪斜痊愈。从症状看，此病与一般面瘫不同。一般面瘫不痛，此面瘫先痛后瘫，且沿少阳病界从背到面一路痛来，日轻夜重。日痛轻，气虚不甚，夜痛重，血虚甚。痛在皮肉间，与太阳有关。方用小柴胡汤、桂枝加葛根汤、四物汤，共治太阳少阳厥阴合病兼血虚之夜痛，加黄芪补气以治日痛。服药三月余，在治面瘫病中，应是时间较久的，原因是中间延误了两月时间，增加了治疗难度。此案中二诊、三诊方是错的。因受当时患者求愈心切之影响，企图用牵正散加减合桂枝加葛根汤、四物汤补血，祛风寒、止痛，结果反无效。原因是病机属三焦不畅，营卫不和，气血双虚，太阳少阳厥阴合病，而二诊三诊方，无少阳病方药，故效不佳。四诊、五诊仍用初诊方加黄芪、葛根。共治太阳少阳厥阴合病兼气血虚而效。由此看出，医者治病，不能受患者急于求成之影响，否则易走弯路。

十、肩、项、背病杂证

1. 右肩关节痛，遇天变时更甚

苏某某，男，38岁，2007年1月1日初诊。

右肩关节痛，遇天变时更甚，脉右寸略沉。证属风、寒、湿邪危害兼气虚。治宜祛风、散寒、除湿、补气。拟芪桂五物汤合羌活胜湿汤。5剂。

黄芪30克，姜15克，桂枝、赤芍、枣、羌活、独活、藁本、防风、蔓荆子、炙甘草、川芎各10克。

1月17日二诊：前方效，已不痛，略胀。拟芪桂五物汤加川芎、当归、炙甘草。7剂。

生黄芪40克，桂枝、白芍、当归、生姜各15克，炙甘草、枣、川芎各10克。

1月28日三诊：前证愈，因左侧肩略酸。拟桂枝加黄芪汤合四物汤。5剂。

桂枝、白芍、当归、熟地黄各15克，生黄芪30克，炙甘草、姜、枣、川芎各10克。

按：右肩属太阴太阳合病，遇天变时更甚，属湿邪危害。用芪桂五物汤合羌活胜湿汤，补气，祛风，胜湿，故效。因祛风药伤血，二诊时痛除而生胀，去羌活胜湿汤加川芎、当归，活血补血以治胀。三诊时左侧肩酸，还是血虚，故合四物汤补血以善后。

芪桂五物汤合桂枝茯苓丸、芎归汤，可治右肩周炎，痛而拒按，不能侧睡，右脉濡小。

芪桂五物汤加葛根、甘草，可治头项强痛，右足痛，四肢稍麻，脉左弦右滑。

2. 右侧背痛连右臂，日轻夜重

金某某，女，84 岁，2005 年 1 月 14 日初诊。

右侧背痛，日轻夜重，时有刺痛，甚则痛连右臂，夜不能眠，脉左沉。右侧背痛，日轻夜重，时有刺痛，夜不能眠，属厥阴血虚夹瘀，因右侧亦属太阳病位。拟四物汤合桂枝汤加味。3 剂。

生地黄 20 克，当归 15 克，乳香、没药各 5 克，通草、桂枝、赤芍、川芎、炙甘草、姜、枣各 10 克。

2 月 29 日二诊：第 1 剂痛大减，能安睡，原方连服 13 剂后，仍有痛感，右手已能提物，原方去通草、乳香、没药加葛根、白芍，增量 5 剂。

桂枝 15 克，当归、赤芍、白芍各 25 克，生地黄 40 克，葛根 50 克，炙甘草、姜、枣、川芎各 10 克。

3 月 25 日三诊：痛瘥，右手略麻，左膝软无力，两关脉大。麻与无力，皆属气虚，原方加黄芪、党参、陈皮补气行气，5 剂。

赤芍、白芍、当归、党参各 20 克，生地黄、葛根、黄芪各 30 克，桂枝、炙甘草、陈皮各 15 克，姜、枣、川芎各 10 克。

按：患者患病初期，曾去西医滴注治疗十余天，治疗时有效，停药后痛发如初。右侧背痛，日轻夜重，病在太阳与厥阴病位，故初诊用桂枝汤合四物汤加乳香、没药、通草，调和营卫，活血化瘀，使痛大减。后因余痛不除，去化瘀药，加解肌之葛根而余痛除。右手略麻，左膝软而无力，属气虚，加参、芪补气，而麻除病愈。

3. 左肩颈痛而傍晚、入夜不痛

汪某某，女，41 岁，2010 年 7 月 18 日初诊。

倦怠，左肩颈痛，但傍晚、入夜不痛，脉左关短，右濡。左肩颈痛应属少阳厥阴太阳合病，然入夜不痛，倦怠无力，却是气虚。拟柴胡桂枝汤合加减补阳汤加枳实。7 剂。

黄芪 30 克，北柴胡 25 克，茯苓、白术各 20 克，党参、姜半夏、桂枝、白芍、枳实各 15 克，黄芩、炙甘草、姜、枣各 10 克。

7 月 25 日二诊：痛除，因大便不畅，原方加厚朴 10 克，增党参至 20 克，

7剂。

按：倦怠，痛在傍晚，入夜不痛，此等证候属太阴病兼气虚无疑，虽病在左肩颈属少阳厥阴病位，亦不应单按厥阴病治。白天、黑夜是区别气虚与血虚的关键，是第一位的，其次才是右属太阳、少阳、太阴病界，左属少阳、厥阴病界，否则动手便错。故证在左侧，亦应考虑气虚的存在，此方中含四逆散、小柴胡汤以治厥阴少阳合病。但是方中剂量大的药方是加减补阳汤，主治太阴病与气虚。二诊加厚朴治大便不畅，亦是治在太阴。

此方（指二诊方）去枳实、厚朴加当归，可治两肩酸痛，经量少，色暗。

此方去枳实、黄芪加干姜，可治肩背痛，胃中不适。

此方合芎归汤，可治肩颈痛连右臂，日轻夜重，左淋巴结肿痛。

柴胡桂枝汤合加减补阳汤，去白术加苍术，可治颈两侧连肩胛酸胀，大便溏。

4. **左肩胛骨边痛连左臂**

丁某某，女，35岁，2003年4月25日初诊。

左肩胛骨边痛连左臂，脉右寸浮。此属营卫不和，三焦不畅之太阳少阳合病。拟柴胡桂枝汤。3剂。

北柴胡15克，黄芩、党参、姜半夏、炙甘草、姜、枣、桂枝、白芍各10克。

4月28日二诊：痛稍瘥，略咳，脉右弦、左寸浮关尺沉。原方加杏仁、厚朴止咳。3剂。

北柴胡、杏仁各15克，黄芩、党参、姜半夏、炙甘草、姜、枣、桂枝、白芍、厚朴各10克。

4月30日三诊：前方咳稍瘥，痛增剧，且以夜晚为主，此为血虚，原方加当归、熟地黄、川芎，补血止痛。5剂。

北柴胡、杏仁各15克，黄芩、党参、姜半夏、炙甘草、姜、枣、桂枝、白芍、厚朴、当归、熟地黄各10克，川芎6克。

5月5日四诊：前方效不佳，拟柴胡桂枝汤加通草一试，2剂。

北柴胡15克，姜半夏12克，黄芩、党参、炙甘草、姜、枣、桂枝、白芍、通草各10克。

5月9日五诊：前方有通草则痛剧，去通草则痛减，此等现象，我已经历麦门冬汤及此方共二次，因加一味药而竟使病增剧，此经方奥秘之深，真神鬼莫测也。原方去通草。3剂。

5 月 12 日六诊：气候变化时痛增，且有沉重感，此乃湿邪危害。拟原方合麻杏苡甘汤一试，2 剂。

北柴胡 15 克，薏苡仁 30 克，黄芩、党参、姜半夏、炙甘草、姜、枣、桂枝、白芍、麻黄、杏仁各 10 克。

5 月 14 日七诊：病已去大半，原方再进 2 剂善后。

按：曾在麦门冬汤中因加山药而使病增，此则在柴胡桂枝汤中加通草而使病增，其中奥秘虽未参透，然此等经验却须牢记。另一经验是，病中有湿邪，则不能加补血药，否则补血而留湿亦使病增，三诊之方即是教训。且湿邪之痛亦在晚上，与血虚相似，然血虚痛不沉重，湿邪痛有沉重感，须仔细辨析。此案的关键处在六诊，因其气候变化而痛增，有沉重感，才知其风寒中夹有湿邪为害，故以柴胡桂枝汤合麻杏苡甘汤而效。二诊方加杏仁、厚朴，使咳减痛增，是用厚朴之故，故痛证中应慎用厚朴。

柴胡桂枝汤加黄芪，可治右侧肩颈痛，劳累后偶有刺痛。

柴胡桂枝汤合芎归汤加黄芪，可治左肩胛边隐痛。

5. 左臂连左肩胛痛而拒按，左脚前掌痛，左耳鸣

章某某，女，64 岁，2013 年 5 月 12 日初诊。

左臂连左肩胛痛，左耳鸣，左脚前掌痛，脉右寸浮关尺沉，此属太阳少阳厥阴合病兼血虚。拟柴胡桂枝合四物汤加生黄芪。3 剂。

生黄芪 30 克，北柴胡、生地黄、党参各 15 各，黄芩、姜半夏、炙甘草、姜、枣、桂枝、赤芍、川芎、当归各 10 克。

5 月 14 日二诊：前方无效，因大便干，晚上咽中有痰，原方合桂枝茯苓丸加味。3 剂。

生黄芪 30 克，生地黄 20 克，北柴胡、党参、川芎、当归、茯苓各 15 克，黄芩、姜半夏、炙甘草、姜、枣、桂枝、赤芍、桃仁、牡丹皮、陈皮各 10 克。

5 月 24 日三诊：诸痛减，肩胛上按之仍剧痛，原方增桂枝、赤芍、桃仁、牡丹皮至 15 克。5 剂。

5 月 31 日四诊：前方 1 剂，肩胛痛转至左腕肿痛，2 剂时痛除，现痛愈。因肛痒，右脚跟与左踝前侧痒，搔后出血。拟四逆散合当归芍药散加地肤子、生首乌。5 剂。

北柴胡、茯苓、泽泻、白术各 20 克，枳实、川芎、白芍、当归、地肤子、生首乌各 15 克，炙甘草 10 克。

按：初诊病位都在左侧，属厥阴少阳合病兼血虚夹瘀。初诊方只补血未化瘀，故无效。二诊用前方合桂枝茯苓丸疏三焦，补血，活血化瘀，治少阳厥阴合病，加陈皮合方中茯苓、半夏、甘草为二陈汤化痰治太阴而效。除初诊方药无效外，二诊三诊共服药 8 剂而愈。四诊方另治他病，不作评。

小柴胡汤合桂枝茯苓丸加白术，可治头两侧晕，左肩刺痛，心下气短。

6. **痉挛性斜颈，斜向左后方，略酸，左臂痛**

王某某，女，57 岁，2010 年 1 月 5 日初诊。

痉挛性斜颈，颈向左后方斜，略酸，脉右寸浮，证属少阳太阳厥阴合病兼气血虚。拟柴胡桂枝汤加川芎、当归、葛根。7 剂。

葛根 30 克，北柴胡 25 克，姜半夏 15 克，黄芩、党参、炙甘草、姜、枣、桂枝、白芍、川芎、当归各 10 克。

1 月 16 日二诊：前方未效，因左手臂痛，原方加生黄芪，增量 7 剂。

生黄芪 40 克，葛根 30 克，北柴胡 25 克，党参 20 克，桂枝、白芍、川芎、当归、姜半夏各 15 克，黄芩、炙甘草、姜、枣各 10 克。

1 月 23 日三诊：手臂痛减，头后酸未减，原方增生黄芪，加熟地黄，7 剂。

生黄芪 50 克，葛根 30 克，北柴胡 25 克，党参 20 克，桂枝、白芍、川芎、当归、姜半夏、熟地黄各 15 克，黄芩、炙甘草、姜、枣各 10 克。

2 月 6 日四诊：前方效，因左臂仍痛，原方加赤芍，10 剂。

生黄芪 50 克，葛根 30 克，北柴胡 25 克，党参 20 克，桂枝、白芍、川芎、当归、姜半夏、熟地黄、赤芍各 15 克，黄芩、炙甘草、姜、枣各 10 克。

3 月 7 日五诊：前方效，原方增当归、熟地黄至 20 克，7 剂。

3 月 18 日六诊：前方效，原方增当归至 25 克，川芎至 20 克，10 剂。

3 月 28 日七诊：痛减，原方去赤芍，增桂枝、白芍至 20 克，7 剂。

4 月 7 日八诊：前方效，颈项仍有酸痛，原方加丹参，10 剂。

生黄芪 50 克，葛根 30 克，北柴胡、当归各 25 克，丹参、桂枝、白芍、川芎、党参、熟地黄各 20 克，姜半夏 15 克，黄芩、炙甘草、姜、枣各 10 克。

4 月 16 日九诊：前方效，原方增丹参至 30 克，10 剂。

4 月 27 日十诊：颈仍酸，原方去丹参，增量 10 剂。

生黄芪 60 克，党参、白芍、葛根 30 克，北柴胡、当归、熟地黄各 25 克，桂枝、川芎各 20 克，姜半夏 15 克，黄芩、炙甘草、姜、枣各 10 克。

5 月 7 日十一～十二诊：前方效，头已不后斜，原方续服计 20 剂。

6月3日十三诊：原方增量，再进7剂善后。

生黄芪60克，党参40克，北柴胡、当归、熟地黄、白芍、葛根30克，桂枝、炙甘草、川芎各20克，姜半夏、干姜各15克，黄芩、枣各10克。

按：颈向左后方倾斜，即属太阳少阳厥阴合病。颈略酸，因血虚而痉挛所致；右寸脉浮为气虚，故用柴胡桂枝汤合四物汤加黄芪、葛根疏三焦，和营卫，补气血，治痉挛。是方虽名为柴胡桂枝汤合四物加黄芪、葛根，实际内含治血痹之芪桂五物汤；治项背强痛之桂枝加葛根汤，因而疗效满意。

柴胡桂枝汤加葛根，可治左肩胛连左手酸，后背痛。

柴胡桂枝汤合四物汤加黄芪、通草、片姜黄，可治左侧肩臂痛，日轻夜重。

柴胡桂枝汤合四物汤可治左肩冷痛，日轻夜重。

柴胡桂枝汤合四物汤加天花粉，可治项痛连左肩胛骨，微恶寒，渴而咽干，微呕者。

7. 两肩冷

徐某某，女，37岁，2008年12月27日初诊。

两肩冷，脉关尺沉细。冷为太阳病，肩关节为大关节，属少阴病位，关尺脉沉细，肾少阴气精皆虚。拟桂枝汤合附子汤加味。5剂。

党参、茯苓、白术、熟地黄、山萸肉、山药、桂枝、白芍、当归各15克，炙甘草、姜、枣、附子各10克。

2009年1月2日二诊：前方肩冷减，原方增附子至15克，7剂。

1月10日三诊：肩冷除，因后背一掌冷，属痰饮危害，原方加枳实、陈皮各10克，7剂。

党参、茯苓、白术、熟地黄、山萸肉、山药、桂枝、白芍、当归、附子各15克，炙甘草、姜、枣、枳实、陈皮各10克。

按：大关节之骨为少阴肾气所主，肉为少阴肾精所主，表冷属太阳病。故用附子汤加山萸肉、山药、熟地黄补气、精，治少阴；桂枝汤加当归温散表寒，治太阳，以桂枝汤合附子汤加味治太阳少阴合病。当归可以不加，但关尺脉沉细，血也虚，故加当归以补血。

《金匮要略》："心下有留饮，其人背寒冷如手大。"患者后背有一掌冷，应是留饮作怪，故加枳实、陈皮化饮除冷。

8. 肩颈痛，胸闷

金某某，女，40岁，2007年3月19日初诊。

肩颈痛，胸闷，脉两寸浮、关尺沉细。肩颈痛属三焦不畅，营卫不和之太阳少阳合病，胸闷属胸痹之茯苓杏仁甘草汤证。拟柴胡桂枝汤合茯苓杏仁甘草汤加味。7剂。

葛根30克，北柴胡25克，茯苓20克，党参、姜半夏、桂枝、赤芍、杏仁、姜、枣各15克，黄芩、炙甘草各10克。

3月26日二诊：胸闷除，肩颈痛减，痛处移至后背，因晨起咽中有痰，原方增柴胡至30克，加陈皮10克，7剂。

葛根、北柴胡各30克，茯苓20克，党参、姜半夏、桂枝、赤芍、杏仁、姜、枣各15克，黄芩、炙甘草、陈皮各10克。

4月2日三诊：前方效，原方增葛根至40克，7剂善后。

按：肩颈痛为三焦不畅，营卫不和之太阳少阳合病，胸闷为痰饮作怪属太阴病，即胸痹中之苓杏甘草汤证，用柴胡桂枝汤合苓杏甘草汤，治太阳少阳太阴合病。二诊时，因咽中有痰，加陈皮合方内茯苓、半夏、甘草为二陈汤化痰。重用葛根者，因项背强痛故也。

9. **头痛项强，恶寒背重，腹痛呕恶**

吴某，男，25岁，1982年11月6日初诊。

前日自觉头痛项强，身恶寒而背重，腹痛呕恶，去区医院西医治疗，断为胃出血前驱症，服药后，呕除，却腹痛而痢。诊之：脉浮小数，左关尺弱，舌苔白，口不渴。参照主诉，不难看出，此病初起，原属太阳与阳明合病，不下利。但呕者之葛根加半夏汤证，因误断为胃出血前驱症，药不对证，故服药后，非但病不除，反使病邪深入，转为头项强痛，恶寒背重，腹痛而利的桂枝加葛根汤证与桂枝加芍药汤证。拟用：

桂枝、生姜各9克，炙甘草6克，大枣4枚，葛根12克，芍药18克2剂。服药后吃热粥一碗，温覆令微汗。

11月8日二诊：1剂后，项不强，身不重，痛痢皆止，唯头痛，微恶寒仍在。服2剂时，又未覆汗，余证仍在，病者一再要求根治。我推诿曰：“一再要你服汤药后，覆令微汗出，尔却视若儿戏，我也无能为力了。”在其再三保证覆汗后，据其左关尺脉小弱，病前有盗汗痼疾，遂仿桂枝新加汤意，以桂枝汤原方加党参，2剂。

桂枝、白芍、生姜、大枣、党参各9克，炙甘草6克。

翌日患者来告：前方1剂后余证悉除。覆汗时仅头部微汗，竟愈疾，试信覆汗之重要。

按：此为太阳阳明合病，误治而成太阳太阴阳明合病。2 剂桂枝加葛根、芍药汤后，阳明、太阴病除，太阳病仍未解。二诊仿桂枝新加汤意，温覆微汗后，外寒解而内虚除。

按仲景法则，服桂枝汤需发汗才能使病除。案中患者初诊不覆汗，使头痛恶寒不解，二诊覆汗后，才使病愈。由此可知，使用经方，医者、患者都应遵经中大法，否则无效。

10. 背及两臂痛，恶寒，以两肘痛为主，呈游走性

金某某，女，54 岁，2006 年 4 月 6 日初诊。

背及两臂痛，以两肘痛为主，恶寒，呈游走性，脉右弦，中按滑大，左尺沉。恶寒，背及两臂痛，属太阳少阳合病，肘为大关节，肘痛为少阴病，痛呈游走性，为血虚夹风。拟柴胡桂枝汤合四物汤加味。5 剂。

北柴胡、葛根 15 克，黄芩、党参、姜半夏、炙甘草、姜、枣、桂枝、白芍、川芎、当归、熟地黄、藁本各 10 克。

4 月 17 日二诊：前方效佳，痛处游走已减轻，仍恶寒，原方加麻黄、附子以祛少阴内之寒邪，5 剂。

北柴胡、葛根各 15 克，黄芩、党参、姜半夏、炙甘草、姜、枣、桂枝、白芍、川芎、当归、熟地黄、藁本、麻黄、附子各 10 克。

5 月 8 日三诊：痛大减，因握拳时觉胀，体内仍有湿邪，原方加生黄芪、防己祛湿，5 剂。

北柴胡、葛根、生黄芪各 15 克，黄芩、党参、姜半夏、炙甘草、姜、枣、桂枝、白芍、川芎、当归、熟地黄、藁本、麻黄、附子、防己各 10 克。

按：患者与小妹邻居，背臂痛已数年，久治不愈。背臂痛属太阳少阳合病，肘痛关乎少阴。以柴胡桂枝汤合麻黄附子甘草汤、四物汤治太阳少阳少阴合病及补久病之血虚，加葛根、藁本解肌助主方祛痛。初诊已知肘痛为少阴病，却未用少阴药，此为疏忽所致，二诊加入麻黄、附子，合方内甘草为麻黄附子甘草汤（经方）以治少阴，使痛大减而愈。

十一、全身痛杂证

1. 各关节及筋痛，痛处发热，痛剧时头晕无力

陈某某，男，30 岁，1998 年 3 月 13 日初诊。

因西药过敏致全身痛，西医用阿司匹林合强的松治疗，服药时不痛，停药即复痛如故，已治十余日未见良效，求服中药。切其脉双弦，各关节及四肢筋痛，痛处发热，皮色正常，痛剧时头晕，无力，口微渴，饮食正常。拟《千金要方》之三黄汤合近效术附汤加天花粉。3剂。

麻黄10克，独活8克，生黄芪、细辛4克，黄芩6克，熟附子、白术、炙甘草、天花粉、姜、枣各9克。

4月15日二诊：服药后，痛止半日左右，过后又痛，再服药又不痛，此药轻病重之故，原方续服6剂，嘱其每日服2剂。

4月18日三诊：痛已止，但觉双膝无力，神疲，增生黄芪、黄芩加怀牛膝，5剂善后。

怀牛膝12克，麻黄10克，黄芩9克，生黄芪、独活各8克，细辛4克，熟附子、白术、炙甘草、天花粉、姜、枣各9克。

按：此太阳少阴太阴合病。上方虽用《千金》三黄汤合近效术附汤加味，实际剂内含有经方麻黄附子细辛汤，双解太阳、少阴之寒；白术、黄芪、甘草去脾太阴之湿，黄芩、天花粉清热补太阴之肺津，故病愈。

《千金》三黄汤，孙真人注明是仲景方。《近效方》术附汤，实际是经方白术附子汤。初诊方加天花粉，亦是按《千金》三黄汤之加减法，即渴者加瓜蒌根而已。

2. **全身酸痛，心下痞，头角胀，口渴不欲饮**

顾某某，女，62岁，2009年5月22日初诊。

全身酸痛，心下痞，头角胀，口渴不欲饮，脉左寸浮关弦，证属太阳少阳合病之三焦不畅，营卫不和。拟柴胡桂枝汤合枳术汤加味。5剂。

北柴胡15克，葛根20克，党参、姜半夏、白术各15克，黄芩、炙甘草、姜、枣、桂枝、白芍、枳实各10克。

5月27日二诊：酸痛除，仍心下痞，左关脉大。拟小柴胡汤合半夏泻心汤加味，5剂。

北柴胡25克，茯苓20克，姜半夏15克，黄芩、党参、炙甘草、姜、枣各10克，干姜5克，川黄连3克。

6月1日三诊：心下痞大差，仍觉胃中热，原方增川黄连至5克，7剂善后。

按：全身酸痛，头角胀，口渴不欲饮，属太阳少阳合病，病邪在表与半表之间，然而又挟有心下痞病。我想治疗之方，应该既能解表，又能去心下痞

(胀)，所以就用柴胡桂枝汤加葛根解表，用枳术汤治心下痞。谁知病的痊愈途径，仍按仲景“当先解表，表解乃可攻痞”的治疗规律走，是表与半表证先愈，改方后才愈心下痞。只不过我是依证用了柴胡桂枝汤加葛根解了表与半表半里证，用小柴胡汤合半夏泻心汤治愈了心下痞，而不是依大论中先用桂枝汤解表，后与大黄黄连泻心汤治痞罢了。

柴胡桂枝汤合加减补阳汤，可治口苦、恶寒、全身酸痛。

3. **类风湿性关节炎**

苏某某，女，60岁，2011年10月22日初诊。

类风湿性关节炎，手脚关节畸型，肿痛如刺，右甚于左，气短，脉濡小。拟十全大补汤合八味地黄汤、桂枝茯苓丸加减。7剂。

生黄芪30克，党参、白术、茯苓、泽泻、生地黄各20克，桂枝、赤芍、川芎、当归、山萸肉、山药、牡丹皮、桃仁各15克，炙甘草、附子各10克。

11月7日二诊：前方痛减，因大便溏，原方加干姜增附子、炙甘草，10剂。

生黄芪30克，党参、白术、茯苓、泽泻、生地黄、附子（先煎）各20克，桂枝、赤芍、川芎、当归、山萸肉、山药、牡丹皮、桃仁、炙甘草、干姜各15克。

11月21日三诊：原来西医止痛药一天两次，每次两颗，现在已减至三天一颗，原方加柴胡、枳实，续服10剂。

生黄芪30克，北柴胡、党参、白术、茯苓、泽泻、生地黄、附子（先煎）各20克，枳实、桂枝、赤芍、川芎、当归、山萸肉、山药、牡丹皮、桃仁、炙甘草、干姜各15克。

12月4日四诊：前方效，原方续服10剂。

12月24日五诊：前方效，因指关节仍痛，原方去桂枝加肉桂15克，10剂。

2012年1月8日六诊：因指关节肿，原方增山萸肉、山药至20克，10剂。

按：类风湿性关节炎，类似古代的历节痛范畴。因痛在全身各关节，而各关节的组成，以骨为主，所以其病之本在肾气精虚，肾气丸或桂附八味丸是其主方。因痛时如针刺，又关乎瘀血，且病在身体两侧肢体，故太阴、厥阴病界亦是其病位的所在。身右与白天病在太阴，关乎气虚，身左与夜晚病在厥阴，关乎血虚，所以其病又关乎气血虚损。是方实际合十全大补汤、金匮肾气丸、桂枝茯苓丸、四逆散、肾着汤五方，合治太阴少阴厥阴合病兼气血双虚而效。

十全大补汤合桂附地黄汤去牡丹皮加陈皮、防己、姜、枣，治两手痛麻，恶寒，左甚于右，左腰痛。

十全大补汤合桂附地黄汤，治四肢下段酸痛，易汗，倦怠无力，关节痛，两脚冷。

桂附地黄汤合十全大补汤去牡丹皮、党参、白术加干姜、枣，可治左腿痛，恶寒，脚冷至膝。

桂附地黄汤合四物汤加黄芪、干姜、炙甘草、枣，可治膝关节骨质增生，恶寒，左膝行走时痛。

桂附地黄汤加黄芪、当归、赤芍，治晨起时上半身自汗，双膝恶寒酸痛。桂附地黄汤加白芍合理中汤，治双膝恶寒，脚后跟痛。

4. 髋、膝、腕关节，头两侧痛

张某某，女，16 岁，2011 年 5 月 29 日初诊。

膝关节胀痛，头两侧痛，髋、腕关节略痛，以左侧为主，脉右寸浮关尺沉，左关浮大。腕、髋、膝关节属太阳、少阴病位，左侧为主，则以少阴精虚为主。头两侧痛属少阳病，脉右寸浮关尺沉为太阴气虚，拟柴胡桂枝汤合加减补阳汤加味。5 剂。

北柴胡 25 克，生黄芪 30 克，熟地黄 20 克，党参、姜半夏、茯苓、白术、桂枝、白芍、山萸肉、山药各 15 克，黄芩、炙甘草、姜、枣各 10 克。（嘱：忌食白萝卜）

6 月 2 日二诊：关节痛减，头痛未减，原方加川芎、当归，补血活血治厥阴，增党参、茯苓、白术补太阴，去白芍加赤芍化瘀，10 剂。

北柴胡 25 克，生黄芪 30 克，党参、茯苓、白术、熟地黄各 20 克，姜半夏、桂枝、赤芍、山萸肉、山药、川芎、当归各 15 克，黄芩、炙甘草、姜、枣各 10 克。

6 月 12 日三诊：关节痛除，头痛未减，原方增生黄芪至 40 克补气，柴胡至 30 克疏通少阳，7 剂。

6 月 21 日四诊、五诊：前方见效，头痛逐减，原方续服 20 剂。

7 月 13 日六诊：前方续服 7 剂善后。

按：身体两侧属少阳、太阳、厥阴、太阴病位与气血的通道，关节属少阴病位。因痛以左侧为主，则以少阴精虚为主，“邪之所凑，其气必虚”，脉右寸浮，是宗气虚；关尺沉，是中气虚；左关大是血虚。方用小柴胡汤合十全大补汤，疏理三焦，大补气血，共治太阳太阴少阳厥阴合病；加山萸肉、山药、熟地黄补少阴肾精。既扶正又祛邪，邪去则正安。

《温热经纬》载叶天士在《三时伏气外感篇》中，引用《重刊张司农治暑全书》内“柴胡劫肝阴，葛根竭胃汁”之语一出，后世医家即畏柴胡、葛根如虎，多数经方家，柴胡最多只用15克。而我在此案中，用柴胡25克治头两侧痛，仍未效，直至用柴胡30克才有效。记得十多年治一少阳病发热39度，用柴胡15克，热不退，在剩下未服的1剂药中加柴胡9克，即热退身凉。只要柴胡与黄芩或芍药同用，量大亦断无劫肝阴之偏，而且才显出柴胡的功效。“葛根竭胃汁”，更是胡说，我家地处江南，山上多产葛根，上世纪60年代前，农民挖葛根（不是粉葛），捣碎，用水洗，沉淀下葛粉，晒干，可以食用，街上能买到，从未听说葛粉吃坏人的。我临证时，葛根常用至30～50克，从未见不良后果。

5. 晨起指关节时痛，脚掌痛麻，肩、颈、腰两侧亦痛

高某某，女，43岁，2012年5月14日初诊。

手指关节晨起时痛，前脚掌痛麻，肩、颈、腰两侧亦痛，脉右濡、左尺弱。拟小柴胡汤合加减补阳汤，桂枝茯苓丸加山萸肉、山药、生地黄、陈皮。5剂。

生黄芪30克，党参、姜半夏、茯苓、白术、山萸肉、山药、熟地黄各15克，北柴胡25克，黄芩、炙甘草、姜、枣、桂枝、赤芍、桃仁、牡丹皮、陈皮各10克。（嘱：忌食白萝卜）

6月4日二诊：诸证减，仍略手麻，此为气虚，原方增党参补气，6剂。

生黄芪30克，党参20克，姜半夏、茯苓、白术、山萸肉、山药、熟地黄各15克，北柴胡25克，黄芩、炙甘草、姜、枣、桂枝、赤芍、桃仁、牡丹皮、陈皮各10克。

6月11日三诊、四诊：前方效，痛麻减，原方续服10剂。

6月24日五诊：前方效，因大便溏，原方增茯苓、白术健脾补太阴，7剂。

生黄芪30克，党参、茯苓、白术20克，姜半夏、山萸肉、山药、熟地黄各15克，北柴胡25克，黄芩、炙甘草、姜、枣、桂枝、赤芍、桃仁、牡丹皮、陈皮各10克。

7月2日六诊：大便正常，原方续服7剂。

7月9日七诊：前方效，因脚跟略痛，仍有少阴精虚证，原方增山萸肉、山药、熟地黄补精虚，7剂。

生黄芪30克，党参、茯苓、白术、山萸肉、山药、熟地黄各20克，姜半夏15克，北柴胡25克，黄芩、炙甘草、姜、枣、桂枝、赤芍、桃仁、牡丹皮、陈皮各10克。

7月15日八诊：前方大便溏而腹痛，脾太阴仍偏寒，原方增茯苓、白术加干姜，去黄芩，5剂。

生黄芪30克，党参、山萸肉、山药、熟地黄各20克，姜半夏、干姜各15克，北柴胡、茯苓、白术各25克，炙甘草、姜、枣、桂枝、赤芍、桃仁、牡丹皮、陈皮各10克。

7月23日九诊：前方腹痛便溏除，原方再进6剂。

7月30日十诊：前方效，仍有游走性痛，此风邪作怪，原方增桂枝至15克以祛风邪，6剂。

按：患者几乎全身都痛，病位包括太阳、少阳、太阴、厥阴、少阴。剂内包括治少阳太阳合病的柴胡桂枝汤，补气治太阴的加减补阳汤，治厥阴的桂枝茯苓丸，治少阴的半剂六味地黄汤和肾着汤。二阳三阴同治。医治过程中多次出现腹痛或便溏，都以温补太阴或少阴而使便溏或腹痛除。历时二月余，多年的身痛，终于除去。（据说是产后落下的病）

十全大补汤合桂枝茯苓丸，小柴胡汤可治肩酸，两侧少腹隐痛。

十全大补汤合小柴胡汤加怀牛膝、木瓜，可治左侧手脚似有绳牵住，不灵活。

6. 全身肿痛，两小臂肿块如鸡蛋

方某某，女，46岁，2001年4月12日初诊。

全身肿胀，脉沉，舌暗、舌心无苔，证属风湿之邪危害。拟麻杏苡甘汤。2剂。

麻黄、杏仁、炙甘草各10克，薏苡仁30克。

4月14日二诊：微汗二次，身胀已除，痛未减，以两臂与背为甚，恶寒，脉缓；风湿虽散，虚寒未除。拟桂枝新加汤加白术，3剂。

桂枝、炙甘草、姜、枣、白术各10克，白芍、党参各15克。

4月17日三诊：身胀痛散向四肢，项部筋痛，原方加葛根增桂枝，解肌除痛，3剂。

炙甘草、姜、枣、白术各10克，葛根、白芍、党参、桂枝各15克。

4月21日四诊：前方效，原方续服3剂。

4月24日五诊：左手臂，左足趾仍痛，此乃血虚有内寒，原方加当归、附子，3剂。

当归20克，炙甘草、姜、枣、白术各10克，葛根、白芍、党参、桂枝各15克，附子6克。

5月8日六诊：左臂略痛，大便略溏，原方加木瓜，3剂。

当归20克，炙甘草、姜、枣、白术、木瓜各10克，葛根、白芍、党参、桂枝各15克，附子6克。

5月11日七诊：要求原方续服2剂。

5月12日八诊：前方服后，仅存两手小臂略有肿块，出汗较少，原方加麻黄发汗，另用艾条熏肿处，3剂。

当归20克，炙甘草、姜、枣、白术、木瓜各10克，葛根、白芍、党参、桂枝各15克，附子、麻黄各6克。

5月16日九诊：手臂肿块始退，原方续服3剂善后。

按：据患者断续诉说中得知，其病为大雨淋湿身体后，未及时更换湿衣所致，病已数年。初诊时，风湿之邪在表，故用麻杏苡甘汤温散之。二诊时肿减痛未减，用桂枝新加汤补虚散寒除痛，加白术除余湿。三诊项痛，寒邪在太阳，故加葛根增桂枝治太阳病之项痛。五诊足趾痛，邪已入少阴，左臂痛为血虚，加当归补血，附子除寒治少阴。八诊时因小臂肿块未退，亦湿邪危害，原方加麻黄发汗祛湿，合用艾条火熏燥湿而愈。治疗亦在逐步显现证候中更换方药。故此证方药用得较杂乱，但病机总不离寒湿二字，病位亦在太阳太阴少阴中变化。

7. 左半身热痛，上移至头项，下移至腹股沟，痛而喜按，略胀，若移至腹股沟则成一痛块，左重右轻

杜某某，男，76岁，2013年10月10日初诊。

左半身热痛，呈移动状，若痛处移至腹股沟，则成一痛块，身体其他处即不痛，有时痛处移至头角、项两侧，则略胀痛喜按，左重右轻，病已20多年，西医按精神类病治，暂时有效，脉弦濡。头角、项两侧痛属太阳少阳合病，左半身热痛属厥阴病，胀痛喜按，左重右轻，属血虚重于气虚。拟柴胡桂枝汤合四物汤加黄芪，治太阳少阳厥阴合病，兼补气血。5剂。

生黄芪20克，北柴胡、当归、生地黄各15克，黄芩、党参、姜半夏、炙甘草、姜、枣、桂枝、白芍、川芎各10克。

10月17日二诊：前方效，略胸闷，此属痰饮，原方加杏仁化痰，5剂。

生黄芪20克，北柴胡、当归、生地黄各15克，黄芩、党参、姜半夏、炙甘草、姜、枣、桂枝、白芍、川芎、杏仁各10克。

10 月 22 日三诊：前方无效，因有热气从左胁上冲头，略痛。左胁与头属少阳厥阴病界，热气上冲而痛，为厥阴血虚夹热。拟小柴胡汤合四物汤、四逆散、凉血疏肝散热，5 剂。

北柴胡 25 克，党参、川芎、当归、白芍、生地黄、枳实各 15 克，黄芩、姜半夏、炙甘草、姜、枣各 10 克。

10 月 26 日四诊：前方稍效，仍发热而恶热，原方加牡丹皮、川黄连以凉血清热，5 剂。

北柴胡 25 克，党参、川芎、当归、赤芍、生地黄、牡丹皮、枳实各 15 克，黄芩、姜半夏、炙甘草、姜、枣各 10 克，川黄连 6 克。

10 月 31 日五诊：左半身热气上升大减，因右半身仍有，且大便溏，此属太阴虚，原方加茯苓、白术补太阴，5 剂。

北柴胡 25 克，茯苓 20 克，党参、白术、川芎、当归、赤芍、生地黄、牡丹皮、枳实、姜半夏各 15 克，黄芩、炙甘草、姜、枣各 10 克，川黄连 6 克。

按：20 多年的病，西医只能当作精神类病治，而不知其真病因。中医亦求治过不少医生而无效。其实按病位来辨，就较简单。身两侧属少阳，左合厥阴，右合太阴；厥阴血虚即挟热，太阴气虚即挟湿。此病实际是用柴胡八珍汤加味治疗的少阳厥阴太阴合病。其中加枳实使方内含有四逆散，以疏肝解郁散热；加牡丹皮、川黄连以清血中邪热而愈。

十二、半身痛杂证

1. 项背腰强痛，左腰弯成 90 度

宋某某，男，65 岁，2000 年 6 月 5 日初诊。

项背腰强痛，左腰弯成 90 度，双脚拘急不能起坐，恶风寒，脉浮大。项背强痛，恶风寒，属太阳病。拟桂枝加葛根汤。5 剂。

桂枝、白芍、姜、枣各 9 克，炙甘草 6 克，葛根 12 克。

6 月 11 日二诊：已能起坐，原方增葛根，加天花粉，增加解肌之效，5 剂。

桂枝、白芍、姜、枣各 9 克，炙甘草 6 克，葛根 20 克，天花粉 15 克。

6 月 16 日三诊：脚已不肿，大便三日未解，津虚血燥之故，原方增白芍量，补血通便，5 剂。

葛根 30 克，白芍 40 克，桂枝、天花粉、姜、枣各 12 克，炙甘草 10 克。

6 月 23 日四诊：大便已通，拘急除，仍略觉背强，原方增葛根至 40 克，5 剂。

按：此病已数年，遍治中西医无效。我遵《伤寒论·太阳病脉证并治上第五》："太阳病，项背强几几反汗出恶风者，桂枝加葛根汤主之"。之旨，放胆用桂枝加葛根汤治之，疗效明显。且不理会所谓"柴胡劫肝阴，葛根竭胃汁"之戒，重用葛根至40克，并加天花粉助葛根解肌，使此方成为桂枝加葛根汤与瓜蒌桂枝汤的合方，疗效更加明显。

桂枝加葛根汤加黄芪，可治头项背强痛，右足痛，四肢稍麻。

桂枝加葛根汤，可治全身痛，项背强，恶寒，发热时头上自汗。

桂枝加葛根汤加山萸肉、山药、黄芪、熟地黄，可治腰背酸，背喜驼，不能久行。

2. 左肩痛、腰酸痛、恶寒

徐某某，女，42岁，2007年11月10日初诊。

腰酸痛，左肩痛，恶寒，脉右关沉细。腰酸属肾少阴精虚，左肩痛属厥阴血瘀，恶寒属太阳病。拟六味地黄汤合桂枝茯苓丸加味。5剂。

生黄芪30克，熟地黄20克，山萸肉、山药、杜仲、续断各15克，桂枝、赤芍、桃仁、牡丹皮、茯苓、泽泻各10克。

11月15日二诊：前方稍效，因左肩痛，属厥阴少阳合病，原方合小柴胡汤去姜、枣、泽泻加葛根，7剂。

葛根、生黄芪各30克，北柴胡25克，党参、姜半夏、山萸肉、山药、杜仲、续断各15克，黄芩、炙甘草、桂枝、赤芍、桃仁、牡丹皮、茯苓各10克，熟地黄20克。（嘱：忌食白萝卜）

11月25日三诊：停药二天痛又起，原方续服7剂善后。

按：停药二天痛又起，说明停药前已不痛，故用三诊原方7剂善后。左肩痛为少阳厥阴合病，属三焦不畅，瘀血危害；腰酸痛属厥阴少阴合病之精虚血瘀，恶寒属外寒袭表之太阳病。是剂中暗含桂枝加黄芪、葛根汤治太阳病，桂枝茯苓丸治厥阴病，小柴胡汤治少阳病，六味地黄汤加杜仲、续断治少阴病。合四方治太阳少阳厥阴少阴合病而效。（嘱：忌食白萝卜者，因白萝卜能破党参、人参之气。还有萝卜与地黄同食，能使黑发变白之说。不过此说只有少数书有载。）

3. 左肩连腋下痛，咳则引痛

朱某某，女，28岁，2007年12月8日初诊。

左肩连腋下痛，咳则引痛，脉右寸关浮大，此属少阳厥阴合病。拟柴胡桂枝汤合四逆散、芎归汤。5 剂。

北柴胡 25 克，党参、姜半夏、桂枝、赤芍、川芎、当归各 15 克，枳实 20 克，黄芩、炙甘草、姜、枣各 10 克。

12 月 16 日二诊：4 剂后痛除，仍略酸，原方减枳实至 15 克，续服 5 剂善后。

按：左肩连腋下痛，咳则引痛，属厥阴少阳太阳合病。病机为寒阻三焦，气滞血瘀。是剂内以小柴胡汤合四逆散、芎归汤疏肝解郁活血，共治少阳厥阴合病，用桂枝汤散寒和营卫，助主方除痛。

此方加生地黄、青皮、牡丹皮、王不留行子，可治左半身刺痛，略痒，日轻夜重，乳胀痛。

4. 右肩损伤后，连肘亦痛，左腰胀痛

赖某某，男，48 岁，2009 年 3 月 14 日初诊。

右肩损伤后，连肘亦痛，脉双弦。右肩连肘痛为气虚，三焦不畅，营卫不和，属太阳少阳太阴合病。拟柴胡桂枝汤合加减补阳汤加减。7 剂。

生黄芪 30 克，北柴胡 25 克，茯苓、白术 20 克，党参、姜半夏、桂枝、白芍各 15 克，炙甘草、姜、枣、陈皮各 10 克。

3 月 24 日二诊：前方稍效，仍有痛，原方加防风增量，7 剂。

生黄芪 40 克，北柴胡 25 克，党参、茯苓、白术、桂枝、白芍各 20 克，姜半夏、陈皮各 15 克，防风、炙甘草、姜、枣各 10 克。

3 月 31 日三诊：右臂痛减，左腰仍痛，此属少阴精虚。原方加当归、熟地黄、山萸肉、山药以补肾精，7 剂。

生黄芪 40 克，北柴胡 25 克，熟地黄、茯苓、党参、白术、桂枝、白芍、当归各 20 克，姜半夏、陈皮、山萸肉、山药、防风各 15 克，炙甘草、姜、枣各 10 克。

4 月 7 日四诊：诸证减，左腰内胀，属厥阴气滞，原方加青皮，增党参，7 剂。

生黄芪 40 克，党参 30 克，北柴胡 25 克，熟地黄、茯苓、白术、桂枝、白芍、当归各 20 克，姜半夏、陈皮、山萸肉、山药、防风、青皮各 15 克，炙甘草、姜、枣各 10 克。

4 月 14 日五诊：左腰内胀减，大便不畅，原方去熟地黄，加枳实、生地黄，7 剂。

生黄芪 40 克，党参 30 克，北柴胡 25 克，生地黄、茯苓、白术、桂枝、白芍、当归各 20 克，姜半夏、陈皮、山萸肉、山药、防风、青皮、枳实各 15 克，炙甘草、姜、枣各10克。

按：右肩肘痛，脉弦，是少阳太阳太阴合病兼气虚。左腰胀痛，为精虚气滞，属少阴厥阴合病。以柴胡桂枝汤合加减补阳汤，治少阳太阳太阴合病兼气虚，四逆散加山萸肉、山药、地黄，治少阴厥阴合病之精虚气滞。此案实际是太阳少阳太阴厥阴少阴合病兼气虚。

此方（指五诊方）去防风、枳实、青皮加麻黄、杏仁、附子、肉桂、干姜治全身痛，以右半身为主，劳累后更痛，出汗后痛减。

此方去山萸肉、山药、防风、青皮、枳实，可治肩颈酸，左少腹时痛，腿酸，脚底难受。

此方去防风、青皮、枳实加泽泻，治颈一周酸，腰两侧酸。

5. 肩酸，右手麻，恶寒以腰背为主

李某，女，32岁，2011年4月18日初诊。

恶寒以腰背为主，两肩酸，右手麻，脉沉细，证属太阳少阴合病兼气虚。拟芪桂五物汤合附子汤加味。5剂。

生黄芪40克，党参、茯苓、白术各20克，桂枝、白芍、姜、枣、川芎、附子各15克。（嘱：忌食白萝卜）

4月22日二诊：诸证减，后背仍凉，原方增附子至20克（先煎），10剂善后。

按：腰背为太阳少阴病界。恶寒，以腰背为主，为寒伤太阳、少阴，属太阳少阴合病，以肾少阴气虚为主，右手麻属太阴气虚。芪桂五物汤即桂枝汤去甘草加黄芪，附子汤系少阴病常用方，合而用之为表里同治，故疗效显著。其中参、芪是补气除手麻的主药，加川芎者，为肩酸而设也。

6. 后半夜，双手肘以下热痛，指头略麻，须垂直下伸始解，睡下不久，又发热痛，一晚数次重复

陈某某，女，40岁，2009年11月27日初诊。

双手后半夜肘以下热痛，指头略麻，须垂直下伸始解，一晚重复数次，大便结。手在身之两侧属少阳病界，半夜热痛为血虚夹热，属少阳厥阴合病。拟小柴胡汤合四物汤加味。5剂。

北柴胡25克，生地黄20克，姜半夏、当归、赤芍各15克，黄芩、党参、炙甘草、姜、枣、牡丹皮、茜草、川芎各10克。

12月2日二诊：热痛减，手指仍麻，右肘略痛，手指麻为气虚，原方加生黄芪，增党参，5剂。

北柴胡25克，生黄芪、党参、生地黄20克，姜半夏、当归、赤芍各15克，黄芩、炙甘草、姜、枣、牡丹皮、茜草、川芎各10克。

12月9日三诊：前方稍效，手指仍麻，原方加白芍，增生黄芪，补气活血除麻，7剂。

北柴胡25克，生黄芪30克，党参、生地黄各20克，姜半夏、当归、白芍、赤芍各15克，黄芩、炙甘草、姜、枣、牡丹皮、茜草、川芎各10克。

12月16日四诊：手麻退至指尖，而左臂却发阵痛，仍气血虚之证，原方增当归至20克，牡丹皮、川芎至15克，党参至30克，7剂。

12月23日五诊：前方指麻减，原方续服7剂。

12月31日六诊：前方效，因痛时手表皮冷，此证关乎太阳，原方加桂枝15克，7剂。

2010年1月14日七诊：停药数天，手痛又起，因要人工流产，恐破血药伤血，原方去赤芍、牡丹皮、茜草，7剂。

按：六诊以后痛已除，七诊属巩固疗效的善后方。夜痛属血虚，手麻属气虚，肘以下痛，表皮寒属太阳少阳合病，热痛属厥阴血虚夹热。此属太阳少阳厥阴合病兼气血虚。是剂合柴胡桂枝汤、四物汤加凉血药，和黄芪共治二阳一阴合病兼气血虚者。此病西医曾称为不安腿综合症，我以为应将腿字改为手字才对。

十三、游走性身痛杂证

1. 上身窜痛，两胁胀痛，恶风

吴某某，女，60岁，2011年3月22日初诊。

上身窜痛，两胁痛胀，脉右寸关弦，证属太阳少阳合病。拟柴胡桂枝汤加味。5剂。

北柴胡25克，党参、姜半夏、桂枝、白芍、枳实、片姜黄各15克，黄芩、炙甘草、姜、枣各10克。

3月27日二诊：诸证大减，因恶风，原方加生黄芪30克，增姜、枣至15克，10剂善后。

按：身两侧：右属太阳、少阳、太阴病界，左属少阳、厥阴病界，上半身皮与肉应属表与半表，由太阳与少阳病界统辖；胁胀痛，病在厥阴。故用柴胡桂枝汤合四逆散加姜黄行气活血，治太阳少阳厥阴合病。太阳病身痛较多，如麻黄汤证、青龙汤证、葛根汤证。若有骨痛，则要考虑少阴病了。

此方去枳实可治刘渡舟教授称作“肝气窜证”的游走性身痛。

柴胡桂枝汤合四物汤、二陈汤可治全身游走性疼痛，痛在晚上，背后一点隐痛，略肿。

柴胡桂枝汤合四物汤，可治头晕，游走性身痛。

2. 游走性关节炎，痛处恶寒

王某某，女，33 岁，2002 年 9 月 12 日初诊。

游走性关节炎，痛处恶寒，脉右沉弦。关节属少阴病，痛处恶寒，脉沉弦，属肾少阴气虚，痛处游走，为内有风邪，属太阳病。拟《千金》附子汤加麻黄。5 剂。

白术 30 克，桂枝、白芍、党参、茯苓、炙甘草、麻黄各 10 克，附子 6 克。

9 月 17 日二诊：诸证向愈，唯右臂仍恶寒而痛，此为气虚所致。拟原方加生黄芪 15 克，5 剂善后。

按：关节痛属少阴，游走性，是内有风邪，为太阳病，该方系仲景附子汤加桂枝、甘草、麻黄组成，其中以附子汤补肾气治少阴，桂枝、麻黄、甘草祛风治太阳，表里合治，故效佳。右臂仍恶寒而痛类似血痹，加黄芪者，仿芪桂五物汤治血痹也。

《千金》附子汤加黄芪合芎归汤，可治关节痛、恶风。（注：恶寒为患处自觉寒；恶风为有风才觉寒）

3. 上半身游走性疼痛，双脚趾肿痛

游某某，男，64 岁（台湾人），2007 年 8 月 21 日初诊。

上半身游走性疼痛，双脚趾肿痛，脉浮，两尺沉细。游走性痛，风邪危害，属太阳少阳合病；脚趾肿痛，湿邪危害，属太阴病。拟柴胡桂枝汤合防己茯苓汤加味。5 剂。

北柴胡 25 克，生黄芪 30 克，黄芩、党参、姜半夏、炙甘草、桂枝、赤芍、防风、防己、茯苓、白术、生地黄、姜、枣各 10 克。

8 月 25 日二诊：上半身痛减，脚趾肿痛仍有，原方加白芍合《医学正传》之三妙丸，5 剂。

北柴胡 25 克，生黄芪 30 克，茯苓、白术各 20 克，党参、防己、生地黄、川牛膝 15 克，黄芩、姜半夏、炙甘草、桂枝、赤芍、防风、姜、枣、白芍、苍术、黄柏各 10 克。

8 月 30 日三诊：身痛大减，脚趾肿痛亦减，略觉大腿牵痛，项略强，原方加葛根、川芎、当归，去白芍，增苍术、黄柏，5 剂。

北柴胡 25 克，生黄芪 30 克，茯苓、白术、葛根各 20 克，党参、防己、生地黄、川牛膝、苍术、黄柏 15 克，黄芩、姜半夏、炙甘草、桂枝、赤芍、防风、姜、枣、川芎、当归各 10 克。

9 月 5 日四诊：脚趾仍肿痛，原方去生地黄、川牛膝，加木瓜，增葛根、茯苓、白术，5 剂。

北柴胡、茯苓、白术各 25 克，生黄芪、葛根各 30 克，党参、防己、苍术、黄柏各 15 克，黄芩、姜半夏、炙甘草、桂枝、赤芍、防风、姜、枣、川芎、当归、木瓜各 10 克。

9 月 10 日五诊：上半身痛进一步减轻，脚趾仍有肿痛。拟当归芍药散合黄连解毒汤加苍术，单治脚趾肿痛，5 剂。

茯苓、泽泻各 20 克，赤芍、白术各 15 克，川芎、当归、黄芩、焦栀、苍术、黄柏各 10 克，川黄连 5 克。

9 月 14 日六诊：前方痛加剧，且脚底麻木，脉左关大。拟芪桂五物汤合六味地黄汤加白术、防己，5 剂。

生黄芪 50 克，生地黄 20 克，山萸肉、山药、茯苓、白术、泽泻、防己各 15 克，桂枝、赤芍、姜、枣、牡丹皮各 10 克。

9 月 19 日七诊：肿减，痛未差，脚底麻木好转，原方加白芍 10 克，5 剂。

按：此案上半身痛已除，脚趾痛未愈。五诊时，改用黄连解毒汤合当归芍药散、二妙散，反痛加剧，且脚底麻木，是败笔。六诊用芪桂五物汤合六味地黄汤、防己黄芪汤，少阴、太阳、太阴合治，痛仍未减，七诊后未再复诊。此病寒热交错，虚实挟杂，治疗较难，否则一个台湾人也不会找我治疗。虽然此案并不是很成功的案例，但此方平时用得很少。四诊以前治上半身痛是成功的，对脚趾肿痛也有一定作用。五诊用当归芍药散合黄连解毒汤加苍术从厥阴阳明合病治，因无血中挟湿与阳明内热之病机，是错误的。六诊仍按太阳、少阴太阴合病治，用芪桂五物汤合六味地黄汤、防己黄芪汤，方向是对的，但用药尚有欠缺，可惜患者已不治了。我不掩错失，提出来供同道参考。

4. 腰膝痛，呈游走性，患处红肿，下肢浮肿，头时冒汗

孙某某，（德国人）女，50 岁，2007 年 5 月 22 日初诊。

腰膝痛，呈游走性，患处红肿，下肢浮肿，头时冒汗，脉右寸稍大，左关大，两尺沉弱，证属太阳阳明少阴厥阴合病。拟小续命汤加味。5剂。

生石膏30克，防风、知母各15克，麻黄、杏仁、桂枝、白芍、炙甘草、党参、附子、黄芩、川芎、姜、防己各10克。

6月7日二诊：其女来诉，前方肿痛均减，要求前方30剂，带往德国续服。

按：此案病兼太阳、阳明、厥阴、少阴，病机寒热交错，虚实挟杂，相当复杂。虽方名小续命汤加味，实际内含麻黄桂枝各半汤、麻杏石甘汤、桂枝加附子汤或称麻黄附子甘草汤等等。其功能为祛风散寒、清内热，活血化瘀，温少阴等，共治二阳二阴合病。

5. 膝、肘关节移动性痛，日轻夜重，双臂冬天恶寒

曹某某，女，26岁，2011年11月4日初诊。

膝、肘关节移动性痛，日轻夜重，双臂冬天恶寒，脉濡。双臂恶寒属太阴太阳合病之虚寒证，膝肘痛属少阴肾气虚，日轻夜重属少阴肾精虚。拟芪桂五物汤合六味地黄汤、麻黄附子甘草汤加减，气精双补，祛风散寒。5剂。

生黄芪30克，熟地黄20克，桂枝、白芍、麻黄、茯苓、白术、山萸肉、山药、姜、枣各15克，炙甘草、附子各10克。

11月10日二诊：诸证减，原方去桂枝加肉桂、党参，增附子，5剂。

生黄芪30克，熟地黄20克，肉桂、党参、附子、白芍、麻黄、茯苓、白术、山萸肉、山药、姜、枣各15克，炙甘草10克。

11月20日三诊、四诊：前方无不适，痛大减，原方续服计10剂。

按：关节痛属少阴肾气虚，日轻夜重属少阴肾精虚，移动性痛属太阳病风寒作怪，双臂恶寒，属太阳太阴合病之虚寒证。是方合半剂六味地黄汤、附子汤、桂枝加黄芪汤于1剂，内含加减补阳汤，气精双补，祛风散寒，共治太阳少阴太阴合病。二诊加减方虽未说明原因，但仍有恶寒是肯定的。

6. 两脚踝关节轮流肿痛，色白拒按（痛风）

沈某某，男，56岁，2010年9月14日初诊。

两脚踝关节轮流肿痛，色白拒按，脉平。踝关节属少阴病位，轮流肿痛属风寒湿邪危害；拒按为内有瘀血，属厥阴病。拟桂枝茯苓丸合四逆汤、附子汤。5剂。

茯苓、白术各15克，桂枝、赤芍、桃仁、牡丹皮、附子、炙甘草、干姜、党参各10克。

9月21日二诊：前方服后痛止，停药二天痛又起，原方续服5剂善后。

按：服药也有量变到质变的过程，前方痛止，只是量变，没有质变，质变才能痊愈。

踝关节肿痛色白，少阴肾气虚无疑，痛而拒按说明内有瘀血，属厥阴病，用桂枝茯苓丸合附子汤、四逆汤共治少阴厥阴合病，故效佳。

桂枝茯苓丸合防己茯苓汤、附子汤加泽泻，可治右脚大趾痛风，吹冷风后肿痛日夜不休，色白、略暗紫。

7. 腰部岔气（闪腰）

张某某，男，54岁，1987年12月17日初诊。

两日前因弯腰捡物，致闪腰，腰部胀痛，步履蹒跚，转侧不便，咳嗽痛剧。触诊，腰部无异样，无固定压痛点，苔白，尺脉浮紧，证属足少阴气滞，治宜补肾行气。自拟三子散：补骨脂12克，菟丝子12克，王不留行子60克，共研细末开水吞服，日三服，每服9克，服药期间忌食腥、辣、酸、豆腐、糯米等物，服药当晚痛稍瘥，三日后，体复如初。

四逆散加王不留行子，研粉吞服可治右胁岔气。

失笑散加王不留行子研粉吞服，可治胸部岔气。

桂枝加葛根汤去草姜枣加王不留行子研粉吞服，可治项背强痛，不便转头之岔气。

十四、四肢痛杂证

1. 左拇指二节关节痛拒按，恶寒喜温，不能伸直

赵某某，女，56岁，2011年8月6日初诊。

左拇指二节关节痛拒按，恶寒喜温，不能伸直，脉平。关节痛，恶寒喜温属少阴病，痛而拒按为有瘀，属厥阴病。拟桂枝茯苓丸合真武汤加减。5剂。

生黄芪30克、桂枝、赤芍、茯苓、白术、桃仁、牡丹皮各15克，干姜、附子各10克。

8月13日二诊：诸证减，原方续服7剂善后。

按：关节属少阴病界，恶寒喜温为肾气虚，痛而拒按为有瘀血，属厥阴病，故用少阴病之方真武汤，温补肾气而止痛，合厥阴病方桂枝茯苓丸活血散瘀以除痛。加生黄芪者，补气以扶正也。

附子汤合四逆汤加桂枝，可治肘膝关节遇风寒即酸痛。

2. 痛风，左手背近合谷穴处紫肿刺痛，喜按

陈某某，男，83岁，2009年5月25日初诊。

痛风引起左手背近合谷穴处紫肿胀，时一刺痛，口渴，苔黄舌裂，脉右细数。患处紫肿胀，时一刺痛，属太阴厥阴合病血瘀夹湿，口渴，苔黄、舌裂为阳明病内热证。拟白虎加桂枝汤合防已茯苓汤、芎归汤加减。3剂。

生石膏30克，茯苓20克，防已、白术、知母、生黄芪各15克，桂枝、赤芍、川芎、当归、炙甘草各10克，薏苡仁30克。

5月28日二诊：前方肿痛稍减，原方加泽泻、牡丹皮、桃仁，加强活血化瘀、利湿作用，5剂。

生石膏30克，茯苓、泽泻各20克，防已、白术、知母、生黄芪各15克，桂枝、赤芍、川芎、当归、炙甘草、桃仁、牡丹皮各10克，薏苡仁30克。

6月4日三诊：前方诸证减，因血燥致大便结，原方加生地黄，增当归，7剂。

生石膏30克，茯苓、泽泻各20克，防已、白术、知母、生黄芪、当归、生地黄各15克，桂枝、赤芍、川芎、炙甘草、桃仁、牡丹皮各10克，薏苡仁30克。

6月12日四诊：诸证续减。因大便结，原方加白芍，增生地黄，7剂。

生石膏、生地黄各30克，茯苓、泽泻、白芍各20克，防已、白术、知母、生黄芪、当归各15克，桂枝、赤芍、川芎、炙甘草、桃仁、牡丹皮各10克，薏苡仁30克。

6月27日五诊：托人来要前方7剂。

7月4日六诊：前方肿痛减，原方续服7剂。

8月1日随访：病愈。

按：此症状之痛风，较少见，平生仅见此例。当时见患手紫暗高肿，虽时时刺痛，却抚摸后痛减。按证候辨病机，即肿痛属太阴厥阴合病，口渴属阳明病，故用防已茯苓汤加薏苡仁祛湿治太阴之肿，用当归芍药散合桂枝茯苓丸加生地黄，利水活血，补血化瘀，以治厥阴之痛，用白虎汤治阳明内热之口渴，合四方共治二阴一阳合病兼血虚之痛风。

3. 左腕内侧桡骨处囊肿（腱鞘囊肿）

陈某某，女，37岁，2013年6月4日初诊。

左腕内侧桡骨处囊肿约3.5cm×2.5cm，按之不痛，经期超前七天，大便溏，脉弦，此属太阴厥阴合病，治宜补气利湿活血。拟防已黄芪汤合当归芍药散加党参。5剂。

生黄芪、党参、茯苓、白术、泽泻各20克，防己15克，川芎、当归、白芍、炙甘草、姜、枣各10克。

6月11日二诊：囊肿稍减，大便仍溏，此为太阴虚寒。原方去生姜加桂枝、干姜温补太阴，5剂。

生黄芪、党参、茯苓、白术、泽泻各20克，防己15克，川芎、当归、白芍、炙甘草、枣、桂枝、干姜各10克。

6月22日三诊：前方因月经不畅，停药数天，现经期过，原方加熟地黄，增量7剂。

生黄芪30克，茯苓、白术、泽泻各25克，党参、防己各20克，川芎、当归、白芍、熟地黄、桂枝、炙甘草、干姜、枣各10克。

6月29日四诊：腱鞘囊肿进一步缩小，因按之仍痛，原方去熟地黄、白芍，加赤芍，7剂善后。

生黄芪30克，茯苓、白术、泽泻各25克，党参、防已各20克，川芎、当归、赤芍、桂枝、炙甘草、干姜、枣各10克。

按：囊肿内有积液属太阴气虚不能化湿，左手兼有厥阴病位，故用太阴病常用方防已黄芪汤合厥阴病常用方当归芍药散加党参、桂枝，补气化湿，活血除湿，共治太阴厥阴合病。

三诊时为月经不畅加熟地黄，考虑欠妥，不知熟地黄虽能补血，却不能利湿，于治囊肿不利，故四诊即去熟地黄、白芍加赤芍，以利于祛湿活血。

4. 右手红肿畸形

王某某，男，81岁，2008年4月6日初诊。

右手红肿畸形，脉右浮大，左弦，此为阳明厥阴合病。拟当归芍药散合四逆散、麻杏石甘汤加味。5剂。

茯苓、白术、泽泻、生石膏各20克，北柴胡、生黄芪15克，枳实、赤芍、炙甘草、川芎、当归、防己、麻黄、杏仁、生地黄各10克。

4月11日二诊：前方小便增加，3剂后，右手肿减，因左手食指略红，原方加黄芩、薏苡仁，增茯苓、泽泻、防己，以增加清热利湿之效。5剂。

薏苡仁40克，茯苓、泽泻各30克，白术、生石膏各20克，北柴胡、防己、生黄芪15克，枳实、赤芍、炙甘草、川芎、当归、麻黄、杏仁、生地黄、黄芩各 10 克。

4 月 18 日三诊：手肿基本退尽，原方 5 剂善后。

按：右手红肿，右脉浮大。患处红为阳明内热，肿为湿邪危害，证属太阴阳明合病；左脉弦，与厥阴有关。是剂以太阴病常用方，补气除湿之防己黄芪汤，与厥阴病常用方，活血祛湿之当归芍药散为主，合四物汤补血、四逆散解肝郁、麻杏石甘汤清阳明热、麻杏苡甘汤除风湿，合六方之力共治太阴厥阴阳明合病，疗效明显。

5. 右臂痛，日轻夜重，大便结

杨某某，男，40 岁，2004 年 2 月 20 日初诊。

右臂痛，日轻夜重，大便结，右脉弦。右臂痛属太阳少阳太阴合病，日轻夜重为血虚，大便结亦血虚之证。拟小柴胡汤合黄芪桂枝五物汤、四物汤加片姜黄。5 剂。

北柴胡 20 克，当归、生地黄、生黄芪、片姜黄各 15 克，黄芩、党参、姜半夏、炙甘草、姜、枣、桂枝、白芍、川芎各 10 克。

2 月 23 日二诊：臂痛虽减，但向外扩散，且右额角服药后胀痛。额角胀痛是用黄芪补气之故。拟柴胡桂枝汤合四物汤加乳香、没药、通草化瘀通络，5 剂。

北柴胡、当归、生地黄各 15 克，黄芩、党参、姜半夏、炙甘草、姜、枣、桂枝、白芍、乳香、没药、通草、川芎各 10 克。

3 月 1 日三诊：大便结，恶寒，痛减去四成，仍血虚寒重。拟原方去通草增量，3 剂。

生地黄 30 克，当归 20 克，北柴胡、桂枝、白芍各 15 克，川芎、黄芩、姜半夏、党参、炙甘草、姜、枣、乳香、没药各 10 克。

3 月 8 日四诊：痛大减，仍有胀痛感，原方加穿山甲 10 克以行气活血，3 剂善后。

生地黄 30 克，当归 20 克，北柴胡、桂枝、白芍各 15 克，川芎、黄芩、姜半夏、党参、炙甘草、姜、枣、乳香、没药、穿山甲各 10 克。

按：此为太阳少阳厥阴合病之三焦不畅，营卫不和兼血虚证。昼夜是检验气虚或血虚的分水岭，虽右侧属气，然日轻夜重，痛在右侧亦是血虚，故方中有黄芪反致右额角胀痛，此即补气伤血之明证。二诊去黄芪，右额角胀痛即除。所以，不可一见右臂痛，就以为是气虚，需确有气虚病机存在，方可用补气药。

八珍汤合四逆散加乳香、没药，可治右膝损伤肿痛，纳呆。

6. 右手足痹痛，失眠多年

张某某，女，50岁，1981年5月10日初诊。

患者为职业船民，常受风寒侵袭，故右侧手足痹痛，失眠多年。观其面色紫红，微汗出，苔薄白，脉细，右尺独沉，畏风寒以膝下为甚。遂处以黄芪桂枝五物汤。3剂。

生黄芪45克，桂枝、生姜、白芍、大枣各9克。

5月13日二诊：服药后，纳佳，眠安，痛减，效不更方，原方再服5剂。

按：半月后，在街上碰见，询之，答：原方服10剂痛除，已无不适。

右半身属太阴病界，恶风寒为太阳病，脉细为气虚，证属太阳太阴合病兼气虚，故用芪桂五物汤散寒，补气而病愈。

芪桂五物汤合四物汤加防风，可治游走性臂痛，两臂轮换痛，日轻夜重。

芪桂五物汤合四君子汤加怀牛膝，可治右小腿酸，拒按，迈大步难，只能小步行。

芪桂五物汤合四物汤加山萸肉、山药，可治右上臂不能向上向后翻，两膝牵痛。

7. 手脚指肿痛，遇寒更剧

崔某某，女，56岁，2006年8月5日初诊。

手指脚趾肿痛，遇寒更剧，脉迟左弦。肿痛为厥阴病，寒痛属少阴病，证属少阴厥阴合病。拟当归四逆汤加味。7剂。

当归15克，桂枝、赤芍、炙甘草、姜、枣、附子、通草各10克，细辛5克。

8月15日二诊：痛稍瘥，晨起肿未减，指关节仍痛，此湿邪危害，原方加茯苓、白术、防己，7剂。

当归、茯苓各15克，桂枝、赤芍、炙甘草、姜、枣、附子、通草、白术、防己各10克，细辛5克。

8月22日三诊：诸证减，手指仍略肿，指关节仍痛，原方去防己加麻黄，7剂。

当归、茯苓各15克，桂枝、赤芍、炙甘草、姜、枣、附子、通草、白术、麻黄各10克，细辛5克。

8月30日四诊：手指肿退，指关节痛大减，原方续服7剂。

按：此方亦可称为桂枝汤合真武汤、麻辛附子汤加通草、当归。其中桂枝汤加通草、当归、细辛为当归四逆汤加生姜，治厥阴病血寒之痛；桂枝汤合真武汤加麻黄，表里同治少阴肾气虚之寒痛，且真武汤有利水功能，故亦能退肿，三方合用，散寒祛湿化瘀，共治手指脚趾肿痛。

8. 双臂痛，日轻夜重，右足跟肿痛拒按

钟某某，女，29 岁，2010 年 11 月 19 日初诊。

双臂痛，日轻夜重，右足跟中央如栗子大一肿块，痛而拒按，脉右小左大。双臂痛属少阳太阳厥阴合病，日轻夜重，为气血虚，血虚为主；右足跟肿块，痛而拒按为血瘀危害，属厥阴病。拟小柴胡汤合桂枝茯苓丸、芎归汤加黄芪以治二阳一阴合病兼补气血。5 剂。

生黄芪 30 克，北柴胡 25 克，党参、姜半夏、桂枝、赤芍、牡丹皮、桃仁、茯苓、川芎、当归各 15 克，炙甘草、姜、枣各 10 克。

11 月 24 日二诊：手臂痛大减，足跟肿痛亦减，原方续服 7 剂善后。

按：双手臂痛，左手属少阳厥阴病位，右手属太阴少阳太阳病位，日轻夜重为气血虚，证属寒阻三焦，瘀血危害之太阳少阳厥阴合病兼气血虚，右足跟肿痛拒按，乃瘀血作怪属厥阴病。此剂内含小柴胡汤、桂枝茯苓丸、芎归汤三方，以疏三焦，祛寒，补血、活血散瘀，少阳、太阳、厥阴合治而愈。因右臂与太阴气虚相关，故另加黄芪以补气。

小柴胡汤合桂枝茯苓丸，可治左手大拇指刺痛，右食指肿痛、大便溏。

9. 左大腿沉重，酸而无力，右手指挛急

周某某，女，54 岁，2009 年 10 月 30 日初诊。

左大腿沉重，酸而无力，右手指挛急，脉沉，证属湿邪危害，病在太阴。拟除湿补气汤加减。5 剂。

生黄芪 30 克，升麻 20 克，苍术 15 克，知母、黄柏、当归、生草、藁本、陈皮、五味子各 10 克。

11 月 5 日二诊：诸证大减，停药一天，大腿沉重复发如旧，原方续服 10 剂。

11 月 23 日三诊：前方效，原方续服 10 剂善后。

按："除湿补气汤"为《兰室秘藏》方，由升麻、苍术、黄柏、柴胡、黄芪、知母、藁本、生草、当归、五味子、陈皮十一味药组成。升麻为主药，苍术为辅药，是除湿治太阴之良方。我去掉方中柴胡，改黄芪为主药，5 剂即见佳效。停药一天复发大腿沉重，是因病在好转，并未痊愈，故停药后即复发。好转只是病情轻重上量的变化，并没有达到质的变化。好比烧开水，病情好转，只是壶中水温在升高，水还是生水，没有转变成开水，而病愈是壶中水温高达一百度，部分水已变成汽，此时壶中的水已成为开水而不再是生水了。可以说，治病过程，也是按“辩证唯物论”中的“质量互变规律”的发展而变化的。

除湿补气汤原方，可治右腿无力，时常浮肿，小腿痛。

10. 膝关节痛，晨起时尿急

蒋某某，男，59岁，2006年4月17日初诊。

膝关节痛，晨起时尿急，脉右弦。膝关节为人体一大骨关节，属肾少阴所主，晨起时尿急，膝关节痛，属肾少阴气精两虚。拟金匮肾气丸化汤。5剂。

生地黄30克，山萸肉、山药15克，茯苓、泽泻、牡丹皮各10克，桂枝、附子各5克。

4月23日二诊：诸证减，原方再进5剂。

按：半月后随访，病愈。膝关节痛与尿急在晨起时，皆因于肾少阴气精两虚。肾气丸补肾气兼补肾精，是治此等肾少阴病的良方。

桂附地黄汤加芍药，可治右膝痛。

桂附地黄汤合芪桂五物汤，可治左膝肿痛、恶寒、小腿挛急。

桂附地黄汤合附子汤，可治双膝酸胀痛，恶寒。

11. 晚上小腿挛急而痛

王某某，男，50岁，1987年6月16日初诊。

每晚小腿挛急而痛，脉两尺浮大。拟经方芍药甘草汤2剂一试。

赤芍、白芍各15克，炙甘草24克。

6月18日二诊：前方服后挛急未发，效不更方，原方再进3剂。

6月21日患者电复：挛急未再发。

按：《伤寒论》：……胫尚微拘急，重与芍药甘草汤，尔乃胫伸……依经用方，略作加味而效。此案属依汤证用方，不须解说。或问：“为何赤白芍同用？答：大论中芍药是赤芍还是白芍？一直有争论。我现今用芍药，凡痛证喜按用白芍，刺痛拒按用赤芍，此案为挛急痛，故赤白芍同用。

芍药甘草汤加木瓜，可治脚挛急，大便干结。

12. 前脚掌中心痛，口渴，腰两侧痛

陈某某，女，32岁，1993年4月22日初诊。

前脚掌中心痛，口渴，腰两侧痛，脉大。前脚掌中心痛为涌泉穴痛；腰两侧痛，属肾少阴精虚；口渴，为肺太阴气津虚。拟六味地黄汤加党参、麦冬。10剂。

熟地黄20克，山萸肉、山药、麦冬、党参各15克，牡丹皮、茯苓、泽泻各10克。

5月4日二诊：渴、痛减，纳香，原方再服10剂善后。

按：脚底涌泉穴属肾少阴之穴，腰两侧亦属肾少阴病位，涌泉穴痛与腰两侧痛，皆为肾精虚，口渴为肺太阴气津虚，故用六味地黄汤补少阴肾精，加党参、麦冬补肺太阴气津而止渴，故有效。

13. **膝关节肿痛，右甚于左，内有积水，恶寒，劳累则痛**

苏某某，女，52岁，2011年11月29日初诊。

两膝关节肿痛，右甚于左，内有积水，恶寒，劳累则痛，休息痛减，病已三年，脉右关尺沉濡，左关大。膝关节肿痛属肾少阴气虚，内有积水，恶寒属太阳病，寒湿危害，休息痛减，劳累则痛为太阴气虚。拟黄芪桂枝五物汤合五苓散、附子汤加味。5剂。

白术、生黄芪各30克，茯苓、泽泻各20克，桂枝、白芍、猪苓、生姜、大枣、党参各15克，附子10克。

12月5日二诊：肿退，仍恶寒而痛，此肾少阴气虚，原方增附子至20克（先煎），7剂。

12月13日三诊：前方效，仍稍恶寒，骨仍痛，补肾少阴气之药仍不足，原方增附子至30克（先煎），7剂。

12月23日四诊：骨痛减，仍恶寒，且咳吐薄白痰，为痰饮危害，原方去桂枝加肉桂、杏仁、厚朴，10剂善后。

附子40克（先煎），白术、生黄芪30克，茯苓、泽泻、党参各20克，肉桂、白芍、猪苓、杏仁、姜、枣各15克，厚朴10克。

按：关节腔内积水肿痛，属肾少阴气虚寒湿作怪；恶寒、咳痰属太阳病，风寒、痰饮危害；劳累痛增为太阴气虚。是方合附子汤、五苓散、芪桂五物汤于一炉，以补气、祛寒、利湿，共治太阴少阴太阳合病，加杏仁、厚朴者治咳痰也。

五苓散加防己、黄芪、泽兰、川牛膝，可治左膝肿、色白，略痛。

14. **脚跟痛，拒按**

陈某某，男，40岁，2010年11月8日初诊。

脚跟痛，脉右濡两尺浮。右脉濡为气虚之象，脚跟痛，两尺脉浮为肾少阴精虚，治宜气精双补。拟补中益气汤合六味地黄汤。7剂。

生黄芪、党参各30克，白术各20克，山萸肉、山药、熟地黄各15克，茯苓、泽泻、牡丹皮、升麻、北柴胡、炙甘草、当归、陈皮各10克。（嘱：忌食白萝卜）

11月12日二诊：前方无效，因痛处拒按，为内有瘀血之厥阴病，原方合桂枝茯苓丸化汤，5剂。

生黄芪、党参各30克，茯苓、白术各20克，山萸肉、山药、熟地黄各15克，升麻、北柴胡、炙甘草、当归、陈皮、桂枝、赤芍、牡丹皮、桃仁、泽泻各10克。

11月19日三诊：痛大减，原方续服7剂善后。

按：下肢为肾少阴病界，脚跟痛，为肾少阴精虚，拒按，为内有瘀血，属厥阴病，右脉濡是太阴气虚。用补中益气汤合六味地黄汤、桂枝茯苓丸，共治少阴厥阴太阴合病兼气虚者。

此方（指初诊方）去升麻、柴胡、当归、陈皮，可治右膝关节痛，下肢无力。

15. 右脚大趾痛风，红肿疼痛，日轻夜重

汪某某，男，55岁，2006年6月16日初诊。

右脚大趾痛风，红肿疼痛，日轻夜重，脉右弦，重按实大，左关实大，苔黄腻。红肿疼痛属阳明内热，日轻夜重为血虚挟湿，拟黄连解毒汤合当归芍药散。5剂。

黄连6克，黄芩、焦栀、黄柏、川芎、当归、赤芍各10克，茯苓、白术各15克，泽泻各20克。

6月29日二诊：脚大趾近趾甲关节，肿退痛减，末节仍红肿，略酸痛，瘀血未散尽，原方增赤芍至15克，7剂。

7月7日三诊：右脚大趾肿已退，但仍紫红色，腿酸，脉右弦，左关实大。拟小柴胡汤合四物汤加木瓜、川牛膝，7剂。

北柴胡、生地黄、赤芍、川牛膝各15克，黄芩、党参、姜半夏、炙甘草、姜、枣、川芎、当归、木瓜各10克。

按：常见痛风分三类：色红肿痛，左关脉实大为阳明厥阴合病，用黄连解毒汤合当归芍药散；色白、恶寒、肿痛，两尺脉沉细为少阴厥阴合病；以附子汤合桂枝茯苓丸治之；若色淡红肿痛，脉细濡，为厥阴病，可用桂枝茯苓丸合当归芍药散治之。此案痛风治愈后，高血压也降为正常。

此方（指初诊方）加黄柏、苍术，可治左脚踝红肿发亮，不甚痛。

此方加苍术、车前草、石膏，可治移动性痛风，从踝关节移至脚底，有刺痛，且口渴。

此方加车前草、土茯苓、生大黄，可治左脚背红肿疼痛，大便秘结之痛风。

黄连解毒汤合五苓散，当归芍药散、可治痛风，右足背红肿，小便黄。

16. 右脚踝痛风，肿痛拒按

赵某某，男，59 岁，2013 年 3 月 30 日初诊。

右脚踝外侧痛风，粉红色，肿痛而拒按，脉平。拟当归芍药散合桂枝茯苓丸。5 剂。

泽泻 25 克，茯苓、白术 20 克，桂枝、赤芍、川芎、当归、桃仁、牡丹皮各 10 克。

4 月 6 日二诊：肿已退，仍痛，原方增量，5 剂。

泽泻 25 克，茯苓、白术各 20 克，桂枝、赤芍、川芎、当归、桃仁、牡丹皮各 15 克。

4 月 11 日三诊：前方效，痛基本除，原方续 5 剂以巩固疗效。

按：粉红色肿属血虚挟湿，痛而拒按，为瘀血危害，此属厥阴病，故用当归芍药散活血除湿，桂枝茯苓丸化瘀止痛而病愈。此方可治左肘，左脚大趾痛风，踝关节肿痛，拒按，色淡红。

本方加黄芩、黄柏，可治左脚踝肿痛，红肿，发热、刺痛，呈移动状。

桂枝茯苓丸合四物汤加黄芪，可治右手肘内侧痛，拒按，肌表发热。

17. 右腿痛，膝以下为甚，日轻夜重

赵某某，男，38 岁，2003 年 7 月 2 日初诊。

右腿痛麻，喜捶，以膝下为甚，日轻夜重，靠拐杖行走，病已五月，脉右细、左弦紧，寸略浮。右腿痛麻为太阳太阴合病，日轻夜重，为气血虚，血虚为主。拟芪桂五物汤合四物汤加味。5 剂。

王不留行子 30 克，生黄芪、生姜各 15 克，炙甘草 6 克，桂枝、白芍、川芎、当归、生地黄、通草、枣各 10 克。

7 月 8 日二诊：前方效，已去掉拐杖，腰亦略直，原方去甘草，加川牛膝，5 剂。

生黄芪、白芍、王不留行子各 30 克，生地黄、当归、川牛膝、生姜各 15

克，川芎、桂枝、枣、通草各10克。

7月13日三诊：前方效，因小便黄，原方去川牛膝，加泽泻、怀牛膝、杜仲，增生地黄，7剂。

生黄芪、白芍、王不留行子各30克，生地黄20克，当归、怀牛膝、生姜、泽泻各15克，川芎、桂枝、枣、通草、杜仲各10克。

7月20日四诊：因小便仍黄，原方去川芎，加黄柏，增白芍、泽泻，7剂善后。

白芍50克，生黄芪、王不留行子各30克，生地黄、泽泻各20克，当归、怀牛膝、生姜各15克，黄柏、桂枝、枣、通草、杜仲各10克。

按：初诊方为桂枝汤合四物汤加通草、王不留行子、生黄芪而成。右腿痛，痛在皮肉，皮肉在表，属太阳病位，日轻夜重为气血虚，血虚为主，此属太阳厥阴合病；桂枝汤合四物汤加通草，即当归四逆汤加减治厥阴而补血虚。因病在右腿，且日轻夜重，与太阴相关，含有气虚，故加黄芪，其他药味随证加减可也。

此病，西医称作坐骨神经痛。一般中医治此病常用祛风活血药，实际只要痛处喜捶，日轻夜重，即血虚之病机。而祛风活血药只能伤血，不能补血，因而常无效，或使病加剧，切记。

此案患者曾经历上级大医院，地方名医的牵引、针灸、外敷、注射、内服等中西医疗法，时跨五月，未见成效。其原因，即是一般中医认为疼痛，无非是风、寒、湿邪合而为痹，或瘀血作怪，且古医书中尚有痛无补法之说，故使血虚之痛，永无治愈之日。西医亦只能是局部注射或服止痛消炎药，取一时之效，故使患者病延五月不愈。

18. 季节性右脚背红肿疼痛，不能工作

张某某，男，50岁，1999年5月14日初诊。

每年种田期间，右脚背红肿疼痛，不能工作，已30余年，用西药或针灸等治疗，能取效一时，来年又复发如故。肿为湿，红为热。拟《医学正传》之三妙丸化汤。5剂。

苍术、黄柏各12克，川牛膝15克。

按：半月后，见其种田回家，如无病之人，问之，答："服头剂药时夜间剧痛，翌日问询一赤脚医生，此汤药能服否？赤脚医生说此良方，惜药量太轻，遂加重药量服之而痛除。"余嘱其再服数瓶三妙丸以除病根。实际服头剂药痛加剧，是方药对证的正常现象，赤脚医生不知有此正常反映，故说药量太轻。不知药量太轻只能使疗效不明显，不可能服后症状加重。

19. 左腿冷痛（坐骨神经痛）

张某某，男，65岁，2001年12月28日初诊。

左腿冷痛。左腿属厥阴病界，痛属血虚，昼夜都痛，则气血双虚，冷痛属太阳少阴合病，拟桂枝加黄芪汤合麻黄附子甘草加味。3剂。

生黄芪30克，党参、白术各20克，桂枝、白芍、当归、川牛膝各15克，生姜、生地黄各20克，麻黄、附子、炙甘草、枣各10克。

12月30日二诊：前方有效，原方增附子至15克，5剂。

2002年1月5日三诊：腿痛除，却出现胸背痛（前胸与后背肩胛骨边痛），脉弦，此为太阳少阳合病。拟柴胡桂枝汤加片姜黄，3剂。

北柴胡15克，黄芩、姜半夏、党参、炙甘草、桂枝、白芍、片姜黄、姜、枣各10克。

按：此为太阳少阴合病兼气、血虚。是方合太阳病方桂枝汤、少阴病方麻黄附子甘草汤及补血方四物汤加党参、白术去川芎。加川牛膝之目的，为引药下行。加党参、白术是为助黄芪补气。是剂共治太阳少阴合病兼补气血虚而效。三诊方为治胸背痛而设，不作评。

芪桂五物汤合四物汤加茯苓、白术、山萸肉、山药，可治右股、左膝酸痛，日夜不休，早晨最痛。

20. 左脚中趾，晚上电击痛

吴某某，女，35岁，2007年6月24日初诊。

左脚中趾，晚上电击痛，左关脉大，证属血虚挟瘀。拟四逆散合四物汤加活血化瘀药。5剂。

北柴胡、枳实、赤芍、当归、生地黄各15克，川芎、炙甘草、牡丹皮、紫草、茜草各10克，乳香、没药各5克。

7月1日二诊：前方痛大减，偶尔稍痛，原方续服7剂善后。

十多年顽疾有望痊愈。

按：左脚晚上痛如电击，属厥阴病血虚夹瘀。以四逆散行气活血，合四物汤加祛瘀活血药，补血活血化瘀，方药与病机相合，故疗效显著。

21. 左膝肿痛，不能下蹲（骨刺、关节腔积水）

杨某某，男，64岁，2012年11月11日初诊。

左膝肿痛，不能下蹲，病已十多年，脉浮弦。左膝骨刺肿痛属少阴厥阴合病，病机为瘀血夹寒，关节腔积水属太阴虚，水湿危害。拟当归芍药散合防己茯苓汤加味。5剂。

生黄芪30克，茯苓、苍术、泽泻、防己各20克，桂枝、赤芍、川芎、当归、干姜、枣各10克。

11月16日二诊：前方因补少阴药不足而未效，原方去川芎、当归，加附子增桂枝、赤芍、干姜，5剂。

生黄芪30克，茯苓、苍术、泽泻、防己各20克，桂枝、赤芍、干姜各15克，附子、枣各10克。

11月21日三诊：痛未减，便前仍腹痛，大便未成形，此寒邪未散，原方增附子至20克（先煎），5剂。

11月28日四诊：稍能下蹲，大便不干，原方增附子至30克（先煎），干姜20克，5剂。

12月16日五诊：痛减，因大便溏，温热药不足，原方去桂枝加肉桂，5剂。

生黄芪、附子各30克（先煎），茯苓、苍术、泽泻、防己、干姜各20克，肉桂、赤芍各15克，枣10克。

2013年1月6日六诊：肿大减，已能下蹲，但比右脚稍差，却发现行走时突然脚软，膝内侧痛点拒按，此为瘀血未化，原方去泽泻、枣加桃仁、牡丹皮，增干姜、附子，5剂。

生黄芪、干姜各30克，附子40克（先煎），茯苓、苍术、防己各20克，肉桂、赤芍各15克，桃仁、牡丹皮各10克。

1月13日七诊：前方效佳，再续服5剂。

随访：后续服七诊方15剂至愈。

按：膝属少阴、太阳病位，腔内积水属少阴寒湿兼太阴水湿，痛而拒按属厥阴有瘀。此案六诊方才符合三阴合病之用方。一至四诊虽略效，仍未切合病机，故效不佳。六诊方以干姜附子汤祛寒湿以治少阴，防己黄芪汤除水以治太阴，桂枝茯苓丸活血化瘀，以治厥阴，才使病愈。

当归芍药散合防己茯苓汤加薏苡仁、泽泻，治左膝关节腔积水，膝眼肿出，时酸胀。

当归芍药散合防己茯苓汤加猪苓、泽泻、杏仁、川牛膝，可治右膝关节外侧囊肿，秋冬季节转换时发作，手能摸到。

第二节　胸腹、二阴部杂病证治

一、胸部病杂证

1. 外伤致左侧胸痛，咳则痛剧

金某某，男，35 岁，1999 年 11 月 3 日初诊。

外伤致左侧胸痛，咳则痛剧，痛处不移，拒按，证类胸痹。拟经方枳实薤白桂枝汤。3 剂。

全瓜蒌、薤白各 15 克，枳实、厚朴各 12 克，桂枝 9 克。

11 月 9 日二诊：前方有效，咳已不痛，痛处仍未消，原方合《和剂局方》之失笑散，3 剂。

全瓜蒌、薤白各 15 克，枳实、厚朴各 12 克，生蒲黄、五灵脂、桂枝各 9 克。

按：随访：前方共服 6 剂，痛处消失。

此属外伤致胸部气滞血瘀，故用行气活血方而效。左胸属血，应在初诊方中即合失笑散，恐能提前痊愈。

此方（指二诊方）去失笑散，合四逆散，可治右胸呼吸时痛。

此方去失笑散、厚朴，加半夏、生姜，可治右胸痛。

枳实薤白桂枝汤合活络效灵丹（《医学衷中参西录》方）加黄芪、赤芍，可治右胸伤气，咳嗽引痛，右肩臂及胁下亦痛。亦可治右胸内气伤，咳嗽引痛无痰。

2. 外伤致胸痛彻背，背痛彻胸，咳喘微痛

潘某某，男，51 岁，2001 年 7 月 4 日初诊。

外伤致胸痛彻背，背痛彻胸，咳喘微痛，证属太阳厥阴合病。拟经方桂枝加葛根汤加王不留行子、乳香、没药。3 剂。

桂枝、白芍、姜、枣各 10 克，炙甘草、炙乳香、炙没药各 6 克，葛根 15 克，王不留行子 30 克。

按：三日后患者来告：前方 2 剂即愈，还剩 1 剂未服。

背痛属太阳病，胸痛、咳喘微痛属厥阴病，以桂枝加葛根汤解肌和营卫治太阳病，乳香、没药合王不留行子，行气活血治厥阴病，故效。

3. 胸骨下端痛引后背椎，痛而拒按，口渴，大便溏

唐某某，女，40岁，2010年5月9日初诊。

胸骨下端痛引后背椎，痛而拒按，口渴，大便溏，脉二关浮大。胸骨下端属少阳、厥阴病位，痛而拒按属气滞血瘀，证属少阳厥阴合病。拟柴胡桂枝干姜汤合桂枝茯苓丸化汤加减。3剂。

煅牡蛎20克，北柴胡25克，桂枝、赤芍、桃仁、牡丹皮、茯苓、干姜、枳实、天花粉、黄芩各10克。

5月12日二诊：前方诸证大减，原方续服3剂善后。

按：胸骨下端属少阳、厥阴病位，痛而拒按属厥阴病之瘀血证，治以桂枝茯苓丸以活血化瘀；口渴、大便溏，为肝热脾寒，属少阳病之柴胡桂枝干姜证，合用柴胡桂枝干姜汤，清热散寒而病愈。此病属少阳厥阴表里合病，因表里同治故效佳。

4. 右胸痛

凌某某，男，32岁，1988年5月12日初诊。

右胸痛，脉浮，苔黄薄，证似胸痹。拟经方瓜蒌薤白半夏汤合经方桂枝生姜枳实汤。3剂一试。

全瓜蒌、枳实各12克，薤白、姜半夏、桂枝、生姜各9克。

5月18日二诊：痛已大减，仍要求原方再进5剂善后。

按：右胸属太阴病界，主气，气滞则痛，脉浮为风寒，用瓜蒌薤白半夏汤合桂枝生姜枳实汤行气，散风寒，自然气通痛除。

5. 心痛彻背，背痛彻心，痛剧时大汗淋漓，不能仰卧

徐某某，女，38岁，2002年1月23日初诊。

心痛彻背，不能仰卧，痛剧时大汗淋漓，脉左掌浅支浮，证属胸痹。拟枳实薤白桂枝汤加半夏、桃仁。3剂。

全瓜蒌30克，薤白20克，姜半夏、枳实、厚朴、桂枝各15克，桃仁10克。

1月25日二诊：前方效，因其左关脉大，厥阴有热，原方加赤芍，3剂。

全瓜蒌30克，薤白20克，姜半夏、枳实、厚朴、桂枝各15克，桃仁、赤芍各10克。

1月28日三诊：已能仰卧，痛全除，原方加丹参10克，5剂善后。

按：此胸痹病，为枳实薤白桂枝汤证合瓜蒌薤白半夏汤证。既是二证合病，则以二汤合治。按病位分，心痛彻背属厥阴、少阳病位，痛在表属少阳，痛在里属厥阴，因此案痛在里，应属厥阴病之气滞血瘀夹寒。二汤之功效，以祛寒行气为主，加丹参、赤芍、桃仁者，增强活血作用，因而是剂有祛寒行气活血之功，故三诊而病愈。

枳实薤白桂枝汤合四逆散加青皮，可治右胸胀痛，心下刺痛，不能左侧卧之胸痹病。

6. 左胸牵后背时痛，有针刺感，常胸闷

施某，男，33岁，2007年4月15日初诊。

左胸牵后背时痛，有针刺感，常胸闷，胃中亦不适，脉左关尺弦。左胸背痛有针刺感，胸闷，胃中不适为太阳少阳厥阴太阴合病之脾太阴虚，三焦不畅，营卫不和而夹瘀。拟柴胡桂枝汤合四君子汤加味。5剂。

北柴胡25克，党参、姜半夏、茯苓、白术、桂枝、赤芍各15克，黄芩、炙甘草、姜、枣、片姜黄各10克。

4月22日二诊：前方效，仍有干呕，原方增茯苓、白术至20克，姜、枣至15克，7剂善后。

按：左胸牵后背痛，都在身之侧，属太阳少阳厥阴合病。胃中不适属太阴病。故用柴胡桂枝汤加片姜黄活血化瘀，治太阳少阳厥阴合病，以四君子汤治胃中不适之太阴病。

本方去片姜黄加黄芪，即为柴胡桂枝汤合加减补阳汤，可治胸闷痛，右肩胛边痛，左腋淋巴结肿痛。

本方去片姜黄，可治胸闷、心动悸，气上冲咽。

柴胡桂枝汤合芎归汤，可治胸正中痛，喜温喜按，剧时痛连左耳内，大便干结。

柴胡桂枝汤合经方栀子豉汤，可治心下胀满，胸闷，上半身不舒服。

7. 胸满，左胸时刺痛，喘而气上冲，痰多

王某某，男，75岁，2009年5月25日初诊。

胸满，左胸时刺痛，脉细濡。拟柴胡桂枝汤合旋覆花汤。5剂。

北柴胡25克，姜半夏15克，黄芩、党参、炙甘草、姜、枣、桂枝、赤芍、茜草、旋覆花各10克。

5月30日二诊：前方诸证减，因喘而气上冲，原方增桂枝加杏仁，5剂。

北柴胡25克，姜半夏、桂枝、杏仁各15克，黄芩、党参、炙甘草、姜、枣、赤芍、茜草、旋覆花各10克。

6月4日三诊：喘稍减，因痰多，原方加茯苓、白术、陈皮，5剂。

北柴胡25克，姜半夏、桂枝、杏仁、陈皮各15克，茯苓、白术各20克，黄芩、党参、炙甘草、姜、枣、赤芍、茜草、旋覆花各10克。

6月12日四诊：痰量减，痰变薄，因胸中仍闷，原方加厚朴，5剂。

6月18日五诊：痰减，冲气未减，原方加枳实，5剂。

6月24日六诊：仍略有喘，原方加射干，5剂。

北柴胡25克，姜半夏、桂枝、杏仁、陈皮、枳实各15克，茯苓、白术各20克，黄芩、党参、炙甘草、姜、枣、赤芍、茜草、旋覆花、厚朴、射干各10克。

7月1日七诊：喘减，因左胁痛，原方去赤芍加白芍10克，增射干至15克，7剂善后。

按：胸满，左胸刺痛，属少阳厥阴合病，用柴胡桂枝汤合旋覆花汤治之。《金匮要略》用旋覆花汤治肝著，即治肝厥阴之病，左胸乃厥阴病位，且旋覆花汤用旋覆花降气、新绛活血（新绛为茜草汁所染，现在中药店已无新绛，故用茜草代之），合桂枝、赤芍，能起到活血祛痛作用。再合少阳病主方小柴胡汤，表里同治胸满，左胸刺痛。二诊时因喘而气上冲，增桂枝量仿桂枝加桂汤意，以下冲气，加杏仁平喘。三诊痰多，加茯苓、陈皮合方内半夏、甘草为二陈汤以化痰，加白术健脾祛湿，四诊、五诊加枳实、厚朴，增加降气药治冲气。六诊加射干以平喘。七诊左胁痛，乃厥阴病之气滞证，去赤芍加白芍合枳实、甘草、柴胡为四逆散，疏肝解郁以善后。

8. 心绞痛，胸闷，左胸刺痛，偶尔引发左肩胛边痛或大腿伸侧痛

黄某某，男，59岁，2011年10月31日初诊。

冠心病，常发心绞痛，胸闷，左胸刺痛，偶尔会引起左肩胛边痛或左大腿伸侧痛，脉右寸关略弦，左浮、按之实，证属少阳厥阴合病。拟小柴胡汤合桂枝茯苓丸化汤加丹参。10剂。

北柴胡25克，丹参20克，党参、姜半夏、桂枝、赤芍、桃仁、牡丹皮、茯苓各15克，黄芩、炙甘草、姜、枣各10克。

11 月 13 日二诊：心绞痛及晚上胸闷起床次数减，原方续服 10 剂。

11 月 28 日三诊：前方痛未发，眠好转，不会因胸闷起床，原方续服 10 剂。

按：心绞痛为冠心病的症状之一，其病在心脏表面冠状动脉中。心绞痛在左胸属厥阴病位，其病机为瘀血危害，应属桂枝茯苓丸证；胸闷属少阳病小柴胡汤证，左肩胛边痛，属少阳厥阴合病。是方由少阳病方小柴胡汤，合厥阴病方桂枝茯苓丸加丹参组成，故对厥阴少阳合病有卓效。

9. 胸闷气短，喜长嘘，心动悸，往来寒热而汗出

沈某某，女，52 岁，2011 年 11 月 7 日初诊。

胸闷气短，喜长嘘，心动悸，往来寒热而汗出，脉促涩。气短，喜长嘘，心动悸为心少阴气虚，胸闷，往来寒热而汗出为少阳病，证属少阳少阴合病。拟小柴胡汤合生脉散加味。5 剂。

生黄芪 30 克，北柴胡 25 克，党参、麦冬各 20 克，姜半夏、五味子各 15 克，黄芩、炙甘草、姜、枣各 10 克。（嘱：忌食白萝卜）

11 月 24 日二诊：诸证大减，因眼胞略肿，原方加茯苓 20 克，5 剂善后。

按：气短，喜长嘘，心动悸，属心少阴气虚；胸闷，往来寒热而汗出，属少阳病。生脉散加黄芪补肺太阴，肺太阴气足则宗气足，心少阴得宗气之补，即气短、心动悸除，则不须长嘘气。少阳病之胸满、往来寒热，则用小柴胡汤足矣。

10. 心悸，晨起头晕，脉结涩

盛某某，男，55 岁，2009 年 4 月 29 日初诊。

心悸、晨起头晕，脉结涩。脉结涩，心悸属心少阴病，头晕属肺太阴病，证属少阴太阴合病。拟炙甘草汤加味。5 剂。

生黄芪 30 克，党参 20 克，炙甘草、五味子各 15 克，桂枝、姜、生地黄、熟地黄、枣仁、麦冬、枣、阿胶珠各 10 克。（嘱：忌食白萝卜）

5 月 5 日二诊：诸证减，右脉已正常，左脉仍沉结，原方续服 7 剂善后。

按：《伤寒论》中有“脉结代，心动悸，炙甘草汤主之”的汤证。而此案却是“晨起头晕、心动悸，脉结涩（脉结涩，即有房颤），”故原方加生黄芪、五味子合方内党参、麦冬，为生脉散，加黄芪补太阴气虚，治头晕并助炙甘草汤复脉，除心动悸，疗效明显。炙甘草汤方中应用枣仁，或应用麻仁争论多年，我以为枣仁能安神，治心动悸，麻仁只能润肠通大便，无安神定悸作用，若要润肠通大便，增加方内麦冬、生地黄即可，不须用麻仁润肠通便。因此方中用枣仁才是正法。

此方还可治早博五六年，心悸，眠欠安，脉结。

11. **心悸，夜眠不安**

汪某某，女，37 岁，2000 年 12 月 28 日初诊。

心悸、夜眠不安，两寸脉沉，淡黄厚苔，证属心少阴病。拟《内外伤辨惑论》之生脉散加黄芪合经方桂枝加龙骨牡蛎汤。5 剂。

党参、麦冬、煅龙骨、煅牡蛎各 20 克，桂枝、白芍、生姜、大枣、炙甘草各 10 克，五味子 15 克，生黄芪 30 克。（嘱：忌食白萝卜）

2001 年 1 月 1 日二诊：前方稍效，脉仍促，拟生脉散合经方桂枝甘草汤加生黄芪。5 剂。

红参 10 克，麦冬 20 克，生黄芪 30 克，五味子、桂枝、炙甘草各 15 克。

1 月 7 日三诊：前方有效，原方增生黄芪至 50 克，10 剂。

1 月 17 日四诊：前方大效，昨晚因劳累偶有心悸，原方增桂枝至 17 克善后。

按：《伤寒论・辨太阳病脉证并治中第六》：发汗过多，其人叉手自冒心，心下悸欲得按者，桂枝甘草汤主之。《内外伤辨惑论・暑伤元气论》：“……故以人参之甘补气，麦门冬苦寒、泻热补水源，五味子酸，清燥金，名曰生脉散。”桂枝甘草汤能治心悸，《伤寒论》中已言明，无须多说。然东垣老人之生脉散写明用人参补气，麦冬补水之上源，即补肺，五味子清肺。是方为补肺太阴之主方无疑。或问：补肺太阴之方，为何可治心少阴病？答曰：心悸为心少阴气虚，而少阴之气须从肺太阴中获得（即心动脉血须从肺中获得），东垣命此方为“生脉散”亦是此意。太阴气足，少阴气亦足，补肺太阴即是补心少阴，故心悸自除。特别是加大黄芪用量后，效果更好。而红参的作用也不可小觑，初诊方用党参 20 克，反而出现促脉，换成红参 10 克，促脉渐减。

12. **胸闷心悸，头晕微呕，恶寒，下利，腹微痛**

曾某某，女，15 岁，2001 年 11 月 10 日初诊。

胸闷心悸，头晕微呕，恶寒，下利，腹微痛，右眼痛，渴而不欲饮，舌红苔白，寸脉浮促，此为太阳病。拟经方桂枝去芍药汤。3 剂。

桂枝、姜、枣各 10 克，炙甘草 6 克。

按：患者三天后陪他人来诊时告之：前方服后诸证痊愈。

《伤寒论》：“太阳病，下之后，脉促胸满者，桂枝去芍药汤主之。”依《伤寒论》要求，用此方须备以下四脉证：①太阳病。即必须有恶风寒之表证。②促脉。③胸满。④下之后。即表证误下之后出现的虚证。脉促胸满是其主证。头晕心悸，下利腹微痛，亦应在其兼证之内。此案虽未误下，而误下后之主证——脉促、胸满（满与闷相似）已现，再加上恶寒、微呕的太阳病之表证，用此方的主要脉证已俱备。故用此方后，主证一去，兼证亦随之而去。临证中，常会遇到主证与兼证同时呈现。医者必须找出能反映病机的主证，然后对证用方药，即能愈疾，不必顾及所有兼证，否则方药繁杂，疗效反而不佳。仲景谆谆教诲："只见一证便是，不必悉具"之旨便是此意。

13. **心悸，眠不安，紧张时手脚麻，手脚心发热**

盛某某，男，37 岁，2000 年 7 月 12 日初诊。

心悸，眠不安，紧张时手脚麻木，手脚心发热，脉左寸沉、两尺弱。心悸，眠不安，紧张时手脚麻木，左寸脉沉为心少阴气虚。手脚心发热，两尺脉弱为肾少阴精虚夹热。拟《医宗金鉴》之知柏地黄汤合生脉散、经方酸枣仁汤加生黄芪、车前子。5 剂。

生黄芪 30 克，炒枣仁、熟地黄各 20 克，知母、茯苓各 20 克，山萸肉、山药、党参、麦冬各 15 克，泽泻、黄柏、牡丹皮、五味子、车前子各 10 克，生草、川芎各 6 克。（嘱：忌食白萝卜）

7 月 19 日二诊：心悸手麻好转，手脚心发热基本消除。因眠未安，略呕恶，此为少阴少阳并病。原方加柴胡、姜半夏、黄芩，5 剂。

生黄芪 30 克，炒枣仁、熟地黄各 20 克，知母、茯苓各 20 克，北柴胡 18 克，山萸肉、山药、党参、麦冬各 15 克，姜半夏 12 克，泽泻、黄柏、牡丹皮、五味子、车前子各 10 克，黄芩 9 克，生草、川芎各 6 克。

7 月 27 日三诊：前方效，原方 5 剂善后。

按：心悸，紧张时手脚麻，属于心少阴病，手脚心发热属肾少阴病，呕恶属少阳病。或问：生脉散加黄芪原为补肺太阴方，何以在此用以治心少阴病？答：《素问·五脏生成篇》："……诸血者皆属于心，诸气者皆属于肺……"而心悸之病机为心少阴气虚，因肺主全身之气，故心少阴之气，须从肺太阴中获得，而肺太阴气足，心少阴才可获得肺太阴之气，故补肺太阴即补心少阴。因而，用生脉散加黄芪，治心少阴病，知柏地黄汤加车前子治肾少阴病，小柴胡汤治少阳病，即三方合用治此阴阳并病。

14. 肺炎，咳吐黄痰，右胸痛，口渴甚

季某某，男，32岁，2010年1月2日初诊。

肺炎，咳吐黄痰，右胸痛，口渴甚，脉浮略数。咳吐黄痰、口渴甚为阳明病，右胸痛为太阴厥阴合病。拟四逆散合麻黄杏仁石膏甘草汤、桔梗汤、百合贝母茯苓瓜蒌汤(桂林古本《伤寒杂病论》方)。3剂。

生石膏40克，百合20克，北柴胡、杏仁、茯苓、全瓜蒌各15克，枳实、浙贝、白芍、桔梗、炙甘草、麻黄各10克。

1月18日二诊：诸证减半，原方续服3剂。

1月24日三诊：前方效，停药数天，旧疾又发，原方续服5剂。

2月1日四诊：前方稍效，仍胸痛，痰难咳出，原方增量5剂。

生石膏、百合、北柴胡、茯苓各20克，杏仁、枳实、白芍、麻黄、全瓜蒌各15克，桔梗、炙甘草、浙贝各10克。

2月6日五诊：前方效，原方续服10剂善后。

按：胸部为多病位重叠区，一般右胸属太阴阳明病位。阳明太阴相为表里，实热则阳明病，虚寒则太阴病。咳吐黄痰，口渴甚为热，热则阳明病，此属阳明热痰，用麻杏石甘汤清热化痰；右胸痛为气滞，因右胸在太阴厥阴病界内，所以此气滞之痛，属厥阴太阴合病。用四逆散治厥阴之气滞，百贝苓蒌汤与桔梗汤治太阴津虚气滞之虚咳，合四方以治一阳二阴合病而效。

15. 支气管肺炎，咳而少痰，口渴

王某某，女，6岁，2010年1月18日初诊。

支气管肺炎，咳而少痰，口渴，苔淡黄。咳而少痰属太阴津虚，口渴属阳明内热，病机属虚实挟杂。拟小柴胡汤合麻黄杏仁石膏甘草汤、生脉散、经方桔梗汤。5剂。

北柴胡15克，生石膏20克，姜半夏、杏仁各8克，麦冬10克，黄芩、党参、炙甘草、姜、枣、麻黄、桔梗、五味子各6克。

1月23日二诊：诸证大减，原方3剂善后。

按：太阴、阳明相为表里，实则阳明，虚则太阴，病虽在肺，若实热证，则按阳明病治，虚寒证则按太阴病治，此病虚实相杂；且咽喉亦与少阳、少阴有关。故剂中含小柴胡汤、桔梗汤治少阳少阴合病；以麻杏石甘汤合生脉散共治太阴阳明合病，因此疗效明显。

16. 肺积水，胸闷，不能平卧，胸骨后热

潘某某，女，86 岁，2012 年 11 月 28 日初诊。

胸闷，胸骨后热，睡时不能平卧，只能慢慢躺平，胸透检查为肺积水，脉右寸浮大，左关尺沉细，证属太阴少阳合病。拟小柴胡汤合茯苓桂枝白术甘草汤、茯苓杏仁甘草汤加陈皮、白芍、防己，去黄芩。3 剂。

茯苓 20 克，北柴胡、白术、党参、杏仁、防己各 15 克，桂枝、白芍、姜半夏、炙甘草、姜、枣、陈皮各 10 克。

12 月 3 日二诊：前方 2 剂后即能平卧，3 剂后已无不适，原方续服 6 剂善后。

按：胸闷、胸骨后热，为少阳病，小柴胡汤证；因肺积水而睡时不能平卧，为太阴病气虚、水饮为患，属苓桂术甘汤或苓杏甘草汤证。是剂内含小柴胡汤加白芍，通三焦、下津液、和胃气，除胸骨后热及胸闷；合苓杏甘草汤、苓桂术甘汤、二陈汤、经方木防己去石膏汤以化痰祛饮治太阴，故效佳。

17. 右肺胸腔积液，咳吐白痰，甚则咳吐暗血，右胁痛发热

张某某，男，55 岁，2011 年 3 月 12 日初诊。

右肺胸腔积液，咳吐白痰，甚则咳吐暗血，若右胁痛发热，第二天即咳血，脉沉濡。咳吐白痰为肺太阴痰饮病，右胁痛发热即咳血为少阳厥阴合病，血热妄行。拟小柴胡汤合二陈汤、四物汤加减。3 剂。

北柴胡、茯苓各 20 克，党参、姜半夏、杏仁、陈皮、黄芩各 15 克，炙甘草、当归、白芍、生地黄、荆芥炭、地榆炭各 10 克，川芎 6 克。

3 月 15 日二诊：诸证减，原方续服 7 剂。

3 月 19 日三诊：前方效，右胁仍痛，原方增生地黄至 15 克，川芎至 10 克，7 剂。

3 月 30 日四诊：诸证大减，因胸闷，原方去二陈汤加麻黄、石膏，合方内甘草、杏仁为麻杏石甘汤，增当归、白芍，减川芎，5 剂。

生石膏 30 克，北柴胡 20 克，当归、白芍、生地黄、党参、姜半夏、杏仁、黄芩各 15 克，麻黄、炙甘草、荆芥炭、地榆炭各 10 克，川芎 6 克。

4 月 4 日五诊：要求初诊方 5 剂，据称此方纳佳。

北柴胡、茯苓各 20 克，黄芩、党参、姜半夏、杏仁、陈皮、生地黄各 15 克，炙甘草、川芎、当归、白芍、荆芥炭、地榆炭各 10 克。

5 月 10 日患者陪同乡来就诊，称病已愈。

按：右胁痛发热，第二天即咳血，显然是少阳、厥阴同病，血热妄行；咳吐白痰，为肺太阴之痰饮病。小柴胡汤合四物汤加止血药治少阳厥阴合病，二陈汤加杏仁，即剂中含苓杏甘草汤治太阴痰饮病，合四方治一阳二阴合病兼血虚，故疗效明显。麻黄、石膏则不宜加，因内无阳明病。是剂内虽只含小柴胡汤、二陈汤、苓杏甘草汤、四物汤加荆芥炭、地榆炭，用以通三焦、化痰饮，补血、止血，并无专门治胸腔积液之方，而胸腔积液已愈。由此可知，通三焦、化痰饮，即是治胸腔积液。

18. 脑溢血术后，昏迷不醒，肺炎，肺水肿，四肢浮肿

潘某某，男，66 岁，2010 年 7 月 30 日初诊。

其子代述：脑溢血术后，昏迷不醒，因气管切开，引起肺炎、肺水肿，四肢浮肿，西医治疗多日无效，大小便正常。证属三焦不畅，上源之水变为痰饮，不得下行，治宜通三焦、化痰饮，导水下行。拟小柴胡汤合五苓散化汤加杏仁。5 剂。

北柴胡、茯苓、泽泻各 20 克，姜半夏、猪苓、白术、杏仁各 15 克，黄芩、党参、炙甘草、姜、枣、桂枝各 10 克。

8 月 4 日二诊：其子代述：前方肢肿退。原方增量 5 剂。

北柴胡、茯苓、泽泻各 25 克，猪苓、白术各 20 克，党参、姜半夏、杏仁各 15 克，黄芩、炙甘草、姜、枣、桂枝各 10 克。

8 月 13 日三诊：其子代述：脚肿大减，因未做胸透，不知肺水肿情况，西医只说“痰栓”。拟小柴胡汤合大青龙汤以化痰，3 剂。

生石膏 30 克，北柴胡 25 克，党参、姜半夏、麻黄、杏仁各 15 克，黄芩、炙甘草、姜、枣、桂枝各 10 克。

8 月 17 日四诊：其子代述：胸透提示，肺水大减，因脚仍肿，眼难睁。原方加薏苡仁、枸杞子、杭菊，3 剂。

生石膏、薏苡仁各 30 克，北柴胡 25 克，党参、姜半夏、麻黄、杏仁各 15 克，黄芩、炙甘草、姜、枣、桂枝、枸杞子、杭白菊各 10 克。

8 月 19 日五诊：其子代述，痰仍多。拟小柴胡汤合麻杏石甘汤、半夏厚朴汤加陈皮，3 剂。

生石膏 30 克，北柴胡 25 克，茯苓 20 克，党参、姜半夏、麻黄、杏仁、陈皮各 15 克，黄芩、炙甘草、姜、枣、厚朴、苏叶各 10 克。

8 月 23 日六诊：其子代述，痰大减，仍略有痰，脚仍稍肿。原方加白术、枳实，增茯苓，5 剂。

生石膏、茯苓各 30 克，北柴胡 25 克，白术 20 克，党参、姜半夏、麻黄、杏仁、陈皮、枳实各 15 克，黄芩、炙甘草、姜、枣、厚朴、苏叶各 10 克。

按：据我所知，西医对胸水、痰饮的治疗方法是抽水和吸痰，而对于肺水肿就无法可治了。故肺水肿严重会造成死亡。我以胸两侧属太阳、少阳病位，且小柴胡汤又有通三焦下津液作用，故用少阳病方小柴胡汤，合太阳病方五苓散，使其方内含苓桂术甘汤，以化痰饮、通三焦、利小便，导水下行，使肺水从小便中排出，而治愈肺水肿。加杏仁的目的是使方内含有苓杏甘草汤，以化痰涎，加强主方的利水作用。

患者住医院重症病房，眼见西医无计可施，其子才私下来我处求方，私下带汤药进医院，用注射器将汤药从鼻饲管中注入，所有症状变化靠其子口述，所幸疗效明显，未出差错。故案中只有其子代述，而无脉案。

此案治疗中，四诊方是败笔，眼难睁不宜加枸杞子、杭菊。因枸杞子、杭菊性润，不利化痰，故五诊时痰仍多，以小柴胡汤合麻杏石甘汤、半夏厚朴汤加陈皮，加强化痰作用。六诊时，痰大减，脚仍稍肿，原方加枳实、白术，使方内含化痰名方茯苓饮，以化痰退肿而除肺水。此案中，初诊方退肺水肿，功效明显；六诊方既化痰饮，又退肺水，是此案的善后方。

19. 晨起胸闷难忍

黄某某，男，25 岁，2009 年 9 月 7 日初诊。

晨起胸胀满难忍，脉濡。证属三焦不畅，胆气上逆，厥阴气郁。拟小柴胡汤合经方小陷胸汤、枳实芍药汤。5 剂。

北柴胡 25 克，全瓜蒌 20 克，枳实、白芍、姜半夏 15 克，黄芩、党参、炙甘草、姜、枣各 10 克，川黄连 3 克。

9 月 15 日二诊：诸证减，因纳呆，原方加茯苓、白术，5 剂。

北柴胡 25 克，全瓜蒌 20 克，枳实、白芍、姜半夏、茯苓、白术各 15 克，黄芩、党参、炙甘草、姜、枣各 10 克，川黄连 3 克。

9 月 23 日三诊：前方反使旧疾复发，拟遵初诊方，3 剂。

9 月 28 日四诊：前方诸证大减，原方续 3 剂善后。

按：胸中病最为复杂，六病病位俱全，不易分辨。因其晨起胀满，属三焦不畅，胆气上逆，肝郁气滞，故从少阳厥阴治，以小柴胡汤、四逆散为主，辅以小陷胸汤，疗效明显。加茯苓、白术反致胸满，以白术补气，气得补而上行，反增气塞所致，去之则安。

小柴胡汤合苓杏甘草汤（经方）可治胸闷，时发心悸。

20. 胸闷气短

金某某，男，59岁，1987年5月24日初诊。

胸闷气短，已一年左右，经多方治疗，未有显效，现每天服1.7元的补气药，却越补越闷。诊其脉弦紧，遂断为胸痹病，用治胸痹之经方茯苓杏仁甘草汤合橘皮、枳实、生姜一试。2剂。

茯苓、陈皮各12克，杏仁、生姜、枳实各9克，甘草6克。

5月26日二诊：前方服后，病稍瘥，嘱其原方再服3剂。

6月1日三诊：患者一见面就说："我1.7元一天的补药，病越吃越重，现在2角钱一天的药却越吃越好，真是药好不在价钱高。"我说："你的病已拖了一年，应原方再服5至10剂以巩固疗效。"

按：此病属太阴痰湿所致，而补气反使痰结难化，只有用上方行气祛痰，而胸闷自除。

茯苓杏仁甘草汤合半夏泻心汤，可治胸闷、心下痞。

21. 上午动则喘急，下午无碍，恶寒

薛某某，男，63岁，2009年4月27日初诊。

上午动则喘急，恶寒，下午无碍，病已两月，现脉缓，左寸濡，证属太阴少阴合病。拟经方麻黄附子甘草汤合生脉散加味。5剂。

生黄芪30克，党参、麦冬各20克，五味子15克，麻黄、附子、炙甘草各10克。

5月4日二诊：前方诸证减，仍咳有黄厚痰，原方加白芍、杏仁，7剂。

生黄芪30克，党参、麦冬各20克，白芍、杏仁、五味子各15克，麻黄、附子、炙甘草各10克。

5月11日三诊：诸证愈，还治好了失眠，原方续7剂善后。

按：动则喘急，恶寒，脉缓，左寸濡，为心少阴气虚寒凝。用太阴方生脉散、少阴方麻黄附子甘草汤补气津、温心散寒、温补少阴而效。其中失眠证，二诊以前都不知道，谁知无意中将其治愈，这是意外收获。若初诊时知道其有失眠证，可能不会用麻黄附子甘草汤，因平时知道麻黄会影响睡眠，想不到有时麻黄也能帮助催眠。这种情况，我平生亦碰到过数次，但一直未搞清麻黄能助睡眠的病机，希望高明同道赐教。

22. 动则喘急，恶寒，晚上口渴

盛某某，男，80 岁，2009 年 4 月 25 日初诊。

动则喘急、恶寒，晚上口渴，脉右尺浮细，左寸关沉。动则喘急为气虚寒凝属少阴病，晚上口渴，为津血皆虚，属太阴厥阴合病。拟附子汤合生脉散、当归补血汤加味。5 剂。

生黄芪 30 克，党参、茯苓、白术各 20 克，附子 15 克，炙甘草、当归、白芍、麦冬、五味子各 10 克。

4 月 29 日二诊：前方诸证减，原方增党参、附子，7 剂。

生黄芪、党参各 30 克，茯苓、白术、附子各 20 克（先煎），炙甘草、当归、白芍、麦冬、五味子各 10 克。

5 月 5 日三诊：诸证进一步好转，心脉渐起，即左寸脉略浮起，仍略恶寒，原方增附子，7 剂。

生黄芪、党参、附子各 30 克（先煎），茯苓、白术各 20 克，炙甘草、当归、白芍、麦冬、五味子各 10 克。

5 月 14 日四诊：仍略喘而恶寒，苔黄滑腻却口渴，此口渴非内热，乃寒极似火之假象，喘而恶寒才是真象，原方加桂枝，7 剂。

生黄芪、党参、附子各 30 克，茯苓、白术各 20 克，炙甘草、当归、白芍、麦冬、五味子、桂枝各 10 克。

5 月 22 日五诊：诸证减，仍恶寒，宜增温热药，原方增茯苓、白术，去桂枝，加肉桂，7 剂。

生黄芪、党参、附子各 30 克，茯苓、白术各 25 克，肉桂 15 克，炙甘草、当归、白芍、麦冬、五味子各 10 克。

按：晚上口渴，太阴气津虚及厥阴血虚所致，恶寒、动则喘急，脉右寸关沉，右尺浮细，属心少阴寒凝气滞。用附子汤加肉桂，温补少阴之气以解寒凝气滞，用生脉散加生黄芪、当归、炙甘草、白芍，即成生脉散合当归补血汤、芍药甘草汤，以补太阴之气津与厥阴之血，共治太阴少阴厥阴合病兼气血津虚之病。

23. 后背连胸部发冷

黄某某，女，76 岁，2002 年 10 月 14 日初诊。

后背连胸部发冷，右脉沉细。拟桂枝人参汤一试。3 剂。

党参、白术、干姜、炙甘草、桂枝各 10 克。

按：三日后患者来告：疾愈。此为胸痹病之桂枝人参汤证。我依经施治，疗效显著。桂枝人参汤即理中汤加桂枝而成。按病位分，后背连胸部发冷为寒凝气滞，属少阴病，故用桂枝人参汤而效。

24. 胸中热气上冲，口渴，后背恶寒

钟某某，女，42 岁，2007 年 11 月 24 日初诊。

背恶寒，心下觉热气上冲，口渴，脉右寸浮、关尺沉。背恶寒为少阴气虚夹寒；心下觉热气上冲，则为太阴津虚夹热，证属太阴少阴合病。拟附子汤合生脉散。3 剂。

茯苓、白术各 20 克，党参、麦冬各 15 克，白芍、附子、五味子各 10 克。

11 月 27 日二诊：背寒减，热气上冲亦减，原方加干姜、炙甘草合方内附子为四逆汤，加强补少阴之效，3 剂。

茯苓、白术各 20 克，党参、麦冬各 15 克，白芍、附子、五味子、炙甘草各 10 克，干姜 6 克。

12 月 1 日三诊：背恶寒五年，胸部有热气自腹部上冲已三年。自以为难治之病，今日却热冲气已除，背恶寒大减，原方增干姜至 10 克，附子至 15 克，5 剂。

12 月 12 日四诊：背恶寒虽减，仍有，原方增干姜至 15 克，附子至 20 克（先煎），5 剂善后。

按：背恶寒属少阴气虚夹寒，腹部热气上冲胸部属太阴津虚夹热。是剂内含附子汤、四逆汤温补少阴之气而散背寒，生脉散滋太阴之津液而散热气，数年痼疾从此痊愈。

25. 胸骨后，自觉发热，口渴

蔡某某，女，40 岁，2003 年 9 月 3 日初诊。

胸骨后自觉发热，因而口渴，左关脉大，证属少阳厥阴合病。拟小柴胡汤合栀子连翘瓜蒌甘草汤（桂林古本《伤寒杂病论》方）。3 剂。

北柴胡 20 克，全瓜蒌 15 克，黄芩、党参、姜半夏、炙甘草、姜、枣、焦栀、连翘各 10 克。（嘱：忌生气、发怒）

9 月 5 日二诊：发热大减，仍口渴，原方加天花粉 15 克，3 剂。

按：患者系本单位领导，上方服后病愈。左关脉大，肝胆有热，胸骨后食道居之，胸骨后热即食道热，食道在少阳、厥阴病位内，以小柴胡汤合栀翘蒌甘汤清之。栀翘蒌甘汤之蒌就是瓜蒌根，而我误用了全瓜蒌，结果热减，渴未差，二诊时加上瓜蒌根才热去渴止。

此方用全瓜蒌加葛根，亦可治胸背热痛，头晕呕恶，时口渴。

26. 胸骨处胀痛，食后稍减

汪某某，男，64 岁，2011 年 7 月 15 日初诊。

胸骨处胀痛，食后稍减，脉右浮弦大，左弦。胸骨处胀痛，属少阳厥阴合病，食后稍减，脾太阴亦虚。拟表里同治，柴胡桂枝汤合茯苓饮。7 剂。

北柴胡 25 克，茯苓、白术、陈皮各 20 克，党参、姜半夏、桂枝、白芍、枳实各 15 克，黄芩、炙甘草、姜、枣各 10 克。（嘱：忌生气、发怒）

7 月 25 日二诊：托人来要前方 7 剂。

8 月 13 日三诊：前方效，因右大腿外侧麻木，为气虚，加生黄芪 30 克，10 剂善后。

按：胸部为多病位重叠区，最难辨别。胸骨处为胸部正中，此处内部有气管、食管，部位属太阴、少阳、厥阴病位；胸骨处胀，食后稍减，说明病在食管中，而非病在气管，治在太阴，用茯苓饮可也。痛在胸骨处，属少阳厥阴太阴合病，因方内含四逆散合柴胡桂枝汤、茯苓饮，二阳二阴合治即可。右大腿外侧麻木，属气虚，加黄芪可愈。此属少阳厥阴太阴合病兼气虚。（嘱：忌生气、发怒。因生气、发怒，能使肝气郁结不通。）

27. 胆汁反流性食管炎，心下痞，烧心

王某某，女，33 岁，2009 年 1 月 13 日初诊。

胆汁反流性食管炎，心下痞，烧心，脉左关略大，右寸关浮弦。心下痞，烧心，寒热交错，属太阴阳明合病；右寸关浮弦，为少阳病。拟半夏泻心汤合小陷胸汤加柴胡。5 剂。

北柴胡 25 克，全瓜蒌 20 克，姜半夏 15 克，黄芩、党参、炙甘草、枣、干姜各 10 克，川黄连 3 克。（嘱：忌生气、发怒）

10 月 18 日二诊：前方稍效，仍烧心，此为阳明热重，原方加连翘、焦栀以清热，5 剂。

北柴胡 25 克，全瓜蒌 20 克，姜半夏 15 克，黄芩、党参、炙甘草、枣、干姜、连翘、焦栀各10克，川黄连3克。

10月23日三诊：前方效，仍觉食道不畅，原方增全瓜蒌至40克，黄连5克，5剂。

10月28日四诊：前方效，因饥时食管不适，此为太阴虚，原方加茯苓、白术，5剂。

北柴胡25克，全瓜蒌40克，姜半夏、茯苓、白术各15克，黄芩、党参、炙甘草、枣、干姜、连翘、焦栀各10克，川黄连5克。

11月3日五诊：前方效佳，原方增茯苓、白术至20克，党参15克，5剂。

11月10日六诊：前方效，因便频，原方增茯苓、白术至25克，5剂。

11月17日七诊：前方增茯苓、白术而致大便干结，现仍减茯苓、白术至20克，5剂善后。

按：是剂实际是小柴胡汤合半夏泻心汤、小陷胸汤、四君子汤加连翘、焦栀去生姜。此类食管炎，常有胸骨后痛或呕恶，泛酸等证。此案中简略了这些证候。故初诊中用半夏泻心汤合小陷胸汤加柴胡，剂中实际含小柴胡汤。因病中包含了少阳、太阴、阳明三病位，而且虚实挟杂，故用方也较繁杂。从证候中分析，饥时食管不适，属太阴病；心下痞，烧心，又属太阴阳明合病；食道又与少阳病位相关，故此病属于太阴阳明少阳合病。

28. 食道痒如虫行，食时略痛

高某某，男，75岁，2007年10月13日初诊。

自觉食道痒如虫行，食时略痛，脉寸浮关沉。食道痒如虫行，痒为虚，此为太阴气虚，食时略痛，痛属少阳病，三焦不畅，证属少阳太阴合病。拟小柴胡汤合桂枝去桂加茯苓白术汤。7剂。

北柴胡25克，茯苓、白术各20克，党参、姜半夏各15克，黄芩、炙甘草、姜、枣、白芍各10克。（嘱：忌生气、发怒）

10月27日二诊：自觉食道痒如虫行除，因脐周隐痛，大便略软，太阴仍虚寒，原方加干姜，7剂。

按：食道在胸之正中，病位多以少阳厥阴合病为主，时有太阴阳明太阳合病出现，此案以少阳太阴合病之病机出现。是剂实际是《汤液经法》之大阴旦汤（即小柴胡汤加芍药）合四君子汤，共治少阳太阴合病。此案较少见，若不按病位辨病机，几乎不知治法。

29. 吃第一口饭即咽喉阻塞而痛，须五分钟左右，食下而痛除，吃第二口饭即不痛

段某某，男，76岁，2008年4月15日初诊。

食第一口饭时，食道堵塞而痛，须五分钟左右饭才能下去，食第二口饭即不痛，若痛时喝水，则马上呕吐，头遇风则痛，脉左浮右细。食道属少阳、厥阴病位，食道堵塞而痛，病在厥阴，头遇风则痛，则属太阳病。拟小柴胡合桂枝茯苓丸、四逆散加味。5剂。

北柴胡25克，姜半夏、茯苓、白术各15克，黄芩、党参、炙甘草、姜、枣、桂枝、赤芍、枳实、青皮、桃仁、牡丹皮各10克。

4月22日二诊：前方痛稍瘥，仍遇风头痛，此为外表不固，原方加生黄芪，5剂。

北柴胡25克，生黄芪20克，姜半夏、茯苓、白术各15克，黄芩、党参、炙甘草、姜、枣、桂枝、赤芍、枳实、青皮、桃仁、牡丹皮各10克。

4月27日三诊：食道痛大减，仍遇风头痛，倦怠无力，此为太阴气虚，原方增量加防风，5剂。

北柴胡25克，生黄芪40克，党参、茯苓、白术各20克，姜半夏、桂枝、赤芍各15克，黄芩、炙甘草、姜、枣、枳实、青皮、桃仁、牡丹皮各10克，防风5克。

5月4日四诊：食道痛除，头仍恶寒，原方增防风至10克，5剂。

5月12日五诊：前方效，原方去防风，5剂善后。

按：食道属少阳厥阴病位，痛属瘀血为害的厥阴病，呕吐，属胆气上逆的少阳病；头痛、恶风属太阳病风寒侵表，倦怠无力为太阴气虚。是剂含柴胡桂枝汤、桂枝茯苓丸、四逆散加青皮、加减补阳汤加防风四方，有祛风散寒解表，疏肝解郁降气，活血化瘀止痛，健脾补气固表功效，共治少阳厥阴太阳太阴合病。

二、两胁病杂证

1. 右胁隐痛，常太息，面色黑

汪某某，女，55岁，2003年6月25日初诊。

常太息，右胁隐痛，脉右寸浮略大，左寸关大，证属厥阴少阳合病。拟小柴胡汤合《和剂局方》之逍遥散加牡丹皮。3剂。

北柴胡、茯苓各15克，黄芩、党参、姜半夏、炙甘草、姜、枣、白术、当

归、薄荷、白芍、牡丹皮各10克。(嘱：忌生气，发怒)

6月27日二诊：服后略觉热，原方加焦栀，5剂。

北柴胡、茯苓各15克，黄芩、党参、姜半夏、炙甘草、姜、枣、白术、当归、薄荷、白芍、牡丹皮、焦栀各10克。

7月2日三诊：面色黑退淡，然左关脉仍大，原方加丹参，5剂。

北柴胡、茯苓、丹参各15克，黄芩、党参、姜半夏、炙甘草、姜、枣、白术、当归、薄荷、白芍、牡丹皮、焦栀各10克。

7月7日四诊：诸证减，原方续5剂善后。

按：气郁不伸故太息，肝郁气滞故右胁隐痛，面色黑为肝郁之外证，少阳、厥阴相为表里，此属少阳厥阴合病。用小柴胡汤合丹栀逍遥散加味，疏三焦，清郁热，治厥阴少阳合病；三焦畅，郁热除，血凉血活，主证自愈。主证治愈后，兼证面色黑亦退淡。

2. 右胁痛，不敢深呼吸，睡时不能转侧，经漏、下利

王某某，女，35岁，1999年1月30日初诊。

右胁下痛，不敢深呼吸，夜晚睡觉不能转侧，自己不能起床小便，经漏，下利近一月，各种西医设备检查无病，两个月来中西医治疗无效，准备去参加气功培训班，用做气功来治疗。诊其脉弦数，胁下痛，不敢深呼吸，肝郁气滞无疑。拟四逆散化汤。3剂。

北柴胡24克，枳实15克，赤芍12克，生草9克。(嘱：忌生气，发怒)

2月1日二诊：服1剂，晚上即能自己下床小便，3剂后，近一月的漏经，下利，纳呆大减，胁下痛亦减大半。然脉仍弦数，原方再服3剂。

2月5日三诊：诸证悉除，唯头颠顶痛，喜按，此血虚所致。拟四物汤合四逆散加藁本，3剂。

熟地黄、白芍、枳实、当归各15克，炙甘草、藁本、川芎、各9克，北柴胡24克。

2月8日四诊：服完3剂，头痛已止，嘱原方再服3剂善后。

按：《伤寒论·辨少阴病脉证并治第十一》：少阴病，四逆，其人或咳、或悸、或小便不利，或腹中痛，或泄利下重者，四逆散主之。右胁下属腹部，右胁下痛不敢深呼吸即腹痛。腹痛、下利是主证，漏经一月是兼证。腹痛、下利即为厥阴病肝郁气滞，故以四逆散治之；漏经致血虚而颠顶痛，仍以四逆散合四物汤解肝郁，补血虚以收全功。

四逆散合四物汤加王不留行子，可治左胁胀痛，咳则痛剧。

四逆散合失笑散（即蒲黄、五灵脂），加田七粉，可治外伤左胁，咳而引痛。

四逆散合四物汤加青皮、麦冬、王不留行子，可治胆结石、肝管结石引发右胁胀痛连后背。

3. 胆结石，胆区及右胁胀痛，大便不畅

谢某某，男，28岁，2008年9月22日初诊。

胆结石0.4×0.6cm，胆区及右胁胀痛，大便不畅，脉细。胆区及右胁胀痛，属肝郁气滞；大便不畅，为三焦不畅，此属少阳厥阴合病。拟小柴胡汤合经方枳实芍药汤加青皮、内金。5剂。

北柴胡25克，姜半夏、青皮、枳实、赤芍、生内金各15克，黄芩、党参、炙甘草、姜、枣各10克。（嘱：忌生气，发怒）

9月28日二诊：胁痛除，胆区仍痛，原方续7剂。

10月9日三诊：前方痛减，因肠鸣，原方加干姜，7剂。

北柴胡25克，姜半夏、青皮、枳实、赤芍、生内金各15克，黄芩、党参、炙甘草、姜、枣各10克，干姜6克。

10月17日四诊：仍略有肠鸣，原方增干姜至10克，7剂。

11月2日随访：结石除。

按：是剂内实含小柴胡汤与四逆散加青皮、干姜、生内金，共疏少阳之三焦不畅，厥阴之气郁不通。气机通畅，胆汁自然无滞留之理，结石应随胆汁而下。

此方去青皮、内金加桂枝可治胆石症，右胁隐痛，左脚不能弯。

小柴胡汤合四逆散加片姜黄、大黄，可治胆囊炎，心下胀痛如针刺，胁下胀，大便结。

小柴胡汤加青皮、王不留行子，可治右胁痛，时痒。

小柴胡汤合四逆散，可治左胁时胀痛。

小柴胡汤合桂枝去桂加茯苓白术汤，可治口苦咽干，心下痛引胁下。

4. 胆总管结石

宋某某，女，79岁，2004年2月12日初诊。

2月9日B超检查，胆总管下段结石，0.6×0.4cm，现食后腹胀痛，欲呕，大便数日未行，脉左寸浮，右寸关沉弦，证属少阳阳明病。拟大柴胡汤。3剂。

北柴胡20克，枳实、赤芍、姜半夏各15克，黄芩、生姜、大枣、生大黄各

10 克。（嘱：忌生气，发怒）

2 月 15 日二诊：前方服后，大便一次，仍结，余证稍瘥，原方加元明粉 6 克，3 剂。

北柴胡 20 克，枳实、赤芍、姜半夏各 15 克，黄芩、生姜、大枣、生大黄各 10 克，元明粉 6 克（冲服）。

2 月 17 日三诊：大便已畅，痛减，仍有口苦，证已转属少阳厥阴合病。拟小柴胡汤合枳实芍药汤，5 剂。

北柴胡 20 克，姜半夏、枳实、白芍各 15 克，党参、炙甘草、黄芩、生姜、大枣各 10 克。

2 月 22 日四诊：痛止，纳呆，为太阴虚，原方加茯苓、白术，5 剂。

北柴胡 20 克，姜半夏、枳实、白芍、茯苓各 15 克，党参、炙甘草、黄芩、生姜、大枣、白术各 10 克。

2 月 28 日五诊：B 超检查胆总管下段已无结石，现纳呆，倦怠无力，此太阴气虚。拟小柴胡加茯苓白术汤，5 剂。

北柴胡 20 克，姜半夏、白术、茯苓各 15 克，黄芩、党参、炙甘草、生姜、大枣各 10 克。

3 月 4 日六诊：口渴、略咳，咽痒，原方加生石膏、桔梗，5 剂。

生石膏 30 克，北柴胡 20 克，姜半夏、白术、茯苓各 15 克，黄芩、党参、炙甘草、生姜、大枣、桔梗各 10 克。

按：该医案，二诊时的大柴胡汤加元明粉，是起决定作用的主方。大便通畅时腹部胀痛除，结石亦下。三诊时大便已畅，胀痛减，原方合枳芍汤，即成小柴胡汤合四逆散以疏三焦、解肝郁、治胀痛。四诊痛止，纳呆，脾太阴虚象已现，即原方加茯苓、白术，以补太阴之虚。五诊以小柴胡加茯苓白术汤补太阴，治纳呆、无力。六诊出现口渴、略咳，即少阳太阴阳明并病，原方加桔梗、石膏治二阳一阴合病以善后。

5. 胆囊炎，心下右胁刺痛，嗳气，食肉即下利

黄某某，女，45 岁，2010 年 9 月 4 日初诊。

心下、右胁刺痛，（胆囊炎）嗳气，食肉即下利，脉寸浮、关尺沉细。心下，右胁刺痛，为瘀血作怪，属厥阴病；嗳气为三焦不畅，属少阳病；食肉即下利为脾太阴虚，此属少阳厥阴太阴合病。拟小柴胡汤合桂枝茯苓丸加干姜、枳实、白术。5 剂。

北柴胡25克，茯苓、白术各20克，姜半夏15克，黄芩、党参、炙甘草、姜、枣、桂枝、赤芍、桃仁、牡丹皮、枳实、干姜各10克。（嘱：忌生气、发怒）

9月11日二诊：诸证大减，原方5剂善后。

按：心下、右胁刺痛属厥阴病瘀血危害，嗳气为少阳病三焦不畅，胆气上逆，食肉即下利属太阴虚寒，是剂内含小柴胡汤、桂枝茯苓丸、肾着汤、四逆散四方，以通三焦，疏肝解郁，活血化瘀，温中补气，共治少阳厥阴太阴合病。

小柴胡汤合桂枝茯苓丸加白术，可治右胁痛而拒按，日夜牵痛。

6. 右胁外伤，肋骨骨折

卢某某，女，60岁，2012年9月25日初诊。

早上骑电动自行车，不慎摔倒，跌破右颧、右膝，右肘青肿，右胁咳嗽、喷嚏痛，脉右寸浮、关尺沉。拟柴胡桂枝汤加枳实。3剂。

北柴胡25克，党参、姜半夏、桂枝、赤芍、枳实各15克，黄芩、炙甘草、姜、枣各10克。

9月26日二诊：前方服1剂，痛未减轻，右胁痛而拒按，前方2剂中加茯苓、白术、牡丹皮、桃仁，2剂。

北柴胡25克，党参、姜半夏、桂枝、赤芍、枳实、茯苓、白术、牡丹皮、桃仁各15克，黄芩、炙甘草、姜、枣各10克。

9月28日三诊：前方后2剂加药后，痛仍未减，去医院作拍片检查，发现右胁第四、第五两根肋骨骨折并错位。且增加右肩胛骨边胀痛，右胁疼痛处扩大，不敢咳嗽，喷嚏，原方加陈皮、青皮、王不留行子，3剂。

王不留行子30克，北柴胡25克，陈皮20克，青皮、党参、姜半夏、桂枝、赤芍、枳实、茯苓、白术、牡丹皮、桃仁各15克，黄芩、炙甘草、姜、枣各10克。

10月1日四诊：无力高声讲话，自拍片检查后，不敢单独起卧，须人帮助，原方加生黄芪、杏仁增党参、茯苓、白术3剂。外贴奇正消痛贴。

生黄芪50克，王不留行子30克，北柴胡、党参各25克，陈皮、茯苓、白术各20克，青皮、姜半夏、桂枝、赤芍、枳实、牡丹皮、桃仁、杏仁各15克，黄芩、炙甘草、姜、枣各10克。

10月5日五诊：颧、肘、膝创口先后愈合。仍倦怠无力，且痛在晚上，以腋下、腰椎及腰两侧胀痛为主，贴消痛贴处痛减，若不贴，痛即加重，原方去枳实、青皮、王不留行子，减桃仁、牡丹皮，增党参，加杜仲、熟地黄、附子，3剂。

生黄芪50克，党参30克，北柴胡25克，陈皮、茯苓、白术各20克，杜仲、熟地黄、姜半夏、桂枝、赤芍、杏仁各15克，附子、牡丹皮、桃仁、黄芩、炙甘草、姜、枣各10克。

10月7日六诊：晚上已不痛，凌晨五时左右腰肌痛，白天左腰肌略痛，原方去桃仁、牡丹皮，加山萸肉、山药，增附子，3剂。腋下最痛处，贴万灵五香膏，其他处仍贴消痛贴。

生黄芪50克，党参30克，北柴胡25克，陈皮、茯苓、白术、附子（先煎）各20克，杜仲、熟地黄、姜半夏、桂枝、赤芍、杏仁、山萸肉、山药各15克，黄芩、炙甘草、姜、枣各10克。

10月12日七诊：原方增黄芪至60克，党参至40克5剂。右胁不动已不痛，总体是在好转。贴万灵五香膏处仍痛，换去万灵五香膏，贴上奇正消痛贴。

10月17日八诊：原方增生黄芪至70克，党参至50克，5剂。

10月22日九诊：因腰椎仍痛，凌晨胃痛，原方增附子，去赤芍，加白芍，5剂。

生黄芪70克，党参50克，附子30克（先煎），北柴胡25克，陈皮、茯苓、白术、白芍各20克，杜仲、熟地黄、姜半夏、桂枝、杏仁、山萸肉、山药各15克，黄芩、炙甘草、姜、枣各10克。

10月28日十诊：腰椎和胃痛延迟至5点半左右痛，胁下咳嗽喷嚏已不痛，原方续5剂。

11月4日十一诊：胁下平时已不痛，动作有影响则痛，胃后壁在凌晨时仍痛，原方加干姜，5剂。

生黄芪70克，党参50克，附子30克（先煎），北柴胡25克，陈皮、茯苓、白术、白芍各20克，杜仲、熟地黄、姜半夏、桂枝、杏仁、山萸肉、山药各15克，干姜、黄芩、炙甘草、姜、枣各10克。

11月9日十二诊：胃后壁凌晨痛减，原方增干姜至15克，5剂。

11月14日十三诊：前方效，原方续服5剂。

11月20日十四诊：患处已基本不痛，原方续服10剂。

12月9日十五诊：患处按之已不痛，仍略觉不适，原方再进10剂。

按：右胁肋骨骨折，属太阴少阴厥阴少阳合病，且以宗气元气受损为主。故是剂虽合小柴胡汤与十全大补汤加减，疏三焦而双补气血，然而总是补太阴药重于补厥阴药。补少阴虽用肾气丸去牡丹皮、泽泻合附子汤，然而增附子汤量亦是补肾气为主。外治方面，用万灵五香膏或奇正消痛贴，有两个作用，一是止痛，更主要的是起到固定骨折的作用。

此案从骨折至治愈，历时近三月，未住院、未手术、未卧床休息，仍坚持家务劳动，未留下后遗症，治疗应该是成功的。

7. 胃脘胀痛连左胁，恶寒、四肢冷

徐某某，女，54 岁，2009 年 4 月 29 日初诊。

胃脘胀痛连左胁，恶寒、四肢冷，左脉弦。胃脘胀痛连左胁为三焦不畅，肝郁气滞，少阳厥阴合病；恶寒、四肢冷属太阳少阴合病，胃胀又属太阴病。拟柴胡桂枝汤合四逆散、肾着汤加味。5 剂。

北柴胡 25 克，茯苓、白术各 20 克，党参、姜半夏、桂枝、白芍、枳实各 15 克，黄芩、炙甘草、姜、枣、干姜、香附各 10 克。（嘱：忌生气、发怒）

5 月 3 日二诊：胀痛除，仅左胁下痛而喜按，此厥阴血虚，原方加川芎、当归，增干姜，7 剂。

北柴胡 25 克，茯苓、白术各 20 克，党参、姜半夏、桂枝、白芍、枳实、干姜各 15 克，黄芩、炙甘草、姜、枣、香附、川芎、当归各 10 克。

5 月 15 日三诊：前方用活血药未效，试以疏肝解郁治左胁痛，按痞证治胃胀，拟四逆散合甘草泻心汤，7 剂。

北柴胡、枳实、白芍、炙甘草各 15 克，黄芩、党参、干姜、枣、姜半夏各 10 克，川黄连 3 克。

5 月 26 日四诊：前方效，原方续服 7 剂善后。

按：此病经上海大医院检查无病，治疗亦无效。中药也服过，未效。我初诊、二诊时，将恶寒、四肢冷、脉弦误诊为太阳少阴合病；将胃胀痛连左胁，误诊为少阳太阴厥阴合病，故疗效不佳。因疗效不佳，才回过头来审视前诊辨病机误在何处？始知恶寒、四肢冷应是热厥，左胁胀痛，脉弦，应是肝郁气滞之四逆散证；胃脘胀，应是痞病中脘，寒热交错的甘草泻心汤证。所以三诊时，用甘草泻心汤合四逆散治之而效。可见辨病机之难。

8. 剖腹产遗下左胁时痛，吃饭时，觉食物从左胁内下滑

章某某，女，32 岁，1999 年 5 月 16 日初诊。

八年前，因剖腹产造成左胁时痛，长期不舒服，吃饭时，觉食物从左胁内下滑，左关脉沉弦。拟小柴胡汤 3 剂一试。

北柴胡18克，姜半夏12克，黄芩、党参、炙甘草、姜、枣各9克。（嘱：忌生气、发怒）

5月20日二诊：前方不应。拟四逆散合桂枝去桂加茯苓白术汤，3剂。

北柴胡24克，枳实15克，茯苓、白术各12克，白芍、炙甘草、生姜、大枣各9克。

5月24日三诊：病已好大半，略觉不舒，左关脉沉弦未变，原方增白芍，5剂。

北柴胡24克，白芍、枳实各15克，茯苓、白术各12克，炙甘草、生姜、大枣各9克。

按：一月后患者陪其子来治咳嗽，问其病愈否？答：药服完病愈。

左胁为少阳、厥阴病位，因其左胁时痛，有食物从左胁内下滑感觉，为病在里，属厥阴太阴合病，所以用小柴胡汤无效。是方用四逆散合桂枝去桂加茯苓白术汤，疏肝和胃，故治之而效。

9. 左胁下痛、口渴、小便不利、手凉

赵某某，女，35岁，2006年5月12日初诊。

左胁午后、晚上痛，脉左尺沉，证属少阳厥阴合病之血虚证。拟《和剂局方》之四物汤合小柴胡汤。5剂。

北柴胡15克，黄芩、党参、姜半夏、炙甘草、姜、枣、川芎、当归、白芍、熟地黄各10克。（嘱：忌生气、发怒）

5月19日二诊：前方服后，左胁下痛除，然停药一天后，痛又起，且有口渴小便不利，手发凉，此属少阳厥阴太阳并病。拟小柴胡汤合四物汤、五苓散，7剂。

泽泻20克，北柴胡、茯苓、猪苓、白术各15克，黄芩、党参、姜半夏、炙甘草、姜、枣、桂枝、白芍、当归、川芎、熟地黄各10克。

5月26日三诊：前方效，原方续服7剂善后。

按：左胁是少阳、厥阴病位，晚上痛是血虚，用小柴胡汤合四物汤治之而效。停药后痛又起，且出现渴而小便不利之五苓散证，即出现少阳厥阴太阳并病。用小柴胡汤合四物汤、五苓散，治少阳厥阴太阳并病兼血虚者。此案属于按病位辨病机与辨汤证相结合的病例。

柴胡桂枝汤合四物汤加地鳖虫、乳香、没药，可治左肋骨折两月，转侧而痛。

小柴胡汤合芎归汤加赤芍，桃仁，可治左胁时刺痛，或连左少腹刺痛。

10. 饥则难受，饱则胀，两胁下痛

王某某，男，24岁，2011年10月17日初诊。

饥则难受，饱则胀，两胁下痛，脉小。饥则难受，饱则胀，属太阴虚夹气滞；两胁下痛，属太阳厥阴少阳太阴合病。拟柴胡桂枝汤合茯苓饮加厚朴。5剂。

北柴胡25克，党参、姜半夏、茯苓、白术、陈皮、枳实、厚朴、桂枝、白芍各15克，黄芩、炙甘草、姜、枣各10克。（嘱：忌生气、发怒）

10月22日二诊：诸证减，原方续服5剂。

10月27日三诊：诸证基本愈，原方5剂善后。

按：脘腹胀或难受属太阴虚夹气滞，两胁下痛为三焦不畅，营卫不和，肝郁气滞，此属厥阴太阴太阳少阳合病。用柴胡桂枝汤合四逆散通三焦，和营卫，疏肝解郁治厥阴少阳太阳合病，以茯苓饮加厚朴行气化湿治太阴。三方合用，共治二阳二阴合病。

此方去厚朴加片姜黄，可治腹连两胁胀痛，拒按。

此方加桔梗，可治胃胀，左胁痛，咳则痛剧，咽痛。

此方原方，可治反流性胃炎，泛酸，稍食即饱，过后即饥，左胁急痛，背椎酸痛。

柴胡桂枝汤加枳实、片姜黄，可治左胁下胀痛，呈移动性。

11. 心下胀连两胁，已七八年

张某某，女，58岁，2008年12月12日初诊。

心下胀连两胁，脉左关短，右关沉。拟甘草泻心汤合四逆散。5剂。

北柴胡、炙甘草各15克，黄芩、党参、姜半夏、干姜、枣、枳实、白芍各10克，川黄连3克。

12月17日二诊：七八年痼疾今大减，兴奋之情溢于言表，因脉未变，原方续7剂。

2月23日三诊：前方效，原方续7剂善后。

按：胁胀属厥阴气滞，用四逆散治之。心下胀即心下痞，属甘草泻心汤证。二方合用治愈了多年痼疾。甘草泻心汤证，为痞病十证中之一证，而甘草泻心汤证的病机是太阴阳明合病，寒热交错，故方药寒热并用，攻补兼施，与太阴阳明合病的病机相合，故效佳。此案应属太阴阳明厥阴合病。

12. **小儿黄疸**

陶某某，男，8 岁，1987 年 3 月 4 日初诊。

患黄疸数日，眼白呈淡黄色，尿色深黄，苔淡黄而润，余无所苦。黄疸病，实则阳明，虚则太阴，色淡黄，无便秘，应属太阴病之阴黄。用经方茵陈五苓散化汤。10 剂。

茵陈 15 克，泽泻 9 克，茯苓、猪苓各 6 克，白术 5 克，桂枝 3 克。

第三天患儿之父来问：服药 2 剂，眼黄渐退，尿黄转淡，是否仍需将药服完？答：一切正常，仍需再服 2 剂善后。

按：此太阴病之黄疸，属阴黄证，故用茵陈五苓散取效。

此方用成人量，可治成人眼巩膜黄，口渴尿黄，面色暗，纳差倦怠之阴黄。

茵陈五苓散合四逆散化汤加半夏，可治谷丙转氨酶、总胆红素高，小便色黄，两胁间似有气窜。

13. **两胁胀，肝功能不正常**

黄某某，男，38 岁，2006 年 9 月 14 日初诊。

肝功能不正常，谷丙转氨酶 100，U/L 谷草转氨酶 50，U/L，两胁胀，证属少阳厥阴合病，脉右弦略紧大，左关略浮大。拟小柴胡汤加味。7 剂。

北柴胡 25 克，丹参、茵陈各 20 克，枳实、赤芍各 15 克，黄芩、党参、姜半夏、炙甘草、姜、枣各 10 克。

9 月 23 日二诊：肝功能化验：谷丙转氨酶 55，U/L，谷草转氨酶正常。前方效佳，原方加青皮，增丹参，15 剂善后。

北柴胡 25 克，丹参 30 克，茵陈 20 克，青皮、枳实、赤芍各 15 克，黄芩、党参、姜半夏、炙甘草、姜、枣各 10 克。

按：胡希恕教授用小柴胡汤加丹参、茵陈治身体无不适的肝功能不正常者。我移用此方加枳实、青皮、赤芍为小柴胡汤合四逆散加味，治疗两胁胀，有肝郁气滞的肝功能不正常者，获效明显。

14. **丙氨转移酶升高，口渴，小便黄**

谢某，男，27 岁，2009 年 12 月 17 日初诊。

丙氨转移酶 175. 85U/L，口渴，小便黄，脉左关大。口渴，小便黄为五苓散证，左关脉大，为少阳病。拟小柴胡汤合五苓散加减。5 剂。

北柴胡 25 克，泽泻、茵陈、丹参各 20 克，党参、天花粉、茯苓、白术、猪苓各 15 克，炙甘草、黄芩、姜、枣、桂枝各 10 克。

12 月 23 日二诊：前方无不适，原方续服 5 剂。

2010 年 1 月 1 日三诊：丙氨转移酶降至 120，U/L，原方续服 5 剂。

按：口渴，小便黄属太阳病五苓散证，左关脉大，属肝胆湿热。用小柴胡汤合五苓散加茵陈、丹参、天花粉去半夏，清热利湿以治之。此属少阳太阳厥阴合病。西医化验单可作疗效的参考依据。但切不可按化验单开方，因为临证中我发现，许多病西医还无法检查出来，但中医却能治好。若按化验单开方，一是离开了中医辨病机或辨证施治的原则，二是有些病是西医检查、化验不出来的，没有化验单这个依据，就会无方可开，有病不能治。

15. 乙肝大三阳，肝功能不正常

叶某某，男，29 岁，2003 年 9 月 13 日初诊。

乙肝大三阳，时咳，渴而倦怠，脉两寸关浮大，左尺沉。渴为内热，倦怠为湿热为害，治宜清热利湿。拟柴胡解毒汤加茵陈、丹参合当归芍药散去川芎加金钱草。7 剂。

北柴胡、茯苓、白术、泽泻各 20 克，金钱草 30 克，茵陈、丹参、土茯苓、草河车、天花粉各 15 克，当归、赤芍、黄芩、炙甘草各 10 克。

9 月 20 日二诊：前方服后，咳、渴、倦怠减，小便转淡黄，湿热始减。原方加凤尾草，增丹参 7 剂。

北柴胡、茯苓、白术、丹参、泽泻各 20 克，金钱草各 30 克，茵陈、土茯苓、草河车、天花粉各 15 克，凤尾草、当归、赤芍、黄芩、炙甘草各 10 克。

9 月 28 日三诊：前方稍效，仍有口渴，原方增天花粉至 20 克，增凤尾草、赤芍、黄芩至 15 克，7 剂。

10 月 7 日四诊：绛舌转暗，左关脉略小，血热亦已转凉，原方增赤芍，加生地黄，7 剂。

北柴胡、茯苓、白术、丹参、泽泻、天花粉、赤芍、生地黄各 20 克，金钱草各 30 克，茵陈、土茯苓、草河车、凤尾草、黄芩各 15 克，当归、炙甘草各 10 克。

10 月 15 日五诊：肝功能化验结果：直接胆红素 12.3，umOl/L，总胆红素 22，umOl/L，谷丙转氨酶 95，U/L，谷草转氨酶 55，U/L，拟柴胡解毒汤加味，5 剂。

茵陈、金钱草各 20 克，北柴胡、土茯苓、凤尾草、蛇舌草、草河车各 15 克，茜草 12 克，黄芩、泽泻、地鳖虫各 10 克，炙甘草、龙胆草各 5 克。

10月19日六诊：前方无不适，拟龙胆草增至8克，减炙甘草至4克，7剂。

10月29日七诊：前方略效，原方增龙胆草至10克，3剂。

11月2日八诊、九诊：前方效，续服原方20剂。

12月10日十诊：前方加茯苓，增金钱草、黄芩，5剂。

金钱草50克，茵陈、茯苓各20克，黄芩、北柴胡、土茯苓、凤尾草、蛇舌草、草河车各15克，茜草12克，泽泻、地鳖虫、龙胆草各10克，炙甘草4克。

12月25日十一诊：绛舌转红，右关脉略濡，右寸、左关脉仍大，略现气虚，原方加党参、白术，7剂。

金钱草50克，茵陈、茯苓各20克，黄芩、北柴胡、土茯苓、凤尾草、蛇舌草、草河车、白术各15克，茜草12克，党参、泽泻、地鳖虫、龙胆草各10克，炙甘草4克。

2004年1月6日十二诊：原方续服7剂。

2月5日十三诊：乙肝三系化验：表面抗原，核心抗体阳性，其余阴性，大三阳已变成小二阳。肝功能化验：谷丙转氨酶119，U/L，谷草转氨酶74，U/L，总胆红素21.2，umOl/L。小便仍黄，苔深黄而薄，右寸脉实，左关脉大。拟《伤寒杂病论》（桂林古本）之柴胡黄芩芍药半夏甘草汤合五苓散去桂枝加天花粉、滑石，7剂。

北柴胡、黄芩、天花粉、白术各15克，茯苓、泽泻、滑石各30克，赤芍、猪苓各20克，姜半夏、生草各10克。

2月12日十四诊：前方口渴略减，小便仍黄，原方去姜半夏，增赤芍至30克，滑石至40克，7剂。

北柴胡、黄芩、天花粉、白术各15克，茯苓、泽泻、赤芍各30克，滑石40克，猪苓20克，生草10克。

2月22日十五诊：大便溏，晚上口渴，前方加桂枝，增白术，减赤芍，7剂。

滑石40克，北柴胡、黄芩、天花粉各15克，茯苓、泽泻各30克，赤芍、白术、猪苓20克，桂枝、生草10克。

3月29日十六诊：前方服后，略有呕恶。拟小柴胡汤合当归芍药散加减，5剂。

北柴胡、茵陈、泽泻各20克，丹参30克，茯苓、白术、姜半夏各15克，黄芩、党参、炙甘草、当归、白芍各10克，川芎6克。

4月18日十七诊：肝功能化验：谷丙转氨酶58，U/L，其余都正常。略口渴，小便淡黄，原方增茯苓、白术至20克，7剂。

按：此案口渴，倦怠，舌绛，脉浮大，一派血中湿热危害证候。其主方是用刘渡舟柴胡解毒汤合当归芍药散加味，活血利湿、清热，使大三阳转为小二阳。治疗肝功能不正常，是以清热利湿活血为主，用的是小柴胡汤合五苓散、当归芍药散加减。主要治则为有是证，用是方，随证变化而用方药。因为此类病自觉症状不多，病机难辨，疗程长，治疗较难。

16. 乙肝小三阳，痛经，乳胀，腹胀

李某某，女，22岁，2007年3月30日初诊。

（乙肝小三阳），痛经，乳胀，腹胀，脉右关濡，左寸浮大。右乳属太阳、太阴、少阳病位，左乳属少阳、厥阴病位，乳胀为肝郁气滞，证属太阳少阳厥阴合病。拟柴胡桂枝汤合四逆散、四物汤加青皮、玄胡。5剂。

北柴胡、生地黄各15克，黄芩、党参、姜半夏，炙甘草、桂枝、赤芍、川芎、当归、姜、枣、青皮、枳实、玄胡各10克。

4月8日二诊：前方服后，常有便意，腹中略痛，右关脉虚，此脾太阴虚，拟柴胡桂枝汤加茯苓、白术、枳实，5剂。

北柴胡、茯苓、白术各15克，黄芩、党参、姜半夏、炙甘草、姜、枣、桂枝、白芍、枳实各10克。

4月17日三诊：右肩胛骨内及左后背近软肋处，逢变天前则痛而发烫，脉左弦，此为太阴少阳合病夹湿邪危害。拟小柴胡汤合羌活胜湿汤，5剂。

北柴胡15克，黄芩、党参、姜半夏、炙甘草、姜、枣、羌活、独活、藁本、防风、蔓荆子、川芎各10克。

5月1日四诊：前方痛减，红脸色转为粉红色，左关脉仍大，原方增柴胡、黄芩，5剂。

北柴胡20克，黄芩15克，党参、姜半夏、炙甘草、姜、枣、羌活、独活、藁本、防风、蔓荆子、川芎各10克。

5月20日五诊：肩痛除。拟小柴胡汤合四逆散加味以治小三阳，5剂。

北柴胡、茵陈、丹参、茯苓各20克，黄芩、赤芍、白术各15克，党参、姜半夏、炙甘草、姜、枣、牡丹皮、枳实各10克。

按：2009年3月13日患者来就诊其他病时称："2007年曾在此治小三阳，服药半年治愈。"余查阅医案记录，见患者来我处就诊五次，时间共一个月零20

天，其中初诊、二诊用了17天，三诊、四诊用了一个月零三天。而每次都只开了五天的药，可见其中有许多天的中药，是在其他药店或医疗机构中买来。五诊后未再来复诊，可见五诊方服药时间最长。按患者的说法，五诊方应服用了3个多月。而且五诊方集疏肝解郁，清热利湿等功能，是治疗乙肝小三阳的常用方。其中一至四诊方只是对证治疗而已。

17. 胰腺囊肿，腹胀难眠，纳少，大便略溏

吴某某，女，67岁，2013年5月11日初诊。

胰头囊性占位2.4×2cm，腹胀难眠，纳少便略溏，脉两关沉细，证属太阴少阳合病。拟小柴胡汤合茯苓饮、良附丸。5剂。

北柴胡25克，党参、姜半夏、茯苓、白术、陈皮、枳实、高良姜、香附子各15克，黄芩、炙甘草、姜、枣各10克。(嘱：忌生气、发怒)

5月16日二诊：腹胀大减，眠好转，便溏除，原方加泽泻以利水，7剂。

北柴胡25克，泽泻、党参、姜半夏、茯苓、白术、陈皮、枳实、高良姜、香附子各15克，黄芩、炙甘草、姜、枣各10克。

5月23日三诊：诸证大减，因胸闷，易疲劳，此为痰饮所致，原方去黄芩加桂枝、杏仁，使方中含苓桂术甘汤、苓杏甘草汤，7剂。

北柴胡25克，党参、姜半夏、茯苓、白术、陈皮、枳实、高良姜、香附子、泽泻各15克，桂枝、杏仁、炙甘草、姜、枣各10克。

5月30日四诊：胸闷稍减，却肠鸣便溏，此太阴虚寒所致，原方增茯苓、白术、泽泻加干姜，7剂。

北柴胡25克，茯苓、白术、泽泻各20克，党参、姜半夏、陈皮、枳实、高良姜、香附子、干姜各15克，桂枝、杏仁、炙甘草、姜、枣各10克。

6月7日五诊：停药二天胸闷除，腹胀又起，且大便溏，原方去杏仁增量，7剂。

北柴胡、茯苓、白术、泽泻、枳实、陈皮、高良姜、香附子各20克，党参、姜半夏、干姜、桂枝各15克，炙甘草、姜、枣各10克。

6月13日六诊：经B超检查，胰头囊肿2×1.4cm，因大便溏，肠鸣，原方增量，7剂。

泽泻30克，北柴胡、茯苓、白术各25克，枳实、陈皮、高良姜、香附子、干姜各20克，党参、桂枝、姜半夏各15克，炙甘草、姜、枣各10克。

6月22日七诊：前方效，原方续服7剂。

7月4日八诊：前方曾出现胃痛，去高良姜、香附反痛减，原方去高良姜、香附，加厚朴、防己7剂。

泽泻30克，北柴胡、茯苓、白术各25克，枳实、陈皮、厚朴、防己、干姜各20克，党参、姜半夏、桂枝各15克，炙甘草、姜、枣各10克。

7月13日九诊：腹胀未发，因左膝酸痛，此少阴气虚，去桂枝，加肉桂，7剂。

泽泻30克，北柴胡、茯苓、白术各25克，枳实、陈皮、厚朴、防己、干姜各20克，党参、姜半夏、肉桂各15克，炙甘草、姜、枣各10克。

7月23日十诊；左膝酸痛减，因右腿牵痛，左腹时移动痛，原方加桂枝、赤芍，7剂。

泽泻30克，北柴胡、茯苓、白术各25克，枳实、陈皮、厚朴、防己、干姜、肉桂各20克，党参、姜半夏各15克，桂枝、赤芍、炙甘草、姜、枣各10克。

8月3日十一诊：前方效，原方续服7剂。

按：8月31日患者托同乡传信：诸证除。B超复查，囊肿从未缩小，上次检查是看错了。此案从证候看，是少阳太阴合病。病机为三焦不畅，太阴气滞。主方也是少阳病主方小柴胡汤合太阴病常用方茯苓饮加味。胰腺在身之左侧，虽属厥阴、少阳病位，却无厥阴病机，只有太阴病机，故此案应属少阳太阴合病。

小柴胡汤合茯苓饮、小陷胸汤加厚朴、肉桂、白芍、青皮、生内金，可治胆结石合并胰腺炎，腹胀痛呈移动性，以心下为剧，略呕恶。

小柴胡汤合良附丸、茯苓饮，可治胃胀痛，不消化，大便不畅。

小柴胡汤合茯苓饮加厚朴，可治纳呆、腹胀、肠鸣；亦可治反流性胃窦炎，胃胀。

三、脘腹病杂证

1. 心下胀（痞），食后即想大便

梁某某，男，37岁，2009年7月13日初诊。

心下胀（痞），食后即想大便，脉右关大，证属太阴阳明合病。拟甘草泻心汤加茯苓、白术。5剂。

黄芩、党参、姜半夏、炙甘草、干姜、枣、茯苓、白术各10克，川黄连3克。

7月19日二诊：前方效，略觉烧心，原方增川黄连至5克，5剂。

8月3日三诊：前方效，停药数天病又发，原方增量5剂善后。

茯苓、白术各20克，炙甘草、黄芩、党参、姜半夏、干姜、枣各15克，川黄连5克。

按：甘草、半夏、生姜三泻心汤证之心下痞病，其病机为寒热交错，虚实夹杂，属太阴阳明合病，故方中有清热之川黄连、黄芩，有温补之干姜、炙甘草、人参。此心下胀（痞）属甘草泻心汤证，食后即想大便，太阴气虚可知。甘草泻心汤加茯苓、白术，即方中含四君子汤，既清阳明又补太阴，故而使病愈。此方去川黄连加柴胡，可治心下时痞，时便溏，受寒后更甚。

甘草泻心汤加全瓜蒌，可治心下痞，按之痛，食后腹胀、嗳气；亦可治心下痞，按之痛，大便溏。

2. 心下痞，时嗳气

倪某某，男，35岁，2000年6月18日初诊。

心下痞，时嗳气，苔黄，右关脉虚，此痞病中之旋覆代赭汤证。拟旋覆代赭汤加厚朴。3剂。

党参、姜半夏、生姜、大枣、旋覆花、厚朴各9克，炙甘草6克，代赭石12克。

6月28日二诊：前证已大减，原方再进3剂善后。

按：此案属心下痞病十证中之一证。其病机乃太阴虚而气上逆，用党参、姜半夏、炙甘草、姜、枣补太阴，用旋覆花、代赭石、厚朴降上逆之气，病即除。

3. 食后腹胀连后背，呕恶，非探喉作吐不能止

朱某某，女，49岁，2012年7月9日初诊。

食后二三小时腹胀连后背，非探喉作吐不能止，数月体重下降20多斤，经多方治疗无果，经某医院B超检查，定为胆囊炎，摘除胆囊后，病证如故，此属太阴少阳合病。拟小柴胡汤合茯苓饮加味。7剂。

北柴胡25克，党参、茯苓、白术各20克，枳实、厚朴、陈皮、姜半夏各15克，黄芩、炙甘草、姜、枣各10克。（嘱：忌生气、发怒）

7月9日二诊：背胀、腹胀，呕恶俱减，因右腰胀，心下隐痛，原方加桂枝、白芍、生黄芪（另包，若胀增则去生黄芪），15剂。

生黄芪30克（另包）北柴胡25克，党参、茯苓、白术各20克，桂枝、白芍、枳实、厚朴、陈皮、姜半夏各15克，黄芩、炙甘草、姜、枣各10克。

8月1日三诊：基本痊愈，停药数天，略有不适感，原方续服7剂善后。

按：此案胆气上逆，脾虚气滞病机，属少阳太阴合病，以小柴胡汤降胆气，茯苓饮加味治太阴气滞而病愈。某医院误诊作胆囊炎，作胆囊摘除术，实属误治。

此方（指二诊方）去黄芪、桂枝、白芍可治食后一小时，胃胀、大便干结；及食后腹胀不易饥。

此方去黄芪、桂枝、白芍加干姜，可治心下胀满，食后更胀，大便溏多年。

小柴胡汤合茯苓饮加厚朴，可治食后胃胀痛，嗳气困难。

小柴胡汤合茯苓饮加厚朴、黄精，可治饥时胃痛，食后则胀，善饥，常泛酸。

柴胡桂枝汤合茯苓饮加厚朴，可治反流性食管炎、胃窦炎，胃中隐痛拒按，食后胀满嗳气；亦可治反流性胃炎、胃胀痛呈阵发性；也可治食后胃胀痛。

柴胡桂枝汤合茯苓饮加干姜、厚朴，可治胃角、胃体、胃窦糜烂，心下胀、刺痛、拒按、脐周痛，下痢。

4. 饥亦痛，饱亦痛，痛时胃有下坠感，头项亦痛

方某某，女，47 岁，2013 年 4 月 6 日初诊。

饥亦痛，饱亦痛，痛时胃有下坠感，头项、头角亦痛，脉寸浮关尺沉。胃痛有下坠感，为脾太阴虚寒，兼气虚，头顶痛属太阳病，头角痛属少阳病，此为太阳少阳太阴合病兼气虚证。拟柴胡桂枝汤去黄芩、生姜，加干姜合加减补阳汤。3 剂。

北柴胡 25 克，生黄芪 30 克，党参、茯苓、白术、干姜、白芍各 20 克，桂枝、姜半夏、炙甘草各 15 克，枣 10 克。

4 月 9 日二诊：痛与下坠减，因易饥，服药后牙痛，此太阴津液虚，原方加熟地黄，减炙甘草，7 剂。

北柴胡 25 克，生黄芪 30 克，熟地黄、党参、茯苓、白术、干姜、白芍各 20 克，桂枝、姜半夏各 15 克，枣、炙甘草各 10 克。

4 月 16 日三诊：原来见饭要呕恶，现已能吃一碗饭，善饥除，今胃略胀，原方加厚朴，7 剂。

北柴胡 25 克，生黄芪 30 克，熟地黄、党参、茯苓、白术、干姜、白芍各 20 克，桂枝、姜半夏各 15 克，厚朴、枣、炙甘草各 10 克。

后同村病友转告：病愈。

按：头角、头项痛属少阳太阳合病之柴胡桂枝汤证；饥饱皆痛且有下坠感为太阴虚寒兼气陷，故合加减补阳汤、理中汤，温补太阴兼治气陷；善饥，太阴津液虚所致，加熟地黄补太阴之津液，而去善饥。

柴胡桂枝汤合加减补阳汤加干姜、陈皮，可治食冷或食油腻即下利。

柴胡桂枝汤合加减补阳汤、芎归汤加陈皮，可治头晕，胃饥时痛，饱时胀痛，痛连左肩胛骨。

柴胡桂枝汤合加减补阳汤加藿香梗、砂仁，可治心慌，胃胀痛，大便不畅，口苦、嗳气。

柴胡桂枝汤合茯苓饮加厚朴、黄芪、干姜，可治饥时胃胀痛，食后亦胀而泛酸，晚上口渴。

柴胡桂枝汤合肾着汤，可治胃隐痛，略恶寒。

5. 心下微痛，凌晨仰卧时，后背痛（浅表性胃炎）

卢某某，女，47岁，1999年2月1日初诊。

心下微痛（浅表性胃炎），凌晨仰卧时后背痛，脉右关沉濡，证属太阴病。拟桂枝去桂加茯苓白术汤。3剂。

茯苓、白术各12克，白芍、生姜、大枣各9克，炙甘草6克。

2月4日二诊：仰卧背痛减，原方再进3剂。

2月9日三诊：停药二天背痛复发，原方加党参9克，3剂。

茯苓、白术各12克，党参、白芍、生姜、大枣各9克，炙甘草6克。

2月12日四诊：心下痛好转，凌晨仰卧已不觉背痛，原方再服5剂善后。

按：心下即胃脘，属太阴病位，微痛，为虚，仰卧时后背痛，其病在胃后壁，仍为太阴病。三诊后，原方加党参，是方已成四君子汤合经方芍药甘草汤，故胃痛除。不过患胃病，当三分靠药，七分靠保养才是。

此方还可治饥饿时心下痛。

6. 胃痛，饥饿时更剧，食生冷亦痛，痛如烧心

朱某某，女，47岁，2011年10月17日初诊。

胃痛，饥饿时更剧，食生冷亦痛，痛如烧心，平时有呕恶，脉沉细，此为少阳太阴合病。拟柴胡桂枝汤去黄芩、桂枝，加肉桂合理中汤。5剂。

北柴胡25克，党参、姜半夏、肉桂、白芍、干姜、白术各15克，炙甘草、姜、枣各10克。（嘱：忌食生冷之物）

10月31日二诊：诸证大减，已基本不痛，原方续服7剂善后。

按：胃痛、饥饿时更甚，太阴虚无疑；食生冷亦痛，说明太阴虚中挟寒，痛如烧心与沉细脉不符，可见此烧心是寒极似热的现象，再加上有食冷物亦痛之证，更可断定此烧心不是真象。故放胆用柴胡桂枝汤去性寒之黄芩和性温之桂枝，加上大热之肉桂，合理中汤治此少阳太阴之合病。初诊所列各证，都属太阴病之证，唯平时呕恶，却是少阳病小柴胡汤证，这是容易疏忽的地方。因为理中汤证中也有呕吐，然呕恶、呕吐一字之差，呕吐是呕而吐，呕恶是呕而不吐，仅此为别。

柴胡桂枝汤去半夏加天花粉合肾着汤，可治胃中绞痛，口渴，大便时秘，时溏。

柴胡桂枝汤加葛根、枳实、青皮，可治心下剧痛和心下酸痛。

柴胡桂枝汤合理中汤、良附丸，可治胃胀痛，气上即呕，气下即痢，时恶寒。

柴胡桂枝汤合芎归汤，可治胃脘痛，喜温喜按，左胁有刺痛，往来寒热，甚则呕恶。

柴胡桂枝汤加枳实、厚朴、干姜、川黄连，可治心下痞，略隐痛，多嗳气。

柴胡桂枝汤合芎归汤加枳实，可治胃脘左侧胀痛，日轻夜重。

柴胡桂枝汤合肾着汤加青皮、全瓜蒌，可治心下胀痛，恶寒身痛，纳呆，时呕恶，耳塞。

柴胡桂枝汤去桂枝加茯苓、白术，可治右胁痛；亦可治心下痞胀，纳呆口苦，晚上胃痛。还可治脘腹胀满。

柴胡桂枝汤合茯苓饮加厚朴，可治胃胀痛，胸两侧痛而拒按、咳亦痛。

柴胡桂枝汤合肾着汤，可治饥时胃中隐痛，进食后痛解。此方去黄芩，可治胃痛，喜温喜按，略嗳气。

柴胡桂枝汤加茯苓、白术，可治胃脘晚上隐痛，腰椎酸痛；还可治头角胀、口淡，心下痞，按之痛，呕恶。

7. 饥时胃痛，拒按，小便黄少及左少腹时痛

胡某某，男，72 岁，2010 年 8 月 17 日初诊。

饥时胃痛，拒按，小便黄少及左少腹时痛，脉右浮大紧，此属少阳太阴厥阴合病。拟柴胡桂枝汤合当归芍药散。5 剂。

北柴胡 25 克，茯苓、白术、泽泻各 20 克，党参、姜半夏、桂枝、赤芍、川芎、当归各 15 克，黄芩、炙甘草、姜、枣各 10 克。

8 月 22 日二诊：诸证减，原方 7 剂善后。

按：饥时胃痛，拒按，为有瘀血，属太阴厥阴合病；左少腹时痛，属少阳厥阴合病。当归芍药散虽为厥阴病常用方，却有活血除湿之功，可同治太阴、厥阴病；桂枝汤为太阳病方，亦可治太阴病，柴胡桂枝汤除了可治左少腹时痛外，尚有和胃气之效。仲景注：“柴胡桂枝汤”有“和营卫下津液”之功。所以用柴胡桂枝汤合当归芍药散，则可太阴、少阳、厥阴同治。

8. 胃脘按之痛、失眠（胃底胃窦隆起，疑炎性增生）

周某某，女，54岁，2011年5月24日初诊。

胃底胃窦隆起，疑炎性增生，胃上脘按之痛，失眠，脉左寸关弦，此太阴少阴厥阴合病。拟归脾汤减味合桂枝茯苓丸。7剂。

生黄芪30克，党参、茯苓、白术、炒枣仁各20克，远志15克，桂枝、赤芍、桃仁、牡丹皮、炙甘草各10克。

5月31日二诊：上脘痛减，却下利，此是药寒之故，原方加干姜、枳实，增枣仁。7剂。

生黄芪、炒枣仁各30克，干姜、党参、茯苓、白术各20克，远志15克，枳实、桂枝、赤芍、桃仁、牡丹皮、炙甘草各10克。

6月6日三诊：下利止，原方续服10剂。

6月17日四诊：因右关脉沉，原方加附子，7剂。

生黄芪、炒枣仁各30克，干姜、党参、茯苓、白术各20克，远志15克，枳实、桂枝、赤芍、桃仁、牡丹皮、炙甘草、附子各10克。

6月24日五诊：前方胃觉舒服，原方增附子至15克，10剂。

7月5日六诊：因仍失眠，原方去枣仁、远志，7剂。

生黄芪30克，干姜、党参、茯苓、白术各20克，附子15克，枳实、桂枝、赤芍、桃仁、牡丹皮、炙甘草各10克。

7月12日七诊：因易饥，原方增生黄芪至40克，党参至30克，7剂。

7月19日八诊：易饥减，原方增党参至40克，7剂。

7月27日九诊：因右关脉沉细，原方增附子至20克（先煎），7剂善后。

按：胃脘属太阴病位，按之痛为有瘀血，属厥阴病，失眠为心少阴病，易饥为太阴气虚，此为太阴少阴厥阴合病兼气虚。方中含归脾汤、四逆汤、理中汤、健脾补气安神，治太阴少阴合病；用桂枝茯苓丸合枳实芍药汤活血化瘀，治厥阴病。临床症状已全部消除，因未作胃镜检查，不知炎性增生是否消失。六诊时，因仍失眠，而去枣仁、远志，或疑是否有错？其实枣仁用至30克，远志用至15克，用药已过四十天，仍失眠，可见枣仁、远志未起安神作用，故去之。

9. 心下痛，腹胀，便溏

胡某某，男，40 岁，2001 年 6 月 11 日初诊。

心下痛，腹胀，便溏，脉右寸浮关濡，苔黄。心下痛为芍药甘草汤证，腹胀为厚朴生姜半夏甘草人参汤证，其病位在太阴。拟厚朴生姜半夏甘草人参汤加白芍。3 剂。

厚朴、生姜、姜半夏、党参、白芍各 10 克，炙甘草 6 克。

6 月 14 日二诊：心下痛大减，腹胀瘥，因苔仍黄，原方加黄芩增量，5 剂。

黄芩、白芍各 15 克，厚朴、生姜、姜半夏、炙甘草、党参各 10 克。

6 月 20 日三诊：诸证痊愈，原方续服 3 剂以善后。

按：此案系朴姜半夏草人参汤证合芍药甘草汤证。朴姜半夏草人参汤治腹胀，芍药甘草汤治心下痛，黄芩退黄苔，病位属太阴。

朴姜半夏草人参汤合小柴胡汤、良附丸，可治脘腹胀痛，不喜冷食，头角晕。

10. 心下刺痛而胀，身体不能直立，恶心呕吐，恶寒

刘某某，女，35 岁，2010 年 10 月 27 日初诊。

心下刺痛而胀，身体不能直立，恶心呕吐，恶寒，剧痛在戌亥时，脉左关略大。心下刺痛而胀，属太阴厥阴合病，恶心、呕吐属少阳病，恶寒为太阳病。特别是剧痛在戌亥时，按子午流注推算，此时间为厥阴心包经与少阳三焦经活跃时，更能说明，病在少阳、厥阴。拟小柴胡汤合桂枝茯苓丸加枳实。3 剂。

北柴胡 25 克，桂枝、赤芍、桃仁、牡丹皮、茯苓、党参、姜半夏、枳实各 15 克，黄芩、炙甘草、姜、枣各 10 克。

10 月 29 日二诊：前方 1 剂痛止，因大便溏，应补太阴，原方加生黄芪、白术，7 剂善后。

生黄芪 30 克，北柴胡 25 克，桂枝、赤芍、桃仁、牡丹皮、茯苓、党参、姜半夏、枳实、白术各 15 克，黄芩、炙甘草、姜、枣各 10 克。

据患者称：胃痛二年，体重下降 35 斤，花钱 2 万多无效。

按：脘腹属太阴病位，心下刺痛而胀，是瘀血作怪，属太阴厥阴合病。呕恶属少阳病，胆气上逆；恶寒属太阳病，外寒在表，此太阳少阳厥阴太阴合病。是方中含柴胡桂枝汤、四逆散、桂枝茯苓丸、加减补阳汤四方，共治二阳二阴合病。因初诊方中无补太阴药，故服药后大便溏，二诊中加入白术、黄芪，即方内含加减补阳汤，补太阴之气虚，以止便溏而善后。

11. **生气即腹痛，大笑亦腹痛**

徐某某，女，48岁，2013年10月3日初诊。

生气即腹痛，大笑亦腹痛，平时易发脾气，脉关尺沉，此肝气郁结所致，治在厥阴。拟加减逍遥散加香附。5剂。

茯苓、白术各20克，北柴胡、枳实、白芍、当归各15克，炙甘草、干姜、香附各10克。（嘱：忌生气、发怒）

10月12日二诊：前方服第1剂时，阴痒甚，后痒渐除（原来曾有阴痒病）因时心悸，原方加党参，增量5剂。

茯苓、白术、干姜各20克，北柴胡、枳实、白芍、当归、党参、香附各15克，炙甘草10克。

10月19日三诊：大笑时，腹已不痛，因白带多，大便溏，日二三次，原方加山药增量，7剂。

茯苓、白术、山药、干姜各25克，香附20克，北柴胡、枳实、白芍、当归、党参、炙甘草各15克。

11月2日四诊：诸证大减，脾气亦好转，因白带仍多，晚上口苦，原方加泽泻、桂枝增量，5剂善后。

茯苓40克，白术、山药各30克，干姜25克，香附、泽泻各20克，北柴胡、枳实、白芍、当归、桂枝、党参、炙甘草各15克。

按：笑怒即腹痛，属厥阴病，非太阴病，故用加减逍遥散加香附，疏肝解郁而效。便溏、白带多才是太阴病，故方中加入党参、山药、桂枝，使方内含有理中汤、苓桂术甘汤温脾利湿，与加减逍遥散合方，共治厥阴太阴合病。且病愈后，脾气（指性格）亦好转，此是意外收获。（嘱：忌生气、发怒者，因此病由肝气郁结而起，生气、发怒易引起肝气郁结不通，病难愈而易复发也）

12. **心中烦热，恶热，不欲食，大便难，眠不安（萎缩性胃炎）**

卢某某，女，53岁，1987年6月12日初诊。

心中烦热，恶热，不欲食，大便数日一行且难，夜眠不安，脉两关浮大，舌赤少苔，（医院诊断为萎缩性胃炎）此属阳明病。拟三黄泻心汤一试。2剂。

川黄连3克、黄芩9克，生大黄6克。（嘱：忌食热性物）

6月14日二诊：大便畅行，但觉腹痛，舌脉已渐趋平，腹痛乃大黄之故，原方去大黄，3 剂。

川黄连 6 克，黄芩 9 克。

6 月 17 日三诊：舌已正常，关脉仍嫌稍大，却呈虚象，身无所苦。若不补水以制火，恐死灰复燃为害。拟《伤寒杂病论》（桂林古本）方，黄连黄芩阿胶甘草汤，5 剂。

黄芩 9 克，川黄连、阿胶、炙甘草各 6 克。

6 月 23 日四诊：大便每日一行，眠食俱佳，无口渴恶热之感，却有心烦，便秘之虑，痼疾数载，大意不得，嘱服原方 5 剂善后。

按：1995 年随访时，见人已长胖。据说，服连芩胶甘草汤 10 剂后，自以为病愈，谁知停药数天，诸恙又起，遂照原方连服 25 剂，才诸证平服。因此，前些年，胃中稍有不适，仍服原方数剂以平之，近年已无不适，体重比生病时增加了 20 多斤。

脘腹之病，实则阳明，虚则太阴。此病二诊前，清阳明之热，三诊开始滋阴，清热并举，太阴、阳明同治，才收良效。好在患者能守方，经常服药，使疾病从量变转为质变，获得痊愈。（嘱：忌热性物者，因胃本已热，不可食热以助热也）

13. 胃痛呕恶，涎泣并出，腹胀痛拒按，微汗，大便结

徐某某，女，40 岁，1983 年 5 月 11 日初诊。

夙有胃痛，虽经治疗，仍每年几度发，轻则痛一小时，重则痛几天，今日中午胃又痛，呕恶、涎泣并出，全身微汗，脐上与心下痛胀拒按，大便略结，脉两关浮大，满舌黄滑苔。证似承气，然承气汤证不应有呕恶吐涎，定是痰热危害之小结胸证，遂书小陷胸汤，2 剂。

全瓜蒌 12 克、川黄连 6 克，姜半夏 9 克。

第一煎药服后 20 分钟，腹痛忽然若失。

按：看来小结胸证，其病位并非只在心下，脉象亦并非是浮滑脉，但是有一点是可以肯定的，即有胀痛拒按，呕恶等证。而病位可以在脐上至心下。而涎泣并出，全身微汗，则因人而异。小结胸病位在阳明，故阳明病除白虎汤证、三承气汤证外，尚有少阳阳明之大柴胡汤证、太阳阳明之厚朴七物汤证和麻仁丸证、竹叶石膏汤证、麻杏石甘汤证及三黄泻心汤证与本案的小陷胸汤证等，不可不知。此汤，可治心中痛，欲呕，时发胀痛，口渴引饮。

14. 心下痞满，痛彻后背，纳呆，面红口渴

林某某，女，20 岁，1986 年 10 月 8 日初诊。

心下痞满，心痛彻背，纳呆，面红口渴，脉两寸浮实数，两关沉实数。拟三黄泻心汤一试。1 剂。（嘱：忌食热性物）

黄芩 9 克，大黄 6 克，川黄连 3 克。

10 月 9 日二诊：痞除，纳转佳，心痛彻背未除，脉仍数实，原方再进 2 剂。

按：患者系邻居，二诊原方 2 剂，心痛彻背除，面转粉红色。观此痞证，关脉并非是大论中的浮大脉，而且有心痛彻背，纳呆，面红，口渴等兼证，然而用经方却 1 剂知，2 剂已。可知临证时，舍脉从证亦必不可少。关键是病机与方药相合才是。此亦是“只见一证便是，不必悉俱”的案例。

三黄泻心汤原治心下痞，而心下痞，按之应不痛。此案却心下痞，兼心痛彻背等证。当时只按“心下痞”处方，未问是否拒按？数年后又遇三黄泻心汤证候，手刚着肉，即痛不可忍，始知此汤证中，有拒按一证。此应系三黄泻心汤的另一适应证。

15. 脘腹热发胀，后背热近 40 年

陆某某，女，65 岁，2010 年 9 月 19 日初诊。

从 20 世纪 70 年代始，脘腹热发胀，后背热，西医查不出病，脉右关实大，证属少阳厥阴阳明合病。拟小柴胡汤合小陷胸汤、枳实芍药汤加减。5 剂。

全瓜蒌 30 克，北柴胡 25 克，姜半夏、枳实、赤芍、厚朴各 15 克，黄芩、党参、炙甘草各 10 克，川黄连 6 克。

9 月 25 日二诊：腹热发胀减，背仍热，原方续服 10 剂。

10 月 9 日三诊：诸证大减，因仍腹胀，原方加陈皮，7 剂。

全瓜蒌 30 克，北柴胡 25 克，姜半夏、枳实、赤芍、厚朴、陈皮各 15 克，黄芩、党参、炙甘草各 10 克，川黄连 6 克。

10 月 19 日四诊：诸证减，因不服西药“莫沙必利”，仍有嗳气，原方加生姜，7 剂。

全瓜蒌 30 克，北柴胡 25 克，姜半夏、枳实、赤芍、厚朴、陈皮各 15 克，黄芩、党参、炙甘草、生姜各 10 克，川黄连 6 克。

10 月 28 日五诊：20 世纪 70 年代发生的腹胀，总算减轻了，因大便略频而溏，原方增陈皮、厚朴至 20 克，减川黄连至 3 克，7 剂。

按：发热为阳明内热，腹胀为肝胆气机不畅及太阴气滞所致，是剂含小柴胡汤、四逆散、小陷胸汤、厚朴四物汤(桂林古本《伤寒杂病论》方）四方，以清痰热，行滞气、疏肝理气，通三焦。共治少阳厥阴阳明太阴合病而愈。

小柴胡汤合肾着汤加香附，可治食鸡肉而胃胀痛。

小柴胡汤合四逆散，可治胃中灼热，大便不畅，脉弦。

小柴胡汤合四逆散，小陷胸汤，可治食管胀、泛酸。

柴胡桂枝汤合小陷胸汤加枳实，可治食后胃脘痛连胸部，呕吐后痛减。

16. 食后胃大热，口渴，大便结球

周某某，女，83 岁，2007 年 9 月 5 日初诊。

食后胃中大热，口渴，大便结如球，舌绛无苔，脉左关滑大。舌绛无苔，食后胃中热，大便结如球为太阴津液虚，口渴为阳明内热，左关脉滑大为少阳胆火。拟小柴胡汤合增液汤加减。5 剂。

北柴胡、玄参、麦冬、生地黄各 15 克，黄芩、天花粉、党参、炙甘草、石斛、玉竹各 10 克，川黄连 6 克。

9 月 13 日二诊：口渴减，大便已畅，有时日两行，口疮仍留一处未愈，舌转为暗红无苔，原方加味 5 剂善后。

北柴胡、生地黄各 15 克，玄参、麦冬、黄芩、天花粉、姜半夏、党参、白术、炙甘草、石斛、玉竹、姜、枣、生蒲黄各 10 克，川黄连 6 克。

按：口渴属阳明内热，食后胃热，舌绛无苔，大便结球属太阴津液虚；左关脉滑大，少阳亦有热邪。以增液汤加玉竹、石斛、天花粉补太阴津液，用川黄连清阳明热，用小柴胡汤疏散少阳热邪，故数剂即愈。二诊方为治口疮而设，属善后方。

17. 口渴，大便结难解（浅表性胃炎、萎缩性胃炎）

王某，男，73 岁，2006 年 5 月 20 日初诊。

口渴，大便结难解，患有浅表性胃炎和萎缩性胃炎，脉寸关浮大实。口渴属阳明病，大便结难解为太阴津液虚。拟《温病条辨》之益胃散合经方芍药甘草汤加减。7 剂。

元参、麦冬、生地黄各 20 克，白芍、丹参、玉竹各 15 克，炙甘草各 10 克。（嘱：忌食热性物）

5 月 26 日二诊：大便已畅，口渴未减，夜尿增多，阳明内热仍在，原方加葛根，7剂。

玄参、麦冬、生地黄、葛根各20克，白芍、丹参、玉竹各15克，炙甘草各10克。

6月4日三诊：口渴止，夜尿正常，因右尺脉大，肾有余热，原方加牡丹皮，7剂。

玄参、麦冬、生地黄、葛根各20克，白芍、丹参、玉竹、牡丹皮各15克，炙甘草各10克。

6月12日四诊：前方尚可，因下肢酸软，原方加山药，7剂。

玄参、麦冬、生地黄、葛根各20克，山药、白芍、丹参、玉竹、牡丹皮各15克，炙甘草各10克。

6月28日五诊：胃隐痛，大便溏而频，胃脘至脐腹胀满，脉右浮大滑，左关尺略沉。拟厚朴生姜半夏甘草人参汤加味，5剂。

赤芍15克，厚朴、姜、姜半夏、炙甘草、党参、牡丹皮、丹参、沉香曲各10克。

7月3日六诊：胃痛已止，却觉口甜，恐脾疸病，原方加藿香、佩兰，7剂。

赤芍15克，厚朴、姜半夏、姜、炙甘草、党参、牡丹皮、丹参、沉香曲、藿香、佩兰各10克。

7月17日七诊：口甜除，胃脘略胀，大便秘，脉洪滑，又转属阳明病，原方去藿香、佩兰，加枳实、制大黄，7剂。

赤芍15克，厚朴、姜半夏、姜、炙甘草、党参、牡丹皮、丹参、沉香曲、枳实各10克，制大黄6克。

按：患者与我相识，常年嗜酒如命，故有此胃病。治病前，已不敢饮酒。此案的治疗，也没有什么特别处，只不过是“观其脉证，知犯何逆，随证治之”而已。初诊至四诊是止渴补津液，治太阴阳明合病。五诊因补津液太过而致胃隐痛，胀满，大便溏，遂改用行气活血除湿药补偏。六诊出现口甜，恐成脾疸病，原方加藿香、佩兰除之。七诊出现大便秘之阳明病，原方加枳实、大黄，合方内厚朴为小承气汤通腑除秘。数月后相遇，告诉我已能适量饮酒了。

18. 胃脘痛喜按，口泛清水，四肢厥逆

唐某某，女，36岁，1981年2月15日初诊。

患胃病多年，胃脘痛喜按，口泛清水，四肢厥逆，经期超前而色淡，身体瘦弱，脉细欲绝，舌淡苔黄腻。与当归四逆汤加生姜，3 剂一试。

当归 12 克，桂枝、白芍、生姜、大枣、细辛各 9 克，炙甘草、通草各 6 克。（嘱：忌食生冷之物）

厂医审核方药时（当时药费报销须厂医审核）告诉她，这张方只有垂死的老人才可服，你若服，必生燥热证。患者被吓而不敢服，数日后来问我，此方是否真像厂医所说的那样吗？我答：“称四逆的方有三种，一是四逆汤，确是回阳救逆之剂；二是四逆散，是治热厥的良药；三是此当归四逆汤，系治外寒闭塞经络，病人饮食起居如常而四肢厥逆者。并用《皇汉医学》对此方用途的解释加以证明，才使患者消除疑虑，敢服此方。（嘱：忌食生冷之物者，因胃本虚寒，食生冷则增加虚寒也）

2 月 22 日二诊：前方服后无不适，原方续服 5 剂。

2 月 27 日三诊：前方服后，四肢渐温，胃脘痛未减，原方增白芍，5 剂。

白芍 15 克，当归 12 克，桂枝、生姜、大枣、细辛各 9 克，炙甘草、通草各 6 克。

3 月 4 日四诊：胃脘痛，泛清水已减，原方续进 10 剂。

3 月 14 日五诊：胃脘痛大减，泛清水已除，原方再进 10 剂善后。

按：胃脘痛喜按属桂枝加芍药汤证，四肢厥逆，脉细欲绝属当归四逆汤证。是剂内含厥阴病常用方当归四逆汤，与太阴病常用方桂枝加芍药汤，共治太阴厥阴合病，故效佳。

此案是我第一次用合方治合病，当初不知道如何辨经方的病机，只知道同时出现了两个汤证，就合用了两个方，无意中开启了用合方治合病的法门。

19. 中脘痛，痛甚时气上冲，使右侧腹部高起

周某，女，29 岁，2008 年 5 月 22 日初诊。

中脘痛，痛甚时气上冲，使右侧腹部高起，脉右关虚。拟大建中汤加减。3 剂。

党参、白术、炙甘草、干姜各 15 克，蜀椒 10 克。（嘱：忌食生冷之物）

按：7 月 7 日随访：病愈。

《金匮要略》云：“心胸中大寒痛，呕不能食，腹中寒，上冲皮起，出见有头足，上下痛而不可触近，大建中汤主之”。大建中汤应有饴糖，因其右关脉虚，去饴糖加白术、炙甘草，使其成为大建中汤合理中汤，治此大建中汤证，其效如鼓应桴。

大建中汤合桂附理中汤加香附，可治大腹胀痛高起，肠鸣，便溏恶寒。

20. 自觉胃中冷，纳减

卢某某，男，43 岁，2011 年 1 月 2 日初诊。

自觉胃中冷，纳减，脉右关沉，灰润苔，此太阴病寒湿危害。拟经方干姜附子汤。3 剂。

干姜 15 克，附子 10 克。（嘱：忌食生冷之物）

1 月 6 日二诊：自觉胃中开始温暖，纳略增，原方增附子，5 剂。

干姜、附子各 15 克。

1 月 11 日三诊：前方效，灰苔除，大便反溏，但觉爽，原方再进 5 剂善后。

按：胃脘属太阴阳明病界，实热病机则为阳明病，虚寒病机则为太阴病。此属脾太阴病、寒湿危害。患者除自觉胃中冷外，无其他副证，故直接用姜附汤煎服，收到满意疗效。

21. 胃脘恶寒，出冷汗而痛，背心亦恶寒而痛、口渴

孟某某，女，24 岁，2009 年 7 月 1 日初诊。

只觉胃中怕冷，后背椎痛，口渴，脉关沉尺弱。胃中怕冷为太阴虚寒，后背椎痛为太阳、少阴受寒，口渴为阳明内热，病机属寒热交错。拟桂枝加葛根汤合经方附子理中汤加味。5 剂。

生黄芪、葛根各 30 克，茯苓 20 克，桂枝、白芍、党参、白术、干姜、附子各 15 克，炙甘草、姜、枣各 10 克。（嘱：忌食生冷之物）

7 月 11 日二诊：诸证减，因中脘部仍有冷汗，原方增损 7 剂善后。

生黄芪 30 克，葛根、茯苓、白术、干姜、附子、党参各 20 克，桂枝、白芍、炙甘草各 15 克，姜、枣各 10 克。

按：胃脘恶寒属太阴病，背椎痛属太阳少阴合病，口渴为阳明内热。用理中汤加茯苓治太阴虚寒，以桂枝加附子葛根汤治阳明太阳少阴合病之背心痛而口渴。此是太阴阳明太阳少阴合病。

二诊时，中脘部仍有冷汗，可知初诊漏记了身有冷汗，方中黄芪，可能为冷汗而加。

22. 胃冷连后背，右拇指腱鞘炎，受寒更痛

李某某，女，54 岁，2010 年 12 月 29 日初诊。

胃与后背皆冷，右拇指腱鞘炎，按之痛，受寒更痛，脉右略弦。胃与后背皆冷属太阳少阴太阴合病，右拇指痛拒按为厥阴病。拟桂枝茯苓丸合附子汤、桂枝加黄芪汤。5剂。

生黄芪30克，党参、茯苓、白术各15克，桂枝、赤芍、桃仁、牡丹皮、炙甘草、姜、枣、附子各10克。（嘱：忌食生冷之物）

2011年1月4日二诊：诸证大减，原方续服7剂善后。

按：右拇指痛，拒按，属瘀血危害，用厥阴病常用方桂枝茯苓丸；胃冷，为太阴虚寒；后背冷，为肾气虚，风寒外侵，属太阳少阴合病。用少阴病常用方附子汤，合太阳病方桂枝加黄芪汤（剂内含加减补阳汤），共治一阳三阴合病。是方药味并不多，却一阳三阴统治。

23. 胃消化力弱，四肢冰冷

鲍某某，女，40岁，2000年10月5日初诊。

胃中消化力弱，四肢时觉冰冷。胃中消化力弱为脾太阴气虚，四肢时觉冰冷为肾少阴气虚。拟真武汤合理中汤去生姜。3剂。

党参、白术、茯苓、白芍、干姜、熟附、炙甘草各15克。（嘱：忌食生冷之物）

10月18日二诊：前方诸证明显好转，原方续进5剂善后。

按：脘腹属太阴病位，纳食难化，为脾太阴虚寒，四肢冰冷，为肾少阴气虚。脾虚寒，补以理中汤，肾气虚，补以附子汤（真武汤去生姜加人参即附子汤），二方合用，共治太阴少阴合病，故效佳。

四、脐腹病杂证

1. 脐周痛，下利恶寒，冷汗出，两胁游走性胀痛

陈某，女，12岁，2009年9月2日初诊。

脐周痛，下利恶寒，冷汗出，两胁游走性胀痛。拟四逆散合桂枝汤加青皮、厚朴。3剂。

北柴胡15克，枳实、白芍、青皮、厚朴、桂枝、炙甘草、姜、枣各10克。（嘱：忌食生冷、发怒）

9月5日二诊：患者母亲说："六月份发的病总算有效了，包括上海专家都治不好，查不明的病却被中药治好了。"原方续5剂善后。

按：脐腹属太阳、少阴病位，两胁属厥阴、少阳病位，游走性胀痛，属厥阴病，此系太阳厥阴合病。脐腹常定为少阴病界，这里脐腹却定为太阳病界，因为少阴之表是太阳，出冷汗是病在表，所以定为太阳病界。用桂枝汤治太阳病恶寒，四逆散原治下利，今用四逆散加青皮、厚朴，疏肝解郁，治厥阴气滞胀痛之下利，所以病愈。游走性胀痛之原因，是因肝经郁结不通，肝气行左受阻而胀痛，退而行右又受阻而胀痛，所以成为游走性胀痛。

2. 脐周痛，下利恶寒，头汗

陈某某，女，12 岁，2009 年 8 月 21 日初诊。

病始于初夏，脐周痛，下利、恶寒，头汗，脉左关沉。脐腹属少阴太阳病位，脐周痛，下利为少阴病，头汗，恶寒属少阳病。拟小柴胡汤去黄芩加桂枝合肾着汤。3 剂。

北柴胡、茯苓、白术各 15 克，桂枝、党参、姜半夏、炙甘草、姜、枣、干姜各 10 克。（嘱：忌食生冷之物）

8 月 24 日二诊：前方效，原方续服 5 剂。

9 月 2 日随访：病愈。

按：脐周属少阴、太阳病位，痛而下利为少阴肾气虚，头汗属少阳病小柴胡汤证。小柴胡汤证而恶寒者，应去黄芩加桂枝以除寒。少阴肾气虚，可用四逆汤，也可用肾着汤，不若用肾着汤稳妥。此属少阴少阳合病。

此方加白芍、干姜、黄芩，可治脐周痛拒按，口淡恶寒。

此方加陈皮、砂仁，可治脐周隐痛，食冷即痛，恶心嗳气，胃胀便溏。

柴胡桂枝汤合肾着汤去黄芩、白芍，加黄芪，可治脐周痛，便意频，口渴喜热饮。

小柴胡汤合肾着汤加藿香、砂仁、陈皮可治嗳气，泛酸水，胃胀。

3. 脐腹痛，下利频，或大便时溏时结

杨某某，女，86 岁，2011 年 7 月 19 日初诊。

大便曾时溏时结，现脐周痛，频下利，脉右寸浮，关尺沉细。脐周痛属少阴虚寒，频下痢属太阴气陷，此为太阴少阴合病。拟补中益气汤合肾着汤。5 剂。

生黄芪、党参各 30 克，茯苓、白术、干姜各 20 克，升麻、柴胡、当归、炙甘草、陈皮各 10 克。（嘱：忌食白萝卜及生冷之物）

7 月 25 日二诊：下利从日五六次减至日二次，痛大减，略胀，原方增茯苓、白术、干姜至 25 克，5 剂。

8月1日三诊：腹痛除，大便仍日两次，略倦怠，原方增党参至40克，5剂善后。

按：脐周痛而下利属少阴肾气虚，便频属太阴气陷证，此属少阴太阴合病兼气陷，故用补中益气汤合肾着汤而效。

此方亦可治大便日七八次，肛门有下坠感，早晨脐周痛。

此方去当归加肉桂、白芍可治脐周痛，大便频而溏，日五六次。

4. 脐周痛，拒按

周某，男，32岁，2007年4月11日初诊。

脐周痛，拒按，脉弦紧数。拟经方桂枝加大黄汤。1剂。

赤芍20克，生大黄15克，桂枝、姜、枣各10克，炙甘草6克。

4月14日二诊：前方服后痛略减，却现口淡，仍有阵发性胀痛，脉弦紧。拟小柴胡汤合小承气汤、四逆散，3剂。

北柴胡25克，姜半夏、枳实、赤芍各15克，黄芩、党参、炙甘草、姜、枣、厚朴、炙大黄各10克。

4月20日随访：病愈。

按：初诊用桂枝加大黄汤，是认为脐周痛，拒按，类似《伤寒论·太阴病篇》中的“大实痛”之桂枝加大黄汤证。二诊时发现病未尽，却出现“口淡”这一胃虚症状，且脉弦紧未变，知此非太阴病，应按少阳厥阴阳明合病治，用小柴胡汤和其胃气，四逆散疏肝解郁，小承气汤下其实积，使其攻不伤正，补不留邪，邪去正安，其病即愈。

5. 脐中红肿，按之刺痛

侯某某，男，26岁，2011年5月28日初诊。

脐中红肿，按之刺痛，脉右关大，左弦。脐腹虽属少阴太阳病界，然红肿刺痛之病机为厥阴瘀血夹湿，左脉弦，病在少阳，此为少阳厥阴合病。拟小柴胡汤合桂枝茯苓丸。3剂。

北柴胡25克，姜半夏15克，黄芩、党参、炙甘草、姜、枣、桂枝、赤芍、牡丹皮、桃仁、茯苓各10克。

5月31日二诊：痛、红肿大减，略出水，此湿邪危害，原方加苍术，增茯苓，3剂。

北柴胡25克，姜半夏、苍术、茯苓各15克，黄芩、党参、炙甘草、姜、枣、桂枝、赤芍、牡丹皮、桃仁各10克。

6月3日三诊：基本愈，偶尔出血水，原方续服3剂善后。

按：病属外科，治用经方。治疗是按厥阴少阳太阴合病之病机用方药而愈。此为按病位辨病机施治外科的一次尝试，还谈不上经验。

此方无苍术，可治脐周痛，头晕、呕恶。

五、小腹病（包括左右少腹病）杂证

1. 晚上平睡，小腹痛而不得转侧，拒按喜温

赵某某，女，45岁，1997年9月8日初诊。

夜间平睡小腹痛而不得转侧，拒按，喜温，痼疾多年，且日益加剧，左关脉实大。小腹痛拒按为瘀血危害，属厥阴病，喜温，重则少阴，轻则太阳，此为厥阴、太阳合病。拟桂枝茯苓丸合桂枝汤、四逆散加当归。3剂。

桂枝、赤芍、当归、生姜、大枣、枳实、茯苓、牡丹皮、桃仁各9克，北柴胡12克，炙甘草6克。

9月11日二诊：小腹痛大减，原方增赤芍、桃仁，3剂。

赤芍15克，当归、生姜、大枣、枳实、茯苓、牡丹皮各9克，北柴胡、桃仁12克，炙甘草6克。

9月15日三诊：前方增赤芍、桃仁量后，腹痛又起，乃减少赤芍、桃仁量，按初诊方再服5剂。

按：脐腹以下称小腹，小腹两侧称少腹。前贤将小腹划为厥阴病位，实际小腹为多病位重叠区，其病位包括厥阴、少阴、太阴，少阳、太阳、阳明。此案属太阳厥阴合病，故用太阳病方桂枝汤、合厥阴病方桂枝茯苓丸、四逆散加当归而愈。二诊时小腹痛减，以为破瘀药有效，增加赤芍、桃仁量，反腹痛又起。说明此腹痛为血虚夹瘀，破瘀药伤血，故痛又起。三诊时恢复原量，痛又止。案中无腹胀却用四逆散，因四逆散亦有活血止痛功效。加当归，是为补血止痛。

桂枝茯苓丸合当归芍药散化汤亦可治小腹痛拒按。

2. 晨起口干苦，小腹痛即下利

贺某某，男，47岁，2009年6月16日初诊。

晨起口干苦，小腹痛即下利，脉两关浮大，此少阳阳明合病。拟小柴胡汤合《千金要方》之三物黄芩汤加赤芍。3剂。

北柴胡15克，黄芩、党参、姜半夏、炙甘草、姜、枣、赤芍、苦参、生地黄各10克。

6月22日二诊：诸证减，因右关脉实大，仍有阳明湿热，原方加黄柏、川黄连，5剂。

北柴胡15克，黄柏、黄芩、党参、姜半夏、炙甘草、姜、枣、赤芍、苦参、生地黄各10克，川黄连5克。

7月8日随访：病愈。

按：晨起口干苦，即口苦咽干的少阳病小柴胡汤证；小腹痛即下痢，脉两关浮大，属阳明热证。用小柴胡汤治少阳病，三物黄芩汤加川黄连、黄柏治阳明病热痢证，故二诊而愈。

3. 食后小腹痛欲大便，便后痛除，受冷时小腹亦痛

潘某某，男，43岁，2011年10月31日初诊。

食后小腹痛欲大便，便后痛除，受冷时小腹亦痛，脉略弦缓，此少阴病。拟桂枝汤合肾着汤表里同治。5剂。

桂枝、赤芍、茯苓、白术、干姜各15克，炙甘草、姜、枣各10克。

11月11日二诊：腹痛除，仍有腹胀，此为厥阴郁滞，原方增量加柴胡、枳实，7剂。

桂枝、赤芍、北柴胡、枳实、炙甘草各15克，茯苓、白术、干姜各20克，姜、枣各10克。

11月23日三诊：腹胀除，却便溏、屁多，少阴寒邪又甚，原方加附子，7剂。

桂枝、赤芍、北柴胡、枳实、炙甘草各15克，茯苓、白术、干姜各20克，附子、姜、枣各10克。

12月5日四诊：前方效，仍屁多便溏，原方增附子至20克（先煎），7剂。

12月23日五诊：前方服后稍效，停药数天后效果反更佳，原方增茯苓、白术、干姜、附子至25克（先煎），7剂善后。

按：食后小腹痛欲大便属少阴病寒邪危害；小腹胀属厥阴气滞，便溏屁多亦为寒邪作怪，此为少阴厥阴合病。用经方桂枝加附子汤合肾着汤，表里同治少阴病，兼和营卫止痛；以四逆散除少腹胀而治厥阴，故效。

桂枝加黄芪汤合肾着汤，可治右少腹痛、喜按、右腰酸。

4. **小腹一痛即下利**

李某，女，41 岁，2010 年 4 月 11 日初诊。

小腹一痛即下利，脉关尺沉细，此太阴少阴合病。拟附子理中汤加茯苓。5 剂。

茯苓、白术各 20 克，党参 15 克，干姜、炙甘草、附子各 10 克。

4 月 18 日二诊：前方大效，因略觉肛门有屁，此气虚所致，原方加生黄芪，增附子，5 剂。

生黄芪 30 克，茯苓、白术各 20 克，党参、附子各 15 克，干姜、炙甘草各 10 克。

4 月 23 日三诊：白天少有肠鸣，晚上仍肠鸣甚，原方增党参、附子、干姜，5 剂。

生黄芪 30 克，茯苓、白术、党参、附子（先煎）各 20 克，干姜 15 克，炙甘草各 10 克。

5 月 7 日四诊：前方效，仍略有肠鸣，大便有时不成形，原方增附子，加桂枝，7 剂善后。

生黄芪、附子（先煎）各 30 克，茯苓、白术各 20 克，党参 20 克，干姜、桂枝各 15 克，炙甘草 10 克。

按：小腹一痛即下利，属少阴虚寒，关尺脉沉细，太阴气亦虚。故用四君子汤加黄芪补太阴气虚，以四逆汤加桂枝，补少阴之气以散寒邪；合二方共治少阴太阴合病而效。

5. **右少腹隐痛十八年，劳累后更甚，日轻夜重**

陈某某，女，58 岁，2013 年 4 月 13 日初诊。

右少腹隐痛十八年，劳累后更甚，日轻夜重，曾误诊作阑尾炎开刀后，仍查不出病，脉寸浮关尺沉。右少腹属少阳、太阴病位，隐痛，日轻夜重，为少阳太阴厥阴合病兼气血虚。拟柴胡八珍汤。5 剂。

北柴胡 25 克，生地黄 20 克，党参、姜半夏、茯苓、白术、白芍、当归各 15 克，黄芩、炙甘草、姜、枣、川芎各 10 克。

4 月 20 日二诊：痛大减，因大便略稀，仍时有小刺痛，原方去白芍，加赤芍，增党参、茯苓、白术、川芎，5 剂善后。

北柴胡 25 克，生地黄、茯苓、白术、党参各 20 克，姜半夏、赤芍、当归、川芎各 15 克，黄芩、炙甘草、姜、枣各 10 克。

按：左右少腹，病位不尽相同，两侧少腹，都有少阳病位，然血虚与厥阴相关，气虚与太阴相联，腹痛日轻夜重则与厥阴、太阴都有关，故用柴胡八珍汤，少阳、厥阴、太阴合治而效。患者病十八年，西医曾误诊为阑尾炎，开腹后发觉误诊，却始终查不出病，家人怀疑她装病，患者倍受冤枉，曾想一死了之。还好悲剧未发生，否则真要含冤九泉了。由此可见，西医虽有很多先进设备，却对一例气血虚的腹痛病，束手无策。实际按病位辨病机，就很简单。右少腹虽属少阳、太阴病位，因少腹痛日轻夜重为气血虚，又关乎厥阴病，以柴胡八珍汤疏三焦，补气血，共治太阴厥阴少阳合病，其病即除。

6. **右少腹痛拒按，痛甚时连后腰，阴痒，恶寒**

陈某某，女，28 岁，2007 年 9 月 17 日初诊。

右少腹痛拒按，痛甚时连后腰，阴痒，恶寒，脉右弦紧，左短。右少腹痛拒按，痛甚时连后腰，为瘀血作怪，阴痒恶寒为肝郁气滞，血中夹湿，此为厥阴病。拟《和剂局方》之逍遥散合桂枝茯苓丸。5 剂。

北柴胡、茯苓、白术、桂枝、赤芍、白芍、当归、桃仁、牡丹皮各 15 克，姜、炙甘草、薄荷各 10 克。

9 月 23 日二诊：少腹痛，阴痒恶寒均减，因时便溏，此寒在少阴，原方去白芍、姜，加干姜，增茯苓、白术，合方中炙甘草为肾着汤，7 剂。

茯苓、白术各 20 克，北柴胡、桂枝、赤芍、当归、桃仁、牡丹皮各 15 克，炙甘草、干姜、薄荷各 10 克。

9 月 28 日三诊：前方效，右侧少腹仍胀痛，原方去薄荷，加枳实，5 剂。

茯苓、白术各 20 克，北柴胡、桂枝、赤芍、当归、桃仁、牡丹皮、枳实各 15 克，炙甘草、干姜各 10 克。

10 月 3 日四诊：前方效不佳，因经来腹痛甚，小腹冷，此为厥阴有寒。拟温经汤，5 剂。

吴茱萸 6 克，桂枝、赤芍、川芎、党参、姜半夏、麦冬、阿胶珠、当归、姜、炙甘草、牡丹皮各 10 克。

10 月 8 日五诊：前方痛减，小腹冷亦大减，原方增吴茱萸至 10 克，5 剂。

10 月 14 日六诊：前方又无效，此病另有蹊跷，不妨按百合病合脏躁证治一试。拟百合地黄汤加知母合四逆散、甘麦大枣汤，5 剂。

淮小麦各 30 克，百合、生地黄、枣各 20 克，北柴胡、枳实、赤芍、炙甘草、知母各 15 克。

10月18日七诊：自觉效佳，要求增量，再服7剂。

淮小麦40克，生地黄30克，百合、枣各25克，北柴胡、枳实、白芍、知母各20克，炙甘草15克。

10月25日八诊：前方效，原方续服7剂善后。

按：六诊以前，连续改方两次，都初诊有效，复诊无效，仔细分析方法，不可谓不对证，为何总是疗效不确定？思之再三，始悟，此案可能是一种精神类病，不妨按精神类病治疗，处以甘麦大枣汤、四逆散、百合地黄汤、百合知母汤，四方合1剂一试。谁知竟获佳效，连服19剂，终使病愈。其中百合地黄汤、百合知母汤为《金匮要略》治百合病方，甘麦大枣汤为《金匮要略》治脏躁方，而百合病与脏躁，类似现代的精神类病，四逆散疏肝解郁，亦是治精神类病之良方，故效。

7. 慢性阑尾炎，急性发作，右少腹痛，大便秘，呕恶

朱某某，女，41岁，2003年9月19日初诊。

慢性阑尾炎，急性发作，右少腹痛，拒按，大便秘，呕恶，脉两寸浮大、关尺沉。右少腹痛，拒按为厥阴病，呕恶，大便秘，属少阳阳明病。拟大柴胡汤合经方大黄牡丹皮汤。3剂。

北柴胡20克，姜半夏、枳实、赤芍各15克，牡丹皮、桃仁、姜、枣、大黄、黄芩、芒硝（冲服）、冬瓜子各10克。

9月22日二诊：少腹胀痛大减，呕恶便秘除，唯口苦而渴。拟小柴胡汤合大黄牡丹汤加减，3剂善后。

北柴胡20克，黄芩、党参、天花粉、炙甘草、姜、枣、牡丹皮、芒硝（冲服）、大黄、桃仁、冬瓜子各10克。

按：右少腹痛拒按为厥阴病，瘀血危害，用大黄牡丹汤；呕恶属少阳病，若呕恶兼便秘，则为少阳阳明病，应用大柴胡汤。呕恶便秘除，则少阳阳明病除。因口苦而转成少阳病，又因少腹痛未除而渴，成为少阳厥阴合病，故用小柴胡汤去半夏加天花粉治口苦而渴，合大黄牡丹汤除少腹痛。

大柴胡汤加王不留行子，可治腹胀连心下、大便秘。

大柴胡汤加青皮、厚朴，可治大便解不尽，里急后重，左少腹痛。

8. 右少腹反跳痛，刺痛，呕恶（阑尾炎）

刘某某，男，32岁，2009年7月23日初诊。

阑尾炎，右少腹反跳痛，刺痛，呕恶，此为少阳阳明病合厥阴病。拟大柴胡汤合桂枝茯苓丸。3 剂。

北柴胡 25 克，姜半夏、枳实、赤芍、桂枝、牡丹皮、桃仁、茯苓各 15 克，黄芩、姜、枣、大黄各 10 克。

7 月 26 日二诊：痛大减，因便溏日两次，脉沉细，原方加薏苡仁、附子、厚朴，3 剂。

北柴胡 25 克，附子、厚朴、姜半夏、枳实、赤芍、桂枝、牡丹皮、桃仁、茯苓各 15 克，薏苡仁、黄芩、姜、枣、大黄各 10 克。

按：右少腹属少阳、太阴病位，然太阴、阳明相为表里，实则阳明，虚则太阴，且有呕恶之少阳病，此应属少阳阳明病；刺痛为瘀血病机，病在厥阴，故用大柴胡汤合桂枝茯苓丸治少阳阳明病合厥阴病。二诊后，痛大减，却见便溏，脉沉细之寒象，此属少阴病。则用经方薏苡附子败酱散去败酱加厚朴、散寒祛湿而扫余邪。

初诊方可治慢性阑尾炎，右少腹刺痛连大腿，嗳气。

9. 慢性阑尾炎发作，往来寒热，小便频数，右少腹酸

毛某某，女，64 岁，2007 年 6 月 16 日初诊。

慢性阑尾炎发作，往来寒热，小便频数，右少腹酸，脉右关沉大。往来寒热属少阳病小柴胡汤证，小便频数为太阳病五苓散证，然太阳之里为少阴，右少腹酸为少阴病，薏苡附子败酱散证，此属太阳少阳少阴合病。拟小柴胡汤合五苓散、薏苡附子败酱散化汤。5 剂。

薏苡仁、附子各 30 克（先煎），茯苓、白术、泽泻、败酱草各 20 克，北柴胡 25 克，党参、姜半夏、桂枝、猪苓各 15 克，黄芩、炙甘草、姜、枣各 10 克。

6 月 21 日二诊：阑尾炎好转，汗仍多，原方增附子至 40 克（先煎,）5 剂。

6 月 26 日三诊：前方服 1 剂时，背冷加重，2 剂后背冷除，尿频，小腹痛减，原方续 5 剂。

7 月 1 日四诊：诸证痊愈，原方续服 5 剂善后。

按：《金匮要略》将肠痈分为二证：热证为大黄牡丹皮汤证；寒证为薏苡附子败酱散证。此案属薏苡附子败酱散证，因兼有往来寒热之小柴胡汤证与小便频数之五苓散证，故以小柴胡汤治往来寒热之少阳病，五苓散治小便频数之太阳病，薏苡附子败酱散治右少腹酸之少阴病。

此案中，五苓散、小柴胡汤系按汤证用药；薏附败酱散系按病位，辨病机用药，是二种辨病机方法的结合运用。

10. **右少腹胀痛，拒按，大便秘（慢性阑尾炎急性发作）**

吴某某，女，62岁，1988年12月5日初诊。

右少腹胀痛，拒按，大便秘（医院诊断：慢性阑尾炎急性发作）。右少腹属少阳、太阳、太阴病位，今右少腹胀痛，拒按，此为瘀血危害，属厥阴病，大便秘，此为里实、属阳明病，此属阳明厥阴合病。拟经方大黄牡丹汤。3剂。

大黄、牡丹皮、冬瓜子、桃仁各9克，芒硝6克（烊服）

12月28日二诊：前方服后，腹痛除，停药半月，腹痛又起，原方续服5剂。

1989年1月19日三诊：前方腹痛已除，今心下痛，按之痛剧，脉弦大而急。拟黄连半夏阿胶桃仁茯苓汤（《桂林古本方伤寒杂病论》方）一试，3剂。

川黄连6克，姜半夏、桃仁、阿胶珠各9克，茯苓12克。

1月21日四诊：前方无效，拟初诊方，4剂。

1月25日五诊：痛减，原方续服5剂。

2月12日六诊：停药数日，腹痛又发，不甚剧，原方再进6剂。

按：此病用此方是对证的，能否治好，却说不准。因该患者服药后腹痛止，即停药，腹痛起，又来复诊，中间相隔月余之久。不知腹痛止只是“量变”，只有服药达到“质变”才能治愈。三诊时，用连夏胶桃茯苓汤是错误的，因病机中无寒邪，方内药不可寒热并用。

11. **左少腹痛喜按，精液黄色，大便干结**

王某某，男，40岁，2011年6月11日初诊。

左少腹痛喜按，精液黄色，大便干结，脉左尺浮。左少腹痛喜按，大便干结为厥阴病血虚；左尺脉浮为肾少阴精虚。拟六味地黄汤合当归芍药散。3剂。

生地黄30克，山萸肉、山药、茯苓、白术、泽泻、川芎、当归、白芍各15克，牡丹皮10克。

6月30日二诊：前方诸证减，因去南京工作，在南京治疗，反无效，仍大便干结，原方增生地黄至40克，7剂善后。

按：左少腹痛属厥阴病，喜按属血虚，大便干结亦为血虚，精液黄为肾热，属少阴病，此为厥阴少阴合病兼血虚。故用六味地黄汤中生地黄、牡丹皮凉肾精治少阴，用当归芍药散活血去湿治厥阴，二方中含四物汤以补血虚。

六、腰髋病杂证

1. 晨起时腰连小腹一周酸

盛某某，女，27 岁，2011 年 8 月 4 日初诊。

早晨起床时，腰连小腹一周酸，过一会即瘥，脉两关沉细，此带脉病，属少阴病气精两虚。拟加减补元煎。7 剂。

生黄芪 30 克，党参、白术、熟地黄各 20 克，山萸肉、山药、杜仲各 15 克，炙甘草、当归各 10 克。

8 月 11 日二诊：腰酸减，原方续服 7 剂。

8 月 21 日三诊：仍略腰酸，原方增山萸肉、山药、杜仲至 20 克，当归至 15 克 7 剂。

8 月 28 日四诊：左腰仍略酸，月经量大，原方增熟地黄至 25 克，当归至 20 克，7 剂善后。

按：腰一周酸，是带脉为病，治在少阴，以大补元煎，去枸杞子加利腰脐之白术，补气之生黄芪，为加减补元煎，共补肾精肾气而获良效。

十全大补汤加山萸肉、山药，可治腰连小腹一周酸痛，恶寒之带脉病。

大补元煎合生脉散加黄芪、肉桂、白芍，可治腰酸痛，口渴，大便干结。

大补元煎加生黄芪、白术、怀牛膝，治腰椎酸痛。

大补元煎合芎归汤加黄芪可治腰两侧痛，少腹痛。

大补元煎去当归、枸杞子加黄芪、白术、肉桂、白芍，可治腰痛，以腰椎偏右为甚，右小腿胀痛。

2. 右侧腰痛，干呕

杨某某，女，32 岁，2011 年 8 月 5 日初诊。

右侧腰痛，干呕，脉右关尺沉。右侧腰痛，脉右关尺沉，属太阴少阴合病；干呕，为胆气上逆，其病在少阳。拟柴胡桂枝汤合加减补阳汤加味。7 剂。

生黄芪 40 克，北柴胡 25 克，党参、茯苓、白术各 20 克，姜半夏、桂枝、白芍、杜仲各 15 克，黄芩、炙甘草、姜、枣各 10 克。

9 月 2 日二诊：前方效，原方续服 7 剂善后。

按：右侧腰痛，右关尺脉沉，太阴、少阴气虚无疑。干呕一证，太阳病、少阳病中都有，用柴胡桂枝汤较完满。是剂合柴胡桂枝汤、加减补阳汤共补少阴、太阴气虚，兼治干呕；合三方治太阴少阴少阳合病而愈。

柴胡桂枝汤加附子、王不留行子，可治腰部时胀痛。

3. 背寒，左腰酸痛而致尿频

李某，女，31岁，2011年2月27日初诊。

背寒，左腰酸痛而致尿频，脉右关尺沉细。背寒属太阳少阴合病，左腰酸痛而致尿频，为肾少阴气精两虚。拟桂枝加黄芪汤合肾气丸化汤加减。5剂。

生黄芪40克，熟地黄20克，山萸肉、山药、茯苓、泽泻、桂枝、白芍、姜、枣各15克，炙甘草、附子各10克。

3月14日二诊：前方诸证减，原方续服10剂善后。

按：背寒属太阳病位有寒邪，肾少阴气也虚，左腰酸为肾少阴精虚，此为肾少阴气、精两虚。以桂枝汤加生黄芪、附子共治太阳少阴合病之背寒，桂附地黄汤去牡丹皮，补肾少阴气、精，治左腰酸痛而致尿频，疗效明显。

桂附地黄汤合四君子汤，去牡丹皮加当归、生黄芪，可治恶寒，四肢冷，右腰酸。

肾气丸合当归芍药散，可治腰痛，小便频少。

桂附地黄汤加鹿角霜、威灵仙、王不留行子，可治腰骶骨痛连左下肢。

桂附地黄汤合四物汤，可治右腹起床时牵痛，略恶寒。

4. 腰椎及腰肌酸痛，凌晨时剧，活动后痛减

王某某，男，63岁，2011年5月20日初诊。

腰椎及腰肌酸痛，凌晨时痛剧，活动后痛减，为年轻时受伤所致，脉两尺沉实紧。腰椎与腰肌酸痛，为肾少阴气、精两虚，活动后痛减，为瘀血作祟。拟桂枝茯苓丸合真武汤、芎归汤。5剂。

茯苓、白术各20克，桂枝、赤芍、桃仁、牡丹皮、川芎、当归、姜各15克，附子5克。

5月27日二诊：腰痛减，略酸，原方增附子，加杜仲，7剂。

茯苓、白术各20克，桂枝、赤芍、桃仁、牡丹皮、川芎、当归、姜、杜仲各15克，附子10克。

6月7日三诊：痛已除，仍酸，此肾精虚，原方加熟地黄、山萸肉、山药，7剂。

茯苓、白术、熟地黄各20克，山萸肉、山药、桂枝、赤芍、桃仁、牡丹皮、川芎、当归、姜、杜仲各15克，附子10克。

6月14日四诊：诸证大减，原方续服7剂善后。

按：腰属少阴，腰椎属肾气，腰肌属肾精，左侧属血，活动后痛减为有瘀。用少阴病常用方真武汤补肾气除腰椎痛，加山萸肉、山药、熟地黄，补肾精解左腰肌酸，用厥阴病常用方桂枝茯苓丸加川芎、当归化瘀活血，合熟地黄补血虚。初诊两方中，缺补肾精药，故腰酸未减，三诊时加入补肾精后，疗效才较明显，此是临证粗心之过。

桂枝茯苓丸合真武汤，可治腰椎痛拒按、畏寒。

桂枝茯苓丸合真武汤加怀牛膝、杜仲、桑寄生，可治外伤腰椎骨裂，平时酸痛，凌晨痛醒。

5. 恶寒以后脑为主，背冷，腰椎、腰肌痛

陶某某，女，64岁，2011年3月15日初诊。

恶寒以后脑为主，背冷，腰椎、腰肌痛（腰椎压缩性骨折、腰椎间盘突出，已十多年），脉弦濡。恶寒以后脑为主，背冷，为太阳少阴合病，腰椎、腰肌痛为肾少阴气、精两虚。拟桂枝汤合真武汤。7剂。

桂枝、白芍、茯苓、白术、姜、附子各15克，炙甘草、枣各10克。

3月22日二诊：诸证减，因腰两侧痛为肾精虚，原方加山萸肉、山药、熟地黄，7剂。

桂枝、白芍、茯苓、白术、姜、附子、山萸肉、山药、熟地黄各15克，炙甘草、枣各10克。

3月29日三诊：前方效，仍肠鸣背冷，原方去生姜加干姜、党参，增附子，10剂。

附子20克（先煎），桂枝、白芍、茯苓、白术、干姜、山萸肉、山药、熟地黄各15克，炙甘草、枣各10克。

4月11日四诊：因腰椎仍稍痛，原方去桂枝，加肉桂15克，10剂善后。

按：此太阳少阴合病，腰椎属肾气，腰肌属肾精，后脑、背寒冷属太阳，故以太阳病主方桂枝汤，去桂枝加肉桂，合少阴病常用方真武汤去生姜，加山萸肉、山药、熟地黄、党参、干姜，共治太阳、少阴表里合病。初诊方未加补肾精药，是粗心之过。

二诊方合芎归汤，可治左侧腰腿痛麻。

桂枝汤合真武汤加党参，可治腰椎痛略恶寒。

桂枝汤合真武汤加杜仲、淮牛膝、桑寄生，可治腰椎内酸痛，同房后更甚，略恶寒。

桂枝加葛根汤合真武汤，可治腰椎阵发痛，痛如椎断，大便时溏。

6. 变天时，腰与左腿酸痛

倪某某，女，35 岁，2009 年 11 月 12 日初诊。

变天时，腰与左腿酸痛，此为太阴虚，寒湿危害。拟羌活胜湿汤加桂枝、白芍。5 剂。

羌活、藁本、防风、蔓荆子、炙甘草、川芎各 10 克，独活 15 克，桂枝、白芍各 10 克。

11 月 17 日二诊：变天时腰脚酸痛大减，因手足仍冷，原方加附子，5 剂。

羌活、藁本、防风、蔓荆子、炙甘草、川芎各 10 克，独活 15 克，附子、桂枝、白芍各 10 克。

按：变天时酸痛，太阴虚，寒湿为害，本应用祛寒燥湿药治之，今仿东垣老人利用祛风药治湿之法，用羌活胜湿汤治之而愈。我在临证中，常将此方合于当用剂中，以治变天时的头痛、腰痛、腿痛，疗效明显。

7. 右侧腰腿，恶寒麻木（腰椎间盘突出，骨质增生）

苗某某，女，26 岁，2010 年 10 月 16 日初诊。

腰右侧连小腿痛，恶寒，整腿麻木（腰椎间盘突出、骨质增生）脉右关沉尺伏。恶寒为太阳病，腰右侧连小腿痛，整腿麻木，是太阴少阴气虚。脉右关沉尺伏，为太阴、少阴合病。拟附子汤合桂枝加黄芪汤。5 剂。

生黄芪 40 克，党参、茯苓、白术各 20 克，桂枝、白芍、姜、枣、附子各 15 克，炙甘草 10 克。

10 月 21 日二诊：痛减，麻木增，原方加杜仲、怀牛膝以补少阴肾气，5 剂。

生黄芪 40 克，党参、茯苓、白术各 20 克，杜仲、怀牛膝、桂枝、白芍、姜、枣、附子各 15 克，炙甘草 10 克。

11 月 15 日三诊：前方痛除，累后仍酸，原方加桑寄生增减，5 剂。

生黄芪 60 克，党参、茯苓、白术各 30 克，桂枝、白芍各 20 克，桑寄生、杜仲、怀牛膝、姜、枣各 15 克，炙甘草、附子各 10 克。

按：恶寒，属太阳病，右侧腰腿痛属肾少阴合脾太阴同病兼气虚，用少阴病常用方附子汤，合太阳病常用方桂枝加黄芪汤，内含加减补阳汤，共治少阴太阳太阴合病兼气虚而效。三诊未见麻木疗效，可能属漏记。因右腿麻木属气虚，二诊方中增加了补气药应当有效。

桂枝加黄芪汤合四君子汤加杜仲、怀牛膝，可治右侧腰酸痛。

桂枝加黄芪汤合四君子汤加山萸肉、山药、熟地黄、怀牛膝，可治双大腿酸，腰椎时酸。

8. 跌伤，腰两侧酸，屁股痛连小腿，时挛急

王某某，女，42 岁，2004 年 5 月 8 日初诊。

昨天跌伤，腰两侧胀酸，屁股痛连小腿，时挛急，尺脉沉。拟柴胡桂枝汤合《正体类要》之八珍汤加减。3 剂。

北柴胡、熟地黄、党参、山药各 15 克，白术、白芍各 20 克，黄芩、姜半夏、炙甘草、川芎、当归、茯苓、桂枝各 10 克，炙乳香、没药各 5 克。

5 月 11 日二诊：腰痛除，腿痛未减。拟小柴胡汤合四物汤，加乳香、没药，5 剂。

白芍 20 克，北柴胡、党参、生地黄、当归各 15 克，黄芩、姜半夏、炙甘草、姜、枣、川芎、炙乳香、没药各 10 克。

5 月 16 日三诊：前方未效，腰腿胀痛加剧，日轻夜重，拟四物汤合桂枝汤加通草，5 剂。

当归、生地黄各 15 克，川芎、桂枝、白芍、炙甘草、姜、枣、通草各 10 克。

5 月 22 日四诊：前方效，原方续服 10 剂善后。

按：伤及皮肉，虽属太阳少阳病位，然而皮肉与血相连，总关厥阴，初诊虽略效，总不及三诊效佳。三诊是桂枝汤加通草合四物汤，直指厥阴，故疗效超过前二诊。因桂枝汤能调和气、血，四物汤补血活血，加通草通经活血，故效佳。而二诊之小柴胡汤，只能通三焦和胃气，无调和营卫之功，故虽合四物汤，亦无止痛之效。患者跌伤后，痛从胯延至脚掌；痊愈时，亦先从胯开始，渐至膝与脚掌。

芪桂五物汤合四物汤加山萸肉、山药，可治右腹、左膝酸痛，日夜不休，晨起时最剧。

桂枝汤合四物汤、肾着汤，可治腰椎肿痛，喜温喜按，腰重、腰痛连左臂。

桂枝加黄芪汤合桃红四物汤加葛根、王不留行子、杜仲、续断、炙乳香、炙没药，牡丹皮，可治右侧臂牵痛。

9. 腰、骶受伤后，酸痛，屁股麻

朱某，女，34 岁，2009 年 6 月 30 日初诊。

腰、骶受伤后，酸痛已半月，脉右尺浮紧。腰、骶酸痛属少阴太阳合病，酸痛半月不解，内有瘀血，属厥阴病。拟桂枝加黄芪汤合桂枝茯苓丸化汤加味。5 剂。

生黄芪 30 克，桂枝、赤芍、白芍、茯苓、桃仁、牡丹皮、杜仲、川牛膝各 15 克，炙甘草、姜、枣各 10 克。

7 月 9 日二诊：痛大减，因屁股麻木，明显气虚，原方加党参，增生黄芪，5 剂善后。

生黄芪 40 克，党参 20 克，桂枝、赤芍、白芍、茯苓、桃仁、牡丹皮、杜仲、川牛膝各 15 克，炙甘草、姜、枣各 10 克。

按：左腰、骶受伤后酸痛，属气虚夹瘀，且右尺脉浮紧亦是肾气虚之象，用桂枝加黄芪汤加杜仲、川牛膝补肾气和营卫，共治太阳少阴合病；合桂枝茯苓丸祛瘀止痛以治厥阴，故效佳。二诊时有屁股麻木，也是气虚之证，原方加党参治之以善后。

10. 右肾结石，肾积水

邱某某，男，23 岁，2007 年 8 月 1 日初诊。

右肾积水，肾结石 0.5cm，脉两关大，右尺细。拟大柴胡汤加减。5 剂。

茯苓、泽泻、滑石、金钱草、王不留行子各 30 克，北柴胡 25 克，熟地黄、山药各 20 克，姜半夏、枳实、青皮、赤芍各 15 克，黄芩、姜、枣各 10 克。

按：前方 4 剂结石下，此方中无大黄，实际叫四逆散加味较确切。因腰两侧或少腹两侧，有太阳、少阳、少阴、太阴、厥阴病位。是剂以四逆散加青皮、王不留行子行气解郁治厥阴，加山药、熟地黄补少阴，加茯苓、泽泻、滑石、金钱草利尿下石治太阳。结石下，积水自消。结石在肾中，肾属少阴，然以病位看，肾在身两侧亦属厥阴、太阴、少阳病位，而且用行气解郁治厥阴效佳，由此可知确有厥阴病位存在。此属太阳厥阴少阴合病。

11. 右肾结石，引起腰胁胀痛，呕恶

宋某某，男，39 岁，2005 年 4 月 8 日初诊。

右肾结石引起右腰连胁胀痛，时呕恶，小便不利，脉左关大，右关稍大。右腰连胁胀痛，时呕恶属厥阴少阳合病，小便不利属太阳病。拟柴胡桂枝汤加味。

5剂。

北柴胡、滑石各20克，茯苓、王不留行子各30克，姜半夏、枳实各15克，黄芩、党参、炙甘草、桂枝、赤芍、姜、枣各10克，生大黄3克。

患者系我邻居，服药后告诉我，1剂痛减，4剂诸证除。

按：我遵仲景："观其脉证，知犯何逆，随证治之"之旨。不因病治病，而是因腰胁胀痛，时呕恶，为三焦不畅，肝郁气滞，属少阳厥阴合病，用柴胡桂枝汤合四逆散，加王不留行子、生大黄治之，因有小便不利，加茯苓、滑石利之。由肾结石引起的所有症状，即随之而愈。

12. **左肾下极结石，腰椎酸**

顾某某，男，34岁，2009年7月14日初诊。

左肾下极结石2.12cm，无不适感觉，脉左关略大，两尺沉细，宜按少阴厥阴合病治。拟四逆散加味。5剂。

广金钱草30克，海金沙、怀牛膝、金铃子、生内金、北柴胡、枳实、白芍各15克，炙甘草、郁金各10克。

7月22日二诊：前方无不适，仍略腰椎酸，原方加杜仲，增柴胡、枳实、白芍、海金沙、金铃子、生内金，10剂。

广金钱草30克，怀牛膝、杜仲各15克，海金沙、金铃子、生内金、北柴胡、枳实、白芍各20克，炙甘草、郁金各10克。

8月4日三诊：因血脂高，原方加红楂肉、丹参降血脂，增金钱草化石，10剂。

广金钱草50克，红楂肉、丹参、怀牛膝、杜仲各15克，海金沙、金铃子、生内金、北柴胡、枳实、白芍各20克，炙甘草、郁金各10克。

8月19日四诊：前方无不适，原方续服10剂。

9月2日五诊：B超复查，结石从2.2cm减至1.6cm，原方增丹参、红楂至20克，10剂。

9月22日六诊：因血压高，原方加川芎、当归以活血降压，10剂。

广金钱草50克，怀牛膝、杜仲、川芎、当归各15克，海金沙、金铃子、生内金、北柴胡、枳实、白芍、红楂、丹参各20克，炙甘草、郁金各10克。

10月9日七诊，10月27日八诊：前方效，原方各续10剂。

11月11日九诊：B超复查，左肾结石从1.6cm减至0.9cm，原方进10剂。

11月26日十诊：前方续进10剂。

12月13日十一诊：因食入酸物而胃不适，此太阴虚，原方加茯苓、白术补太阴，10剂。

广金钱草50克，怀牛膝、杜仲、川芎、当归、茯苓、白术各15克，海金沙、金铃子、生内金、北柴胡、枳实、白芍、红楂、丹参各20克，炙甘草、郁金各10克。

12月30日十二诊：前方续进10剂。

2010年4月9日十三诊：B超检查，左肾结石已减至0.7cm，因胃不适，原方增茯苓、白术至20克，10剂。

4月23日十四诊：前方效。因胸前盗汗，此肺津虚，原方去丹参，加麦冬补肺津止盗汗，10剂。

广金钱草50克，怀牛膝、杜仲、川芎、当归各15克，海金沙、金铃子、生内金、北柴胡、枳实、白芍、红楂、茯苓、麦冬、白术各20克，炙甘草、郁金各10克。

5月7日十五诊：前方效，原方续进10剂。

按：身之左侧属少阳、厥阴病位。我用此方正是从厥阴着眼，以厥阴主方四逆散加广西金钱草、海金沙、生内金利尿化石为主，因腰椎酸加怀牛膝、杜仲补少阴肾气，因血脂高加红楂、丹参降血脂，因胃不适加茯苓、白术补胃治太阴，因血压高合芎归汤活血降压。加广郁金、金铃子助四逆散行气散结，疏肝理气。从二诊开始，基本上一个月服药20剂，亦能消化结石，若能坚持每天服药1剂，疗效可能更好。据我治结石经验看，广西金钱草化石作用，优于一般的金钱草，对于治大结石，宜用广西金钱草为好。

13. 左肾、左输尿管结石，腹痛时在床上打滚

王某某，男，48岁，2007年9月27日初诊。

其妻来电话问诊：B超检查，左肾多发性结石，最大有1cm，左输尿管上段有结石0.6cm，现左腰连左少腹胀痛，呕恶，痛剧时满床打滚。左腰、左少腹为少阳、少阴、厥阴病位，胀痛属少阴厥阴合病，呕恶属少阳病。拟小柴胡汤合四逆散加味。5剂。

北柴胡25克，黄芩、党参、炙甘草、姜、枣10克，姜半夏、青皮、枳实、赤芍、山药各15克，茯苓、泽泻、滑石、金钱草、王不留行子各30克，熟地黄20克。

按：10月21日患者来电称：服前方十余剂后，腰与少腹仍略痛，遂去医院

准备用超声波碎石法排石，术前 B 超检查时，只见粟米状结石数颗，其余大结石已不见。

病虽是肾结石病，但痛在左腰与左少腹，两处皆属少阳、厥阴、少阴病位，故方用小柴胡汤合四逆散加山药、熟地黄治少阳厥阴少阴合病，加茯苓、滑石、泽泻、金钱草利尿化石，加青皮、王不留行子助四逆散疏肝行气，以治胀痛，故效佳。

小柴胡汤合四逆散加王不留行子、滑石、广金钱草，可治双肾结石，右侧腰胀、拒按。

14. 左肾结石，眠欠安，白带多，左乳、右少腹胀

施某某，女，45 岁，2009 年 5 月 18 日初诊。

白带多，曾患血尿，疑有肾结石，脉两尺弱。白带多为太阴气虚湿重，脉两尺弱为肾少阴精虚。拟六味地黄汤合补中益气汤加减。5 剂。

生黄芪 30 克，党参、茯苓、白术、泽泻各 20 克，山萸肉、熟地黄、山药各 15 克，升麻、北柴胡、炙甘草、枳实、姜、枣、牡丹皮、当归各 10 克。

5 月 23 日二诊：白带略减，因眠欠安，原方加远志以安神，7 剂。

生黄芪 30 克，党参、茯苓、白术、泽泻各 20 克，远志、山萸肉、熟地黄、山药各 15 克，升麻、北柴胡、炙甘草、枳实、姜、枣、牡丹皮、当归各 10 克。

5 月 29 日三诊：前方效不佳。拟柴胡桂枝汤加煅龙骨、煅牡蛎、茯苓、白术、远志、黄芪，5 剂。

煅龙骨、煅牡蛎、茯苓、生黄芪各 30 克，北柴胡 25 克，白术 20 克，党参、姜半夏、远志各 15 克，黄芩、炙甘草、姜、枣、桂枝、白芍各 10 克。

6 月 4 日四诊：前方稍效，因右胁、左乳时胀，此为肝郁气滞，原方加枳实、夜交藤，7 剂。

煅龙骨、煅牡蛎、茯苓、生黄芪各 30 克，北柴胡 25 克，白术 20 克，党参、姜半夏、远志、夜交藤各 15 克，黄芩、炙甘草、姜、枣、桂枝、白芍、枳实各 10 克。

6 月 11 日五诊：前方效。B 超检查，左肾结石 0.4cm。拟四逆散合当归芍药散加桂枝、广金钱草、生内金、车前子、滑石，5 剂。

广金钱草、车前子各 30 克，茯苓、白术、泽泻、滑石各 20 克，北柴胡、枳实各 15 克，川芎、当归、白芍、桂枝、炙甘草各 10 克，生内金 15 克。

6 月 16 日六诊：前方无不适，左乳仍胀，肝郁气滞未解，原方加王不留行子，增柴胡、枳实、生内金，7 剂。

广金钱草、车前子、王不留行子各30克，茯苓、白术、泽泻、滑石、北柴胡、枳实、生内金各20克，川芎、当归、白芍、桂枝、炙甘草各10克。

6月24日七诊：乳胀大减，右少腹仍胀，原方加怀牛膝，增金钱草、滑石，7剂。

广金钱草40克，滑石30克，车前子、王不留行子各30克，茯苓、白术、泽泻、北柴胡、枳实、生内金各20克，怀牛膝15克，川芎、当归、白芍、桂枝、炙甘草各10克。

7月1日八诊：前方痛减，因头发早白，原方增当归、白芍、桂枝，加熟地黄，7剂。

广金钱草40克，滑石30克，车前子、王不留行子各30克，茯苓、白术、泽泻、北柴胡、枳实、生内金各20克，怀牛膝、当归、白芍、桂枝、熟地黄各15克，川芎、炙甘草各10克。

7月10日九诊：因大便不畅，原方增当归、熟地黄至20克，7剂。

北柴胡25克，党参、姜半夏、山萸肉、山药、熟地黄各15克，黄芩、牡丹皮、川芎、当归、泽泻、茯苓、桂枝、白芍各10克

7月14日十诊：B超捡查，结石已除。因脚前掌有硬皮而痛，脉左濡细。拟柴胡桂枝汤合六味地黄汤、芎归汤，7剂。

按：初诊方用补中益气汤合六味地黄汤，治白带有效，治眠欠安无效。三诊改方为柴胡桂枝汤加龙骨、牡蛎、茯苓、远志、白术、黄芪治眠欠安有效。五诊发现左肾结石，用四逆散合当归芍药散化汤加桂枝、疏肝活血利湿，治厥阴，加广西金钱草、滑石、生内金、车前子、怀牛膝，助主方利尿排石。六诊左乳胀，原方加王不留行子，增柴胡、枳实以疏肝解郁；七诊左乳、右腹胀减，十诊结石下而功成。用柴胡桂枝汤合六味地黄汤、芎归汤治少阳少阴厥阴合病与补血以治他病，不作评。因二诊后无白带记录，不知白带愈否？不可妄论，抱歉。

15. 肾囊肿，腰痛

何某，女，38岁，2006年6月4日初诊。

肾囊肿，右尺脉弱。拟六味地黄汤合五苓散。7剂。

生地黄20克，山萸肉、山药、泽泻、茯苓、白术、猪苓各15克，桂枝、牡丹皮各10克。

7月19日二诊：前方腰痛减，因大便干结，原方增生地黄至30克，牡丹皮至15克，15剂。

8月11日三诊：因眠欠安，拟归脾汤加减，7剂。

生黄芪、茯苓、枣仁各30克，党参、白术、生地黄各20克，当归15克，远志、木香、炙甘草各10克。

8月29日四诊：前服六味地黄汤合五苓散，肾囊肿大减，只剩囊肿痕迹，今脉两寸浮、关沉尺伏。拟归脾汤合桂枝茯苓丸加减，7剂。

生黄芪、茯苓、枣仁各30克，党参、白术、生地黄各20克，当归15克，远志、炙甘草、桂枝、赤芍、桃仁、牡丹皮、木香各10克。

按：患者初诊时未诉有肾囊肿和腰痛，而处方六味地黄汤合五苓散，从少阴太阳合病治，是为卵巢囊肿而拟。谁知歪打正着，使肾囊肿大减，腰痛减，这也是意想不到的收获。卵巢处于小腹两侧，为多病位重叠区，若痛则病在厥阴；若下坠则病在太阴，若肾囊肿，则属肾少阴病，以补肾少阴之六味地黄汤合治太阳病之五苓散于1剂表里合治之，应与病机相合。四诊、五诊方以治眠欠安与补益为主。因未细问，不知卵巢囊肿有否好转？肾囊肿的消失，应是太阳少阴合治的效果。

16. 右肾囊肿，腰右侧胀，肛门时下坠，大便每晨二三次

杨某某，女，55岁，2009年10月13日初诊。

右肾囊肿2个，一个4cm左右，一个2cm左右，腰右侧胀，喜按，肛门时下坠，大便每晨二三次，脉右浮，左关大，两尺沉细。腰右侧胀喜按为太阴虚，肛门时下坠，大便频为中气下陷。拟补中益气汤加味。5剂。

生黄芪、茯苓、泽泻各30克，白术、党参各20克，杜仲、怀牛膝各15克，升麻、北柴胡、炙甘草、陈皮、当归、姜、枣各10克。

10月20日二诊：诸证减，原方续服5剂。

11月1日三诊：肾囊肿处已不痛，原方续服10剂。

11月22日四诊：B超检查，右肾囊肿38×38mm，另一囊肿看不清楚，因大便溏，腹痛，原方加干姜，15剂。

生黄芪、茯苓、泽泻各30克，白术、党参各20克，杜仲、怀牛膝各15克，升麻、北柴胡、炙甘草、陈皮、当归、姜、枣、干姜各10克。

12月5日五诊：托人来要前方15剂。

12月24日六诊：自诉右肩周炎，此寒邪所致，为太阳病，原方加桂枝、白芍，15剂。

生黄芪、茯苓、泽泻各30克，白术、党参各20克，杜仲、怀牛膝各15克，升麻、北柴胡、炙甘草、陈皮、当归、姜、枣、干姜、桂枝、白芍各10克。

2010年1月12日七诊：前方效，囊肿小至24×27mm，原方增桂枝、白芍至15克，30剂。

3月4日八诊：停药数天后复服前方，却右胁隐痛，日轻夜重，此为血虚，原方加川芎，增当归，10剂。

生黄芪、茯苓、泽泻各30克，白术、党参各20克，当归、川芎、桂枝、白芍、杜仲、淮牛膝各15克，升麻、北柴胡、炙甘草、陈皮、姜、枣、干姜各10克。

3月19日九诊：隐痛白天略有，此为气虚，原方增生黄芪至40克，白术至30克，15剂。

按：身体右侧属少阳、太阳、太阴病位，是气与水的运行通道，而右腰则属太阴、太阳、少阳、少阴病位，囊肿为水湿，水湿又因气虚所致，故初诊用补中益气汤加茯苓、泽泻补气利湿，加杜仲、怀牛膝、干姜，补肾气化湿，使两个囊肿消失一个，缩小一个。古人有："除湿伤阴，补阴留湿"之说，右胁隐痛，日轻夜重，伤血所致，故加川芎、当归补血活血以治右胁隐痛。右胁白天也略有隐痛是气虚，故增白术、黄芪补气以除隐痛。

17. 左股突然站立后，发胀高肿

包某某，女，45岁，2001年5月4日初诊。

左股突然站立后，发胀、高肿，脉左关沉细，此为血虚夹瘀。拟四物汤加川牛膝、乳香、没药。3剂。

熟地黄、当归、白芍各12克，川芎、川牛膝各9克，炙乳香，炙没药各6克。

按：5月10日随访：病愈。

病发于左侧，病位在厥阴，且左关脉沉细，血虚无疑，左股发胀高肿，血行不畅所致。故以四物汤补血，加川牛膝、乳香、没药，破瘀活血治厥阴。因发病即治，未有延误，所以3剂即痊。

18. 左臀部从外侧至小腿胀痛，昼夜不停（坐骨神经痛）

顾某某，女，60岁，2011年10月26日初诊。

坐骨神经痛，左臀部从外侧至小腿胀痛，昼夜不停。左侧臀部、小腿胀痛属少阳厥阴合病，昼夜不停地痛，为厥阴太阴合病，气血双虚。拟十全大补汤合小柴胡汤加味。5剂。

生黄芪 30 克，北柴胡 25 克，党参、姜半夏、桂枝、白芍、当归、茯苓、白术、怀牛膝、熟地黄各 15 克，黄芩、炙甘草、川芎、姜、枣各 10 克。

11 月 1 日二诊：痛大减，因略麻木，此属气滞，原方加陈皮，7 剂善后。

生黄芪 30 克，北柴胡 25 克，党参、姜半夏、桂枝、白芍、当归、茯苓、白术、怀牛膝、熟地黄、陈皮各 15 克，黄芩、炙甘草、川芎、姜、枣各 10 克。

按：昼夜疼痛，为气血虚，太阴厥阴合病，自应气血同补；身体外侧，少阳病位，不通则痛，以小柴胡汤疏通少阳，十全大补汤补气血和营卫，共治少阳太阴厥阴合病，故获良效。

十全大补汤加独活、防风、秦艽、川牛膝、桑寄生、桃仁、牡丹皮可治左腿坐骨神经痛。

十全大补汤加牡丹皮、桃仁、附子，可治跌伤屁股痛连小腿，腰两侧酸，小腿时挛急。

19. 左股骨头术后，站久或劳动时，痛如针刺，拒按

袁某某，男，40 岁，2012 年 4 月 19 日初诊。

左股骨头轻度坏死，手术切除死骨后，也已长满，现站久或劳动时痛如针刺，拒按，病已二年，脉右细，左关尺沉。股骨头属少阴病位，久站或劳动后痛是气精两虚；痛如针刺，拒按为内有瘀血，属厥阴病。拟六味地黄汤合桂枝茯苓丸加生黄芪、白术、炙甘草去泽泻。7 剂。

生黄芪 30 克，熟地黄、茯苓、白术各 20 克，山萸肉、山药、桂枝、赤芍、牡丹皮、桃仁各 15 克，炙甘草 10 克。

5 月 1 日二诊：痛大减，能下蹲，已参加劳动，若站、或坐五六个小时仍会痛，按患处仍痛。因下午脚肿，小便黄，原方加泽泻利湿，7 剂。

生黄芪 30 克，熟地黄、茯苓、白术各 20 克，山萸肉、山药、桂枝、赤芍、牡丹皮、桃仁、泽泻各 15 克，炙甘草 10 克。

5 月 10 日三诊：左髋关节上楼仍痛，脚肿除，原方续服 7 剂。

5 月 17 日四诊：小便清，方中泽泻对痛有影响，原方去泽泻，10 剂。

按：股骨头在髋部，属少阴病位，脉右细，左关尺沉，属肾少阴气精虚脉象；站久或劳动后痛为虚，针刺痛、拒按乃瘀血作怪，属厥阴病。故用六味地黄汤补精治少阴，桂枝茯苓丸化瘀治厥阴，加黄芪、白术补少阴肾气，故效佳。有泽泻会影响止痛，很少见，待日后验证。

六味地黄汤合桂枝茯苓丸、芎归汤加附子，可治左胯痛拒按，左膝冷。

六味地黄汤合芪桂五物汤加白术，可治左侧臀部酸痛，小腿胀。

六味地黄汤合二妙丸（黄柏、苍术）加白术，可治左腿骨折后，遗留左髋、膝关节肿痛而热辣，便溏。

20. 右胯关节痛，日轻夜重，喜按，大便结

徐某某，女，43 岁，2006 年 4 月 17 日初诊。

右胯关节痛，日轻夜重喜按，大便结，脉两尺沉。右胯关节属少阴病位，少阴之表为太阳，此属太阳少阴合病；痛呈日轻夜重，为气血虚，大便结亦为血虚。拟桂枝加附子汤合四物汤，共治太阳少阴合病兼血虚者。3 剂。

生地黄 20 克，桂枝、白芍、当归各 15 克，川芎、炙甘草、附子、姜、枣各 10 克。

4 月 21 日二诊：前方痛减，患处仍肿，手臂麻减，右足仍略麻，气虚证未除，原方增附子，加黄芪，3 剂。

黄芪 30 克，生地黄 20 克，桂枝、白芍、当归、附子各 15 克，川芎、炙甘草、姜、枣各 10 克。

4 月 28 日三诊：痛减，自觉身紧缩，大便溏，下肢无力。拟千金附子汤加生地黄，3 剂。

白术 30 克，桂枝、白芍、党参、茯苓、炙甘草、附子、生地黄各 10 克。

5 月 5 日四诊：前方效，自觉右手无力，原方加生黄芪，5 剂。

白术 30 克，生黄芪 15 克，桂枝、白芍、党参、茯苓、炙甘草、附子、生地黄各 10 克。

5 月 10 日五诊：下肢无力开始好转，仍痛，原方加当归，增生黄芪，5 剂。

白术、生黄芪各 30 克，当归、桂枝、白芍、党参、茯苓、炙甘草、附子、生地黄各 10 克。

按：身之右属气，疼痛日轻夜重属气血虚，故用桂枝加附子汤合四物汤治之。二诊时因右足麻加黄芪补气除麻。三诊时因身紧缩，下肢无力，改用千金附子汤，加强了补气祛湿的作用。四诊时仍嫌补气药太少而加黄芪。五诊时增黄芪加当归，已成十全大补汤去川芎合附子汤，共治太阳太阴厥阴少阴合病兼气、血虚而效。

芪桂五物汤合附子汤加陈皮，可治上午劳累后，下午右髋关节痛，恶寒。亦可使右手骨折处痛减。

七、前阴病杂证

1. 尿频数而痛，量少色黄，恶寒，小腹坠胀，大便秘结

严某某，女，32 岁，2010 年 3 月 12 日初诊。

尿频数而痛，恶寒，小腹坠胀，小便黄，大便结，脉右濡，左关尺沉。尿频痛、恶寒，小腹坠胀属太阳病，湿邪危害；小便黄，大便结为少阴病，精虚夹湿热。拟五苓散合地黄黄柏秦皮茯苓泽泻汤。3 剂。

生地黄 40 克，茯苓、泽泻各 20 克，猪苓、白术各 15 克，秦皮 15 克，黄柏 20 克，桂枝 10 克。

3 月 16 日二诊：诸证大减，原方续服 7 剂善后。

按：恶寒为太阳病、小腹胀坠属湿热下注，便秘、尿黄属少阴精虚夹湿热。此属表有寒，里有热，故用五苓散治太阳表寒，地柏秦苓泽泻汤治少阴精虚夹湿热而效。此小便黄且大便秘，兼有恶寒与小腹坠胀，是少阴精虚，湿热下注所致，而非阳明实热之便秘可比，不可不知。

2. 尿痛、尿频、腰两侧酸痛

姚某某，女，27 岁，1999 年 6 月 6 日初诊。

尿痛、尿频，医院诊断为肾炎，炎证消退后，仍每日滴注西药，腰两侧酸痛，脉两尺沉弱。尿频、尿痛，腰两侧酸痛，脉两尺沉弱，为肾少阴精虚无疑。处以六味地黄汤，3 剂。

生地黄 20 克，山萸肉、山药各 15 克，茯苓、泽泻、牡丹皮各 10 克。

半月后随访，原方连服 8 剂，痊愈。

按：此病为肾少阴精虚所致，补其精则病愈。六味地黄汤，多用熟地黄，此方用生地黄，作用有二：一为尿痛，用生地黄以止痛，二为尿频，尿频即尿不利，仲景云：“阴虚小便难”用生地黄补阴，以利尿而除小便难。

3. 小便频数而痛，小腹下坠，夜晚手麻

翁某某，女，54 岁，2004 年 8 月 4 日初诊。

小便频数而痛，小腹下坠，夜晚手麻，脉右寸浮，左关略大。小便频数而痛，属太阳病，湿邪危害；小腹下坠，夜晚手麻，为太阴病，中气下陷。拟补中益气汤合五苓散化汤。3 剂。

生黄芪、泽泻各 20 克，党参、白术、茯苓、猪苓、当归各 15 克，升麻、北

柴胡、炙甘草、陈皮、桂枝各10克。

按：1剂知，3剂愈。此属太阳太阴合病的湿邪危害与气虚气陷病机。以补中益气汤补太阴，治小腹下坠之气陷，用五苓散化汤治寒湿之邪入膀胱内，致使腑气不利，尿频而痛。

此方可治膀胱炎，小腹下坠，右侧腰痛，傍晚后，尿频、尿痛而失眠。

亦可治小便时尿道酸，尿频尿少；又可治小便内急，头晕小腹胀。

补中益气汤去当归合桂枝汤加山药、山萸肉、熟地黄、杜仲、茯苓，可治尿频，小腹略痛，日轻夜重，腰椎恶寒。

补中益气汤合五苓散、四逆散，可治口渴，尿频急、色黄，小腹略酸胀，头角胀。

补中益气汤合五苓散加白果，可治小腹酸胀，尿频，夜晚更甚。

4. 尿频量多，口渴不敢饮，尿急时乳房、脐周胀痛，便秘

张某某，女，47岁，2009年4月26日初诊。

尿频量多，口渴不敢饮，尿急时乳房、脐周胀痛，大便秘，二三日一行，右脉沉细。口渴小便多为太阳病，湿邪危害，尿急时乳房、脐周胀痛，为厥阴病，肝郁气滞，大便秘为血虚。拟四逆散合五苓散、四物汤。5剂。

生地黄、泽泻各20克，北柴胡、枳实、白芍、当归、川芎、桂枝、白术、茯苓、猪苓各15克，炙甘草10克。

6月11日二诊：前方效，原方续服14剂善后。

按：口渴、尿频属太阳病五苓散证，尿急时乳房胀痛，属厥阴病四逆散证，便秘属血虚，四物汤证。此属太阳厥阴合病兼血虚，故合三方于1剂治之而效。

五苓散合四逆散，可治前列腺炎、小腹胀、睾丸时胀痛。

5. 日晒2小时即尿频，大便不畅

梁某某，女，36岁，2011年5月31日初诊。

日晒2小时即尿频，大便不畅，脉右寸小浮、关尺沉，左濡沉。日晒2小时，即受阳气2小时而致尿频，受伤的肯定是肾少阴之精；大便不畅，脉右寸小浮、关尺沉，太阴气虚无疑。拟补中益气汤合六味地黄汤。7剂。

生黄芪、党参各30克，当归、熟地黄、白术各20克，茯苓、山萸肉、山药各15克，升麻、北柴胡、炙甘草、陈皮、牡丹皮、泽泻各10克。

6月13日二诊：前方服后病愈，停药数天，旧疾又发，且有白带，原方增茯苓、山药至20克，7剂善后。

按：尿频，实则太阳寒湿，虚则少阴精虚；大便难，实则阳明内实，虚则太阴气虚下陷。因日晒而致尿频，精虚可知，以六味地黄汤补精虚而治尿频；大便不畅，也因日晒所致，则太阴气虚可知，用补中益气汤治大便不畅，故初诊即效。停药后旧疾复发，又见白带，更是证明初诊用方正确，只是除湿之力不足，故二诊时增加山药、茯苓之药量，除湿补太阴而治白带。此属少阴太阴合病兼气虚证。

此方还可治小便后，小腹酸胀（膀胱炎）。

补中益气汤合六味地黄汤加桂枝、白芍、猪苓、益智仁，可治尿频急，外阴酸，小腹胀，腰两侧酸。

6. 小便难解，小腹痛连腰椎1周，大便干结

张某某，女，70岁，2010年9月12日初诊。

小便难解，小腹痛连腰椎1周，大便干结，脉沉。小便难解为寒湿作祟，属太阳病，小腹痛连腰椎1周为带脉病，治在少阴，大便干结为精虚内热，此太阳少阴合病。拟六味地黄汤合五苓散。3剂。

生地黄30克，泽泻20克，山萸肉、山药、茯苓、白术、猪苓各15克，牡丹皮、桂枝各10克。

9月15日二诊：诸证大减，原方7剂善后。

按：小便难属太阳病，寒湿危害；小腹连腰椎1周痛属带脉病，治在少阴。用五苓散合六味地黄汤利湿补肾精，治太阳少阴合病。精血同源，精足，自无血虚；血足，自无大便干结。因脐下属少阴病界，带脉位于少阴边界，故治在少阴，即补少阴之精，就是治带脉病。

此方可治尿频、尿急，腰两侧酸，尿难排出。

7. 小腹痛，小便黄，尿后刺痛，大便干结（尿道溃疡）

郑某，男，61岁，1987年9月15日初诊。

小腹痛，小便黄，尿后刺痛，大便干结，脉两尺沉、稍大，苔深黄而干。西医诊断为尿道溃疡，我认为此是肾少阴受湿热危害。拟地黄黄柏秦皮茯苓泽泻汤。3剂。

生地黄40克，泽泻18克，黄柏、茯苓各9克，秦皮6克。

9月19日二诊：尿后刺痛除，大便初头硬，二三枚后稍畅，然尿道仍有胀痛，原方再进3剂。

9月22日三诊：尿道胀痛已除，略感不适，右尺脉仍沉大有力，原方增损，再进3剂善后。

生地黄30克，黄柏12克，泽泻9克，秦皮、茯苓各6克。

按：此病在少阴病界，病机为肾精虚而生湿热。此大便干结非阳明实证，乃血虚津液枯所致，补精血润燥，大便自行。故方中生地黄为主药，量多时曾用致60克1剂。且效佳，此案曾在《浙江中医杂志》1989年9月号上作过报道。

此方亦可治前列腺增生，致使大小便秘结者。

8. 小便略有刺痛，尿后阴茎内痒

李某某，男，44岁，2009年6月4日初诊。

小便时略有刺痛，尿后阴茎内痒，关脉略沉，左甚于右。小便略有刺痛为瘀血夹湿，病在厥阴，尿后阴茎内痒为少阴精虚。拟六味地黄汤合当归芍药散加猪苓。5剂。

熟地黄、泽泻各20克，茯苓、白术、猪苓、山萸肉、山药各15克，牡丹皮、川芎、当归、白芍各10克。

6月10日二诊：前方刺痛减，原方续服7剂。

按：患者二诊后未曾复诊，我以为疗效不理想，也未曾随访。谁知2010年9月23日来诊时，说病与去年同，即提出要服去年6月10日的药方。好在我存有医案，当即抄付与他。由此可知去年二诊病已愈。去年辨病机时，即认为刺痛属厥阴有瘀，尿后阴茎内痒属少阴精虚，所以拟六味地黄汤合当归芍药散加味与之而效。

此方还可治小便不利，尿黄刺痛，发热。

六味地黄汤合当归芍药散加阿胶，可治夜尿十多次，小便将尽时尿道酸痛，略有隐血。

9. 夜尿多，头、面、足微肿

叶某某，女，45岁，1999年10月26日初诊。

有高血压夙疾，常头、面、足微肿，夜尿五六次，白天仅尿一二次，脉两尺弱，此属肾少阴气精两虚，嘱其服金匮肾气丸五瓶。

11月8日二诊：夜尿减至二次，问脚肿有方否？我告诉她服济生肾气丸可愈。然隔日患者来讲，三个医院都不知有济生肾气丸，并说，济生肾气丸即金匮肾气丸。我拿金匮肾气丸药瓶一看，处方内确有牛膝、车前子。无奈，嘱其再服五瓶。

11 月 23 日来告，已服药 15 瓶，自上星期开始，脚肿退尽，准备再服数瓶善后。

按：金匮肾气丸，应是《金匮要略》中的肾气丸无疑。自从《严氏济生方》中有加味肾气丸后，明、清两代多位知名医家，就将有牛膝、车前子的济生肾气丸称作金匮肾气丸。其中包括《寿世保元》《医宗必读》《医学心悟》《医宗金鉴》的作者。如龚廷贤、李中梓、程国彭等，可能未读《金匮要略》，不知金匮肾气丸的原配方，所以以讹传讹。可是《医宗金鉴》开篇就是《仲景全书》，应该清楚金匮肾气丸原方。但其杂病篇中的金匮肾气丸也有牛膝、车前子。这就不得不怪吴谦审稿之误了。

古代医学家们的误写，就难怪药厂老板的误读了。据我所能看到的金匮肾气丸成药配方中，都有牛膝、车前子，且一直张冠李戴至今。

桂附地黄汤合芍药甘草汤加木瓜、黄芪、桔梗，可治恶寒，晚上小腿挛急，尿臭，上楼时脚酸。

10. 霉菌性尿道炎，尿时不大痛，尿后尿道酸痛，小腹酸痛，大腿与右肩痛

刘某某，女，27 岁，2008 年 10 月 29 日初诊。

霉菌性尿道炎，尿时不大痛，尿后尿道酸痛，少腹酸痛，大腿与右肩痛，脉寸浮关尺沉。尿时不大痛，尿后尿道酸痛，为太阳厥阴合病，小腹酸痛为太阴气虚。拟补中益气合五苓散、当归芍药散加减。5 剂。

生黄芪 40 克，党参 30 克，茯苓、白术、泽泻、猪苓、滑石各 20 克，升麻、北柴胡、枳实、炙甘草、川芎、当归、桂枝、赤芍各 10 克。

11 月 4 日二诊：诸证减，仅尿后右肩仍痛，原方增量 7 剂。

生黄芪 40 克，党参 30 克，泽泻、滑石各 25 克，茯苓、白术、猪苓各 20 克，当归、白芍各 15 克，升麻、北柴胡、炙甘草、陈皮、桂枝、川芎各 10 克。

11 月 11 日三诊：右肩痛减，原方续服 7 剂。

11 月 20 日四诊：前方效，原方续进 7 剂善后。

按：尿道属多病位重叠区，小腹酸痛为太阴虚，脉寸浮关尺沉，属气陷脉象。尿后尿道酸痛，属太阳厥阴合病。是剂内含补中益气汤、四逆散、五苓散、当归芍药散四方。以补中益气汤补太阴治气陷，五苓散祛寒湿治太阳病，四逆散、当归芍药散疏肝解郁，活血利水治厥阴，故使病愈。此案较少见，然治疗仍以补气血、利湿为主，按病位所呈现的病机施治，虽无前人经验参照，却也能药到病除。

11. 恶寒，汗出，尿频

毛某某，女，67岁，2007年10月17日初诊。

三天前出现尿频，从早到晚尿12次（此病自52岁始，至今已15年），背恶寒，脉沉濡。拟附子汤合四逆汤。5剂。

茯苓、白术各30克，党参、白芍、炙甘草各20克，干姜10克，附子40克（先煎）。

10月18日二诊：冷已除，尿量减，仍尿频，疑为炎症，自服千金片无效，原方续服5剂。

10月22日三诊：背寒除，仍尿频，因尿频类似自汗不止，原方去干姜、炙甘草，加生黄芪、山萸肉、五味子等固表止汗药以止尿频，5剂。

生黄芪、附子（先煎）各40克，茯苓、白术各30克，党参、白芍各20克，山萸肉15克，五味子10克。

10月28日四诊：尿频减，一昼夜仍有十多次，原方加白果以固尿，5剂。

生黄芪、附子（先煎）各40克，茯苓、白术各30克，党参、白芍各20克，山萸肉15克，五味子、白果10克。

11月1日五诊：前方尿频减，原方续服5剂。

11月7日六诊：前方服后，背恶寒，11月2日另加干姜、甘草后，背寒即除，原方续服5剂。

生黄芪、附子（先煎）各40克，茯苓、白术各30克，党参、白芍、干姜、甘草各20克，山萸肉、五味子、白果各15克。

11月12日七诊：前方效，原方续服5剂。

11月16日八诊：洗浴后又现尿频，右尺脉仍伏，原方增干姜至30克，附子（先煎）50克，5剂。

12月10日随访：病愈。

按：恶寒、脉沉濡，应属肾少阴气虚。尿多与自汗同类，皆属津液外泄，此是我多年临证中，用类比法得出的结论。故是剂以附子汤、四逆汤这两个少阴病常用方，加上山萸肉、五味、黄芪三味敛汗药，再加白果固尿，达到温补少阴肾气，又敛汗固尿而使病除。

12. **头胀项强，口渴，尿中白浊，右肩酸**

谢某某，男，40岁，2007年9月7日初诊。

头胀项强，口渴，尿中白浊，脉左弦略沉，右寸浮。头胀项强，属少阳太阳合病，口渴，尿中白浊为太阳少阴合病。拟小柴胡汤合五苓散加味。5剂。

北柴胡25克，泽泻、熟地黄各20克，猪苓、白术、茯苓、山药各15克，桂枝、赤芍、黄芩、党参、姜半夏、炙甘草、姜、枣各10克。

9月14日二诊：项强白浊减，右肩酸，为气虚，原方加生黄芪，5剂。

生黄芪30克，北柴胡25克，泽泻、熟地黄各20克，猪苓、白术、茯苓、山药各15克，桂枝、赤芍、黄芩、党参、姜半夏、炙甘草、姜、枣各10克。

9月20日三诊：前方效，原方增量5剂。

生黄芪40克，北柴胡25克，党参、茯苓、白术、泽泻、熟地黄各20克，山药、猪苓各15克，桂枝、赤芍、黄芩、姜半夏、炙甘草、姜、枣各10克。

9月25日四诊：前方效，因腰腿酸，头痛背强，原方加山萸肉、葛根，5剂。

生黄芪40克，北柴胡25克，党参、茯苓、白术、泽泻、熟地黄、葛根各20克，山药、猪苓、山萸肉各15克，桂枝、赤芍、黄芩、姜半夏、炙甘草、姜、枣各10克。

按：从案中看，口渴，白浊，右肩酸已除。此方以治白浊为主，其他兼证则随证加减治之。是剂实际是柴胡桂枝汤合五苓散、加减补阳汤，加山萸肉、山药、熟地黄、葛根。其中用柴胡桂枝汤合加减补阳汤加葛根，治少阳太阳太阴合病之头胀项强、右肩酸；以小柴胡汤合五苓散化汤加山萸肉、山药、熟地黄治太阳少阳少阴合病之尿中白浊。

小柴胡汤合五苓散，可治乳糜尿，劳累后易发作。

小柴胡汤去半夏加天花粉合五苓散，可治口渴，夜尿多，头角胀。

13. **尿浊色白，右肩颈痛，时寒热**

刘某某，女，63岁，2007年4月15日初诊。

尿浊色白，右肩颈痛，时寒热，脉左弦紧，右寸关弦，此太阳少阳厥阴合病。拟柴胡桂枝汤合当归芍药散加减。3剂。

熟地黄、山药各20克，北柴胡、茯苓、泽泻、白术、石莲子各15克，黄芩、党参、姜半夏、炙甘草、桂枝、白芍、川芎、当归各10克。

4月20日二诊：前方服药期间未见乳糜尿，因右侧腰酸，原方加杜仲，

5剂。

熟地黄、山药、茯苓、泽泻各20克，北柴胡、石莲子、白术各15克，黄芩、党参、姜半夏、炙甘草、桂枝、白芍、川芎、当归、杜仲各10克。

4月26日三诊：因小便黄，原方加黄柏，增白术，10剂。

熟地黄、山药、茯苓、泽泻、白术各20克，北柴胡、石莲子各15克，黄芩、党参、姜半夏、炙甘草、桂枝、白芍、川芎、当归、杜仲、黄柏各10克。

5月6日四诊：小便黄，右足背肿，左脉弦长大实。拟《外台秘要》之黄连解毒汤合五苓散加川芎、当归、赤芍，5剂。

茯苓、泽泻各30克，白术20克，猪苓、赤芍各15克，焦栀、黄柏、黄芩、川芎、当归、桂枝各10克，川黄连5克。

5月11日五诊：小便已清，足背肿亦减，因肩颈仍痛，原方增川芎、当归至15克，川黄连至10克，7剂善后。

按：尿白浊，肩颈痛，时寒热，脉弦紧，此是少阳太阳厥阴合病之乳糜尿，故用柴胡桂枝汤合当归芍药散加减治之。四诊时出现小便黄，右足背肿，左脉弦长大实，属厥阴阳明并病之痛风。而此时的病机以湿热挟瘀为主，故用黄连解毒汤合五苓散、当归芍药散化汤治厥阴阳明并病而效。

14. 怀孕四月，呕吐时尿失禁

张某某，女，28岁，2010年6月25日初诊。

怀孕四月，初起时略呕恶，尚不至吐，后来呕恶越来越重，成为呕吐，且呕吐时小便失禁，经常湿裤，脉平。拟五苓散化汤一试。3剂。

桂枝10克，白术、猪苓、茯苓各15克，泽泻20克。

按：因互留了手机号码，四日后用电话问之，对方答曰：3剂后，诸证痊愈。或问：尿失禁何以用五苓散？答：数年前我曾用丹溪翁的四物汤合五苓散治愈一例产后尿失禁三年的患者。《伤寒论》中饮水即吐的水逆证，能用五苓散愈疾。而水逆症与呕吐比较接近，五苓散应可治呕吐。而且中药方剂有双向调节作用，既然能治小便不利，也能治小便失禁。所以3剂五苓散化汤，既治愈了呕吐，又治愈了尿失禁。

此方加党参，可治口渴，小便不利，恶寒，小腹胀，眠欠安。

15. 咳而尿频，尿失禁五年

张某某，女，54岁，2006年9月12日初诊。

三天前咳嗽，痰略黄，口渴，寒热往来，脉左关大。咳嗽痰略黄，口渴为太阳阳明合病之大青龙汤证；寒热往来，左关脉大为少阳病小柴胡汤证。拟大青龙汤合小柴胡汤。5剂。

北柴胡25克，石膏20克，姜半夏15克，党参、黄芩、炙甘草、姜、枣、麻黄、杏仁各10克，桂枝6克。

9月19日二诊：前方未效。拟大青龙汤一试，3剂。

麻黄、杏仁各15克，石膏30克，姜、枣各10克，桂枝、炙甘草各6克。

9月28日三诊：前方效不佳，仍小便数，咳则遗尿，脉略数。忽忆《金匮要略》："肺痿吐涎沫而不咳者，其人不渴，必遗尿，小便数，……此为肺中冷，必眩，多涎唾，甘草干姜汤以温之。"此证与甘草干姜汤证相似，拟甘草干姜汤3剂一试。

炙甘草20克，干姜10克。

9月30日四诊：前方第1剂煎焦，第2剂服后小便减，第3剂服后，小便续减，白天欲眠，咳亦减，原方续服3剂。

炙甘草20克，干姜10克。

10月3日五诊：五年左右小便频少的痼疾已大减，原来十多分钟小便一次，现在一二小时小便一次，但仍嫌多，咳亦仍有几声，平时闻到煤气欲咳嗽，现亦好转，原方续服5剂。

炙甘草20克，干姜10克。

10月7日六诊：仍有咳，上午小便三次，原方续服5剂。

炙甘草20克，干姜10克。

10月13日七诊、八诊：前方效不更方，原方各续服6剂。

10月24日九诊：上午九时仍咳，食柿子亦咳，原方续服9剂。

炙甘草20克，干姜10克。

11月2日十诊：疗效不佳，拟前方18剂，日服3剂，连服六天。

炙甘草20克，干姜10克。

11月8日十一诊：小便已正常，咳嗽每日二三声，原腰酸痛、肩臂痛都在无形中除去。拟原方18剂，再日服3剂。

炙甘草20克，干姜10克。

11月15日十二诊：早上已不咳，下午二时、五时左右咳几声，仍原方18剂，日3剂，连服六天以善后。

按：我从遗尿、小便数证候中，认识到此为肺中冷病机，故放胆用大剂量甘草干姜汤获效。此案较少见。病历五年未愈，是医者不识此证之故。用二味药治愈此疑难证，可见仲景之方神妙如此。

此案在十诊后，因疗效不明显，嘱其日服3剂。3剂药量一日服，其中炙甘草60克，干姜30克，用量超过平常数倍，非但未见不良反映，且疗效更好，此是该病痊愈之关键。

16. 生育后，小便失禁三年

方某某，女，30岁，2006年9月2日初诊。

自生育二女儿开始小便自遗而不知，色淡黄，脉左濡两尺沉。拟《丹溪心法》治尿失禁之四物汤合五苓散化汤7剂一试。

泽泻、熟地黄各20克，茯苓、白术、猪苓、当归各15克，桂枝、白芍、川芎各10克。

按：此方源自《丹溪心法》，初次使用，亦不知疗效如何？谁知五日后，患者提了二包药来诊所说："三年的病，服第1剂即小便有知觉，第2剂觉小便已正常，本想将药全部服完，结果，服至5剂后，觉得小腹胀，遂停服，还有2剂药送给您们。"丹溪翁是经方时方合用的第一人，疗效不可思议。

五苓散合四物汤，可治尿频数或小便不畅（前列腺增生。下同）。

五苓散合四物汤，可治大便日二三次，小便不畅。

17. 自幼遗尿至成人

汪某某，女，21岁，2007年4月15日初诊。

自幼尿床至今，浑然不觉，脉右关尺沉细。拟当归四逆汤加味。5剂。

党参20克，附子、当归各15克，细辛、吴茱萸各6克，桂枝、白芍、炙甘草、干姜、通草、枣各10克。

4月20日二诊：前方右脉已起，尿床未减，拟四物汤合五苓散，5剂。

熟地黄15克，桂枝、白芍、川芎、当归各10克，猪苓、白术、茯苓各15克，泽泻20克。

4月26日三诊：前方未效，补血不应，当补气。拟补中益气汤合五苓散，6剂。

生黄芪30克，党参、白术、泽泻各20克，当归、茯苓、猪苓各15克，升麻、北柴胡、炙甘草、陈皮、桂枝各10克。

5 月 4 日四诊：前方服后无遗尿，仅夜尿一次，然停药后，凌晨略湿床，原方续服 5 剂。

5 月 12 日五诊：仍略有尿床，且觉腰酸痛，此肾少阴精虚，原方加山药、熟地黄、山萸肉、杜仲，5 剂。

生黄芪 30 克，党参、白术、泽泻、山药、熟地黄各 20 克，当归、茯苓、猪苓、山萸肉各 15 克，升麻、北柴胡、炙甘草、陈皮、桂枝、杜仲各 10 克。

5 月 18 日六诊：因小便黄，原方改熟地黄为生地黄 20 克，5 剂。

5 月 24 日七诊：因小便黄，原方增泽泻至 30 克，茯苓、猪苓至 20 克，6 剂。

5 月 31 日八诊：因凌晨四时醒时，仍略模糊而致少量尿床，原方加白芍、石菖蒲，减泽泻，改生地黄为熟地黄，5 剂。

生黄芪 30 克，党参、白术、山药、熟地黄、茯苓、猪苓、泽泻各 20 克，当归、山萸肉各 15 克，升麻、北柴胡、炙甘草、陈皮、桂枝、杜仲、白芍、石菖蒲各 10 克。

6 月 9 日九诊：前方服后下利，且遗尿两次，原方去白芍、石菖蒲，5 剂。

生黄芪 30 克，党参、白术、山药、熟地黄、茯苓、猪苓、泽泻各 20 克，当归、山萸肉各 15 克，升麻、北柴胡、炙甘草、陈皮、桂枝、杜仲各 10 克。

6 月 14 日十诊：前方效，原方增生黄芪至 40 克，党参 30 克，5 剂。

6 月 21 日十一诊：前方效不显著，原方加白果 10 克，5 剂。

生黄芪 40 克，党参 30 克，白术、山药、熟地黄、茯苓、猪苓、泽泻各 20 克，当归、山萸肉各 15 克，升麻、北柴胡、炙甘草、陈皮、桂枝、杜仲、白果各 10 克。

6 月 27 日十二诊：前方 2 剂后下利，晚上即不尿床，3 剂后利止，亦不尿床，原方续服 5 剂。

7 月 3 日十三诊：又略尿床，原方增白果至 15 克，6 剂。

7 月 10 日十四诊：前方已无尿床，恐停药后再发，原方续服 5 剂。

7 月 16 日十五诊：前方未遗尿，因恐惧复发，且大便略结，原方增熟地黄至 25 克，5 剂。并嘱其每日服白果 10 克以善后。

按：自幼尿床至 21 岁，亦属罕见。初诊时因其右脉关尺沉细，以为肾气虚所致，以当归四逆汤合四逆加人参汤与之未效。二诊时以一般遗尿治，用四物汤合五苓散亦无效。三诊用补中益气汤合五苓散才略见效，后来十余诊，就在此方的基础上，随证加药才全部治愈。如腰酸加山萸肉、山药、熟地黄、杜仲；疗效不显著时加白果，特别是白果一味，疗效不同凡响，所以最后以白果善后。

18. 口渴，失眠，小便多，时尿红血，不痛，大便难

陈某某，男，72岁，2004年3月16日初诊。

口渴，失眠，小便多，时尿红血，不痛，咳而略有痰，大便难，平时靠西药滴注控制，一般滴注三四天能止血，病已八年（B超检查，左肾中有一黑点）。脉右弦细，左浮大而紧，试按少阴病咳而呕渴，心烦不得眠治。拟猪苓汤。5剂。

猪苓、茯苓、泽泻、阿胶珠、滑石各15克

3月25日二诊：小便较畅通，已无血色，然夜眠仍欠安。拟猪苓汤合酸枣仁汤、当归芍药散，5剂。

炒枣仁20克，生白术、猪苓、茯苓、泽泻、滑石、知母、阿胶（烊服）各15克，赤芍、当归各10克，生草、川芎各6克。

3月30日三诊：睡眠未好转，大便或溏或结，原方去枣仁、知母、生草，加枳实，增赤芍，5剂。

生白术、猪苓、茯苓、泽泻、滑石、阿胶（烊服）、枳实、赤芍各15克，当归10克，川芎6克。

4月13日四诊：略有大便不畅，纳欠佳，原方增损，加木香，5剂。

生白术、茯苓各20克，猪苓、泽泻、枳实、阿胶、滑石各15克，赤芍、当归、木香各10克，川芎6克。

4月24日五诊：大便仍黏腻难下，试从湿热治，原方减阿胶，加川黄连一试。

生白术、茯苓各20克，猪苓、泽泻、枳实、滑石各15克，赤芍、当归、木香、阿胶各10克，川芎6克，川黄连3克

4月29日六诊：前方服后大便溏，腰腹胀，嗳气，可能是川黄连之故，原方去川黄连，增木香至12克，5剂。

5月8日七诊：前方连服10剂，又见大便难而腹胀，原方加川黄连，增木香，5剂。

生白术、茯苓各20克，猪苓、泽泻、枳实、滑石、木香各15克，赤芍、当归、阿胶各10克，川芎6克，川黄连2克。

5月18日八诊：大便仍难，原方增当归、赤芍至20克，川芎10克，去川黄连，5剂。

赤芍、当归、生白术、茯苓各20克，猪苓、泽泻、枳实、滑石、木香各15

克，阿胶、川芎各10克。

5月23日九诊：大便稍畅，略觉倦怠腰胀，原方加党参，5剂。

生白术、茯苓、赤芍、当归各20克，猪苓、泽泻、枳实、滑石、木香各15克，阿胶、党参各10克，川芎10克。

6月8日十诊：腰部仍有酸胀，原方增白术至30克，7剂。

6月29日十一诊：小便略涩，出血数点，白天略嗜睡，倦怠，脉左尺浮弦略大。原方去阿胶加熟地黄，增滑石、泽泻量，7剂。

猪苓、木香、枳实各15克，滑石、泽泻、茯苓、当归、熟地黄、赤芍各20克，白术30克，党参、川芎各10克。

8月3日十二诊：大便不畅，小便短，略倦怠欲眠，脉弦浮紧，原方增党参至15克，7剂。

8月17日十三诊：因大便溏，原方减当归、赤芍、熟地黄至15克，增党参至20克，7剂。

按：八年痼疾，连续治了五个月始痊愈。第二年听同村患者说："老头子已另结新婚"。血尿多是少阴厥阴合病，精血虚、血中夹湿所致，我皆用猪苓汤合当归芍药散加减获效。

此案中因利尿药多于补血药，常出现大便不畅，腹胀，基本上是加重补血药量与行气除胀药量而效。

猪苓汤合四物汤加白术，可治血尿。

猪苓汤合当归芍药散，可治血尿，小便频，大便秘结。

猪苓汤合四物汤，可治血淋，尿频急，脐周痛，大便干；此方加杜仲、怀牛膝、桑寄生，可治血尿，腰椎酸。

19. 头身疼痛，烦渴喜饮，小便色赤

赵某某，男，35岁，1998年9月10日初诊。

头身疼痛，烦渴喜饮，小便色赤，脉洪数，苔黄厚而干。拟猪苓汤。3剂。

猪苓、茯苓、泽泻、滑石、阿胶各9克。

9月14日二诊：1剂口渴止，3剂余证瘥，小便仍黄，原方再服3剂善后。

按：初诊时，此证颇似白虎加桂枝汤证；脉洪苔黄，烦渴喜饮，象白虎汤证，头身疼痛，似桂枝汤证。最后选用猪苓汤，全凭患者身无汗、小便赤证候。因白虎汤证、桂枝汤证都应当身有汗。而此证却全身无汗，所以敢舍苔、脉于不顾而用是方。

此方还可治口渴，尿意频，尿时痛，尿有血色。

20. 尿路感染愈后，小便色红，口淡纳呆

周某某，女，32 岁，2002 年 3 月 7 日初诊。

尿路感染愈后，小便色红，口淡纳呆，脉弦细数，苔黄干。口淡纳呆，脉弦细数，证属少阳少阴太阴合病。拟小柴胡汤合《北京市中药成方选集》之归芍地黄汤。5 剂。

北柴胡 18 克，姜半夏 12 克，生地黄、泽泻各 20 克，山萸肉、山药、当归、白芍各 15 克，黄芩、党参、茯苓、牡丹皮、炙甘草、姜、枣各 10 克。

3 月 14 日二诊：前方效，原方加白术合方内党参、茯苓、炙甘草为四君子汤以补太阴，治口淡纳呆以善后，7 剂。

北柴胡 18 克，姜半夏 12 克，生地黄、泽泻各 20 克，山萸肉、山药、当归、白芍各 15 克，黄芩、党参、茯苓、牡丹皮、炙甘草、姜、枣、白术各 10 克。

按：小便色红，厥阴少阴合病，口淡纳呆，太阴病，脉弦细数，为少阳脉，是方合六味地黄汤加当归、芍药治厥阴少阴合病之尿色红，加白术后，方内含有四君子汤以补太阴之虚；用小柴胡汤疏理三焦，三焦通畅，五脏即能顺利各司其职，病才能愈。

21. 腰酸痛晚上为主，大便时有精液溢出，且睾丸痛

丁某，男，30 岁，2011 年 7 月 30 日初诊。

腰酸痛晚上为主，大便时有精液溢出，且睾丸痛，脉左尺弱。腰酸痛晚上为主，大便时有精液溢出，此属肾少阴病气精两虚；睾丸痛为厥阴病。拟《景岳全书》之大补元煎加减治少阴厥阴合病。7 剂。

生黄芪 30 克，党参、白术、山萸肉、山药、熟地黄、杜仲、桑寄生、怀牛膝各 15 克，肉桂、白芍、当归、炙甘草各 10 克。

8 月 6 日二诊：睾痛除，大便时溢精减，晚上仍腰痛，原方增熟地黄至 20 克，肉桂、白芍、当归至 15 克，7 剂善后。

按：白天腰酸痛为肾气虚，晚上腰酸为肾精虚，精液溢出亦肾气虚，睾丸痛属厥阴血虚。其中党参、白术、生黄芪、肉桂、杜仲、怀牛膝、桑寄生补肾气，山萸肉、山药、熟地黄补肾精，当归、白芍、熟地黄补血治厥阴，故效。此属少阴厥阴合病。

22. 晚上尿频，小便不利、色黄，小腹胀，尿后滴白（前列腺炎）

何某某，男，26 岁，2009 年 11 月 18 日初诊。

晚上尿频十多次，小便不利、色黄，小腹胀，大便结，脉细。晚上尿频，色黄，大便结，脉细，属肾少阴精虚夹湿热危害；小便不利，小腹胀，为太阳病，寒湿危害。拟《医宗金鉴》之知柏地黄汤合五苓散。5剂。

生地黄30克，泽泻20克，茯苓、白术、猪苓、山萸肉、山药各15克，知母、黄柏、桂枝、牡丹皮各10克。

11月23日二诊：诸证减，因尿后滴白，原方加滑石，增茯苓，10剂。

生地黄30克，茯苓、滑石、泽泻各20克，白术、猪苓、山萸肉、山药各15克，知母、黄柏、桂枝、牡丹皮各10克。

12月3日三诊：滴白减，原方增滑石至30克，10剂。

12月14日四诊：前方效，因易勃起，原方增生地黄至40克，知母、黄柏至15克，10剂。

12月26日五诊：前方效，原方增白术至20克，10剂善后。

按：尿频分昼夜，晚上尿频属少阴精虚，白天尿频，属太阳寒湿。少阴精虚兼有湿热，则尿黄大便结；膀胱在小腹内，若小便不利，小腹胀，则病在膀胱，属太阳病，此属少阴太阳合病。以知柏地黄汤补精，清湿热，利小便治少阴；用五苓散，散寒利湿治太阳病。此病虚实挟杂，故须按太阳、少阴合病治，况且尿后有滴白（白淫），更不能独治太阳。

23. 前列腺增生，小便时刺痛，前列腺部位胀，隐痛

朱某某，男，76岁，2013年6月11日初诊。

前列腺增生，小便时刺痛，前列腺部位胀而隐痛，脉左寸浮大，右关尺沉细。前列腺属厥阴病位，膀胱属太阳病位，小便时刺痛之病机为太阳寒湿与厥阴有瘀。此属太阳厥阴合病。拟五苓散合桂枝茯苓丸化汤。5剂。

党参、白术、猪苓各20克，茯苓、泽泻各25克，桂枝、赤芍、桃仁、牡丹皮各10克。

6月18日二诊：前方服后痛减，原方续服7剂。

7月24日随访：胀与刺痛除。

按：小便不利属太阳病寒湿危害，刺痛为瘀血作祟，病在厥阴，以五苓散治太阳而利小便，桂枝茯苓丸化瘀血而治厥阴，故病愈。此属太阳厥阴合病。

24. 前列腺囊肿，尿后不舒服

李某某，男，36岁，2010年4月10日初诊。

尿后不舒服（前列腺囊肿0.6cm），脉沉细。前列腺属厥阴病位，尿后不舒服，为血中挟湿，脉沉细为气血双虚。拟补中益气汤合当归芍药散化汤加减，补气活血利湿。5剂。

生黄芪、茯苓、泽泻各30克，党参、白术各20克，升麻、北柴胡、枳实、白芍、川芎、当归、炙甘草各10克。

4月20日二诊：前方1剂，尿后即无不适，停药二天，又觉不适，原方增党参、白术至30克。5剂。

4月26日三诊：前方效不佳，因多梦，拟初诊方加煅龙骨、煅牡蛎，5剂。

煅龙骨、煅牡蛎、生黄芪、茯苓、泽泻各30克，党参、白术各20克，升麻、北柴胡、枳实、白芍、川芎、当归、炙甘草各10克。

按：前列腺应属厥阴病位，脉沉细属太阴气虚，是剂合补中益气汤、当归芍药散、四逆散三方，集补气、活血、利湿功能于1剂，共治太阴厥阴合病兼气虚而病愈。二诊时增党参、白术量反效不佳，原因有二：一是违反效不更方之古训。二是无增药证候而增药，违反对证下药的原则。初诊方1剂即见效，药已中病机，方药已无更改之必要。三诊方仍恢复初诊方剂量，因多梦而加龙骨、牡蛎，属对症下药。

25. 小便黄，睾丸胀痛，大腿两侧发痒，阳痿

张某某，男，48岁，2007年7月15日初诊。

小便黄，睾丸胀痛，大腿两侧发痒，脉弦。小便黄为太阳病，睾丸胀痛属肝郁气滞，为厥阴病，脉弦为少阳病。拟小柴胡汤合五苓散、四逆散加青皮。3剂。

北柴胡25克，泽泻20克，姜半夏、茯苓、猪苓、白术、白芍、枳实、青皮各15克，黄芩、党参、炙甘草、姜、枣、桂枝各10克。

7月19日二诊：睾丸胀痛除，小便仍黄色略痛，此少阴、厥阴中有湿热危害，拟四逆散合当归芍药散加味，3剂。

北柴胡25克，赤芍、猪苓、白术、茯苓各20克，泽泻、滑石各30克，枳实、青皮、黄柏各15克，川芎、当归、炙甘草各10克。

7月21日三诊：小便色变淡，并说出阳痿多年已好转，原方续服3剂善后。

按：睾丸一般属厥阴病位，然左属厥阴，右与太阴相关。尿黄属少阴病或太阳病。然而初诊剂中已用五苓散治太阳而无效，可知此病机为少阴湿热危害。二诊方中含猪苓汤去阿胶，加白术、黄柏治少阴而除湿热。阴茎属厥阴病位，以四逆散加青皮合当归芍药散，解郁利湿活血治厥阴病，所以睾丸胀痛和阳痿除。

26. 恶寒，阳痿，略腰酸

戚某某，男，36 岁，2010 年 11 月 11 日初诊。

恶寒，阳痿，略腰酸，脉濡，此属少阴气精两虚。拟大补元煎加减。7 剂。

生黄芪、党参各 30 克，熟地黄、白术各 20 克，山萸肉、山药、桂枝、白芍、杜仲各 15 克，炙甘草、当归各 10 克。

11 月 22 日二诊：前方未效，宜加补肾气药，原方加淫羊藿、肉苁蓉，7 剂。

生黄芪、党参各 30 克，熟地黄、白术各 20 克，山萸肉、山药、桂枝、白芍、杜仲、肉苁蓉各 15 克，炙甘草、当归、淫羊藿各 10 克。

12 月 12 日三诊：前方无不适，原方续服 7 剂。

12 月 19 日四诊：前方稍效，原方增淫羊藿至 15 克，7 剂。

12 月 26 日五诊：前方效不佳，仍有阳痿早泄。拟小柴胡汤合桂枝茯苓丸加生黄芪，7 剂。

生黄芪 30 克，北柴胡 25 克，党参 20 克，桂枝、赤芍、牡丹皮、桃仁、茯苓、姜半夏各 15 克，黄芩、炙甘草、生姜、大枣各 10 克。

2011 年 1 月 2 日六诊：前方已能自动勃起，效佳，原方续服 7 剂。

1 月 9 日七诊：阳痿瘥，略有早泄，原方增党参至 30 克，7 剂善后。

按：历来医家，皆以阳痿为肾阳虚所致，此案恰以疏肝胆补气活血化瘀见效，（此方法受益于“伟哥”研发过程的启发。“伟哥”原来是治冠心病的活血药，后来变成治阳痿的药。小柴胡汤合桂枝茯苓丸，原来也是治冠心病的方，后来受“伟哥”研发过程的启发，用来治阳痿而有效。）看来宗筋之病仍离不开太阴、少阳、厥阴之病位。且宗筋由厥阴所主，非肾少阴所主，因宗筋之勃起，全赖气盛血活；气行于身右之太阴，血行于身左之厥阴，少阳三焦行身之两侧，故用小柴胡汤理三焦治少阳，桂枝茯苓丸活血化瘀治厥阴，以黄芪、党参补太阴之气，使体内气盛血活，阳痿岂有不愈之理?

此方无黄芪，亦可治阳痿半月不起。

27. 口苦咽干，头晕泛恶，遗精

陈某某，男，32 岁，2000 年 6 月 7 日初诊。

遗精、口苦咽干，头晕泛恶，脉弦。遗精属少阴病，然所有证候皆少阳病小柴胡汤证。拟小柴胡汤一试。3 剂。

北柴胡18克，黄芩、炙甘草、姜、枣、党参各9克，姜半夏12克。

6月10日二诊：前方有效，然咽喉痛，腰部发胀，仍有遗精，此少阴有热。原方加芡实、金樱子、川黄连、牡丹皮，5剂。

北柴胡18克，牡丹皮、黄芩、炙甘草、姜、枣、党参各9克，芡实、金樱子、姜半夏12克，川黄连6克。

6月15日三诊：前方服后，未发生过遗精，腰部发胀已除，原方再进5剂善后。

按：此案遗精为少阴热，夹有口苦咽干之小柴胡汤证，故以小柴胡加连丹汤合《洪氏集验》之水陆二仙丹清热固精取效。此属少阳少阴合病。

28. **房劳过度而遗精，头晕神疲，面红鼻赤**

章某某，男，36岁，1986年8月21日初诊。

因新欢房劳过度而遗精，每夜必遗，甚至一夜数次，白天头晕神疲，面红鼻赤，舌红，苔黄黑，舌根为甚，二脉弦浮大稍数，两尺尤甚。此乃肾精虚火旺之遗精无疑，嘱服知柏地黄丸，日服二次，每次12克，连服一斤。数日后来问：为何服药后痰多？我答：痰多若清稀为佳兆，不必虑。日后可服金水六君丸祛痰。药服完病愈，面红鼻赤亦退。

按：此少阴病，因肾精透支，虚火妄动所致，故补肾精、清虚火即愈。

29. **白天尿频，五六天遗精一次**

刘某某，男，27岁，2011年1月17日初诊。

白天尿频，五六天遗精一次，腰酸，脉右寸沉濡，关尺浮弦。尿频、遗精，腰酸为少阴气精两虚，右寸脉沉濡为太阴气虚。拟归脾汤合大补元煎加减。7剂。

党参、生黄芪各30克，茯苓、白术、熟地黄各20克，山萸肉、山药、当归、白芍、杜仲、远志、枣仁各15克，炙甘草、陈皮各10克。

2月22日二诊：前方服后，尿频、遗精、睡眠都有好转，原方续服7剂善后。

按：尿频、遗精、腰酸，看似肾少阴病，而右寸脉濡，却是太阴病气虚的脉象，其病机应是肾精虚、宗气虚，少阴太阴合病。故用大补元煎合归脾汤加减，气精同补，太阴、少阴合治而病愈。

30. **自发育后即遗精**

沈某，男，35岁，2009年10月7日初诊。

自发育后即遗精，脉两尺沉细。拟《小品方》之二加龙牡汤。3剂。

煅龙骨、煅牡蛎各20克，桂枝、白芍、炙甘草、姜、枣、白薇、附子各10克。

10月11日二诊：前方1剂遗精止，依患者要求，原方加枣仁10克，3剂。

煅龙骨、煅牡蛎各20克，枣仁、桂枝、白芍、炙甘草、姜、枣、白薇、附子各10克。

10月15日三诊：前方加枣仁而胃痛，原方去枣仁，增白芍，5剂。

煅龙骨、煅牡蛎各20克，白芍15克，桂枝、炙甘草、姜、枣、白薇、附子各10克。

10月22日四诊：前方反腹痛，拟金匮肾气丸化汤，3剂。

熟地黄20克，山萸肉、山药各15克，茯苓、泽泻、牡丹皮各10克，桂枝、附子各5克。

10月26日五诊：胃痛除，腰痛亦除，因头角及后项不适，原方合小柴胡汤，3剂。

北柴胡25克，熟地黄20克，山萸肉、山药各15克，黄芩、党参、姜半夏、炙甘草、姜、枣、茯苓、泽泻、牡丹皮各10克，桂枝、附子各5克。

按：经方桂枝加龙牡汤治男子失精，女子梦交，二加龙牡汤即在前方中加白薇、附子。此方在《小品方》中有载，可能是仲景遗方，然治失精只要对证，确实有效。二诊后之方，不是治兼证，就是治他病，虽有效，却与主证无关，且记录过简，不好评说。

31. 同房时精中有血，同房后血尿，腰两侧酸

张某某，男，56岁，2011年7月9日初诊。

同房时精中有血，同房后血尿，腰两侧酸，脉右濡小、左关短。血尿、腰两侧酸为少阴精虚；右脉濡小，血精，为气虚不能摄血。拟归脾汤加减。7剂。

生黄芪、党参各30克，茯苓、白术各20克，当归、熟地黄、山萸肉、山药、枣仁各15克，炙甘草、远志、陈皮、桂圆肉各10克。

7月20日二诊：血精减，腰酸血尿除，原方续服7剂善后。

按：太阴气虚不能摄血，则血随精泄，精虚则腰两侧酸，此太阴少阴合病兼气虚，故用归脾汤健脾补气，半剂六味地黄汤补肾精，气旺精固，自无血精血尿之患。

32. 同房时血精，房事后血尿，口渴，呕恶，尿痛，腰痛，失眠

田某某，男，46岁，2009年5月3日初诊。

血尿，口渴，呕恶，尿痛，脉略沉。血尿，尿痛，口渴为猪苓汤证，呕恶属小柴胡汤证。拟小柴胡汤合猪苓汤。3剂。

北柴胡、滑石各15克，黄芩、党参、姜半夏、炙甘草、姜、枣、猪苓、泽泻、茯苓、阿胶各10克。

6月3日二诊：诸证减，因腰痛，为少阴病，原方合六味地黄汤，7剂。

北柴胡、茯苓、猪苓、滑石、泽泻、阿胶珠、山萸肉、山药、熟地黄各15克，黄芩、党参、姜半夏、炙甘草、姜、枣、牡丹皮各10克。

6月10日三诊：腰痛减，尿血未减，宜少阴、厥阴合治。拟猪苓汤合当归芍药散加味，5剂。

猪苓、滑石、泽泻、茯苓、白术、山萸肉、山药、熟地黄、阿胶珠、白茅根各15克，川芎、当归、白芍、生蒲黄各10克。

6月15日四诊：前方尿血减，原方增茅根至30克，生蒲黄15克，7剂。

6月21日五诊：尿血虽减，血精未差，且劳累后更甚，眠亦差，此属太阴少阴合病。拟归脾汤合知柏地黄汤加黄芩，5剂。

生黄芪、党参各30克，枣仁、熟地黄各20克，山萸肉、山药、当归各15克，茯苓、泽泻、白术各20克，远志、牡丹皮、知母、黄柏、黄芩、炙甘草各10克，木香3克。

6月28日六诊：血尿血精大减，原方续服5剂。

7月4日七诊：前方1剂后血尿血精止，因略有刺痛，原方加制大黄3克，5剂。

生黄芪、党参各30克，枣仁、熟地黄各20克，山萸肉、山药、当归各15克，茯苓、泽泻、白术各20克，远志、牡丹皮、知母、黄柏、黄芩、炙甘草各10克，木香、制大黄各3克。

按：同房时血精，房事后第一次小便尿血，患者的父亲和弟弟都有此病，看来是一种遗传性疾病。四诊前以少阳厥阴少阴合病治，腰痛虽有效，但不能治愈血尿，五诊时才知有血精病，开始从太阴少阴合病治，才治愈血尿与血精。五诊时发现劳累后血精更甚，眠差，是认识太阴病归脾汤证的关键。此案四诊以前疗效不佳，是患者不愿说出血精病，故走了一段弯路。五诊时才知有血精病，遂按太阴少阴合病治而获佳效，并说出家族史。

33. 左睾丸肿痛四五年，久治不愈

裴某某，男，27 岁，2009 年 11 月 22 日初诊。

左睾丸肿痛四五年，脉左关尺沉，右弦，此为厥阴病。拟四逆散合当归芍药散化汤。5 剂。

泽泻 20 克，北柴胡、茯苓、白术各 15 克，枳实、炙甘草、川芎、当归、赤芍各 10 克。

11 月 30 日二诊：多年肿痛，前方 3 剂即大减，后 2 剂痛止，原方续服 5 剂善后。

按：左睾丸属厥阴，肿痛为气滞血瘀。四逆散、当归芍药散，是厥阴病常用方，一行气止痛，一活血去湿退肿，所以有效。

四逆散加青皮、橘核合五苓散、芎归汤，可治右睾丸肿胀而痛，精液中有血丝。

柴胡桂枝汤合当归芍药散、四逆散，可治左睾丸晨起时胀痛，喜按，酒后左少腹痛，小便分叉，夜尿频，量少。

34. 右侧腰及睾丸胀痛，大便结

杨某某，男，28 岁，2007 年 12 月 15 日初诊。

右侧腰及睾丸胀痛，大便结，脉右弦，此少阳阳明病合厥阴病。拟大柴胡汤加味。5 剂。

北柴胡 25 克，姜半夏、赤芍、枳实、青皮各 15 克，黄芩、姜、枣、大黄各 10 克。

12 月 24 日二诊：胀痛减，大便仍未畅，原方增量，7 剂。

北柴胡 25 克，枳实、青皮、赤芍各 20 克，姜半夏、大黄各 15 克，黄芩、姜、枣各 10 克。

按：右侧腰属太阴、厥阴、少阳病位，然虚则太阴，实则阳明，便秘属少阳阳明病，睾丸属厥阴病位，胀痛为肝郁气滞。是剂内含有四逆散加味。即以大柴胡汤治少阳阳明病之大便秘结，四逆散加味治厥阴病肝郁气滞之睾丸胀痛，故效佳。

35. 阴囊肿痛，右睾丸偏大

范某某，男，51 岁，2001 年 5 月 4 日初诊。

阴囊肿痛，右睾丸偏大，时有变化，苔黄厚，两尺脉浮，此太阴厥阴合病之气郁湿肿。拟五苓散加木通、青皮、小茴、川楝子。5剂。

泽泻30克，猪苓、茯苓各20克，白术15克，桂枝、小茴、川楝子、木通、青皮各10克。

10月1日二诊：前方服1剂时痛加剧，2~3剂时痛渐减，5剂后痛大减，今宗原方5剂善后。

按：肿为水湿，痛为气滞，此为太阳厥阴合病。《血证论》有“治水即是治气”之说，右睾丸属气，用五苓散治阴囊、睾丸之湿肿，除湿以化气，即治气也；加小茴、川楝子、木通、青皮行气，治厥阴气郁之胀痛，方药与病机相合故效佳。服第1剂时痛加剧，是药证相合之佳兆，不可不知。

五苓散加小茴香、川楝子、王不留行子，可治左侧少腹胀，小便频少。

36. 右少腹疝气，劳累后，胀连右腿腹股沟，鼓起如鸡蛋

朱某某，女，27岁，2008年5月4日初诊。

右少腹疝气，劳累后，胀连右腿腹股沟，鼓起如鸡蛋大，脉右细、左虚，此属太阴厥阴合病之气郁气陷证。拟补中益气汤合四逆散、肾着汤加味。5剂。

生黄芪40克，党参30克，茯苓、白术各20克，升麻、北柴胡、枳实、青皮、香附、赤芍、当归、炙甘草、干姜各10克。

5月14日二诊：疝气少发，因右尺脉沉弱，原方加小茴香，5剂。

生黄芪40克，党参30克，茯苓、白术各20克，升麻、北柴胡、枳实、青皮、香附、赤芍、当归、炙甘草、干姜、小茴香各10克。

5月21日三诊：疝气已不发，原方去青皮，7剂善后。

按：人体身右行气，属太阴病界，疝气因劳累而发，气陷所致；胀连右腿则是厥阴肝郁气滞，以补中益气汤合肾着汤补太阴，提下陷之中气，用四逆散加香附、小茴香、青皮等，散厥阴中郁滞，故效佳。

37. 左少腹疝气，站立时痛，晨轻下午重，矢气后痛减

戴某某，男，78岁，2001年5月22日初诊。

左少腹疝气，站立时痛，晨轻下午重，矢气后痛减，右脉弦细。晨轻下午重为气虚，矢气后痛减为气滞。拟补中益气汤加小茴香。5剂。

生黄芪30克，党参20克，白术15克，升麻、北柴胡、当归、炙甘草、陈皮、小茴香各10克。

5月27日二诊：痛虽除，但脉数，胃气上逆，矢气太少，气滞未除，原方去小茴香合《伤寒杂病论》（桂林古本）之厚朴四物汤，5 剂。

生黄芪 30 克，党参、白术各 15 克，升麻、北柴胡、炙甘草、当归、姜半夏、枳实、陈皮、厚朴各 10 克。

6 月 1 日三诊：嗳气稍差，腹已不胀，然疝气时有下降，原方增北柴胡、枳实，5 剂。

生黄芪 30 克，枳实、北柴胡、党参、白术各 15 克，升麻、炙甘草、当归、姜半夏、陈皮、厚朴各 10 克。

6 月 6 日四诊：诸证大减，仍有嗳气，原方增陈皮、姜半夏至 15 克，5 剂善后。

按：病虽发于左少腹，然晨轻下午重之证候是肺太阴虚中气下陷病机；矢气痛减之病机为肝郁气滞，致使清气不升，浊气不降。用补中益气汤升下陷之清气，厚朴四物汤下不降之浊气，使升清降浊之气机得以恢复而病愈。

八、后阴病杂证

1. 晨起下利二三次，腹不痛，病已一年

顾某某，男，59 岁，2007 年 6 月 7 日初诊。

晨起下利二三次，腹不痛，脉右关尺浮紧。拟理中汤合《证治准绳》之四神丸。5 剂。

肉豆蔻、吴茱萸各 5 克，党参、白术、炙甘草、干姜、五味子、补骨脂各 10 克。

6 月 14 日二诊：得病一年的下利大减，现只剩日下利一次，原方增吴茱萸、肉豆蔻，7 剂善后。

肉豆蔻、吴茱萸、党参、白术、炙甘草、干姜、五味子、补骨脂各 10 克。

按：晨起下痢，腹不痛，为太阴虚寒，右尺脉浮紧为少阴虚寒，此属太阴少阴合病。故用理中汤温脾治太阴，以四神丸温肾治少阴而效佳。

2. 发热口渴，喜冷饮，口苦下痢

陈某某，女，30 岁，2000 年 10 月 1 日初诊。

发热口渴，喜冷饮，口苦，下利，尿少而黄，脉大数，苔黄，此属阳明病，湿热下注。拟葛根黄连黄芩甘草汤加滑石。3 剂。

葛根、滑石各 15 克，川黄连、炙甘草各 6 克，黄芩 9 克。

该患者系邻居，三天后告知，诸证痊愈。

按：发热口渴，喜冷饮，口苦、尿黄而少，下痢，为阳明病湿热下注，脉大数，苔黄，亦阳明热象。用葛根连芩汤加滑石，清热、利尿、止利，小便利，使湿热从尿道出，病邪已有出路，自无下利之害，故病愈。

3. 下利水泄，肠鸣腹痛，头晕吐涎

郑某某，女，33岁，1983年7月8日初诊。

每次晚饭吃得饱一点，第二天晨起即下利如水泄，且肠鸣腹痛，头晕吐涎，多方求医罔效。诊其脉濡，舌淡、苔黄腻。此为寒热错杂之阳明太阴合病。拟生姜泻心汤一试。2剂。

生姜、黄芩、姜半夏、党参、大枣、炙甘草各9克，干姜、川黄连各3克。

7月10日二诊：前方未效，反觉口干，原方加葛根、天花粉，2剂。

葛根15克，天花粉、生姜、黄芩、姜半夏、党参、大枣、炙甘草各9克，干姜、川黄连各3克。

7月12日三诊：诸证减，原方再续4剂善后。

按：此阳明太阴合病。口渴属阳明内热，水泄属太阴气虚。初诊虽按太阴、阳明合病治，因无止渴药，反无效，后加葛根、天花粉始显效。其中葛根能止口渴，又治下利，是此方之主药。

生姜泻心汤加茯苓、白术、附子，可治食冷即下利腹痛，食油腻亦下痢。

4. 腹痛下利，汗出恶寒

窦某某，男，22岁，2006年9月2日初诊。

因食中饭后汗出，对空调机吹风约1小时，即出现腹痛下利四五次，恶寒自汗，脉右弦细无力，苔白。下利腹痛属太阴虚寒，恶寒自汗属太阳病表虚证。是夜8时许，我处桂枝汤合理中汤。1剂。

桂枝、白芍、炙甘草、姜、枣、干姜、白术、党参各10克。

按：患者系诊所员工，服上方1剂即诸证悉除。此为太阳太阴合病，故用桂枝汤合理中汤1剂成功。

此案治法有违仲景先温里，后攻表之原则。然实践是检验真理的唯一标准，正确的理论产生在对实践中真理的总结后。仲景的理论也是在继承《汤液经法》的基础上，经过实践检验，总结提高后写成的。只要实践证明是正确的原则就应遵守，不必因循守旧。就如现代物理学中爱因斯坦的“相对论”不同于牛顿的定律一样，这是时代进步的产物。

5. 口渴下利，左腰痛

胡某某，男，67岁，2009年6月7日初诊。

晚上口干，左腰痛，舌红裂无苔。晚上口干，舌红裂无苔为肺太阴津虚，左腰痛为肾少阴精虚，此属太阴少阴合病。拟小柴胡汤合生脉散加减一试。5剂。

葛根30克，生地黄20克，北柴胡、党参、天花粉、山萸肉、山药、麦冬各15克，黄芩、炙甘草、姜、枣、五味子各10克。

6月14日二诊：前方腰痛瘥，口渴下利未减，且口渴饮不多，脉浮长，少阴病已瘥，仍有太阴阳明合病。拟七味白术散化汤。5剂。

葛根40克，白术30克，党参、茯苓各20克，炙甘草、木香、藿香各10克。

6月21日三诊：诸证减，已不甚渴，亦不下利，且舌现薄白苔，原方减木香至5克，7剂。

6月28日四诊：前方效，因大便频，原方增量，7剂善后。

葛根60克，党参、茯苓、白术各30克，藿香、炙甘草各15克，木香5克。

按：患者初诊时，只诉晚上口干，左腰痛，未诉及下利，故以小柴胡汤合生脉散加山萸肉、山药、地黄、葛根治太阴少阴合病。所以对左腰痛之少阴精虚有效，对口渴下利无效。二诊时，置舌红无苔的“阴虚”舌象于不顾，擅自按浮长脉之脾太阴气虚合阳明病论治，处以七味白术散。结果反而出现薄白苔，诸证亦减，最后痊愈。看来有时还须舍舌从脉，舍舌从证。

此案初诊无少阳病而用小柴胡汤，粗看似不合病机。实际是借小柴胡汤通三焦下津液之功，合生脉散补津液治晚上口干之太阴病也。因患者未诉及下痢，所以初诊方未合病机，疗效欠佳。

6. 脘腹痛，欲大便，却便不出，口苦

张某某，女，30岁，2012年7月6日初诊。

因中午陪客人吃饭，在空调间喝了冷饮，不久即觉上脘、中脘绞痛，欲大便，上厕所却便不出来，略有口苦，腹痛喜按。依据症状，应是桂枝加芍药汤证，遂处桂枝加芍药汤。1剂。

桂枝、炙甘草、枣各10克，生姜、白芍各15克。

因口苦，嘱先冲服小柴胡颗粒三包，若有效，汤药中可冲服四包小柴胡颗粒。

按：数日后随访得知：三包小柴胡颗粒冲服后，睡去一会儿，约半小时左右起来，下利一次，下利后，即觉胃痛除，腹痛移向两侧少腹，汤药煎成后遂用汤药冲服四包小柴胡颗粒。服药后，腹痛剧烈，不一会痛减，人又睡去，等其醒来，已是晚饭时间，腹痛已除，能食晚饭。因睡觉前仍觉腹部不适，遂以二煎汤药，冲服小柴胡颗粒四包，一晚安然无恙，翌日已能上班工作。

病发之时，腹痛喜按的太阴病，桂枝加芍药汤证较明显，而小柴胡汤证中只有口苦一证，至于腹痛欲大便，又便不出来，接近小柴胡汤证中的呕恶大便难证，因此先冲服三包小柴胡颗粒以通三焦。谁知三包小柴胡颗粒竟能通畅三焦，使欲大便不能，变成下利。下利后，中脘痛转向两侧少腹痛，就明显出现太阴少阳合病症状，故用桂枝加芍药汤药汁，冲服小柴胡颗粒四包，使疾病基本痊愈。此案与2006年的桂枝汤合理中汤证都是阴阳合病，《伤寒论》中无此等论述，而临证中确有此病存在，由于发病一二小时即就诊服药，都能1剂即愈。看来合病都是邪气从络脉直中病位而发，并病才由经脉相传而先后发病。

7. **白痢疾四年未愈，日三四行**

戚某某，男，58岁，2010年3月14日初诊。

晨起第二次大便时即下痢，略有白冻，脉右关沉细，此属太阴病。拟小柴胡汤合肾着汤。5剂。

北柴胡、茯苓、白术各20克，党参、姜半夏、干姜各15克，黄芩、炙甘草、姜、枣各10克。

3月21日二诊：下痢减，仍有肠鸣，原方加附子。5剂。

北柴胡、茯苓、白术各20克，党参、姜半夏、干姜各15克，黄芩、炙甘草、姜、枣、附子各10克。

4月1日三诊：四年白痢疾，今大减，因右关脉濡属气虚，原方加生黄芪，7剂善后。

生黄芪30克，北柴胡、茯苓、白术各20克，党参、姜半夏、干姜各15克，黄芩、炙甘草、姜、枣、附子各10克。

按：《伤寒杂病论》（桂林古本）用小柴胡加苓术汤治下痢，我在临证时用之，疗效明显。此案下痢，因右关脉沉细，属太阴虚寒，故用小柴胡汤合肾着汤加附子，使方中含附子理中汤治白痢疾，疗效满意。此案应属少阳太阴合病。

小柴胡汤合肾着汤加陈皮、砂仁、葛根，可治肠鸣下痢，口渴恶心。

小柴胡汤合肾着汤去黄芩加肉桂，可治肠鸣、屁多或大便日两次，初硬后溏。

小柴胡汤合肾着汤去黄芩加黄芪、陈皮，可治纳少，大便略溏。

8. 白痢疾

叶某某，男，5岁，1981年8月6日初诊。李某某，男，5岁，1981年8月6日初诊。

俩小儿系邻居，同患白痢疾。二家长陪同来诊，李某某发热口渴，叶某某不发热，口亦不渴，我认为，两孩之病，刚好一寒一热。遂书葛根黄连黄芩甘草汤给李某某：葛根9克，川黄连、黄芩各4.5克，炙甘草4克2剂。嘱叶某某回家用炮姜煎白糖服。

8月8日二诊：李某某家长来告，前方病大减，求善后方，我仍以原方增量，2剂。

葛根9克，川黄连、黄芩、炙甘草各5克。

随即问起叶某某病况，答：服糖汤二日病愈。

按：同是痢疾，一寒一热。湿热则阳明病，葛根连芩汤与之愈；虚寒则太阴病，用炮姜与糖煎服亦愈。古医书中有红痢为热，白痢为寒之说，看来并不尽然。亦有红痢用经方桃花汤者，还须依证辨析病机，孰寒孰热，孰虚孰实，不可单凭颜色辨寒、热、虚、实。

9. 白痢疾，脐腹痛

章某，女，38岁，2012年7月16日初诊。

五天前出现脐周痛，即下痢，用生姜汤冲服小柴胡颗粒，每次3包，服后腹痛稍减。三天前与单位同事去外地漂流，打湿衣服，再一次受凉，下痢腹痛增至日四五次，服“保济丸”每次一支，日3次无效。第二天服氟呱酸片止痢亦无效，且大便中出现白冻，诊脉细略弦。拟柴胡桂枝汤合肾着汤。3剂。

北柴胡25克，党参、姜半夏、茯苓、白术、桂枝、赤芍各15克，干姜、黄芩、姜、枣、炙甘草各10克。

第一天，腹痛下痢减为日三次，但服药后数分钟，腹痛加剧，遂于后2剂药中捡去寒药赤芍。服药后腹痛除，但下痢1日3次，仍有白冻。

7月19日二诊：前方效不佳，且腹痛时胀，拟肾着汤加党参、陈皮，3剂。

党参、茯苓、白术、干姜各20克，炙甘草15克，陈皮10克。

按：数日后随访得知，二诊方服1剂即下利日1次，仍觉腹中不适，2剂服后，下利除，腹中已无不适，纳增，3剂后病愈。脐腹痛属少阴虚寒，纳呆属太阴虚寒，是剂合肾着汤、理中汤两温补方，太阴、少阴二病同补而效，加陈皮者，去腹胀也。

10. 大便两日未行，左牙龈肿痛

徐某某，男，25岁，1986年4月10日与我结伴出差外地，因睡前腹饥，食以饼干，致使大便两日未行，左侧牙龈肿痛，左脉稍弦，苔黄薄。此乃过食香燥，宿食化热所致，治宜清下，因结伴出差在外不宜汤药，嘱服牛黄解毒丸10粒。

4月11日连服牛黄解毒丸三次共30粒，齿痛已除，大便未解，戌时突发寒热，温覆后，汗出热退。晨起，神疲纳减，脉右关略虚，左略小，苔黄薄而润。热虽清，宿食尤在，宜润下，用麻仁丸30克，每服10克，日3服。

4月12日后阴里急，登厕努责，致使肛门出血剧痛，大便不下。晚上左胁引痛，第二天头晕目眩，神疲倦怠，口苦欲呕，不思饮食，舌脉如前。润下不应，权从“津液内竭”治，以开塞露为导，结果只下硬粪一小块，且谷道剧痛，鲜血直流。此时我已无技可施，急伴返家。途中思及《伤寒论·阳明篇》小柴胡汤条下有：“阳明病，胁下硬满，不大便而呕，舌上白苔者，可与小柴胡汤，上焦得通，津液得下，胃气因和，身濈然汗而解也。”此病虽不全合经文，但仲景有：“伤寒中风，有柴胡证，但见一证便是，不必悉俱。”之旨，遂凭“不大便而呕”，处小柴胡汤：柴胡18克，姜半夏、黄芩、生姜、大枣各9克，党参、炙甘草各6克，2剂。因病急，嘱先服1剂，若无不良，2剂当日服完。

二日后，患者欣喜来告：“当日下午4~6时，连服2剂，即汗出呕除，翌日大便畅通。”因药有效，又服2剂，日晡思食，肛痛亦除。

按：此案之便秘，虽用牛黄解毒丸、麻仁丸等润下药而无寸效，却见效于小柴胡汤。历来注释《伤寒论》的医家，大多数都以为《伤寒论》的少阳经指的是足少阳胆经，而此案的病机却是手少阳三焦不通；小柴胡汤中无攻下药，却使数日之便秘，畅下无阻，由此可知，少阳病的主方小柴胡汤，是治理三焦的神剂。而《伤寒论》中的少阳病，应当以手少阳三焦病为主。

11. 便秘三天，腹无所苦，口渴，喜冷饮

季某某，女，20岁，1982年7月2日初诊。

口渴，喜饮冷，便秘三天却腹无所苦，脉细数，苔微黄，此系津液内虚之便秘。用《温病条辨》之增液汤。3 剂。

玄参、麦冬各 24 克，生地黄 30 克。

按：数日后患者告知：2 剂后，便秘除，剩 1 剂未服。

此太阴病津液虚所致，补其津液，肠润而便通。此案辨证之关键是：便秘，却腹无所苦，脉细数，苔微黄。腹无所苦，苔微黄，即知非腹胀痛，苔黄干的阳明实证。脉细数，亦非脉滑之实热脉象。所以断此证为津液内虚，无水行舟之便秘。

12. **大便秘，三日一行，不知饥**

顾某某，女，31 岁，2011 年 9 月 18 日初诊。

大便秘，三日一行，不知饥饿，脉寸浮关尺沉。大便秘，不知饥饿，气血虚所致，三日一行，肝气不畅之故。拟圣愈汤合四逆散加味。7 剂。

生黄芪、党参、当归、生地黄各 30 克，北柴胡、枳实、厚朴、白芍各 25 克，炙甘草、川芎各 10 克。

9 月 25 日二诊：诸证瘥，原方续 7 剂善后。

按：脉寸浮、关尺沉，气血俱虚；不知饥饿，气机不运。以圣愈汤双补气血，润燥除秘，用四逆散加厚朴疏肝解郁，使气机运而知饥饱，则大便畅通。常见治便秘方中，都离不开大黄、番泻叶、元明粉之类，此类药虽效速，多用却反伤气血，不能根治便秘。只有依病机补其气血、津液，疏肝行气，才能根治此疾。

此方去厚朴，可治大便不畅，善饥。

13. **大便秘结，脐周发热，病已三年，每年三四月份病最重**

肖某某，女，36 岁，2009 年 3 月 31 日初诊。

脐周发热，大便结，病已三年，脉弦细，每年三四月份病最重，此血虚夹热所致。拟柴胡桂枝汤合四物汤加味，以补血和营卫，下津液。3 剂。

当归、白芍、生地黄各 30 克，北柴胡、川芎各 15 克，黄芩、党参、姜半夏、炙甘草、桂枝、姜、枣、元明粉各 10 克。

4 月 6 日二诊：1 剂即大便通，脐周热减，原方去元明粉，加牡丹皮，7 剂善后。

当归、白芍、生地黄各 30 克，北柴胡、川芎、牡丹皮各 15 克，黄芩、党参、姜半夏、炙甘草、桂枝、姜、枣各 10 克。

按：柴胡桂枝汤有下津液和营卫之功，大便秘结，是血虚夹热，无津液下行之故。脐腹属少阴，下连小腹厥阴病位，血虚发热则大便结，热邪上窜少阴，故脐腹热。因此，用柴胡桂枝汤下津液，和营卫，合四物汤加味补血、通便、散热而愈。

柴胡桂枝汤加当归、生地黄、枳实、厚朴，可治大便如羊屎，腹胀易饥，嗳气，易发痧，晚上前额痛。

柴胡桂枝汤合茯苓饮加厚朴，可治大便干、纳少，晨起眼睑肿。

14. 腹胀，大便秘结，已二十多年

田某某，女，41 岁，2008 年 11 月 13 日初诊。

腹胀，大便秘结，已 20 多年，脉右寸浮关尺沉。腹胀属气虚兼肝郁气滞，大便秘结为血虚，脉右寸浮、关沉为气虚之象。拟补中益气汤合四逆散加减。5 剂。

生黄芪、白芍、当归、生地黄各 30 克，党参、白术各 20 克，北柴胡、枳实、厚朴、陈皮各 15 克，炙甘草、姜、枣各 10 克。

11 月 20 日二诊：前方 3 剂大便始正常，原方续服 7 剂。

11 月 28 日三诊：大便服药时畅，停药后秘，原方增枳实、厚朴、陈皮至 20 克，7 剂。

12 月 10 日四诊：因大便出血，原方加槐米、荆芥炭、地榆炭，7 剂。

生黄芪、白芍、当归、生地黄各 30 克，党参、白术、枳实、厚朴、陈皮各 20 克，北柴胡 15 克，槐米、荆芥炭、地榆炭、炙甘草、姜、枣各 10 克。

12 月 29 日五诊：二十多年便秘大减，出血亦止，原方续服 7 剂。

2009 年 1 月 13 日六诊：前方效，原方续服 7 剂。

1 月 19 日七诊：前方效，因春节长假，原方续服 21 剂善后。

按：20 多年大便秘结，气血虚多年，出血也在所难免。脉右寸浮、关尺沉属气虚之象。腹胀属肝郁气滞，故是方以补中益气汤去升麻以治气虚，四逆散加厚朴、陈皮，解郁导滞，用四物汤去活血之川芎加槐米、荆芥炭、地榆炭补血、止血、润大便，治大便出血，诸证始平。

15. 脐腹痛欲大便，却便不出

李某，女，22 岁，2006 年 8 月 25 日初诊。

因便秘，喝肠清茶数月，致脐腹痛，欲大便却便不出来，脉沉细，此太阴病虚中夹实。拟桂枝加大黄汤合理中汤。3 剂。

桂枝、炙甘草、姜、枣、干姜、白术、党参、生大黄各10克，白芍15克。

8月29日二诊：前方1剂即大便通而腹痛除，原方续服5剂善后。

按：脐腹痛，欲大便却便不出来属虚中夹实之太阴病。故用太阴病二常用方，即理中汤合桂枝加大黄汤，攻补兼施而治之，故效似如鼓应桴。

桂枝加大黄汤，可治腹满时痛，不可按。

16. 口渴，腹胀痛拒按，大便难

吕某某，女，58岁，1987年6月2日初诊。

大便难，腹胀痛，左少腹痛而拒按，口渴，小便多。前医与麻仁、杏仁、柏子仁等润肠之品2剂无寸效，诊其脉两尺脉沉伏，断为无水行舟之证。用经方调胃承气汤合《温病条辨》之增液汤。1剂。

生大黄9克，元明粉12克，甘草6克，麦冬、玄参各24克，生地黄30克。

按：数日后回访，一切跟预计一样。1剂服后大便畅下，小便减少，现每日服二次麻仁丸，已无所苦。

小便多，大便难，太阴津液虚无疑，口渴左少腹痛而拒按，阳明病之的证，此属阳明太阴合病。故用增液汤补津液治太阴，用调胃承气汤润肠通便，去阳明实热而效。

17. 心下痞，大便秘，背痛

陈某某，女，34岁，2002年12月14日初诊。

大便不通已六天，心下痞满，头略晕，背痛，舌绛苔黄薄，脉右寸关紧、左大。便秘，痞满，头晕为大柴胡汤证，背痛为桂枝汤证。拟大柴胡汤合桂枝汤。3剂。

北柴胡20克，姜半夏、枳实、白芍各15克，黄芩、桂枝、炙甘草、姜、枣、生大黄各10克。

12月21日二诊：大便通，心下痞除，唯头晕背寒。拟小柴胡汤合茯苓桂枝白术甘草汤。3剂。

北柴胡20克，茯苓15克，黄芩、党参、姜半夏、炙甘草、姜、枣、桂枝、白术各10克。

按：大柴胡汤证为痞病十证中之一证。因痞病中含有太阳病，故合桂枝汤而治之。依经用方，其效如影随形。二诊头晕，背寒证，是少阳太阴合病，故用小柴胡汤合苓桂术甘汤治之。

此方（指初诊方）去桂枝加王不留行子，可治腹胀连心下，大便秘；

此方去桂枝，加厚朴、青皮，可治大便解不尽，里急后重，左少腹痛。

18. **身冷便秘，左侧腰痛**

陈某某，女，35岁，2002年11月23日初诊。

身冷便秘，左侧腰痛，脉两寸浮两尺沉，此太阳阳明合病。拟厚朴七物汤。2剂。

桂枝、炙甘草、姜、枣、生大黄各10克，枳实、厚朴各12克。

11月26日二诊：前证愈，现腰骶痛，用力时胸闷，脉右寸关弦、左关大、两尺沉。拟生脉散合归芍地黄汤加味。5剂。

生黄芪、麦冬各20克，党参、山药、当归、白芍各15克，生地黄各30克，桂枝、杜仲、茯苓、泽泻、牡丹皮、山萸肉各10克，五味子5克。

按：身冷便秘，身冷为太阳病，便秘属阳明病，此案应是太阳阳明合病，故用桂枝去芍药汤合小承气汤即厚朴七物汤治之。二诊现腰骶痛、胸闷乃肺太阴气津虚合肾少阴气精虚。故用生脉散合归芍地黄汤加味，补肺气津与肾精肾气，太阴少阴合治而愈。

19. **痔疮痛，大便频数难解**

梁某某，女，25岁，2010年12月15日初诊。

痔疮痛，大便频数难解，一日数次，脉濡。痔疮痛，瘀血作祟，治在厥阴；大便频数难解为太阴虚，中气下陷。拟补中益气汤合桂枝茯苓丸。3剂。

生黄芪30克，党参、白术各20克，升麻、北柴胡、炙甘草、桂枝、赤芍、当归、牡丹皮、桃仁、茯苓、陈皮各10克。

12月19日二诊：痛大减，大便正常，因白带多，脚挛急，原方加山药、白芍，5剂。

生黄芪30克，党参、白术、山药各20克，升麻、北柴胡、炙甘草、桂枝、赤芍、当归、牡丹皮、桃仁、茯苓、陈皮、白芍各10克。

按：痔疮痛，瘀血所致，属厥阴病；大便频为太阴虚，气陷所致，用补中益气汤治中气下陷之大便频，用桂枝茯苓丸化瘀血治痔疮痛。二方合一共治太阴厥阴合病兼气陷者。二诊转治白带多，加山药健脾燥湿治白带；加白芍合方内炙甘草为芍药甘草汤治脚挛急。

补中益气汤合桂枝茯苓丸，可治肛裂出血，或脱肛而痛。

20. 肛肠漏管摘除后，又发肛门肿痛难忍，夜不能眠

盛某某，男，51岁，2010年8月3日电话问诊。

数年前曾患肛肠漏管，经西医手术摘除，现肛门又肿痛难忍，病情与数年前肛肠漏管一模一样，疼痛造成夜不能眠。肛门肿属阳明病，痛属厥阴病，此是阳明厥阴合病。拟大柴胡汤合桂枝茯苓丸。3剂。

北柴胡25克，黄芩10克，枳实、赤芍、姜半夏、桂枝、牡丹皮、桃仁、茯苓各15克，姜、枣、熟大黄各10克。

8月7日电话问诊：前方3剂疼痛除，药还要不要再服？我回答，原方再服3剂善后。

按：肛肠漏管生成前的肿痛叫肛门痈，漏管形成后，才叫肛肠漏管。肛门属太阴阳明病位，实则阳明，虚则太阴，痛属厥阴，肿痛属阳明厥阴合病。用大柴胡汤合桂枝茯苓丸，活血化瘀，攻下清热，厥阴阳明合治。治愈肛门痈，就可避免发生肛肠漏管。此案虽是外科病，却也可按病位辨病机，合用经方治之而愈。

大柴胡汤合桂枝茯苓丸、芎归汤，可治肛门痈肿痛，坐着亦痛。

大柴胡汤合桂枝茯苓丸，可治小腹与腰椎胀痛，略有刺痛恶寒，大便秘结。

21. 肛门下坠

周某某，女，25岁，2007年11月10日初诊。

肛门下坠，脉沉迟。肛门内联太阴、阳明、厥阴、少阴众病位。中气陷属太阴病，内热属阳明病，内寒属少阴病，瘀血则属厥阴病。今肛门下坠兼脉沉迟，属少阴病兼气陷证。拟补中益气汤合四逆汤加减。3剂。

生黄芪、党参各30克，白术20克，升麻、北柴胡、炙甘草、当归、枳实、干姜、附子、姜、枣各10克。

11月13日二诊：肛门上收大半，脉仍迟，少阴仍虚，原方增附子至15克，4剂。

11月17日三诊：肛门稍坠，手已温热，脉先缓后迟，原方续服7剂。

11月24日四诊：脱肛近愈，脉已缓，原方增生黄芪至40克，7剂善后。

按：气虚甚则脏器下坠而体内寒，为太阴少阴合病，以补中益气汤补气升陷治太阴，合四逆汤，温补少阴而病愈。

补中益气汤合肾着汤，可治劳累后小腹隐痛，喜温，且肛门下坠。亦可治大便一天七八次，肛门有下坠感，晨起时脐周痛。

补中益气汤合六味地黄汤，可治大便后或行走时，脱肛而痛，脚跟亦痛。

补中益气汤去当归，加枳实、白芍、厚朴、桔梗，可治肛门下坠似有物堵，放屁后堵减。

22. 肛痒数年

向某某，男，32 岁，2003 年 10 月 8 日初诊。

肛痒数年，右脉细、左脉实。拟丹栀逍遥散加减一试。3 剂。

茯苓 20 克，白术 15 克，北柴胡、当归、白芍、炙甘草、薄荷、法半夏、牡丹皮、焦栀各 10 克。

按：患者系外地游客，患肛痒数年，屡治不效。此次是心存侥幸，前来就诊，不想竟获意外良效。来告诉我疗效时承诺，回家将原方续服以图根治。我用此方治疗肛痒是受逍遥散可治妇女阴痒的启发，因其左脉实，以逍遥散去生姜加牡丹皮、半夏、焦栀投之，实属意外收获。

加减逍遥散加厚朴、地肤子，可治肛门痒，胃胀泛酸。

23. 乳房小叶增生、肛门息肉疼痛

龚某某，女，37 岁，2010 年 11 月 1 日初诊。

乳房小叶增生，乳房囊肿，以右乳为主，经前胀痛，摸之有硬块，拒按，两侧肩颈痛，恶寒，脉两关弦。小叶增生属厥阴病，肝气郁结；乳房囊肿属太阴病，水湿停滞；肩颈痛，恶寒为太阳少阳合病。拟柴胡桂枝汤加生黄芪、防己、枳实合当归芍药散。7 剂。

生黄芪 40 克，北柴胡 25 克，茯苓、白术、泽泻、防己各 20 克，党参、姜半夏、桂枝、赤芍、川芎、当归、枳实各 15 克，黄芩、炙甘草、姜、枣各 10 克。

11 月 22 日二诊：前方稍效，因肛门息肉疼痛，此瘀血为患，原方加桃仁、牡丹皮、天花粉，去姜半夏，7 剂。

生黄芪 40 克，北柴胡 25 克，茯苓、白术、泽泻、防己、天花粉各 20 克，党参、桂枝、赤芍、川芎、当归、枳实、桃仁、牡丹皮各 15 克，黄芩、炙甘草、姜、枣各 10 克。

11 月 29 日三诊：前方 1 剂息肉痛减，3 剂后息肉缩小，摸到也不痛，右乳胀痛亦减，据患者称：曾就诊西医，治肛门息肉十天无寸效，原方续服 7 剂。

按：患者初诊来治乳房囊肿与小叶增生，却意外治愈了肛门息肉，乳房胀痛虽减，但未经仪器检查，不知囊肿与小叶增生缩小多少？是方合柴胡桂枝汤、当归芍药散、桂枝茯苓丸、四逆散、防己黄芪汤于1剂，同起祛风散寒，活血化瘀，疏肝解郁，补气除湿之作用，共治太阳少阳合病之肩颈痛，恶寒，及太阴厥阴合病之乳房囊肿、小叶增生，肛门息肉等，疗效满意。

24. **大肠多发性息肉，大便时出血、出水**

霍某某，男，32岁，2011年6月22日初诊。

大肠多发性息肉，手术五六次未愈，大便时出血或水，脉弦。大肠息肉、瘀血危害，属厥阴病，大便出血或水为太阴病气虚。拟小柴胡汤合桂枝茯苓丸、加减补阳汤。7剂。

生黄芪30克，北柴胡25克，茯苓、白术各20克，党参、姜半夏各15克，黄芩、炙甘草、姜、枣、桂枝、赤芍、桃仁、牡丹皮各10克。

6月28日二诊：因大便略溏，原方加干姜，10剂。

生黄芪30克，北柴胡25克，茯苓、白术各20克，党参、姜半夏、干姜各15克，黄芩、炙甘草、姜、枣、桂枝、赤芍、桃仁、牡丹皮各10克。

7月9日三诊：大便仍略稀，原方增干姜、党参至20克，10剂。

7月20日四诊，7月29日五诊：托人来要前方，10剂。

8月9日六诊：前方效，因右寸脉细，原方增党参至30克，10剂。

8月22日七诊：食量增大，原方续服10剂。

9月3日八诊：因大便偏软，原方增茯苓、白术至25克，10剂善后。

按：息肉为瘀血所致，故容易出血，属厥阴病，瘀血病机，大便出水属太阴寒湿危害。因少阳与厥阴相为表里，故以小柴胡汤合桂枝茯苓丸治厥阴之瘀血，用肾着汤加生黄芪、增党参，补太阴而除寒湿。此属厥阴太阴合病。

小柴胡汤合桂枝茯苓丸加大黄，可治痔疮痛，出血，大便干。

小柴胡汤合桂枝茯苓丸、加减补阳汤，可治肩颈痛，大便时痔疮痛出血。

25. **大便后，有鲜血滴出**

沈某某，女，12岁，2008年10月12日初诊。

大便后，有鲜血滴出，脉两关略大、尺沉。后阴有太阴、厥阴、少阴病位，因精血同源，出血属厥阴少阴合病。拟六味地黄汤合柏叶汤加减。5剂。

熟地黄、山萸肉、山药各15克，侧柏叶15克，茯苓、泽泻、牡丹皮、黄芩、艾叶、荆芥炭、地榆炭各10克。

10 月 19 日：随访：病愈。

按：便血属少阴厥阴合病，用六味地黄汤合柏叶汤加减补少阴精虚，暖肝止血治厥阴而愈。

六味地黄汤合四物汤加黄芩、黄柏、知母、肉桂，可治肛裂出血，易发口疮。

26. 先便后血

赵某某，男，56 岁，2002 年 11 月 8 日初诊。

先便后血，即便时无血，便后出血，大便溏，同时腹痛，自觉便后有血时，心跳较慢，右尺脉沉伏。拟黄土汤。3 剂。

赤石脂（代黄土）、生地黄、白术、炙甘草、黄芩、附子、阿胶各 10 克。

11 月 14 日二诊：前方 1 剂知，2 剂愈。原方 3 剂善后。

按：《金匮要略》："下血，先便后血，此远血也，黄土汤主之。"依经用方施治，妙不可言。患者数年后又发此疾，我乃依经用方，药到病除，其疗效，无其他方可以替代。

本方还可治内痔、肛裂，大便后出血，色鲜红。亦可治妇女恶寒甚，崩漏难止，须输血抢救。

27. 胸闷，大便出血

张某某，女，59 岁，2011 年 7 月 11 日初诊。

胸闷，大便出血（疑痔疮出血），右脉小，此为气虚不能摄血。拟补中益气汤。3 剂。

生黄芪、党参各 30 克，白术 20 克，当归 15 克，升麻、北柴胡、炙甘草、陈皮各 10 克。

7 月 13 日二诊：诸证减，原方 3 剂善后。

7 月 18 日三诊：前证愈，因有胃胀痛，原方加白芍，增陈皮，3 剂。

生黄芪、党参各 30 克，白术 20 克，白芍、陈皮、当归各 15 克，升麻、北柴胡、炙甘草各 10 克。

按：此因中气下陷，气虚不能摄血，所以大便出血，用补中益气汤补气升陷而血止，三诊因胃胀痛，原方加白芍合方内甘草为芍药甘草汤，以止胃痛，增陈皮除胀而效。

第三　　中医内科杂病证治

一、脑血管病杂证

1. 轻度脑梗后，头两侧晕痛，有针刺感

陈某某，男，54岁，2007年5月10日初诊。

轻度脑梗后，头两侧晕痛，有针刺感，住院半月，诸证未减。现出院已三天，脉右弦，左关尺浮。头两侧晕属少阳病，痛有针刺感为瘀血作祟，治在厥阴。拟小柴胡汤合桂枝茯苓丸、芎归汤。7剂。

北柴胡25克，党参、姜半夏、桂枝、赤芍、川芎、当归、桃仁、牡丹皮、茯苓各15克，黄芩、炙甘草、姜、枣各10克。

5月16日二诊：两侧头晕移至耳下，针刺感除，原方续服7剂。

5月27日三诊：停药数天，头晕又起，且头项痛，此属太阳病桂枝加葛根汤证，原方加葛根，7剂善后。

葛根30克，北柴胡25克，党参、姜半夏、桂枝、赤芍、川芎、当归、桃仁、牡丹皮、茯苓各15克，黄芩、炙甘草、姜、枣各10克。

按：二诊后头已不晕，停药数天，头晕又起，说明方药已对病机，只是药量未够，亦即量变未达到质变，是没有根治。可是怎么才算达到了质变？此项目当前还无法检测。依我之经验，就是症状完全消失之后，仍需要再服数剂，以巩固疗效，使致达到质变的效果。

此案属少阳厥阴合病，以小柴胡汤疏三焦治少阳，用桂枝茯苓丸、芎归汤活血散瘀治厥阴。头项痛，属太阳病，桂枝加葛根汤证，原方加葛根，合方内桂枝汤，为桂枝加葛根汤，以治头项痛。

2. 脑梗塞，右侧偏瘫

朱某某，男，57岁，2002年5月19日初诊。

右侧手脚不遂，为右侧偏瘫，大便干结，脉右濡缓，左缓实。身之右侧属太阴，然虚则太阴，实则阳明，大便干结属阳明，偏瘫为瘀血作怪。拟大柴胡汤合桂枝茯苓丸化汤一试。3剂。

北柴胡18克，黄芩、姜半夏各10克，枳实、赤芍、桂枝、牡丹皮、桃仁、茯苓、姜、枣各10克，生大黄6克。

6月2日二诊：脉证同前，原方增量，续进5剂。

北柴胡20克，茯苓、白芍各15克，姜半夏12克，桃仁、牡丹皮、黄芩、枳实、姜、枣各10克，桂枝、生大黄各6克。

6月8日三诊：前方服后，血压血脂已降，余无异，原方加生黄芪15克，7剂。

北柴胡20克，茯苓、白芍、生黄芪各15克，姜半夏12克，桃仁、牡丹皮、黄芩、枳实、姜、枣各10克，桂枝、生大黄各6克。

6月15日四诊：右侧手脚已能活动，仍无力，原方续服5剂。

按：患者脑梗后，住院治疗半月，血压都降不下来，因其妻与子，常来我处治病，故其妻陪患者来我处治疗。四诊后，未再来复诊，半月后，偶然在街上碰到，行走如常人，但跑步右脚仍略拐。是方为《皇汉医学》所载。临证用之得当，疗效非凡。

大柴胡汤合桂枝茯苓丸、四物汤，可治右侧偏瘫、右肩与右大腿内侧痛、手脚麻、大便秘。

3. 脑梗塞，左侧偏瘫

方某，女，36岁，2006年9月8日初诊。

发病前血压正常，头昏三天，医院检查不出病，第三天晚上突然左下肢瘫痪，后左上肢亦随之而瘫，至今已两月。现左侧偏瘫，不能行走，左手麻无力。脉右濡细，左关略大。左侧偏瘫为血虚夹瘀，手麻以气虚为主。拟补阳还五汤。7剂。

生黄芪80克，当归20克，赤芍15克，川芎、桃仁、红花、地龙各10克。

9月14日二诊：左手麻木减，余无不适，原方增生黄芪至100克，15剂。

9月29日三诊：麻减力增，因左肩连臂痛，为寒阻三焦，属太阳少阳合病，原方合柴胡桂枝汤，7剂。

生黄芪100克，北柴胡、当归各20克，姜半夏、桂枝、赤芍、党参、姜、枣各15克，黄芩、川芎、桃仁、红花、地龙、炙甘草各10克。

10月7日四诊：肩颈痛减，左手指、左脸仍麻，原方增生黄芪至120克，7剂。

10月14日五诊：仍有左口角和左指尖麻木，左腿力不足，显跛型，脉左关大濡，拟原方加白芍，增生黄芪，7剂。

生黄芪130克，北柴胡、当归各20克，姜半夏、桂枝、赤芍、白芍、党参、姜、枣各15克，黄芩、川芎、桃仁、红花、地龙、炙甘草各10克。

10月21日六诊：左肩痛，左口角、左手指麻减，右脉趋平，左脉濡。原方加生地黄，增柴胡、当归，7剂。

生黄芪130克，北柴胡、当归各25克，生地黄20克，姜半夏、桂枝、赤芍、白芍、党参、姜、枣各15克，黄芩、川芎、桃仁、红花、地龙、炙甘草各10克。

10月28日七诊：左肩痛减，左腿仍有牵痛而恶寒，左手亦恶寒，原方增生黄芪至140克，增川芎至15克，7剂。

按：2007年2月4日随访：平常走路已看不出跛，但跑步，上楼仍略跛，已能上班工作。左瘫病机属血虚夹瘀为主，病在厥阴，恶寒属太阳病，左肩颈痛属少阳厥阴合病，麻木无力属气虚，此病实属太阳厥阴少阳合病兼气、血虚夹瘀者，故用补阳还五汤合柴胡桂枝汤、四物汤，补气血、化瘀活血、通经散寒，合治而愈。

4. 脑梗塞复发（家母病案）

家母时年82岁，因原发性高血压，常年服罗布麻、硝苯地平等西药降压。病发前一天晚上自觉右手不灵活，我担心其发生脑梗塞，专门去给她测量了血压，血压是130/85mm汞柱。第二天一早我不放心，又给她测了血压，仍是130/85mm汞柱，但是症状加重，右手不方便，右脚也感到沉重。我与弟妹们商量后，急送大医院住院治疗。医院诊断为轻度脑梗塞，住院一个多月，病愈出院，还配了一个月的西药，用于后续治疗。结果配来的西药还未服完，又出现右腿沉重等脑梗先兆，于是我与弟妹们力劝后，家母终于同意服中药治疗。

2003年6月18日初诊：自觉右腿沉重，右手不灵活，脉右寸浮、关尺沉，左关大。拟补阳还五汤。3剂一试。

生黄芪30克，当归10克，赤芍8克，桃仁、红花、川芎、地龙、炙甘草各5克。

6月20日二诊：右手腿稍觉轻松，大便略难。拟原方续服5剂。

6月25日三诊：前方略效，原方增黄芪至50克，5剂。

6月30日四诊：右手尚可，右下肢仍无力，且胃纳不佳，舌脉同前。拟芪桂五物汤合芎归汤加味，3剂。

生黄芪20克，川牛膝15克，川芎6克，桂枝、白芍、当归、姜、枣各10克。

7月2日五诊：前方未效，因纳呆、呕恶。拟小柴胡加苓术汤，2剂。

北柴胡15克，黄芩、党参、姜半夏、炙甘草、姜、枣、茯苓、白术各10克。

7月4日六诊：呕恶除，仍纳呆、右下肢无力。拟补中益气汤加赤芍、丹参，3剂。

生黄芪20克，党参、白术各15克，升麻、北柴胡、炙甘草、陈皮、当归、赤芍、丹参各10克。

7月9日七诊：前方效不佳，仍以补阳还五汤，3剂一试。

生黄芪30克，当归10克，赤芍8克，桃仁、红花、川芎、地龙各5克。

7月11日八诊：原方续服3剂。

7月14日九诊：因胃纳不佳，口淡无味，此为太阴虚，原方合四君子汤，3剂。

生黄芪30克，党参、茯苓、白术、当归、赤芍各10克，炙甘草6克，桃仁、红花、川芎、地龙各5克。

7月18日十诊：纳未转佳，仍倦怠无力，右寸脉浮大，左关沉大，原方加枳实、厚朴，3剂。

生黄芪30克，党参、茯苓、白术、当归、赤芍、枳实、厚朴各10克，炙甘草6克，桃仁、川芎、红花、地龙各5克。

7月21日十一诊：纳转佳，脚仍无力，原方增生黄芪、党参、茯苓、白术，加陈皮，3剂。

生黄芪50克，党参、茯苓、白术各15克，陈皮、当归、赤芍、枳实、厚朴各10克，炙甘草6克，桃仁、川芎、红花、地龙各5克。

7月23日十二诊：白苔未退，原方去陈皮，加青皮，5剂。

生黄芪50克，党参、茯苓、白术、枳实、厚朴各15克，炙甘草、青皮各10克，当归6克，赤芍5克，桃仁、红花、川芎、地龙各3克。

8月1日十三诊：前方尚可，原方续服5剂。

8月8日十四诊：因耳鸣如小鞭炮，原方减生黄芪，加柴胡一试，3剂。

生黄芪20克，党参、茯苓、白术、枳实、厚朴各15克，北柴胡、炙甘草、青皮各10克，当归6克，赤芍5克，桃仁、红花、川芎、地龙各3克

8月11日十五诊：前方未效，仍以8月1日方，5剂。

生黄芪50克，党参、茯苓、白术、枳实、厚朴各15克，炙甘草、青皮各10克，当归6克，赤芍5克，桃仁、红花、川芎、地龙各3克。

10月22日十六诊：下肢仍感无力，原方加杜仲、怀牛膝，3剂。

生黄芪50克，党参、茯苓、白术、枳实、厚朴各15克，杜仲、怀牛膝、炙甘草、青皮各10克，当归6克，赤芍5克，桃仁、红花、川芎、地龙各3克。

10月24日十七诊：前方效，原方续服3剂。

按：连续服药4月余，体重下降16斤。至今家母仍健在，现年95岁，脑梗未再复发。整个治疗过程中，真正发挥作用的是补阳还五汤合四君子汤加枳实、厚朴、青皮一方，从十五诊开始，连服近三月不断。是方以四君子汤加黄芪补气为主，加枳实、厚朴、青皮行气，健脾为辅。略加活血化瘀药为佐。共成补气除湿，健脾化痰，活血化瘀之功。体重下降就是痰湿消除的明证。明清两代，中、朝数位著名医家就在自己的著作中称：左瘫血虚为主，四物汤加竹沥、姜汁；右痪气虚为主，四君子汤加竹沥、姜汁。实践证明其言并不完整，应该说，瘫痪病机，大部分都与气、血有关。只有少数瘫痪或为血虚，或为气虚，或为寒湿，或为痰饮。

我治疗过的脑梗病人当中，发病时有血压高的，有血压低的，有血压正常的，看来脑梗塞发病与血压没有关系，而且降压西药不能防止脑梗塞发生。

5. 脑溢血昏迷中，呃逆

徐某某，男，67岁，2010年6月12日初诊。

患者脑溢血住院在昏迷中，家属托朋友来诊所称：患者在昏迷中呃逆不断，且小便靠导尿管。我思仲景有训："呃而视其前后，知何部不利，利之则愈。"据其称小便靠导尿管，即为小便不利，遂处以五苓散化汤3剂一试。

桂枝10克，茯苓、白术、猪苓各15克，泽泻20克。（嘱：汤药用注射器，从鼻饲管中注入）

6月15日二诊：家属朋友称：前方小便利，呃逆止，却出现头汗多。拟柴胡桂枝干姜汤合补阳汤去干姜加白芍，3剂一试。

生黄芪20克，北柴胡、煅牡蛎各20克，党参、白术、天花粉各15克，黄芩、桂枝、白芍、炙甘草、五味子各10克。

6月23日其子来求治父亲痰饮病时告之，二诊方3剂头汗即止。

按：昏迷中呃逆属危证，西医又查不出病因，只有中医能治。"呃而视其前后"之前后，即指前后二阴，前阴不利，即小便不利，后阴不利，即大便不通，前阴不利用五苓散，后阴不通用调胃承气汤。呃逆止而现头汗，用止头汗之柴桂干姜汤合补气之补阳汤加减治之，效如桴鼓。病虽少见，却不可不知。

6. 脑溢血昏迷，高烧不退七天，睡冰床，体温仍在摄氏38.5度

金某某，男，64岁，2010年6月18日初诊。

其子代述：第三次中风（脑溢血）住大医院抢救，昏迷不醒，因气管切开而肺部感染，高烧不退七天，睡冰床，体温仍在摄氏38.5度，口渴无汗，痰黏。口渴，痰黏为阳明病，无汗为太阳病，因发热都在三阳病中，不如按三阳合病治。拟小柴胡合大青龙汤，3剂。

北柴胡25克，姜半夏15克，石膏40克，黄芩、炙甘草、党参、姜、枣、麻黄、杏仁各10克，桂枝6克。嘱将病人从冰床移至病床上，用汤药后，盖棉被发汗。（嘱：汤药用注射器，从鼻饲管中注入）

6月21日二诊：其子称：汗出后，体温大减，现仍略有低热，要求原方再服3剂。因其已出汗，仍有低热，原方合生脉散化汤，3剂。

石膏40克，北柴胡25克，党参、姜半夏、麦冬各15克，黄芩、炙甘草、姜、枣、麻黄、杏仁、桂枝、五味子各10克。

6月24日三诊：其子称：发汗时热退，汗后仍发热，且痰黏厚，大便不畅。原方去桂枝加枳实、白芍、浙贝，3剂。

石膏40克，麦冬30克，北柴胡25克，党参、姜半夏、枳实、白芍、浙贝、杏仁、五味子各15克，黄芩、炙甘草、姜、枣、麻黄各10克。

按：7月4日其子来告：高热退尽。

此患者高烧不退，是因外寒内热所致。外寒闭塞毛孔，使内热不得随汗外泄。睡冰床敷冰块，更使毛孔紧闭，内热无处泄，故高热不退，此属少阳太阳阳明合病。初诊用大青龙汤合小柴胡汤既清内热，又发汗，开启毛孔，使内热随汗外泄。二诊汗已出，内热仍未清，则说明肺津受伤，原方合生脉散补肺津。三诊出现痰黏厚，大便不畅，原方去性温之桂枝合枳芍汤加浙贝，使方中含有四逆散，助小柴胡汤通三焦下津液，润大便，加浙贝合生脉散，清肺热以生津液，表里上下通畅，内热已无滞留之所，体温自当正常。

7. 脑溢血术后，昏迷不醒，稀痰满口外溢

徐某某，男，67岁，2010年6月23日初诊。

其子代述：脑溢血术后，至今昏迷不醒，因气管切开，引起肺部炎症，咳逆气喘，稀痰满口外溢，日夜需用二筒餐巾纸擦拭。西医救治多日，稀痰不减反增，此为少阳太阴合病，三焦不畅，痰饮危害。拟小柴胡汤合茯苓饮加味。

3 剂。

北柴胡 25 克，茯苓 20 克，姜半夏、白术各 15 克，黄芩、党参、炙甘草、姜、枣、陈皮、枳实、厚朴、苏叶各 10 克。（嘱：汤药用注射器，从鼻饲管中注入）

6 月 26 日二诊：其子代述：痰变稀，略减。因仍喘，原方加杏仁，增枳实、厚朴、陈皮、苏叶量，5 剂。

北柴胡 25 克，茯苓 20 克，杏仁、姜半夏、白术、枳实、厚朴、陈皮、苏叶各 15 克，黄芩、党参、炙甘草、姜、枣各 10 克。

7 月 2 日病友家属来告：溢痰已愈。

按：是剂合小柴胡汤、茯苓饮、半夏厚朴汤三方为一炉，以小柴胡汤通三焦降气止咳以治少阳，用茯苓饮、半夏厚朴汤化痰湿治太阴。二诊时因气喘加杏仁，增加行气化痰药量，故疗效明显。西医只用吸痰器吸痰，痰却随吸随生，无法治愈。其子经人介绍来诊所求治，虽是背后处方，未能临证，二诊即药到证除。

8. 脑溢血，右侧偏瘫而痛，大便溏，日三四次，病已半年

周某某，男，66 岁，2012 年 7 月 20 日初诊。

脑溢血造成右侧偏瘫，不能站立，右半身自头、颈、肩、臂、腿皆痛而拒按，大便日三次，病已半年，脉寸浮大，关尺稍沉。拟小柴胡汤合桂枝茯苓丸加味。5 剂。

生黄芪 40 克，北柴胡 25 克，党参、茯苓、白术各 20 克，姜半夏 15 克，黄芩、炙甘草、姜、枣、陈皮、桂枝、赤芍、桃仁、牡丹皮各 10 克。

7 月 25 日二诊：上午手肿减，肩臂痛未减，原方加防风，增桂枝、赤芍、茯苓、白术，5 剂。

生黄芪 40 克，北柴胡、茯苓、白术各 25 克，党参 20 克，防风、桂枝、姜半夏、赤芍各 15 克，黄芩、炙甘草、姜、枣、陈皮、桃仁、牡丹皮各 10 克。

8 月 1 日三诊：肩臂痛未减，原方去生姜、黄芩，增桃仁、牡丹皮、陈皮，加防己、干姜，5 剂。

生黄芪 40 克，北柴胡、茯苓、白术各 25 克，防己、党参各 20 克，防风、桂枝、姜半夏、赤芍、桃仁、牡丹皮、陈皮各 15 克，炙甘草、干姜、枣各 10 克。

8 月 6 日四诊：手肿退，臂肩痛未减，原方加川芎、当归，增干姜，5 剂。

生黄芪 40 克，北柴胡、茯苓、白术各 25 克，防己、党参、干姜各 20 克，防风、桂枝、姜半夏、赤芍、桃仁、牡丹皮、陈皮、川芎、当归各 15 克，炙甘草、枣各10克。

8月13日五诊：肩臂痛未减，且下利，原方去川芎、当归，加附子，5剂。

生黄芪40克，北柴胡、茯苓、白术各25克，附子（先煎）、防己、党参、干姜各20克，防风、桂枝、姜半夏、赤芍、桃仁、牡丹皮、陈皮各15克，炙甘草、枣各10克。

8月17日六诊：脚肿退，大便已日一次，原方增生黄芪至80克，5剂。

8月24日七诊：痛未减，右指关节仍略肿，原方增生黄芪至120克，党参、茯苓、白术、干姜、附子（先煎）至30克，5剂。

8月29日八诊：痛稍减，指关节仍肿，大便仍溏，日二三次，原方去桂枝，加肉桂增、防己，5剂。

生黄芪120克，党参、茯苓、白术、干姜、附子（先煎）、防己各30克，北柴胡25克，防风、肉桂、姜半夏、赤芍、桃仁、牡丹皮、陈皮各15克，炙甘草、枣各10克。

9月3日九诊：前方效不佳。拟附子汤合四逆汤，5剂。

党参、茯苓、白术、干姜、附子（先煎）各30克，炙甘草、赤芍各15克。

9月7日十诊：大便溏除，却右手脚恢复肿胀，原方加生黄芪、防己，增赤芍，5剂。

生黄芪、党参、茯苓、白术、干姜、附子（先煎）各30克，防己、赤芍各20克，炙甘草15克。

9月12日十一诊：手脚肿稍差，大便又溏，原方去赤芍，加桂枝，5剂。

生黄芪、党参、茯苓、白术、干姜、附子（先煎）各30克，防己、桂枝各20克，炙甘草15克。

9月19日十二诊：原来将爱人叫作妈妈，现在已不叫了，神志语言稍清。病脚略能抬起，能扶桌移动。肿大减，大便日二行，稍稀，臂痛未减，原方去党参，5剂。

9月24日十三诊：右手痛减，能自己站立一二分钟，大便仍日二行，原方去生术，加炒术，7剂。

生黄芪、茯苓、炒白术、干姜、附子（先煎）各30克，防己、桂枝各20克，炙甘草15克。

10月3日十四诊：前方效，下午仍有手脚肿，神志比以前更清楚，原方增防己至25克，7剂。

10月10日十五诊：前方效，原方续服5剂。

10月17日十六诊：痛仍未除，原方去桂枝，加肉桂，5剂。

生黄芪、茯苓、炒白术、干姜、附子（先煎）、肉桂各30克，防己25克，炙甘草15克。

10月24日十七诊：大便较干，神志已较清楚，语言仍不清楚，已能与来客招呼，原方减肉桂，5剂。

生黄芪、茯苓、炒白术、干姜、附子（先煎）各30克，防己25克，肉桂20克，炙甘草15克。

11月2日十八诊：大便又溏，原方增肉桂至30克，5剂。

按：12月14日家属来称：已能单独站立，扶着能上厕所，神志语言好转明显，可惜已无钱医治，只能作罢。此案九诊前虽用小柴胡汤合桂枝茯苓丸、加减补阳汤、四逆汤，少阳、太阴、少阴合治却疗效不佳。九诊时用防己茯苓汤合四逆汤加味，直接从太阴少阴合病治疗，才明显好转。联想到患者家属曾提及患者中风前一直下利数十年不止，说明此次中风的病根，在于太阴、少阴先虚所致，故治疗以补太少二阴取效，属有的放矢，不是机缘巧合。由此可知，大病的发生，实由病机日积月累，从量变到质变所造成。

9. 脑梗塞未愈，又发脑溢血

金某某，男，61岁，2007年12月17日初诊。

脑梗塞未愈，又发脑溢血，左半身不遂，喝水即呛，脉右浮略大，左濡略弦。拟《医林改错》之血府逐瘀汤加味。5剂。

当归、生地黄各20克，北柴胡、赤芍、远志、川牛膝、玄胡、党参各15克，川芎、枳实、炙甘草、桃仁、红花、桔梗、石菖蒲各10克。

12月24日二诊：呛水好转，因眠不安，原方加枣仁，7剂。

当归、生地黄、炒枣仁各20克，北柴胡、赤芍、远志、川牛膝、玄胡、党参各15克，川芎、枳实、炙甘草、桃仁、红花、桔梗、石菖蒲各10克。

2008年1月7日三诊：前方头晕倦怠减，胃纳好转，因尿急，原方加茯苓、泽泻、生黄芪，增生地黄、赤芍，7剂。

生黄芪50克，生地黄30克，当归、炒枣仁、茯苓、赤芍各20克，北柴胡、远志、川牛膝、玄胡、党参、泽泻各15克，川芎、枳实、炙甘草、桃仁、红花、桔梗、石菖蒲各10克。

1月24日四诊：前方3剂小便即正常，现食后即胁胀，原方加青皮、白术，增北柴胡，5剂。

生黄芪50克，生地黄30克，当归、枣仁、茯苓、赤芍各20克，北柴胡25克，远志、川牛膝、玄胡、党参、泽泻、白术各15克，川芎、枳实、炙甘草、桃仁、红花、桔梗、石菖蒲、青皮各10克。

1月30日五诊：眠食转佳，左侧始有麻木感，原方续28剂。

2月27日六诊：前方效，原方增生黄芪至60克，7剂。

3月7日七诊：患腿仍发麻，原方续服7剂。

3月18日八诊：左脚掌游走性痛，大便略结，前方去白术、泽泻、青皮，加大黄，原方增损5剂。

生黄芪40克，生地黄30克，当归、赤芍各25克，川牛膝、枣仁各20克，北柴胡25克，远志、玄胡、党参、枳实、茯苓各15克，川芎、炙甘草、桃仁、红花、桔梗、石菖蒲各10克，大黄6克。

3月25日九诊：前方续服7剂。

4月7日十诊：左脚痛除，仍有舌麻，原方加减，7剂。

生黄芪40克，生地黄30克，当归25克，桂枝、赤芍、白芍、川芎、桃仁、茯苓、牡丹皮、远志、枳实各15克，枣仁30克，川牛膝、北柴胡各20克，炙甘草、石菖蒲各10克，大黄6克。

4月22日十一诊：下午脚仍痛，大便略结，原方增当归至30克、大黄10克，7剂。

5月5日十二诊：走路略有摇晃。拟小柴胡汤合桂枝茯苓丸、十全大补汤加减，7剂。

生黄芪40克，生地黄、当归各30克，北柴胡25克，党参、姜半夏、桂枝、赤芍、白芍、川芎、桃仁、牡丹皮、远志、枳实各15克，茯苓、枣仁各30克，黄芩、炙甘草、大黄、石菖蒲各10克。

5月23日十三诊：前方续进7剂。

6月5日十四诊：晨起或午睡后，左侧患腿知觉明显，劳累后知觉减退。患者说："前几天去初诊医院复查时，抢救他的西医专家，看到他恢复如正常人，颇感诧异。因大便略结，增当归、生地黄至40克，7剂。

6月20日十五诊：略有头晕，原方增党参至30克，7剂。

7月4日十六诊：因晨起时踝关节痛，此少阴精虚，原方去赤芍、桃仁，加山萸肉、山药、泽泻，以肉桂易桂枝，增白芍，5剂。

生黄芪、生地黄、当归各40克，白芍、党参各30克，北柴胡25克，姜半夏、川芎、牡丹皮、远志、枳实、山萸肉、山药、泽泻各15克，茯苓、枣仁各30克，黄芩、炙甘草、大黄、石菖蒲、肉桂各10克。

7月13日十七诊：前方3剂无效，后穿长裤睡即脚痛减，然反觉左腿不由自主情况加重，仍恢复十五诊方，7剂。

7月28日十八诊：眠安，已不呛水，原方去石菖蒲、枣仁，因腰两侧酸，左腿仍不由自主，原方加山萸肉、山药，7剂。

生黄芪、生地黄、当归各40克，党参30克，北柴胡25克，山萸肉、山药各20克，姜半夏、桂枝、赤芍、白芍、川芎、桃仁、牡丹皮、远志、枳实各15克，茯苓各30克，黄芩、炙甘草、大黄各10克。

8月11日十九诊：腰酸减，原方续服7剂。

8月26日二十诊：腰酸除，却前额及两侧晕，原方增柴胡至30克，增川芎至20克，7剂。

9月24日二十一诊：左足仍稍不遂，原方增白芍至30克，7剂。

按：左瘫属少阳厥阴合病兼气、血虚为主。有其他合病则在剂中加入当用之药以解之。是剂以小柴胡汤合桂枝茯苓丸、四物汤、四逆散为主，随证加入当用之药；如喝水即呛，加远志、石菖蒲，大便秘加大黄，眠欠安加枣仁，腰两侧酸属少阴精虚，加山萸肉、山药合方内地黄补肾精。头晕为气虚，加黄芪，增党参量，以补气治头晕。且要有方有守，不可朝三暮四随意更方，才可成功。

患者服中药半年后，骑自行车去原抢救医院复查，主持抢救的西医主任医师戏曰："你在哪里捡到了根救命稻草？"对患者的康复颇感惊奇。

10. 高血压204/90mm汞柱，头晕，以后脑为甚

张某某，男，58岁，2009年11月7日初诊。

高血压头晕，以后脑为甚，脉右尺浮大，左沉细。后脑属太阳少阴病位，实则太阳，虚则少阴，晕为虚，为少阴精虚。左脉沉细为血虚，属厥阴病。拟逍遥散合六味地黄汤、四物汤加减。5剂。

山萸肉、山药、熟地黄、茯苓、白术、泽泻、北柴胡各15克，牡丹皮、川芎、当归、白芍、炙甘草、荆芥、薄荷、姜各10克。

11月13日二诊：血压从204/90mm汞柱降至150/75mm汞柱，头晕大减，原方续服5剂。

11月19日三诊：前方效，血压降至123/80mm汞柱，原方续服5剂。

11月28日四诊：前方效，原方续服10剂。嘱其经常服此方至血压正常。

按：此方能降血压，在于疏肝解郁，兼补精血，厥阴少阴同治而效。我治愈不少高血压头晕甚至呕吐者，皆方中有四物汤补血。一般血压高，都认为血管中血太多了，才使血压升高，西医早期治高血压也是用放血来治疗的。实际试想一下，年青人造血功能这么好，为什么不高血压？而是轮到老年人，造血功能衰退了，反而会高血压呢？结论只有一个，装血的管子出毛病了，把血管问题解决了，血压就不高了。可能四物汤就有软化血管，增加血管弹性的作用。

此方加黄芩、半夏、党参、桂枝、焦栀子，可治高血压230/85mm汞柱，游走性身痛。

加减逍遥散合六味地黄汤，可治血压150/100mm汞柱，后脑晕，甚则疼。

11. 高血压150/100mm汞柱，头两侧、后项时痛而不适

曾某，女，38岁，2008年10月19日初诊。

血压150/100mm汞柱，头两侧、后项时痛而不适，脉右寸浮大、关尺沉。头两侧，右属太阴、厥阴、少阳病位，左属少阳、厥阴病位，后项属太阳、少阴病位。头两侧、后项痛而不适，属太阳少阳少阴太阴厥阴合病，右寸脉浮大、关尺沉，为太阴气虚脉象。拟柴胡桂枝汤合加减补阳汤、四物汤加减。5剂。

生黄芪30克，北柴胡25克，茯苓、白术、熟地黄各20克，党参、姜半夏、山萸肉、山药各15克，黄芩、炙甘草、桂枝、白芍、川芎、当归各10克。

10月29日随访：血压130/80mm汞柱，诸证愈。

按：头两侧及后项痛而不适，属太阳少阴少阳厥阴合病，病机为三焦不畅，营卫不和，精血皆虚。而右寸脉浮大，系太阴气虚脉象，故用柴胡桂枝汤合加减补阳汤、四物汤为主，另加补肾精药为辅，共治太阳少阴厥阴少阳太阴合病兼气、血、精虚而效。

我治高血压，遇到最多的有六种病机：①血虚夹风之高血压；②血虚夹瘀之高血压；③气血双虚之高血压；④肾精虚合肝郁之高血压；⑤气虚夹湿之高血压；⑥即是此案之高血压。总之病机变化多端，不能尽述。我认为高血压不是病，是人体气、血、肾精、肾气、津液虚损的信号，调其气、血、精、津即能降其血压。

柴胡桂枝汤合八珍汤去生地黄，加煅龙骨、煅牡蛎、远志可治高血压170/87mm汞柱，头两侧胀，呕恶心悸，眠不安。

柴胡桂枝汤合加减补阳汤加苍术、泽泻，可治高血压120/100mm汞柱，前额晕，倦怠无力。

12. 脑缺氧

王某某，男，71岁，2008年10月1日初诊。

脑缺氧，曾突发两次偏瘫，一次十分钟后恢复，一次2小时后恢复，现觉前额晕，脑空虚，脉右大促涩，此属太阴气津虚夹痰。拟补中益气汤合生脉散加茯苓、姜半夏。3剂。

生黄芪50克，党参、茯苓各30克，白术20克，麦冬、姜半夏、陈皮各15克，升麻、北柴胡、炙甘草、当归、五味子、姜、枣各10克。

10月3日二诊：前方头晕稍减，原方增生黄芪至60克、党参40克，5剂。

10月9日三诊：晕瘥，却头重脚轻，原方加苍术10克，5剂。

生黄芪60克，党参40克，茯苓30克，白术20克，麦冬、姜半夏、陈皮各15克，升麻、北柴胡、炙甘草、当归、五味子、姜、枣、苍术各10克。

10月17日四诊：因头脑糊涂，原方增北柴胡至20克，升麻15克，3剂。

10月20日五诊：头脑始清，原方增北柴胡至25克，3剂。

10月23日六诊：头晕减，略倦怠，原方增生黄芪至80克，党参50克，3剂。

10月26日七诊：前方效，静坐时，仍略头晕，左关脉大，原方加黄芩，3剂。

生黄芪80克，党参50克，茯苓30克，北柴胡25克，白术20克，麦冬、姜半夏、升麻、陈皮、黄芩各15克，炙甘草、当归、五味子、姜、枣、苍术各10克。

10月29日八诊：前方3剂头晕未减，原方增当归至15克，3剂。

按：前额属太阴、阳明病位，实则阳明，虚则太阴。晕属虚，为太阴气虚，脉促涩为太阴气津虚，病机为太阴气津虚夹痰，方用补中益气汤补太阴气虚，生脉散补太阴津虚，二陈汤化太阴痰湿。三诊时，头晕除，却头重脚轻，此湿邪危害，原方加苍术除湿。四诊头脑糊涂，加重柴胡用量，头脑始清。六诊略倦怠，加重黄芪、党参用量，补气除倦怠。七诊时加黄芩清左关脉大之肝火，未效，八诊加当归始效，因左关脉大系虚火，补血才能清虚火。患者第二次脑缺氧时曾住院半月余，头晕难除，才来我处就诊治头晕，且心脏有房颤。八诊后头晕愈，房颤未愈，血压正常，已无所苦，遂停服中药。其实患者身体气虚甚，时隔一年，突发脑梗塞，虽未偏瘫，却致使语言含混不清。曾来我处服药半年，只有好转，不能痊愈，所服方药与此案大同小异，亦以补气为主尔。

13. 脑外伤术后，昏迷不醒，大便日夜泄利，一月不止

杨某某，男，72岁，2010年8月28日初诊。

其女代述：脑外伤开颅术后，昏迷不醒，大便日夜泄利一月不止，鼻饲进什么颜色食物，即便出什么颜色大便。此太阴虚寒，中气下陷。拟补中益气汤合肾着汤加桔梗、大枣。3剂。

生黄芪40克，党参、茯苓、白术各20克，干姜15克，升麻、北柴胡、当归、炙甘草、陈皮、桔梗、枣各10克。（嘱：汤药用注射器从鼻饲管中注入）

8月30日二诊：其女代述：已有成形便出现。原方增量，5剂。

生黄芪60克，党参、茯苓、白术30克，干姜、炙甘草各20克，升麻、北柴胡、当归、陈皮、桔梗、枣各10克。

9月3日三诊：其女代述：大便已成形，然日三四次。仍有气虚证，原方增生黄芪至80克，党参40克，5剂。

9月9日四诊：其女代述：大便已正常，却痰多。原方合半夏厚朴汤加味，3剂。

生黄芪80克，党参、茯苓、白术各30克，炙甘草、干姜各20克，桂枝、姜半夏、陈皮、升麻、北柴胡、桔梗各15克，当归、枣、厚朴、苏叶各10克。

9月12日五诊：其女代述：前方效。原方增厚朴、苏叶至15克，5剂。

9月16日六诊：其女代述：痰稍减。原方续服5剂。

按：人体如气球，不管什么地方破损，都会使气失而虚损，何况是开颅术后呢？此脾太阴、肾少阴合病，寒湿危害兼气陷病机。故用补中益气汤加桔梗升下陷之气，合肾着汤治太阴少阴合病之寒湿危害；加姜半夏、厚朴、桂枝、苏叶使剂内含有半夏厚朴汤、苓桂术甘汤，以化痰。此案病人住在大医院，昏迷不醒，大便日夜泄利一月不止，西医无计可施，其女儿经人介绍，来诊所找我问诊，我依其所诉证候处方用药，所幸未使其失望。

二、麻木

1. 左脸麻木，颠顶恶风，时有冷气自颠顶入喉而呕恶，头痛项强

盛某某，男，39岁，2002年9月15日初诊。

左脸麻木，颠顶恶风，时有冷气自颠顶入喉而呕恶，头痛项强，脉右寸浮、关尺弦。颠顶恶风，头痛项强，属太阳少阳合病。拟柴胡桂枝汤。4剂。

北柴胡 15 克，姜半夏 12 克，黄芩、党参、炙甘草、姜、枣、桂枝、白芍各 10 克。

9 月 19 日二诊：前方稍效，原方增量，4 剂。

北柴胡 20 克，姜半夏 15 克，黄芩、党参、炙甘草、姜、枣、桂枝、白芍各 12 克。

9 月 22 日三诊：前证大减，原方增量，5 剂。

北柴胡 25 克，姜半夏 18 克，黄芩、党参、炙甘草、姜、枣、桂枝、白芍各 15 克。

9 月 29 日四诊：基本痊愈，原方续服 5 剂善后。

按：此亦一疑难杂证。因其病在头、项、左脸，为太阳、少阳病位。病机为风寒侵表，胆气上逆，故有恶风寒之桂枝汤证，呕恶之小柴胡汤证，遂用柴胡桂枝汤散寒解表和营卫，降胆气，谁知竟获全功。

柴胡桂枝汤合四物汤加葛根、黄芪，可治右侧头面麻十年、肩颈痛、左小腿挛急。

2. 右肩痛，左半身麻木，眼干涩，腰痛

苏某某，女，49 岁，1988 年 3 月 5 日初诊。

右肩痛，左半身麻木，眼干涩，腰痛，脉浮紧。右肩痛，属太阳病兼气虚，左半身麻木，眼干涩为血虚，腰痛，属少阴病。拟芪桂五物汤合四物汤加川牛膝。3 剂。

熟地黄 24 克，当归、桂枝、大枣各 12 克，赤芍、川牛膝各 15 克，生黄芪 40 克，川芎、生姜各 9 克。

4 月 6 日二诊：前方 3 剂服后，除眼干涩外，余证悉愈，然停药半月后，诸证又起，今续前方服 15 剂善后。

按：人体左血、右气，眼干涩，麻木在左属血虚，肩痛在右为寒，为气虚。芪桂五物汤祛寒行气治右肩痛，四物汤借黄芪行气之力，运血补血以除麻木，治眼干涩。熟地黄加牛膝，补少阴治腰痛。此属太阳少阴合病兼气、血虚。

芪桂五物汤合四物汤加党参、葛根、茯苓、枣仁、远志，可治左上臂麻，背痛，眠欠安。

芪桂五物汤合四君子汤加当归、川牛膝，可治右脚足趾麻木，不能久站。

芪桂五物汤加陈皮、山萸肉、山药、熟地黄合生脉散，可治右臂麻木，甚则痛，全身盗汗，以前胸为主。

3. 晚上左腿麻木、口渴、便秘、手指麻、手掌略紫

周某某，女，54岁，2008年7月6日初诊。

因患者卧床不起，家人代述：晚上左腿麻木、口渴、便秘、手指麻、手掌略紫，此为气血虚夹寒，属太阴厥阴太阳合病。拟补中益气汤去白术合四物汤、桂枝汤加味。3剂。

生黄芪40克，生地黄、白芍、葛根各30克，当归、党参各20克，桂枝、川芎各15克，升麻、北柴胡、炙甘草、陈皮、姜、枣、五味子各10克。

7月10日二诊：卧床一年，今日始能来我处就诊，左腿痛已缩至小腿，手仍麻，右腿亦痛麻，尾骨痛，原方加味，5剂。

生黄芪50克，党参、白芍、生地黄、当归、葛根各30克，桂枝、赤芍各20克，山萸肉、山药、川芎、北柴胡各15克，升麻、炙甘草、姜、枣、五味子、肉桂各10克。

7月15日三诊：前方3剂后痛剧，4剂后痛减，5剂后痛大减，然无力，麻木未减，原方增生黄芪至80克，党参、葛根各40克，炙甘草20克，五味子15克，5剂。

按：此案未作随访。想必痛是痊愈了，麻与无力，或许已经痊愈，或许按方续服至愈。因患者卧床一年，肯定治过不少地方，都未能凑效，剩下的这点麻木与无力，若很严重，肯定回来复诊，不会去乱投医的。

此案病在左腿，痛麻在晚上，厥阴病无疑；手麻、右腿亦有痛麻，定与太阳受寒及气虚相关；尾骨痛则属少阴病。初诊方实际是圣愈汤合桂枝汤加升麻、北柴胡、五味子、葛根，以补气血治太阳为主。二诊时，病人来诊，症状比初诊时清晰，故用方较全面。是方集补气、血、肾精、解肌和营卫于1剂，治太阴太阳少阴厥阴合病兼气血虚，疗效显著。至于3剂时痛剧，这是方药与病机相对应的一种正常反映，是佳兆。

补中益气汤合桂枝汤加川芎、茯苓，治左半身麻木，腰以下为主，左脚背痛。

补中益气汤合八珍汤加蔓荆子，治手掌连手指麻，日轻夜重。

4. 服山药薏苡仁羹而致左半身不适，左手麻木

卢某某，男，43岁，2010年4月12日初诊。

听闻薏苡仁、山药研粉煮羹食，能治人体内湿，遂以薏苡仁、山药研粉煮羹，每日服二次，每次50克干粉煮成羹服，连服二月，发现左手麻木，左半身不舒服，就诊于我。我嘱其停服山药薏苡仁羹，每日服液体中成药“四物合剂”，一日二次，每次2~3支。

按：数日后患者来告：连服五天，左手麻木除，左半身亦无不适。

患者听别人说，薏苡仁山药羹能除湿，就买来煮了吃，结果造成了左手麻木，左半身不适。古医书就有“除湿要伤阴，补阴要留湿”的告诫，我亲见此除湿伤阴之病例，也从此案例中看到，伤阴就是伤血的事实。不如将此警句改为“除湿要伤血，补血要留湿”为妥。

5. 右足麻木，冬重夏轻，平时有干咳

胡某某，男，30岁，2003年4月20日初诊。

右足麻木，冬重夏轻，平时有干咳，脉右细。右足麻木，气虚为主，干咳，为太阴津虚。拟《兰室秘藏》之神效黄芪汤合生脉散。5剂。

生黄芪90克，白芍40克，党参、炙甘草各30克，麦冬20克，陈皮15克，五味子10克，蔓荆子5克。

4月26日二诊：干咳减，略口渴，原方增白芍至50克，麦冬至30克，7剂。

5月3日三诊：前方效，原方续服7剂。

5月10日四诊：前方服后大便溏，原方减白芍至30克，7剂。

右脚麻木大有好转，脚踝处麻木块已除，仍有便溏，原方增生黄芪至100克，党参40克，7剂善后。

按：李杲神效黄芪汤，确是治麻木良方。然其精妙处不在药味而在药量。可惜许多引用此方的医书，并不重视药量，仅介绍药味，掩盖了此方的“神效”，真可惜。在此案中，我合以生脉散，主要是患者伴有干咳无痰，略口渴等证，同时合治而愈。

神效黄芪汤合四物汤、桂枝汤，可治手指与脚麻木。

6. 双手指麻木，日轻夜重，已40余年

郑某某，女，69岁，2006年12月7日初诊。

两手指麻，日轻夜重，脉寸浮关尺沉，此为气虚。拟人参益气汤。7剂。

生黄芪40克，党参、白芍各20克，炙甘草15克，升麻、北柴胡、五味子各10克。

12月14日二诊：前方未效，原方增量，再进7剂。

生黄芪90克，白芍30克，党参20克，炙甘草15克，升麻、北柴胡、五味子各10克。

12月21日三诊：两手小指已不麻，40多年的麻木开始出现转机，原方增生黄芪至100克，炙甘草20克，7剂。

12月28日四诊：前方服后，麻木渐向指尖退去，呈斜向拇指方向，即拇指麻木范围最大，大便略软，原方增生黄芪至120克，7剂。

2007年1月4日五诊：因食面食，麻木加剧，范围没有扩大，原方增党参至30克，7剂。

1月22日六诊：前方效，停药数天，麻木加重，原方续服10剂善后。并嘱：若5剂麻木退清，10剂服完不须续服，若10剂后麻木未退清，仍须多服数剂善后。

按：人参益气汤是东垣老人治手指麻木的名方，用之对证，效如桴鼓。此方实际是补中益气汤去当归、白术、陈皮加白芍、五味子而成，而二方主治却大不相同。但是有一条是相同的，就是病机都是气虚。补中益气汤治气虚而致气陷，人参益气汤治气虚而致麻木。此方还可治晨起时手指麻、脸麻、大便干。

人参益气汤合附子汤加桂枝，可治右手掌连指麻木，略痛而不能握拳，晨重午轻。

人参益气汤合桂枝汤加白术，可治双手麻木，日轻夜重，遇寒则痛。

7. 腰痛，小腹痛，手麻木

向某某，女，29岁，2011年7月18日初诊。

腰椎痛，下午或劳累后更甚，同房后，脐中剧痛十多分钟，脉两尺伏。腰椎、脐中皆肾少阴病位，劳累后或同房后痛为虚。拟桂枝汤合真武汤表里同治。5剂。

桂枝、白芍、白术、茯苓各15克，炙甘草、生姜、大枣、附子各10克。

7月23日二诊：腰椎痛减，然两腰肌亦痛而拒按，此为厥阴病，瘀血作怪，原方加桃仁、牡丹皮，5剂。

桂枝、白芍、白术、茯苓、桃仁、牡丹皮各15克，炙甘草、生姜、大枣、附子各10克。

7月27日三诊：腰痛减，小腹仍痛，少阴寒气未散，原方加干姜，5剂。

桂枝、白芍、白术、茯苓、桃仁、牡丹皮各15克，炙甘草、生姜、大枣、附子、干姜各10克。

8 月 7 日四诊：小腹、腰肌痛减，仍有手麻、小腹胀，原方加香附、肉桂、生黄芪、党参、陈皮，去桂枝、桃仁、牡丹皮，7 剂。

生黄芪 40 克，党参、白术、茯苓、陈皮各 20 克，肉桂、白芍、附子各 15 克，炙甘草、生姜、干姜、枣、香附各 10 克。

8 月 15 日五诊：仍有手麻，小腹胀，且下肢无力，原方增生黄芪至 60 克，党参至 30 克，7 剂。

8 月 21 日六诊：诸证减，因尾椎刺痛，此为瘀血，原方加牡丹皮、桃仁，7 剂。

生黄芪 60 克，党参 30 克，白术、茯苓、陈皮各 20 克，肉桂、白芍、附子、牡丹皮、桃仁各 15 克，炙甘草、生姜、干姜、枣、香附各 10 克。

8 月 28 日七诊：前方使尾椎痛向腰转移，因颈部肉肥大，原方去陈皮，加柴胡、枳实，7 剂。

生黄芪 60 克，党参 30 克，白术、茯苓各 20 克，柴胡、枳实、肉桂、白芍、附子、牡丹皮、桃仁各 15 克，炙甘草、生姜、干姜、枣、香附各 10 克。

9 月 4 日八诊：前方大效，原方增附子（先煎）至 20 克，7 剂善后。

按：腰椎、脐中痛，为少阴气虚，用桂枝汤合真武汤，表里同治。二诊出现腰肌痛，拒按之厥阴病瘀血危害，原方加桃仁、牡丹皮合方中桂枝、芍药、茯苓为桂枝茯苓丸，化瘀治厥阴。四诊治手麻、小腹胀之太阴病兼气虚，原方加补气行气药，去化瘀药治之。六诊在太阴少阴合病中出现尾椎骨刺痛之厥阴并病，于是在原方中重新加入牡丹皮、桃仁，成为真武汤合桂枝茯苓丸、加减补阳汤、四逆汤加陈皮、香附组成，用以祛痛除麻木而效。七诊为治颈部肉肥大，加入柴胡、枳实，合方中芍药甘草为四逆散，从厥阴治之而大效。

此案之治，最合仲景“观其脉证，知犯何逆，随证治之”的法则。

三、痿证

1. 左半身时软而无力，以下肢为甚

童某某，男，53 岁，2001 年 4 月 21 日初诊。

左半身时软而无力，以下肢为甚，每天发生两次，每次半小时左右，脉右寸关细，两尺浮，此气血虚所致。拟黄芪桂枝五物汤加川牛膝、丹参、当归。3 剂。

生黄芪 30 克，川牛膝 20 克，丹参、当归各 15 克，桂枝、白芍、姜、枣各

10克。

4月23日二诊：前证未发，原方续服3剂。

4月27日三诊：六天来只发生过一次，约十多分钟，原方续服3剂善后。

按：左侧时软而无力为血虚。黄芪合当归为当归补血汤，加桂枝、白芍、丹参活血，姜枣护胃，故效速。此案类似轻度脑缺氧，但无检验单证明，故只能归入痿证中。

2. 左腿酸胀无力，遇天气变化时更甚

吴某某，男，41岁，2001年3月31日初诊。

左腿酸胀无力，遇天气变化时更甚，脉左尺沉弱，此寒湿危害。拟五苓散合麻黄杏仁薏苡甘草汤。3剂。

茯苓、猪苓各20克，白术15克，桂枝、杏仁各10克，泽泻25克，麻黄、炙甘草各6克，薏苡仁30克。

4月5日二诊：前方稍效。拟原方加生黄芪、防己3剂。

茯苓、猪苓、生黄芪各20克，白术、防己各15克，桂枝、杏仁各10克，泽泻25克，麻黄、炙甘草各6克，薏苡仁30克。

4月11日三诊：前证大有好转，仅觉髀枢处发胀。拟原方增量，续进5剂善后。

茯苓、猪苓、生黄芪各20克，薏苡仁30克，泽泻25克，白术、防己各15克，桂枝、杏仁各12克，麻黄8克，炙甘草6克。

按：左腿酸胀无力，遇天气变化时更甚，此因体虚湿重，天将雨时，空气中湿气弥漫，外邪引动内邪而病情加重。寒湿与太阴、太阳两病位相关，故此为太阳太阴合病。麻杏苡甘汤合五苓散治太阳寒湿，防己茯苓汤健脾祛湿治太阴，故病除。按照痿证以酸软无力为主要特征，故单独手脚的酸软无力，也可归入此类。

3. 右手不能上举，不痛不痒

陆某某，男，67岁，2012年11月15日电话问诊。

脑梗塞，致使右手不能上举，用左手将右手抬举过头顶，左手一松，右手随即下垂。拟小柴胡汤合桂枝茯苓丸加黄芪。3剂。

生黄芪50克，北柴胡25克，党参、姜半夏、桂枝、赤芍、茯苓、桃仁、牡丹皮各15克，黄芩、炙甘草、姜、枣各10克。

11 月 19 日来电称：前方大便不畅。嘱服原方加白芍 15 克，3 剂。

生黄芪 50 克，北柴胡 25 克，党参、姜半夏、桂枝、赤芍、茯苓、桃仁、牡丹皮、白芍各 15 克，黄芩、炙甘草、姜、枣各 10 克。

11 月 22 日来电称：右后背肩胛骨痛。嘱原方加白术 20 克，增茯苓、党参至 20 克，3 剂。

生黄芪 50 克，北柴胡 25 克，白术、党参、茯苓各 20 克，姜半夏、桂枝、赤芍、桃仁、牡丹皮、白芍各 15 克，黄芩、炙甘草、姜、枣各 10 克。

11 月 25 日来电称：肩胛骨痛减，大便仍干，两日一次。嘱原方加川芎、当归，3 剂。

生黄芪 50 克，北柴胡 25 克，白术、党参、茯苓各 20 克，姜半夏、桂枝、赤芍、桃仁、牡丹皮、白芍、川芎、当归各 15 克，黄芩、炙甘草、姜、枣各 10 克。

11 月 28 日来电称：CT 片显示，脑梗塞部位在右半脑，右手举不起来，是不是受脑梗塞影响？我答：脑梗在右侧，应该左侧肢体受影响，右侧肢体痿软，不是脑梗塞引起。应改原方为：生黄芪 100 克，党参 50 克，柴胡 25 克，茯苓、白术各 20 克，桂枝、白芍、姜半夏各 15 克，黄芩、炙甘草、姜、枣、陈皮各 10 克，7 剂。

12 月 4 日来电称：右手已能举起，仍无力。原方续服 7 剂。

按：2014 年 8 月 17 日因故与其面谈时称，共服五诊方药 70 剂，右臂活动自如，遂停药。

此痿证，初诊时以为脑梗塞引起，故用小柴胡汤合桂枝茯苓丸加味治疗无效，后得知脑梗塞部位在右侧大脑，才知右手不举，不可能是脑梗引起，故直接从补气着手，用加减补阳汤合柴胡桂枝汤加陈皮而效。所以用柴胡桂枝汤者，因人体两侧属少阳病界，右侧兼太阳、太阴病界，桂枝汤有调和气血作用，合小柴胡汤、加减补阳汤进入少阳、太阳、太阴病位，疏三焦和营卫，补气而除痿，故效。

4. 多发性硬化症（中枢神经系统内散在的多发性脱髓鞘“硬化”斑块）

范某某，女，56 岁，2001 年 7 月 19 日初诊。

发病始于手足麻木，吞咽困难，无力，头晕，复视。现全身瘫痪，无知觉，高度浮肿，满月脸，小腿开裂，流出滋水，身痛恶风，大小便秘，不能食，食则胃痛，只能喂少量牛奶，不能平卧，平卧则胸闷喘急，只能围坐在两条棉被中。某大医院诊断为多发性硬化症。脉两寸浮关尺沉，舌光无苔。拟五苓散合六味地黄汤一试。3 剂。

生地黄、泽泻各 30 克，茯苓、猪苓各 25 克，山药 20 克，白术、山萸肉、牡丹皮各 15 克，桂枝 10 克。

7 月 21 日二诊：前方服后，大便溏，小便略畅，浮肿稍退。然患者苦于身痛，口渴。拟白虎加桂枝党参白芍汤（《桂林古本伤寒杂病论方》），3 剂。

生石膏 30 克，知母 15 克，党参 12 克，桂枝、炙甘草、白芍、粳米各 10 克。

7 月 24 日三诊：前方效不佳，仍身痛、浮肿、口渴、脉数。拟六味地黄汤合猪苓汤，3 剂。

生地黄 30 克，山药、泽泻、茯苓、滑石、猪苓各 20 克，山萸肉、阿胶、牡丹皮各 15 克。

7 月 31 日四诊：前方无效，因全身肿，喘而不能平卧，咳痰厚黏，口渴恶风。拟大青龙汤，3 剂

生石膏 30 克，桂枝、生姜、大枣、炙麻黄各 10 克，杏仁 15 克，炙甘草 6 克。

8 月 2 日五诊：大汗出，身痛除，口渴减，仍恶寒，痰略少，原方续服 2 剂。

8 月 3 日六诊：浮肿已退至下半身，然仍不能平卧，原方去炙麻黄，加麻黄，2 剂。

麻黄、桂枝、杏仁各 15 克，生石膏 30 克，炙甘草、生姜、大枣各 10 克。

8 月 5 日七诊：大汗过后，数脉已除，不恶风，仅倦怠无力。拟真武汤一试，1 剂。

茯苓 15 克，白术、白芍、生姜各 10 克，熟附子 6 克。

8 月 6 日八诊：仍不能平卧，下肢仍肿，前方未效，因右脉弦细，口不渴，不恶风寒。拟经方小青龙汤一试，3 剂。

桂枝、炙甘草、干姜、半夏、五味子、麻黄、白芍各 10 克，细辛 6 克。

服 1 剂，觉胸闷，以大青龙汤原方 2 剂与小青龙汤交叉服。

8 月 9 日九诊：已能平卧，胃纳有加，仍倦怠，下肢肿，右寸关脉浮数大。拟小青龙汤加杏仁、生石膏，1 剂。

生石膏 40 克，杏仁 15 克，桂枝、炙甘草、干姜、半夏、五味子、麻黄、白芍各 10 克，细辛 6 克。

8 月 10 日十诊：出汗多，下肢肿已开始退去，大小便已畅，因右寸脉仍数大，前方增石膏至 50 克 2 剂，一日服完。

8 月 12 日十一诊：身右侧水肿已退尽，左侧水肿退至足背，面部仍略浮肿，

然出现舌烂，时腹痛下利，脉细数，右寸脉浮大。拟《中医临证备要》导赤散合泻白散，2 剂。

木通、生地黄、生草、粳米各 10 克，地骨皮、桑白皮各 15 克，竹叶 30 片。

8 月 13 日十二诊：前方无效，反腹胀、恶寒、胸闷，仍用小青龙汤加杏仁石膏 3 剂。另用西药 VC、VB_2片治口舌生疮。

8 月 15 日十三诊：水肿已全部退清，却现小腹下坠且胀满，脉右寸仍浮大。拟《脾胃论》之补中益气汤加减一试，1 剂。

生黄芪、枳实各 20 克，党参、白术各 15 克，升麻、北柴胡、当归、炙甘草各 10 克，另备大青龙汤 1 剂，若见胸闷则服之。

8 月 16 日十四诊：前方服后，口舌疮大减，自觉腹胀，原方合《伤寒杂病论》（桂林古本）之厚朴四物汤，2 剂。

生黄芪 20 克，党参、白术、当归各 15 克，北柴胡、升麻、炙甘草、陈皮、枳实、厚朴、姜半夏各 10 克。

8 月 18 日十五诊：中脘嘈杂，食而不知饱，时恶风而咳，口渴，痰稀少，脉右掌浅支浮，关沉濡，左略弦。拟大青龙汤合桂枝，加厚朴杏子汤止咳，理中加黄芪汤治嘈杂，各 1 剂，交叉服。

桂枝、白芍、厚朴、生姜、大枣、麻黄各 15 克，杏仁 20 克，炙甘草 10 克，生石膏 40 克。

生黄芪 30 克，党参、干姜、炙甘草、白术各 15 克。

8 月 19 日十六诊：嘈杂大减，口已不渴，咳嗽未差。拟桂枝加厚朴杏子汤，理中加黄芪汤各 3 剂，交叉服。

桂枝、白芍、厚朴、生姜、大枣各 15 克，杏仁 20 克，炙甘草 10 克。

生黄芪 30 克，党参、干姜、炙甘草、白术各 15 克。

8 月 20 日十七诊：因食油腻而咳嗽内烦，却发现双脚有知觉，能自己抬脚。拟小青龙加杏仁石膏汤 2 剂，理中汤加生黄芪、姜半夏、大枣 2 剂，一日服完。

桂枝、白芍、炙甘草、干姜、姜半夏、五味子、麻黄、杏仁各 10 克，生石膏 40 克，细辛 6 克。

生黄芪 20 克，干姜、党参、炙甘草、白术各 15 克，姜半夏、枣各 10 克。

8 月 21 日十八诊：咳嗽减，仍口渴，拟理中汤加黄芪、姜半夏、天花粉 2 剂。日服 2 剂。

干姜、党参、白术、炙甘草、天花粉各 15 克，生黄芪 20 克，姜半夏 10 克。

8月22日十九诊：天花粉败胃而致呕恶，拟理中汤加黄芪、姜半夏、阿胶、姜、枣2剂，又续服小青龙加杏仁石膏汤4剂。交叉服。

生黄芪20克，干姜、白术、炙甘草、党参各15克，姜半夏、生姜、大枣、阿胶各10克。

生石膏45克，杏仁15克，麻黄、桂枝、白芍、姜半夏、干姜、五味子、炙甘草各10克，细辛6克。

8月25日二十诊：呕恶止，余证未减，且肩背痛。拟桂枝人参汤2剂，一日服完，原小青龙汤加杏仁石膏汤4剂，二日服完。

桂枝、干姜、党参、白术、炙甘草各15克。

生石膏45克，杏仁15克，麻黄、桂枝、白芍、姜半夏、干姜、五味子、炙甘草各10克，细辛6克。

8月27日二十一诊：肩背痛除，微呕，睡时恶寒甚，脉数。拟桂附理中汤2剂，小青龙加杏仁石膏汤增量2剂。一日服完

肉桂、附子、干姜、炙甘草、党参、白术各10克。

麻黄、桂枝、白芍、五味子、姜半夏、炙甘草、干姜各12克，生石膏40克，杏仁15克，细辛9克。

8月28日二十二诊：因多食肉而致心下胀满，按之痛，左胁时满，大便不通，且无矢气，脉左略弦，右寸关大。拟大柴胡汤一试，1剂。

北柴胡24克，枳实、白芍、姜半夏各12克，黄芩、生姜、大枣各10克，生大黄6克。

8月29日二十三诊：前方服后，大便连下两次，仅存心下痞。拟小柴胡汤2剂，原小青龙加杏仁石膏汤，2剂。

北柴胡18克，姜半夏12克，黄芩、党参、炙甘草、姜、枣各10克。

生石膏45克，杏仁15克，麻黄、桂枝、白芍、姜半夏、干姜、五味子、炙甘草各10克，细辛6克。

8月30日二十四诊：因食粉丝而致右胁胀满，不得矢气，仍原大柴胡汤1剂。

北柴胡24克，枳实、白芍、姜半夏各12克，黄芩、生姜、大枣各10克，生大黄6克。

8月31日二十五诊：前证除，因上腹部胀。拟厚朴生姜半夏甘草人参汤2剂，一日服完。

党参、厚朴、姜半夏、生姜各10克，炙甘草6克。

9月1日二十六诊：胃纳已开，知饥欲食，然腹仍略胀，口微苦，脉右寸大、关尺弦。拟香砂六君汤加干姜，2剂。

党参、白术、茯苓、干姜15克，炙甘草、姜半夏、陈皮、砂仁、木香各10克。

9月2日二十七诊：因略咳喘，原小青龙加杏仁石膏汤1剂。（石膏减至30克）

9月3日二十八诊：舌已有黄苔，除胃中嘈杂外，已恢复到发病初之手脚麻木，已能有知觉地活动。今以丹溪麻木汤加桂枝，2剂。

生黄芪20克，党参、白术、茯苓各15克，桂枝、白芍、当归、升麻、北柴胡、炙甘草各10克。（另以原小青龙加石膏、杏仁1剂，预防服麻木汤后之咳喘）

9月5日二十九诊：脉已渐有起色，舌现白薄苔，仅觉腹中胀满，原丹溪麻木汤加桂枝，增当归、白芍至15克，3剂。

9月7日三十诊：服前方手足复有肿象，身亦不舒，今用《千金要方》之小续命汤加味2剂一试。

生石膏30克，防风15克，桂枝、麻黄、白芍、杏仁、炙甘草、黄芩、党参、川芎、防己、知母、姜、枣各10克，附子5克。

9月10日三十一诊：手肿已退，胃纳转佳，但自觉服药后2小时左右较舒服，有药性不接之感，脉数苔白。拟用桂附理中汤加炒谷芽、炒麦芽、炒内金于上午服，以合辰巳时脾胃之旺气；又用前诊小续命汤加味2剂，于下午服至晚上。

白术、干姜、党参、炙甘草、炒内金，炒麦芽，炒谷芽各15克，肉桂、附子各10克。

9月12日三十二诊：前方服后，因食茭白而腹胀痛，后用木香10克煎服去其积食，今以附子汤2剂一试。

党参、白术、茯苓各20克，附子、白芍各10克。

9月14日三十三诊：小续命汤服后，肩部麻木稍差，原方减石膏至20克，原附子汤加木香6克，续进4剂。

党参、白术、茯苓各20克，附子、白芍各10克，木香6克。

生石膏20克、防风15克、桂枝、麻黄、白芍、杏仁、炙甘草、黄芩、党参、防已、知母、姜、枣各10克，附子5克。

9月17日三十四诊：食后腹部仍觉略胀大，足趾仍冷。拟六君子汤加生姜、附子，2剂。

党参、白术、茯苓各20克，炙甘草15克，姜半夏、陈皮、生姜、附子各10克，另用原小续命汤加味4剂。仍分上下午煎服。

生石膏20克，防风15克，桂枝、麻黄、白芍、杏仁、炙甘草、黄芩、党参、川芎、防己、知母、姜、枣各10克，附子5克。

9月18日三十五诊：前方稍效，原方续服各4剂。

9月22日三十六诊：身痒日轻夜重，脉数右寸大，关尺沉，左弦略坚。拟补中益气汤合四物汤加僵蚕、防风、蝉蜕、地肤子、白鲜皮，2剂。

生黄芪30克，党参、白术各20克，炙甘草、北柴胡、陈皮、当归、熟地黄、白芍各15克，陈皮、川芎、僵蚕、防风、蝉蜕、地肤子、白鲜皮各15克。

9月24日三十七诊：服第1剂后，痒特发，第2剂才稍瘥，胃已略舒，麻木未差，仍麻在肘膝处，原方去陈皮加枳实、茯苓、姜半夏，2剂。

生黄芪30克，党参、白术、熟地黄各20克，炙甘草、枳实、茯苓、当归、白芍各15克，升麻、北柴胡、川芎、姜半夏、僵蚕、蝉蜕、防风、地肤子、白鲜皮各10克。

9月26日三十八诊：心下胀满，按之痛。拟经方小陷胸汤，1剂。

全瓜蒌20克，姜半夏12克，川黄连4克。

另用小青龙加杏仁石膏汤4剂（间服）。

生石膏20克，杏仁15克，麻黄、桂枝、白芍、干姜、炙甘草、姜半夏、五味子各10克，细辛6克。

9月27日三十九诊：昨晚九时起，腹胀连胁下，身痒难忍，脉左弦细紧，右寸大、关尺沉细，苔黄。拟经方柴胡桂枝干姜汤一试，1剂。

北柴胡18克，黄芩、桂枝各12克，天花粉15克，干姜、炙甘草、生牡蛎各8克。

9月28日四十诊：前方服后，大便两次，腹胀连胁稍差。拟原方续进3剂。

9月30日四十一诊：双胁胀满，大便不通，左脉弦略坚，右寸关脉大，苔微黄而干。拟大柴胡汤一试，1剂。

北柴胡18克，枳实、姜半夏各12克，黄芩、白芍、生姜、大枣、生大黄各10克。

因患者就诊数百次，验案冗长复杂，不宜细列，现略述如下：

10月份，先后用了附子理中汤、理中汤加肉桂、半夏、生姜，香砂六君汤加厚朴、干姜，经方旋覆代赭汤、厚朴四物汤（桂林古本《伤寒杂病论》方）、四逆散化汤，柴桂干姜汤合真武汤、小青龙汤、小青龙加杏仁石膏汤，最后选中经方黄芪建中汤合《伤寒杂病论》（桂林古本）之枳实白术桃仁干姜汤加姜半夏。（赤芍、白芍、姜半夏、生姜各15克，枳实、白术、桃仁、干姜、桂枝、大枣各10克，蜂蜜二匙，（代饴糖，下同）生黄芪20克，炙甘草10克。）治脾胃虚寒，食饱易痛。

11～12月，以服黄芪建中汤合枳实白术桃仁干姜汤加姜半夏、蜂蜜为主，调治脾胃。依证间服了补中益气汤合桂枝汤、四逆散合四物汤。

2002年1月仍以服黄芪建中汤加姜半夏合枳实白术桃仁干姜汤为主，以健脾胃，其中间服了数次小柴胡加茯苓白术汤（桂林古本《伤寒杂病论》方）、小柴胡汤合苓桂术甘汤；止咳用了小青龙加石膏汤、苓甘五味姜辛夏杏汤、桂枝加厚朴杏子汤、麦门冬汤。（苓桂术甘汤后五方皆经方）

2月份，仍以黄芪建中汤加姜半夏合枳实白术桃仁干姜汤健脾胃为主，为治麻木间服了《千金要方》之小续命汤加僵蚕、蜈蚣，或者加全蝎、川牛膝。

3月份仍以黄芪建中汤加姜半夏为主健脾胃，为腰酸下肢无力用《医林改错》之补阳还五汤，合六味地黄汤和补中益气汤加熟地黄、姜半夏；曾用喻氏清燥救肺汤止咳。此时肢体麻木处痒剧，且有痛感、胀感，并向肢端移动，手背双膝已有知觉。

4月份为除麻木，腰酸无力，以《医林改错》之补阳还五汤合六味地黄汤为主，黄芪用至120～150克，白芍用至60克，辅以《兰室秘藏》之神效黄芪汤。治咳依证，用过《医方集解》之百合固金汤，小柴胡汤加桔梗、石膏，柴胡桂枝汤加厚朴、杏子。并嘱其加强肢体活动量。

5～6月基本上以黄芪建中汤加姜半夏合枳实白术桃仁干姜汤，调补脾胃，使饮食趋向正常；以神效黄芪汤合金匮肾气丸、补阳还五汤合六味地黄汤加党参、僵蚕、蜈蚣，小续命汤加僵蚕、蜈蚣，三方治腰酸无力和麻木。至6月底，麻木已退至小腿以下，小腿处有少数痒疹，脚底有针刺样感觉。

7～8月以小续命汤加僵蚕、蜈蚣、乌梢蛇为主，间服丹溪麻木汤为辅，麻木继续下移，痒已散向足大趾和小趾，中间三趾仍未痒，已能下地站立。

9～11月以服神效黄芪汤合六味地黄汤加猪苓、怀牛膝、杜仲、续断，去山萸肉、牡丹皮，归脾汤合六味地黄汤去牡丹皮、山萸肉，加桂枝、白芍、陈皮、姜半夏二方为主，间服神效黄芪汤去蔓荆子，加麻黄、桂枝。患者已能下地扶物移行。

12 月已能在门口扶杖行走，常因外感风寒而病，故此月之方多与外邪有关，曾用小柴胡汤合苓桂术甘汤，当归四逆汤加吴茱萸、生姜、厚朴、杏仁，小柴胡加苓术汤，补中益气汤加茯苓、半夏，桔梗甘草枳实芍药地黄牡丹皮汤合百合贝母茯苓桔梗汤，此二方皆《伤寒杂病论》（桂林古本）方，以治偶发病。用四逆散合芪桂五物汤、六味地黄汤去牡丹皮、山萸肉，加姜半夏、白术、干姜以治下肢无力和麻木。

2003 年 1 月亦多因外感，用当归四逆加吴茱萸生姜汤加厚朴、杏仁，《温病条辨》之增液汤合（后三方皆桂林古本《伤寒杂病论》方））黄芩杏仁石膏甘草汤、百合贝母桔梗甘草汤，合桔梗甘草枳实芍药地黄牡丹皮汤等三方治外感病。因脾胃病，曾用柴胡桂枝汤合肾着汤加枳实。

2 月基本上以《兰室秘藏》之黄芪芍药汤，黄芪芍药汤合肾着汤，治疗麻木无力；用百合贝母茯苓桔梗汤，合桔梗甘草枳实芍药地黄牡丹皮汤，加地龙、僵蚕二方为主，治疗外感咳嗽；还间服了补中益气汤加茯苓、半夏、枳实、白芍、生地黄，调理脾胃。患者已能拄拐杖上街。

4 月至 6 月，以黄芪芍药汤合肾着汤加枳实、木香、独活，补中益气汤合厚朴四物汤加味调养脾胃，治麻木无力。以百合贝母茯苓桔梗汤，合桔梗甘草枳实芍药地黄牡丹皮汤、柴胡桂枝汤加天花粉、杏仁、厚朴、姜半夏治外感之咳嗽。患者双脚麻木已除，小腿肌肉已恢复正常，唯骶尾骨处仍有麻木，故双大腿肌肉仍未复原，行走仍需拐杖。

此病从 2001 年 7 月至 2003 年 7 月已阅二年，除走路需用拐杖外，其余都已大致正常，故 7～11 月这几个月，是观其脉证，知犯何逆，随证治之。以黄芪芍药汤合肾着汤加味，或麻黄杏仁薏苡甘草汤合肾着汤，治剩余麻木；桂枝加芍药汤合枳实白术桃仁干姜汤，加黄芪、半夏、木香调理脾胃；桂枝汤加黄芪、桔梗，合百合贝母茯苓桔梗汤、桔梗甘草枳实芍药地黄牡丹皮汤，治外感咳喘。

按：该患者从 2000 年 12 月出现复视，四肢麻木，头晕，吞咽困难，并逐渐加重。经本地医院治疗无效，于 2001 年 1 月 16 日至 7 月 12 日赴上级大医院治疗，其中前后住院三次，分别是 24 天，32 天，16 天，出院后，仍在该院门诊治疗。最初诊断为费舍综合症，后又诊断为格林巴利综合症，最后确诊为多发性硬化症。治疗半年非但无效，反病情加重致全身瘫痪，知觉全失，高度浮肿，大小便秘，不能饮食，不能平卧，身痛恶风。最后告诉家属：在医院住一天活一天，回家即等死，因住院用去五万多元，实在无钱交费而回家，家人已备好墓碑、坟地等后事。因其丈夫仍不死心，问询于我："格林巴利综合症能治否?"我答："只知道此病会全身瘫痪，吞咽呼吸困难，却未治过。"又问："你能否帮我治治看?"并告知原委。我答："治此病风险大，我俩订个君子协定：即治好不用你谢，治死不要我赔，可否?"其夫答："叫你治，本来就是死马当活马医，岂能叫你赔"。于是我接诊此病，历时 2 年半，将一个四肢瘫痪，全身高度浮肿，吃不进，便不出，不能卧，求治无门，频临于死的人治成功。在丈夫 2010 年中风卧床后，她至今（指 2016 年）仍能服侍丈夫，求医问药操持家务。2010 年丈夫因病住进她曾经住过的大医院，她随侍前往，随机作核磁共振复查，检查后医生告诉她，大部分硬化症已消失，略有少数未消失。她现在走路，虽已不用拐杖，但大腿肌肉不如小腿肌肉强健，这可能就是略有少数硬化症未消失的结果吧。

治此病经历三个阶段，第一阶段是退浮肿，第二阶段是调养脾胃，第三阶段消除麻木，恢复体力和知觉。涉及的病位有太阳、少阳、阳明、太阴、少阴、厥阴所有病位。

第一阶段是 2001 年 7 月 19 日 ~8 月 15 日的一个月左右时间治浮肿。主方是大青龙汤、小青龙加杏仁石膏汤，病位在太阳、阳明。其证候与溢饮相似，但重于溢饮，溢饮只在四肢浮肿，而此是全身浮肿。上述发汗方连用了 20 多天，基本上汗出后浮肿减退，直至浮肿全消。大青龙汤在《伤寒论》中，有汗出后不可重发汗之诫，而在《金匮要略》中治溢饮，却未禁重发汗，可见此方的使用大有深意。

第二阶段是调养脾胃。从 2001 年 8 月半至 2002 年 1 月约 6 个月时间，主方是黄芪建中汤合枳术桃姜汤、附子理中汤加味、香砂六君汤加厚朴、干姜，柴桂干姜汤合真武汤、小柴胡汤合苓桂术甘汤等，病位在太阴、少阴、少阳病界。六个月后，饮食、大小便基本正常。

第三阶段是补气行气，补血活血，补肾气肾精，祛风散寒，治肢体无知觉、麻木、无力。时间从 2002 年 2 月至 2003 年 6 月，历时 16 个月。主方有补阳还五汤合六味地黄汤、补中益气汤加味、神效黄芪汤合六味地黄汤、黄芪芍药汤合肾着汤加味、小续命汤加味等。病位在太阴、少阴、厥阴、少阳病界。十六个月后，身体大致正常，能单独拄拐杖上街。总之，不管此案是何阶段，出现何种合病、并病，治疗皆按照"观其脉证，知犯何逆，随证治之。"的法则随机而治之。

四、糖尿病杂证

1. 糖尿病、口渴喜饮，尿多，腰两侧酸

姚某某，男，43 岁，2013 年 1 月 29 日初诊。

口渴喜饮，尿多，脉右寸浮弦，此太阴病。拟茯苓泽泻汤。5 剂。

茯苓 30 克，白术、泽泻各 15 克，桂枝、炙甘草、姜各 10 克。

2 月 2 日二诊：血糖 13mmol/L 多，尿糖 3+，口渴略减，因喝水少，小便略黄，下肢略软，原方加党参、生黄芪，增量 5 剂。

茯苓 30 克，白术、泽泻、党参、生黄芪各 20 克，桂枝、炙甘草、姜各 10 克。

2 月 7 日三诊：血糖 10.75mmol/L，尿糖 4+，渴减，脉右尺弱，左尺沉，原方加熟地黄，增生黄芪、桂枝，8 剂。

生黄芪 40 克，茯苓 30 克，白术、泽泻、党参各 20 克，熟地黄、桂枝各 15 克，炙甘草、姜各 10 克。

2 月 26 日四诊：前方效，因背酸，原方加山萸肉、山药，增量 8 剂。

生黄芪 50 克，党参、茯苓、泽泻各 30 克，白术、熟地黄各 20 克，桂枝、山萸肉、山药各 15 克，炙甘草、姜各 10 克。

3 月 7 日五诊：昨日化验：尿糖 1+，血糖未化验，原方续服 16 剂。

3 月 19 日六诊：来电称：近日检查，血糖 8mmol/L 左右，尿糖 1+，略觉倦怠，原方增生黄芪至 60 克，党参至 40 克，10 剂。

4 月 2 日七诊：3 月 17 日检查，尿糖+-，血糖 8.49mmol/L，腰酸好转，因大便略溏，原方去生姜，加干姜，增白术，14 剂。

生黄芪 60 克，党参 40 克，白术、茯苓、泽泻各 30 克，熟地黄各 20 克，桂枝、山萸肉、山药各 15 克，炙甘草、干姜各 10 克。

4 月 25 日其妻来电称，方中加干姜后，尿糖反升至 3+，嘱其去干姜后服。

5 月 25 日八诊：尿糖恢复阴性，因身体瘦去四五斤，原方增山萸肉、山药至 20 克，15 剂。

按：6 月 22 日，患者介绍一糖尿病患者来诊，其血糖高达 17 点几，尿糖 2+。服西药降糖药无效。综观糖尿病，多以太阴少阴合病兼气虚为主，用方也以补气精健脾为主，再视其有何兼证，随证加减治之而愈。

2. 患慢性肾炎，高血糖多年，膝以下及眼睑浮肿，平时口苦、呕恶、纳呆，阵发性嘈杂，眩冒、汗出如雨，倦怠无力

姜某某，女，40岁，1995年11月21日初诊。

患慢性肾炎、高血糖多年，膝以下及眼睑浮肿，终年服降糖药。平时口苦、呕恶、纳呆，不定期阵发性中脘嘈杂，继而眩冒，汗出如雨，最后倦怠无力，历时一至二小时不等，方能平复，两寸脉浮大。问治中西医，皆束手无策，近日发作频繁，苦不堪言，心存侥幸，就诊于我。观其脉证，错综复杂，删繁就简，先治口苦、纳呆、呕恶之小柴胡汤证，因其下肢浮肿，加茯苓、白术。3剂。

北柴胡18克，姜半夏、茯苓各12克，黄芩、白术、党参、生姜、大枣各9克，炙甘草6克。

12月24日二诊：3剂药后，口不苦，呕亦除，纳好转，余无殊，初诊小效，原方续服5剂。

12月29日三诊：中脘阵发嘈杂，眩冒症状减轻，时间缩短至20分钟，汗出无力除，效不更方，再进10剂。

1996年1月8日四诊：阵发眩冒嘈杂停止，浮肿明显减轻，血糖化验正常，自觉已无所苦，为防死灰复燃，必清灰中残火，嘱其按原方续服10剂以善后。

按：小柴胡汤加茯苓、白术，实质是小柴胡汤合四君子汤。口苦、呕恶是少阳病中的小柴胡汤证；胃中嘈杂、纳呆、自汗是太阴病气虚证。用小柴胡加茯苓白术汤既疏理了三焦又补了太阴之气虚。气旺、三焦通，故水湿自化而肿退，余证悉除。

此案证候众多而复杂，若依证候处方，此方大而药杂，疗效难期。初诊即抓住口苦、纳呆、呕恶等主证，置兼证于不顾，仅下肢肿而加茯苓、白术，结果诸证悉除。还使血糖恢复正常。由此可见抓主证之重要。

3. 糖尿病并发脱疽

胡某某，女，60岁，2001年3月14日初诊。

足趾痛麻，色紫暗，发凉，日轻夜重，须脚抬高，痛才减，脉数，此为厥阴病。拟当归四逆汤加牡丹皮、生地黄。3剂。

桂枝、通草、大枣各10克，当归、白芍、牡丹皮各15克，生地黄20克，炙甘草6克，细辛3克。

3月17日二诊：趾痛减轻，以昨夜最佳，脚放平亦能睡，略有口渴，大便仍未畅，脉数未变，原方增量与之，5剂。

生地黄30克，当归、白芍、牡丹皮、桂枝各15克，通草10克，大枣12克，炙甘草8克，细辛5克。

3月23日三诊：足趾已不痛，也能活动，足趾转温，睡眠转佳，要求原方服3剂善后。

按：此为厥阴病。其病机为寒热交错兼血虚夹热，故用当归四逆汤中桂枝、细辛散寒，白芍、当归、生地黄、牡丹皮补血凉血。特别用通草通经络，至关重要。此案二诊时曾用木通，以为木通与通草作用相仿，用之一样起作用。结果，1剂下去，非但趾痛增剧，反而胃纳受阻，故立刻换去木通，才使证候减轻。有的《伤寒论》注释家亦以为通草是木通之误，不曾有所区别，是未用此方之故，单凭推测，岂不误事。

4. 糖尿病，失眠，昏厥，恶寒，双肩及手发冷，血糖在2～18mmol/L之间

伍某某，女，67岁，2012年4月7日初诊。

糖尿病，一晚仅睡两小时，双肩恶寒，手常发冷，时发低血糖昏厥，血糖在2～18mmol/L之间波动，脉寸浮关尺沉。眠不安为少阴病，双肩恶寒，手发冷为太阳病，昏厥为太阴病气虚。拟归脾汤去桂圆肉、木香加桂枝、陈皮、白芍、熟地黄。3剂。

生黄芪、党参各30克，茯苓、白术、熟地黄各20克，当归、枣仁各15克，桂枝、白芍、远志、陈皮、炙甘草各10克。

4月9日二诊：前方1剂，眠即安，肩痛稍减，原方增桂枝、白芍至15克，3剂。

4月13日三诊：前方效，因腰椎酸，此少阴气虚，原方加杜仲，3剂。

生黄芪、党参各30克，茯苓、白术、熟地黄各20克，桂枝、白芍、当归、枣仁各15克，杜仲、远志、陈皮、炙甘草各10克。

4月16日四诊：因大便溏，此太阴虚寒，原方增生黄芪至60克，茯苓至30克，3剂。

4月20日五诊：因大便溏，眠欠安，原方去当归，增枣仁至20克，远志至15克，3剂。

4月23日六诊：眠好转，因尺脉弱，此少阴精虚，原方加山萸肉、山药，3剂。

生黄芪60克，茯苓、党参各30克，白术、熟地黄、枣仁各20克，桂枝、白芍、远志、山萸肉、山药各15克，杜仲、陈皮、炙甘草各10克。

4 月 27 日七诊：前方效，血糖降至 6.53mmol/L，原方续服 3 剂。

4 月 30 日八诊：前方效，原方续服 3 剂。

5 月 14 日九诊：又觉倦怠无力，略有手抖，左肩仍痛，先不治肩痛，原方去桂枝、白芍，加当归，增白术，减生黄芪，3 剂。

生黄芪、茯苓、白术、党参各 30 克，熟地黄、枣仁各 20 克，远志、山萸肉、山药各 15 克，当归、杜仲、陈皮、炙甘草各 10 克。

5 月 18 日十诊：前方减茯苓、白术至 20 克，续进 3 剂。

5 月 25 日十一诊：前方因便溏，略倦怠，此气虚，原方增生黄芪至 50 克，3 剂。

5 月 28 日十二诊：前方效，原方续服 3 剂。

6 月 10 日十三诊：因左手易抖，常无力，仍气虚，原方增党参至 40 克，当归 15 克，3 剂。

6 月 15 日十四诊：前方效，手已不抖，原方续进 3 剂。

6 月 24 日十五诊：前方效，已减服西药降糖药，原方续进 6 剂。

按：糖尿病多表现少阴精虚之腰酸与手抖无力，便溏，失眠，昏厥的太阴脾虚兼气虚症状。我用归脾汤去有糖的桂圆肉，破气之木香加补肾精之山萸肉、山药、熟地黄，行气之陈皮，补肾气之杜仲，使之眠安，气精旺，使服西药降糖药造成血糖或高、或低的情况得到改善，使血糖一般浮动在 5～6mmol/L 之间，手抖无力，失眠，昏厥等证悉除。

五、浮肿杂证

1. 全身浮肿，不服西药利尿即无小便，自觉气短乏力

程某某，女，37 岁，2009 年 12 月 4 日初诊。

全身浮肿，不服西药利尿即无小便，自觉气短乏力，病已三年，西医检查无病变，脉右寸浮，关尺沉。拟补中益气汤合防已黄芪汤加减。5 剂。

生黄芪 30 克，党参、茯苓、白术、防已各 20 克，升麻、北柴胡、陈皮、炙甘草、当归、姜、枣各 10 克。（嘱：禁食豆制品及豆类、蛋类、麦食。因为此三类食品影响小便，妨碍水肿消退）

12 月 7 日二诊：前方服后，停服利尿西药亦有小便，浮肿已减，原方续进 10 剂。

12 月 19 日三诊：前方效，小便畅，浮肿除，略觉头晕。原方增生黄芪至 40

克，党参30克，5剂善后。

按：太阴病界为水与气之通道，若病，则气虚，水谷精微变为水湿痰饮，无气运行则小便不通，自觉气短乏力为气虚之明证。本已气虚，单行利尿，治标未治本，故服三年西药利尿而病不愈。虽病证明显，历时三年，西医竟查不出病。可见西医设备虽多而繁杂，也有无用武之地。此类情况我平生遇见不少，西医查不出病，就无法治，中医却能治愈。

此方加半夏，可治白天尿频，脸上浮肿。

补中益气汤合防己茯苓汤加杜仲、怀牛膝，可治晨起脸浮肿，下午脚浮肿，腰骶骨酸。

补中益气汤合当归芍药散加防己，可治下肢肿，右甚于左，右耳鸣。

2. 上半身浮肿，腹胀恶寒

章某某，女，36岁，2002年12月19日初诊。

上半身浮肿，腹胀恶寒，脉细弦。拟麻黄加术汤。3剂。

麻黄、杏仁、白术各10克，桂枝、炙甘草各6克。

12月22日二诊：前方服后，仅微汗，反而尿频量多，一夜十余次，浮肿大差，腹胀恶寒减，原方续进2剂善后。

按：麻黄汤是发汗良剂，加白术后，反而成利尿剂。由此可见，汗尿同源而异流。仲景曰："诸有水者，腰以下肿，当利小便，腰以上肿当发汗乃愈。"我遵仲景之嘱，用麻黄加术汤发汗，治上半身肿，而水湿却从小便去之。此亦一新发现，记之以告同道。

3. 浮肿起于脸部，恶风寒，时身重，纳呆

黄某某，女，37岁，2001年2月17日初诊。

浮肿起于面部，恶风寒，时身重，纳呆。恶风寒而浮肿，里属少阴，表属太阳，此为在里，属少阴气虚；身重、纳呆为太阴病，湿邪危害。拟真武汤合防己黄芪汤。5剂。

茯苓、生黄芪各20克，白术、防己各15克，白芍、生姜、大枣、炙甘草各10克，附子6克。（嘱：禁食豆类、蛋类、麦食）

2月22日二诊：浮肿减，恶风除，身不重，纳未开，齿浮，原方减附子至3克，5剂。

按：此少阴合太阴为病。身重、纳呆为太阴病，湿邪危害，恶风寒而浮肿即少阴病之寒湿证。以防己黄芪汤祛太阴之水湿，真武汤治少阴之寒湿，二方合用而使病愈。

4. 下肢浮肿，脚肿如泥，按之有坑，腰酸痛，乏力，大便结

童某某，女，39 岁，2004 年 7 月 27 日初诊。

下肢浮肿，脚肿如泥，按之有坑，腰酸痛，短气乏力，大便干结。腰酸痛为少阴精虚，短气无力为太阴气虚，大便干结为血虚。拟补中益气汤合六味地黄汤加白芍。4 剂。

生黄芪、白术各 30 克，党参、茯苓、泽泻、生地黄各 20 克，当归、白芍、陈皮、山萸肉、山药各 15 克，升麻、北柴胡、炙甘草、牡丹皮各 10 克。（嘱：禁食豆类、蛋类、麦食。）

7 月 31 日二诊：诸证减，原方加桂枝、防己各 10 克，5 剂。

生黄芪、白术各 30 克，党参、茯苓、泽泻、生地黄各 20 克，当归、白芍、陈皮、山萸肉、山药各 15 克，桂枝、防己、升麻、北柴胡、炙甘草、牡丹皮各 10 克。

8 月 5 日三诊：诸证大差，因背胀，原方加葛根，5 剂。

生黄芪、白术各 30 克，党参、茯苓、泽泻、生地黄各 20 克，当归、白芍、陈皮、山萸肉、山药各 15 克，葛根、桂枝、防己、升麻、北柴胡、炙甘草、牡丹皮各 10 克。

按：下肢浮肿，实则太阳，虚则少阴，腰酸痛属少阴精虚，短气乏力，属太阴气虚，大便干结，血虚之证。是方内含防己茯苓汤及补中益气汤与六味地黄汤加芍药、葛根，共治二阴合病兼气血虚之下肢浮肿者。

补中益气汤合金匮肾气丸，可治下午脚肿，且腰酸半年。

补中益气汤合六味地黄汤加防己，可治下肢肿，右腰酸，经色暗黑，量多者。

5. 小便不利，下肢肿，左胁下时痛，微呕，口苦

傅某某，女，36 岁，2003 年 9 月 6 日初诊。

左胁下时痛，微呕，口苦，小便不利，下肢肿。脉两寸浮，关尺沉，此少阳厥阴合病。拟小柴胡汤合当归芍药散一试。5 剂。

北柴胡、茯苓、泽泻各 20 克，姜半夏、白术各 15 克，川芎 6 克，赤芍、当归、黄芩、党参、炙甘草、姜、枣各 10 克。（嘱：禁食豆类、蛋类、麦食）

9 月 11 日二诊：微呕止，小便不利及下肢肿减，左胁仍时痛，大便略溏，原方增白术至20克，茯苓至30克，川芎至10克，再进10剂。

9月21日三诊：诸证大减，唯左胁时痛未减，原方加枳实、生牡蛎，增党参，5剂。

生牡蛎、茯苓各30克，北柴胡、泽泻、白术各20克，党参、枳实、姜半夏各15克，川芎、赤芍、当归、黄芩、炙甘草、姜、枣各10克。

按：口苦、微呕，小柴胡汤证。小便不利，下肢肿为有水，而此水非太阳、少阴或太阴之水，而是左胁下痛之厥阴血中挟水，唯当归芍药散最为对证，此属少阳厥阴合病，故用小柴胡汤合当归芍药散效佳。左胁下痛未减为厥阴病，肝气郁结所致，加枳实使方内含有四逆散，疏肝解郁即可。牡蛎对痞硬也有效。

柴胡桂枝汤合当归芍药散（即小柴胡汤合当归芍药散加桂枝）加黄芪、枳实，可治右小腿肿，皮破后致左小腿亦肿，右小腿皮破附近发小水泡，腰椎右侧痛。

6. 脚气肿至小腿，按之有指印，脚重而麻，有刺痛

叶某某，男，57岁，1996年4月27日初诊。

脚气肿至小腿，按之有指印，脚重而麻，有刺痛，脉浮，左弦大，此为脚气。拟《中医临证备要》之鸡鸣散加味。1剂。

槟榔、吴茱萸、桔梗、防己、生姜各9克，紫苏、木瓜、陈皮、苍术各6克。嘱：今天头煎药煎好后，待明日凌晨空腹服；二煎药亦须后天凌晨空腹服，若下利，莫怕。

5月4日二诊：头煎药服后，下痢水，脚痒，肿稍退；二煎隔日凌晨服后，肿大消。现小腿脚气退尽，然脚踝既痒且硬。拟五苓散加川牛膝、赤芍、木瓜，3剂。

桂枝10克，白术、茯苓、猪苓、木瓜、赤芍、川牛膝各12克，泽泻15克。

6月15日随访：诸证愈。

按：鸡鸣散下水退肿，五苓散利水退肿，作用都在消肿，只不过渠道不同。鸡鸣散顾名思义，须鸡鸣时服，鸡鸣在凌晨，腹内空虚，单刀直入，药效更好。《金匮要略》："师曰：诸有水者，腰以下肿，当利小便，腰以上肿，当发汗乃愈。"脚踝在腰以下，故用五苓散加味利小便而愈。

7. 脚踝肿，按之凹陷

王某某，男，60岁，2000年7月1日初诊。

脚踝肿，按之凹陷，脉沉细数，苔黄腻。脚踝属少阴病，肿而按之凹陷为水肿，脉沉细数为少阴精虚夹水湿。拟六味地黄汤去山萸肉合五苓散。5 剂。

生地黄 20 克，山药、白术、茯苓、泽泻、猪苓各 15 克，牡丹皮、桂枝各 10 克。（嘱：禁食豆类、蛋类、麦类）

7 月 19 日二诊：右脚踝肿已愈，左脚稍瘥，腻苔去大半，仍有虚汗，原方加生黄芪、山萸肉以止汗，5 剂。

生地黄、生黄芪各 20 克，山萸肉、山药、白术、茯苓、泽泻、猪苓各 15 克，牡丹皮、桂枝各 10 克。

按：此是少阴病精虚夹水湿。少阴之表为太阳膀胱，水湿之乡，若表里同治，疗效更好，故合六味地黄汤、五苓散于一炉，补肾精而除水湿。二诊方为止汗而设，属善后方法。

六味地黄汤合五苓散，去牡丹皮加赤芍，可治下肢水肿而痛，腰两侧酸痛，大便略溏。

8. 服西药激素，而致下肢浮肿，麻辣痛，日轻夜重，小便不利

苏某某，男，59 岁，2008 年 6 月 4 日初诊。

因下肢股骨头坏死，服激素药，而致下肢浮肿，麻辣痛，日轻夜重，小便不利，脉浮大数。麻辣痛，日轻夜重，浮肿，小便不利为太阳少阴合病，水湿危害。拟麻黄连翘赤小豆汤合猪苓汤加减。5 剂。

泽泻、滑石各 30 克，猪苓、白术、茯苓、赤小豆、桑白皮（代生梓白皮）各 20 克，麻黄、炙甘草、姜、枣、连翘各 10 克，杏仁 15 克，薏苡仁 30 克。

6 月 9 日二诊：前方 3 剂浮肿即退，痛仍未减，拟小续命汤，5 剂。

麻黄、杏仁、桂枝、白芍、炙甘草、防风、黄芩、附子、党参、川芎、姜、防己、枣各 10 克。

按：此案主要看初诊方，用中药能退服西药激素引起的下肢浮肿。用二诊方治股骨头坏死引起的疼痛，可能是无效的。因当时我对治股骨头坏死还缺少经验，故出此下策。

9. 左半身水肿

叶某某，女，95 岁，2014 年 7 月 22 日其孙子开车接我去他家出诊，至其家，见其祖母坐在床上，头上以鼻为界，解开衣服，见身前以胸骨及肚脐为界，后背以背椎骨为界，上半身左侧及左臂与手、左腿脚全部高度水肿，色白，手臂能透过皮肤看见里面的水。其子代述：因数年前左大腿股骨骨折，经西医用不锈钢夹板固定。数年后大腿肉瘦，使镠釘突出在皮肤内，痛而不能左侧睡。渐致左半身从头至脚高度水肿，下肢肿而略痒，按之痛，小腹气上冲即咳，食少大便不畅。诊其脉小。我按左半身属少阳厥阴病界，拟小柴胡汤合当归芍药散化汤加枳实、杏仁、猪苓。3 剂一试。

茯苓、泽泻各 20 克，北柴胡、猪苓、白术、杏仁各 15 克，黄芩、党参、姜半夏、炙甘草、桂枝、赤芍、川芎、当归、枳实、姜、枣各 10 克。

7 月 26 日二诊：其孙子代述："浮肿稍瘥，精神好转，纳增，却大便溏，一日数次。"原方去芎、归，加黄芪、防己，3 剂。

茯苓、泽泻各 20 克，北柴胡、白术、猪苓、生黄芪、杏仁各 15 克，黄芩、姜半夏、炙甘草、枳实、桂枝、赤芍、党参、防己、姜、枣各 10 克。

2015 年 5 月 2 日三诊：其子代述："去年二诊，3 剂药服后，下利止，水肿渐退尽。今年旧病复发已二十余天，要求去年二诊方 3 剂。"我即抄去年二诊方 3 剂给其子。

5 月 5 日四诊：其子代述："脸与手肿消退明显，其余仍肿，眼红稍减，略气喘。"我即原方增量 3 剂。

茯苓、泽泻各 25 克，北柴胡、白术、猪苓、生黄芪、杏仁、桂枝、赤芍、枳实、防己各 15 克，黄芩、党参、姜半夏、炙甘草、姜、枣各 10 克

按：此病我平生所仅见，因读医书不多，也未见医书中有此类病案记载。初诊我按左半身属少阳、厥阴病界，处以小柴胡汤合当归芍药散、五苓散、四逆散化汤加杏仁治之；二诊因其大便溏为太阴虚，湿邪危害，故去芎、归，加黄芪、防己，使方中合有防己黄芪汤，共治少阳厥阴太阴合病而效。

我从此案中看到，人体是以任、督二脉为界，分为左右两个半身，相对独立的运行通道，而这一运行通道分属于太阴、厥阴病界。

本书所用的一切验案，都是 2013 年底以前的，唯独此案是 2015 年的，不为别的，只为此案较少见，录出供同道需要时参考。

六、失眠杂证

1. 受惊吓而失眠，且不孕，月经不调

孙某某，女，32 岁，1981 年 5 月 14 日初诊。

四年前因半夜去医院看病，路遇歹徒拖拉而受惊，遂患失眠，月经不调，失

去生育能力，脉左动数，舌红少苔。因思酸枣仁为安神要药，遂书酸枣仁汤。3剂。

酸枣仁30克，知母、茯苓各18克，川芎、炙甘草各6克。

第三天患者来告：药店药工见酸枣仁量大，嘱其不可服此药，恐生他变，遂自行将酸枣仁减半入药，结果并不见效。我当即说："我开此方有此方的道理，请大胆煎服，一切由我负责。"

5月20日二诊：按初诊方3剂服完确有显效，嘱其原方再服2剂。

5月22日三诊：前方服后，眠已正常，遂将酸枣仁减为20克，3剂善后。

按：此病发于惊恐后，肝胆受病而失眠，用酸枣仁汤安神定惊治厥阴而愈。且服此方后，经期正常，当月怀孕。

酸枣仁汤加龙骨、牡蛎，治失眠，左关脉大者。

酸枣仁汤合四物汤，可治眠不安，大便秘结者。

2. 心烦不得眠，昼日头昏

胡某某，女，40岁，1987年9月12日初诊。

心烦不得眠，昼日头昏，此心少阴血虚夹热证也。宜黄连阿胶汤3剂以清虚热。

川黄连12克，白芍、黄芩各6克，阿胶（冲服）9克，鸡蛋黄二枚（汤成稍凉后冲服）

按：9月17日随访，服药3剂后，不但失眠头昏除，而且原来厌食肉类的病也没了。此方在《汤液经法》中叫小朱鸟汤，为六神方之一。仲景收在《伤寒论》中才叫黄连阿胶汤。（方见《辅行诀五脏用药法要》）

3. 醒来后，就不能重新入睡

袁某，男，40岁，2011年1月2日初诊。

醒来后，就不能重新入睡，脉右寸细。右寸脉为肺脉，脉细为气虚。拟归脾汤加减。5剂。

生黄芪、党参、茯神各30克，白术、枣仁各20克，当归、远志各15克，桂圆肉、陈皮、炙甘草各10克。

1月10日二诊：前方效，原方续服10剂。

1月20日三诊：前方效，原方续服10剂善后。

按：脉右寸细，属太阴气虚。用归脾汤去木香之破气加陈皮理气，使补气而不损气；眠不安与心少阴虚有关，归脾汤乃治心脾两虚之方，心脾得补，失眠自愈。故此失眠，属太阴少阴合病。

此方还可以治失眠，咽痛，下肢无力（白细胞偏低），亦可治纳少眠差证。

此方合生脉散，可治失眠，易惊醒，还可治眠欠安，多梦，大便秘，口渴不欲饮者。

归脾汤去桂圆肉加山萸肉、山药、熟地黄，可治夜尿多、眠欠安者。

归脾汤加熟地黄、桂枝、赤芍，可治眠欠安，纳少，头顶晕，时刺痛。

归脾汤加干姜、夜交藤、柏子仁、合欢皮，可治失眠多梦，腹痛下痢证。

4. 心悸，眠欠安

李某某，男，57岁，2006年7月24日初诊。

心悸，眠欠安，脉结代（室性早搏）。拟炙甘草汤去麻仁加枣仁。7剂。

炙甘草、麦冬各15克，大枣、枣仁各20克，生地黄30克，党参、桂枝、姜、阿胶各10克。

7月31日二诊：前方无效，脉未变，原方加远志，增枣仁，7剂。

炙甘草、麦冬各15克，大枣20克，生地黄、枣仁各30克，远志、党参、桂枝、姜、阿胶各10克。

8月6日三诊：心悸除，眠亦安，结代脉已消失（室性早搏愈）以原方14剂善后。

按：炙甘草汤中，自古有用麻仁或用枣仁之争，以我之见，以用枣仁为妥。麻仁只有润肠通便的作用，而枣仁却有安神定悸之作用，是麻仁所不能替代的。润肠通便作用，方中自有麦冬、生地黄，随证增损可也。

5. 眠欠安，渴而不欲饮，时呕恶

华某某，女，43岁，2004年9月6日初诊。

干咳无痰，日轻夜重，恶风，往来寒热，脉寸浮关尺弦。干咳无痰，日轻夜重，恶风为桂枝加厚朴杏子汤证；往来寒热为小柴胡汤证。拟柴胡桂枝汤加杏仁、厚朴。3剂。

北柴胡、杏仁各15克，黄芩、党参、姜半夏、炙甘草、姜、枣、桂枝、白芍、厚朴各10克。

9月10日二诊：咳喘已除，略有恶寒，眠欠安，渴而不欲饮，时呕恶，脉左弦濡，右寸浮关尺弦。拟茯苓泽泻汤，3剂。

茯苓30克，泽泻、姜各15克，白术12克，炙甘草、桂枝各10克。

按：9月14日患者来告：2剂后渴与失眠俱除。疗效不可思议。《金匮·呕吐哕下利脉病证治第十七》：“胃反，吐而渴欲饮水者，茯苓泽泻汤主之。”该汤之主证，是呕吐而渴欲饮水，我移用于治“眠欠安，呕恶，渴而不欲饮”，想不到3剂即病除。看来患者的主证是呕恶而渴，眠欠安是其兼证。主证除，副证亦随之而愈。使用经方常有此意外之喜。初诊方是我治风寒咳嗽的常用方，该方除可治上述证候外，尚可治咳而少痰，鼻流似水清涕。

6. **心烦不得眠，口渴，盗汗**

叶某某，男，56岁，1990年3月12日初诊。

心烦不得眠，口渴，盗汗，两尺脉浮而有力，苔黄腻。口渴，苔黄腻，两尺脉浮实，属猪苓汤证；盗汗，心烦不得眠，属少阴血虚夹热证，属黄连阿胶汤证。拟猪苓汤合黄连阿胶汤。3剂。

川黄连、黄芩、白芍、阿胶（冲服）各9克，鸡蛋黄二枚（汤成稍凉后冲服），猪苓、茯苓、泽泻、滑石各9克。

3月15日二诊：失眠、腻苔、盗汗减，却有腹胀耳鸣，原方去猪苓汤，合枳实厚朴白术甘草汤（桂林古本《伤寒杂病论》方），3剂。

枳实、厚朴、白术、川黄连、黄芩、白芍、阿胶（冲服）各9克，炙甘草6克，鸡蛋黄二枚（汤成稍凉后冲服）。

3月20日三诊：前方效，原方续进5剂。

3月25日四诊：前方服后，精神大振，要求再服原方，5剂善后。

按：初诊为肾少阴水湿证合心少阴血虚夹热证，故用猪苓汤合黄连阿胶汤，治之而效。二诊时出现腹胀耳鸣之太阴气滞证，以原方去猪苓汤合枳朴术甘汤治之而效。此案初诊为少阴病。二诊是少阴太阴并病，病机是心少阴血虚夹热证与太阴气滞证，故清热行气药同用而效。

黄连阿胶汤合酸枣仁汤，可治失眠，心烦不得眠证。

黄连阿胶汤合生脉散、桂枝甘草龙骨牡蛎汤，可治心悸怔忡，夜眠不安，渴喜冷饮者。

7. **失眠心悸，大便两日一行**

王某某，女，39岁，2010年3月28日初诊。

失眠心悸、大便两日一行，脉两关短。拟《摄生秘制》之天王补心丹加味。5剂。

生地黄、茯苓各20克，生黄芪、党参各30克，丹参、玄参、天冬、麦冬、柏子仁、远志、当归、枣仁各15克，桔梗、五味子各10克。

4月4日二诊：诸证大减，因晚上手麻，原方加白芍，增生黄芪，7剂。

生黄芪50克，生地黄、茯苓各20克，党参30克，白芍、丹参、玄参、天冬、麦冬、柏子仁、远志、当归、枣仁各15克，桔梗、五味子各10克。

按：失眠心悸属心少阴血虚夹热，大便不畅，晚上手麻为太阴气津两虚，此属太阴少阴合病，用天王补心丹加黄芪，内含生脉散、增液汤等方，补气津、养血安神，共治二阴合病，故能收到满意疗效。

8. 顽固性失眠，便秘，倦怠无力，口渴

顾某某，女，76岁，2007年11月7日初诊。

失眠，大便结，倦怠无力，口渴，以晚上为剧，脉弦大实，以两尺为甚。口渴，失眠，是心少阴血虚夹热；大便结，倦怠无力，为肺太阴气津两虚；脉弦大实，两尺为甚是肾少阴热证。拟天王补心丹合黄连阿胶汤。5剂。

党参、生地黄各30克，玄参、麦冬、枣仁各20克，丹参、天冬、柏子仁、远志、五味子、当归各15克，茯苓20克，桔梗、阿胶珠（烊服）、白芍、黄芩各10克，黄连6克，鸡蛋黄二枚（汤成稍凉后冲服）。

11月12日二诊：4剂后，大便略畅，5剂后，眠稍安，左尺脉仍洪，原方增川黄连至10克，5剂。

11月18日三诊：前方效，原方增玄参、麦冬、枣仁至30克，7剂。

11月30日四诊：诸证续减，原方增阿胶珠（烊服）至15克，7剂。

12月11日五诊：脉已缩小了三分之一，大便已畅，眠略安，原方7剂善后。

按：此案是少阴太阴合病，气津虚兼血虚夹热，造成心神不安，而致失眠大便结。天王补心丹内含生脉散、增液汤，合黄连阿胶汤补气津、补血、清热、安神，潤肠通便，二阴合治而使病愈。

9. 失眠、腰酸，大便后，肛门空痛

徐某某，女，52岁，2010年2月5日初诊。

失眠，腰酸，脉弦，此太阳少阳合病。拟柴胡加龙骨牡蛎汤去铅丹、大黄，加黄芪、白芍、远志。3剂。

生黄芪30克，北柴胡25克，茯神、煅龙骨、煅牡蛎各30克，党参、姜半夏、桂枝、白芍、远志各15克，黄芩、炙甘草、姜、枣各10克。

2月8日二诊：前方无不适，略便溏，此太阴虚寒，原方去生姜，加干姜，10剂。

生黄芪30克，北柴胡25克，茯神、煅龙骨、煅牡蛎各30克，党参、姜半夏、桂枝、白芍、远志各15克，黄芩、炙甘草、干姜、枣各10克。

3月11日三诊：因大便后，肛门空痛，试按太阴虚治，原方加白术，7剂。

生黄芪30克，北柴胡25克，茯神、煅龙骨、煅牡蛎各30克，白术、党参、姜半夏、桂枝、白芍、远志各15克，黄芩、炙甘草、干姜、枣各10克。

3月26日四诊：肛门空痛除，却下坠，腰椎酸，倦怠无力，晚上肌肉痛，此为血虚兼肾气虚，原方加当归、川芎、杜仲，增量5剂。

生黄芪40克，党参、北柴胡、白芍各25克，茯苓、煅龙骨、煅牡蛎各30克，川芎、当归、姜半夏、桂枝、白术、远志、杜仲各15克，黄芩、炙甘草、干姜、枣各10克。

3月31日五诊：前方效，原方续服8剂善后。

按：此失眠，因其脉弦，故用柴胡加龙牡汤加减为主方。大便溏，为太阴虚寒，加干姜温之；便后肛门痛，太阴虚可知，加白术合方内茯苓、党参、炙甘草为四君子汤，补太阴之虚而治肛门空痛；腰为肾府，属太阳、少阴病位，此腰酸属太阳少阴合病，用肾着汤合桂枝汤，加黄芪、杜仲治之而愈。

柴胡加龙牡汤去铅丹、大黄，加黄芪、白芍、远志，可治后半夜难眠，腰椎酸痛。

柴胡加龙牡汤去铅丹、大黄，加赤芍、当归、枳实可治心烦难眠，心下痞、隐痛，头晕、头角痛、记忆力差。

柴胡加龙牡汤去铅丹、大黄，加黄芪、秫米、白术、远志、白芍，可治失眠，头两侧胀，耳塞。

柴胡桂枝汤合芎归汤加远志、枣仁、藁本，可治失眠多梦，后脑痛，日轻夜重。

柴胡桂枝汤合加减补阳汤加远志、枣仁，可治春夏之交失眠，前额胀，身难受。

10. 夜眠不安，晚上八九点钟，心烦发狂

张某某，女，57岁，2002年9月16日初诊。

左手小指侧麻木，夜眠不安，脉右濡。身左为厥阴病界，手掌左侧麻木属厥阴病气滞血瘀，夜眠不安，脉右濡，属太阴病兼气虚。拟归脾汤合四逆散。3剂。

茯苓、生黄芪各20克，北柴胡、枳实、白芍、当归、党参、白术各15克，炙甘草、远志、炒枣仁、桂元肉、木香各10克。

9月20日二诊：前方有效，原方增茯苓、枣仁至30克，木香至15克，5剂。

9月25日三诊：自服前方后，已有20多年的夙疾，即晚上八九点钟，心烦发狂，自觉屋内气闷，须到屋外狂跳或狂喊几声，以出心中郁闷等症状消失。前方效，原方增生黄芪至25克，党参至20克，5剂。

9月30日四诊：因颠顶痛，眼模糊，耳鸣，原方加石菖蒲、川芎，5剂。

茯苓、枣仁30克，生黄芪25克，党参20克，北柴胡、枳实、白芍、当归、白术、木香各15克，石菖蒲、川芎、炙甘草、远志、桂圆肉各10克。

按：病人来诊时，并未言及心烦发狂之夙疾，初诊方目的，是用归脾汤治夜眠不安，以四逆散疏肝理气，治手左侧麻木，治疗数诊后获意外疗效，才述及夙疾。看来心烦发狂是肝郁气滞所致，自觉屋内气闷，当为气虚病机，刚好方中有归脾汤补气安神，四逆散疏肝解郁，而使夙疾痊愈。此属偶然之效，无经验可谈，今记之供同道参考。

11. 睡眠时好时坏，口渴，咽喉不适，时有时无

陆某某，女，57岁，2008年4月16日初诊。

睡眠时好时坏，口渴，咽喉不适，时有时无，脉右寸关弦。诸证都在两可之间，类似妇人脏躁证。拟经方甘草小麦大枣汤合《千金要方》之温胆汤。5剂。

淮小麦40克，炙甘草、枣各20克，茯苓15克，姜半夏、枳实、陈皮、竹茹各10克。

4月20日二诊：前方效，诸证减，原方续服7剂。

4月27日随访：病愈。

按：此案类似《金匮要略》妇人脏躁的甘麦大枣汤证，属西医的精神类病，因其右寸关脉弦，合以温胆汤。谁知初诊即效，二诊而愈。

七、嗜睡杂证

1. 嗜睡，倦怠无力，自觉手热，脚酸

孙某某（韩国人），男，45岁，2007年8月14日初诊。

倦怠无力，嗜睡，自觉手热，脉右寸细，左关沉细。拟补中益气汤加味。5剂。

生黄芪、党参各30克，白术20克，升麻、北柴胡、炙甘草、当归、陈皮、姜、枣、石菖蒲各10克。

8月24日二诊：食量增，倦怠无力及嗜睡减，原方续服10剂。

9月20日三诊：前方效，今脚酸，原方加怀牛膝，7剂。

生黄芪、党参各30克，白术20克，怀牛膝15克，升麻、北柴胡、炙甘草、当归、陈皮、姜、枣、石菖蒲各10克。

9月29日四诊~六诊：前方续服20剂。

11月5日七诊：右手旧伤好转，增生黄芪至40克，7剂。

11月22日八诊：前方效，原方续服7剂。

按：12月3日随访：病愈。倦怠无力，脚酸，手热，皆气虚所致，故用补中益气汤加怀牛膝补气、健脾胃，而除脚酸、无力、手热，且治好了右手旧伤。嗜睡为气虚夹湿，在健脾药中加入芳香开窍之品，以健脾醒脑而使嗜睡除。

补中益气汤原方，亦可治倦怠无力，嗜睡。

2. 纳呆，便溏，但欲眠

卢某某，女，58岁，2001年9月3日初诊。

但欲眠，纳呆，便溏，脉右关濡。但欲眠属少阴气虚；纳呆，便溏为太阴虚寒。拟附子理中汤。3剂。

党参、干姜、白术、炙甘草各10克，附子6克。

9月15日二诊：但欲眠稍瘥，仍腹胀下痢。拟真武汤去芍药，加干姜，3剂。

白术、茯苓各15克，生姜、干姜、附子各10克。

9月19日三诊：前方效，原方续服5剂善后。

按：《伤寒论》少阴病提纲曰："少阴之为病，脉微细，但欲眠也。"即"但欲眠"是少阴病主证之一。但欲眠、纳呆、便溏，右关脉濡，看似太阴少阴合

病；附子理中汤中含四逆汤，似与病机相合，服后却腹胀下痢不止。二诊按真武汤加减法，用真武汤去芍药加干姜而效。由此可知，此案原为真武汤加减方中之一证，并非太阴少阴合病。

3. 腰酸、嗜睡、恶寒鼻塞

张某，男，14岁，2002年1月1日初诊。

腰痛，上课时嗜睡，鼻塞流涕，恶寒、脉缓尺沉。嗜睡、鼻塞、心少阴病；恶寒、腰痛，肾少阴病。拟经方麻黄细辛附子汤合真武汤。3剂。

细辛3克，附子6克，麻黄6克，茯苓、白术、生姜、白芍各10克。

1月5日二诊：诸证减，鼻塞仍在，原方增量3剂善后。

麻黄、附子各10克，细辛5克，白术、茯苓、白芍、生姜各15克。

按：何以恶寒、腰痛，定为肾少阴病？答：腰为肾府，恶寒为肾少阴气虚之病机，故恶寒腰痛为肾少阴病。真武汤为温肾利水剂，温肾利水即补少阴肾气，故用真武汤治之。何以嗜睡、鼻塞定为心少阴病？答：《伤寒论》中有“少阴之为病，脉微细，但欲眠也。”但欲眠即是嗜睡，嗜睡是少阴病主证之一；鼻为肺窍，又兼有太阳病位，少阴与太阳相为表里，鼻塞为表实而肺窍闭，肺窍闭则肺气虚，心气源于肺气，肺气虚，心气亦虚矣。故嗜睡、鼻塞为心少阴病。麻黄细辛附子汤为振心开窍剂，即以附子、细辛振心气，以麻黄散表实而开窍通肺气，故用麻黄细辛附子汤治之。

八、出汗杂证

1. 时头热、冒汗、腰酸（更年期综合症）

包某某，女，49岁，2006年11月5日初诊。

时头热、冒汗、腰酸，脉寸浮、关沉、尺伏，此太阴少阴合病。拟补中益气汤加味。5剂。

生黄芪30克，党参、白术各20克，熟地黄、山萸肉、山药、炙甘草各15克，升麻、北柴胡、当归、陈皮、杜仲各10克。

12月21日随访：诸证愈。

按：出汗一般分为两大类，睡眠中出汗称为盗汗；人醒时出汗，称为自汗。盗汗、自汗，因出汗部位不同，病机亦各不相同，不可单凭盗汗与自汗来区别病机是阴虚或阳虚。此案关键在脉，寸浮、关沉为太阴虚，尺伏为少阴虚，即太阴少阴合病，其病机包括气虚与精虚。用补中益气汤补太阴之气而升之，用山萸肉、山药、熟地黄、杜仲补少阴之精而固之，故效。此病西医称之为“更年期综合症”。

2. 头汗多、齐颈而还，口渴

杨某某，男，55 岁，2008 年 9 月 21 日初诊。

头汗多，齐颈而还，口渴，脉左关弦大。拟柴胡桂枝干姜汤。5 剂。

煅牡蛎 30 克，北柴胡 25 克，天花粉 15 克，干姜 6 克，黄芩、炙甘草、桂枝各 10 克。

9 月 30 日二诊：渴、汗大减，原方增天花粉至 20 克，5 剂。

10 月 5 日三诊：头汗口渴愈，因眠欠安，拟柴胡加龙牡汤加减，5 剂。

北柴胡 25 克，生龙骨、生牡蛎、茯苓各 30 克，天花粉、枣仁各 20 克，党参、远志各 15 克，黄芩、炙甘草、姜、枣、桂枝各 10 克。

按：头汗出，齐颈而还，口渴，即《伤寒论》中“渴而不呕，但头汗出”之柴胡桂枝干姜汤证，此属少阳病。初诊、二诊用柴胡桂枝干姜汤 10 剂病愈。三诊已转治另一病，用柴胡加龙牡汤去大黄、铅丹，加枣仁、远志、天花粉治眠欠安，不作评。

3. 盗汗以颈部为主，眠不安，心悸（房颤）

张某某，女，74 岁，2010 年 12 月 9 日初诊。

盗汗以颈部为主，眠不安，房颤，脉促涩。拟炙甘草汤合生脉散加减。5 剂。

熟地黄、枣仁各 20 克，生黄芪 30 克，炙甘草、党参、麦冬各 15 克，桂枝、白芍、姜、枣、阿胶珠、五味子各 10 克。

12 月 16 日二诊：脉涩除，仍促，汗略减，眠仍不安，原方增枣仁、党参，7 剂。

党参、熟地黄各 20 克，生黄芪、枣仁各 30 克，炙甘草、麦冬各 15 克，桂枝、白芍、姜、枣、阿胶珠、五味子各 10 克。

12 月 28 日三诊：促脉除，仍略有心悸，原方增生黄芪至 40 克，党参至 30 克，麦冬至 20 克，五味子 15 克，7 剂。

按：盗汗以颈部为主，属太阳太阴合病，病机为外寒侵表兼气虚，房颤、脉促涩，属心少阴病之气血双虚致心神不宁。是方内含炙甘草汤、生脉散、桂枝加黄芪汤，共治太阳太阴少阴合病，使诸证悉除，特别使促、涩脉除，即意味着房颤亦除。方中去麻仁，用枣仁，是因房颤证，比一般的心动悸证更重，枣仁有安神定悸作用，而麻仁却无此作用。方中桂枝加黄芪汤除止汗作用外，其中黄芪合生脉散亦有安神定悸作用，故二诊后即房颤除。

4. 颈以下、乳以上盗汗，白天言多即口渴

章某某，男，59岁，2006年2月23日初诊。

颈以下、乳以上盗汗，已两月，白天言多即口燥，晚上口干，晨起欲热饮，右寸脉上溢鱼际。言多即口渴，晚上口干，为肺太阴气津两虚，右寸脉溢亦肺虚之象。拟生脉饮加味一试。2剂。

党参、麦冬、北沙参各10克，五味子5克。

2月25日二诊：前方1剂只剩两肩有汗，第2剂剩一肩有汗，原方续服3剂。

按：三天后患者来告：二诊方1剂即盗汗止，2剂已痊愈。

生脉散合桂枝加龙牡汤加黄芪、北沙参，可治晨起前，颈部连胸自汗，恶寒，心悸。

生脉散合酸枣仁汤加黄芪、山萸肉，可治上半身盗汗，眠欠安。

生脉散合补阳汤加山萸肉、煅龙骨、煅牡蛎，可治自汗，以上半身为主。

生脉散合四物汤加黄芪、山萸肉，可治全身盗汗。

5. 上半身盗汗，咳而无痰

张某，女，36岁，2008年3月2日初诊。

上半身盗汗，右脉虚。上半身盗汗为气津两虚，属肺太阴病。拟《中医临证备要》之补阳汤合生脉散加山萸肉、白芍。5剂。

生黄芪30克，党参、白术各20克，山萸肉、五味子各15克，麦冬、白芍、炙甘草各10克。

3月8日二诊：上半身盗汗除，手心仍有汗，且晨昏咳而无痰，原方去白芍，加白薇、姜半夏，增麦冬，5剂。

麦冬、生黄芪各30克，党参、白术各20克，山萸肉、五味子各15克，白薇、姜半夏、炙甘草各10克。

按：上半身盗汗属肺太阴津气虚为主，故用补阳汤补气敛汗，合生脉散加山萸肉、白芍补肺津止汗，因此疗效明显，一诊即愈。二诊之方，为干咳而设，其中加白薇为止手心汗。

补阳汤合生脉散加山萸肉、龙骨、牡蛎，可治自汗，以上半身为主。

生脉散合补阳汤、桂枝汤，可治盗汗，以后背与头部为主。

6. 上半身盗汗，以颈周为主，恶寒

韦某某，女，73岁，2011年6月11日初诊。

上半身盗汗，以颈周为主，恶寒，脉右关浮滑。上半身盗汗，为太阴气虚，以颈周为主，恶寒为太阳表虚证。拟桂枝加龙骨牡蛎汤合补阳汤。3剂。

煅龙骨、煅牡蛎、生黄芪各30克，党参、白术各20克，五味子15克，桂枝、白芍、炙甘草、姜、枣各10克。

6月14日二诊：盗汗止，仍恶寒，原方增量5剂，善后。

生黄芪40克，煅龙骨、煅牡蛎各30克，党参、白术各20克，桂枝、白芍、五味子各15克，炙甘草、姜、枣各10克。

按：上半身盗汗属太阴气虚，补阳汤实际是补气敛汗剂，故用之即效。颈部出汗，五版《中医诊断学》称其为太阳经汗，且恶寒亦是太阳病之主证，故用桂枝加龙牡汤有效。

此方加山萸肉，可治自汗以上半身为主，颈以上至头部最剧。

此方还可治头至颈部盗汗。

此方加山萸肉，可治上半身盗汗，同房后更甚。

桂枝加龙骨牡蛎汤合生脉散加黄芪，可治上半身盗汗，微恶寒。

桂枝汤合补阳汤加山萸肉，可治自汗、盗汗，易感冒，还可治后背易自汗。

桂枝汤合补阳汤加山萸肉、山药、熟地黄，可治盗汗以上半身为主，胸前多，略恶寒。

桂枝汤合补阳汤、四逆散加防己，可治手脚心盗汗，带下黄水、阴痒。

7. 自汗，以腋下为主，时恶寒、呕恶

章某某，男，34岁，2007年1月14日初诊。

自汗，以腋下为主，时恶寒、呕恶，脉右弦。时恶寒，自汗为太阳病，桂枝汤证；自汗以腋下为主，呕恶，属少阳病，小柴胡汤证。拟柴胡桂枝汤加味。5剂。

北柴胡25克，煅龙骨、煅牡蛎各20克，党参、姜半夏、桂枝、白芍、茯苓、白术各15克，黄芩、炙甘草、姜、枣各10克。

1月19日二诊：前方效，原方增量，5剂。

北柴胡25克，党参、茯苓、白术、桂枝、白芍各20克，煅龙骨、煅牡蛎各30克，姜半夏、姜、枣各15克，黄芩、炙甘草各10克。

2月9日随访：诸证愈。

按：腋下为少阳病界，腋下汗，呕恶，脉弦属少阳病；恶寒、自汗属太阳病。是剂合少阳病主方小柴胡汤加茯苓、白术，太阳病常用方桂枝加龙骨牡蛎汤，治二阳合病之腋下汗。

柴胡桂枝汤去半夏加天花粉、牡蛎合生脉散，可治上半身盗汗，以头为主，口渴、口臭、大便结。

柴胡桂枝汤合补阳汤加龙骨、牡蛎，可治上半身盗汗，以头项为主，前胸汗多湿衣。亦可治自汗，以上半身为主，头、颈部最剧。

柴胡桂枝汤合补阳汤，可治盗汗，以前胸后背为主，且倦怠无力；还可治胁下及手心自汗，越冷越出汗。

柴胡桂枝汤合生脉散加黄芪，可治上半身盗汗，前胸为主。

8. 下半身盗汗，腰两侧酸，大便结

司某某，男，40岁，2007年12月26日初诊。

下半身盗汗，腰两侧酸，大便结，脉两尺细。腰以下属少阴病界，下半身盗汗，腰两侧酸为少阴精虚；大便结，属太阴津液虚，此为少阴太阴合病。拟《景岳全书》之大补元煎合生脉散。5剂。

熟地黄30克，山萸肉、山萸肉、枸杞子、当归、麦冬各20克，党参、杜仲、五味子各15克，炙甘草10克。

2008年1月7日二诊：盗汗止，腰酸未减，原方加生黄芪，增党参，7剂。

生黄芪40克，熟地黄30克，党参、山萸肉、山萸肉、枸杞子、当归、麦冬各20克，杜仲、五味子各15克，炙甘草10克。

按：此案未随访，不知腰酸愈否？但此方主治盗汗有效，是无疑了。因下半身盗汗属少阴病位，故用大补元煎。若不是尺脉细，也可用六味地黄汤。用生脉散是为太阴津液虚而致大便结，补太阴津液而润大便，即大便结当除。

大补元煎去枸杞子合补阳汤加肉桂、白芍、牡丹皮，可治盗汗，以下半身为主，脚底恶寒。

大补元煎合补阳汤加麦冬、生地黄，可治盗汗，以上半身为主。

大补元煎去枸杞子合补阳汤，加桂枝、赤芍，可治倦怠无力，盗汗，全身湿，背恶寒；亦可治全身盗汗，以后背为主。

大补元煎去枸杞子合补阳汤加麦冬、麻黄，可治全身盗汗、鼻塞、月经量少。

9. 下半身盗汗，身冷背寒，眠不安

张某，男，33岁，2011年2月23日初诊。

盗汗，以下半身为主，下半夜觉身寒，眠不安，脉右浮细，左尺弱。下半身盗汗为少阴精虚，上半身亦有盗汗，且觉身寒，为太阳表虚。拟桂枝加龙骨牡蛎汤，合六味地黄汤加味。5剂。

生黄芪、煅龙骨、煅牡蛎各30克，茯苓、熟地黄各20克，桂枝、白芍、山萸肉、山药各15克，炙甘草、姜、枣、牡丹皮、泽泻各10克。

2月28日二诊：盗汗稍减，仍背冷，拟桂枝加龙牡汤合肾气丸化汤加黄芪，5剂。

生黄芪、煅龙骨、煅牡蛎各30克，茯苓、熟地黄各20克，桂枝、白芍、山萸肉、山药各15克，附子、炙甘草、姜、枣、牡丹皮、泽泻各10克。

3月9日三诊：诸证向愈，原方续进7剂善后。

按：下半身盗汗属肾少阴气精虚，身冷、背寒属太阳少阴合病。桂枝汤合肾气丸，使太阳、少阴同治，既补肾气又补肾精，且散外寒；加生黄芪、煅龙骨、煅牡蛎，助主方止汗安神，又补心少阴之气虚。

桂枝加龙骨牡蛎汤合六味地黄汤加地骨皮、麦冬，可治盗汗，全身皆湿，且口苦、纳呆、倦怠。

桂附地黄汤加黄芪、白芍，可治手脚掌遇冷而汗出。

柴胡桂枝汤合六味地黄汤加黄芪、龙骨、牡蛎，可治醒来时出汗，以头颈、大腿内侧为主，眉棱骨痛，眠欠安。

知柏地黄汤加黄芪、熟地黄，可治双大腿盗汗。

10. 盗汗如流，全身湿透

余某某，男，31岁，1982年2月10日初诊。

每夜盗汗如流，全身湿透，白天精神萎靡，面色晦暗，诸医罔效。诊其脉弦实，苔黄。左脉弦实，为厥阴血热，右脉弦实，苔黄，为阳明内热。遂书当归六黄汤。5剂。

生黄芪24克，生地黄、熟地黄各12克，当归、黄芩、黄柏各9克，川黄连6克。

2月16日二诊：盗汗减，效不更方，原方续进5剂。

按：半月后，其妻来治妇女病，问其夫为何不来？答：盗汗已愈。然坐骨神经痛夙疾又发，故索方欲治夙疾。我因坐骨神经痛病机复杂，背后开方恐无效，故未授方。

此阳明厥阴合病，以当归合生地黄、熟地黄、黄芪补血治厥阴，黄连、黄芩、黄柏清阳明之火，故效佳。是方出自《兰室秘藏》。

此方还可治盗汗，全身湿而身热者。

当归六黄汤加麦冬、五味子、山萸肉，可治上半身盗汗，口苦干，口中有异味。

11. 自汗如流，浑身无力

周某某，男，41 岁，1981 年 7 月 20 日初诊。

无故自汗如流，浑身无力，不发热，亦不畏寒，脉缓，苔薄白。因忆《伤寒论》中有“病常自汗出者，此为荣气和，荣气和者，外不谐，以卫气不共荣气谐和故尔。以荣行脉中，卫行脉外，复发其汗，荣卫和则愈。宜桂枝汤。”其病当是桂枝汤证无疑。然当时正值盛夏，初次遇桂枝汤证，不敢与桂枝汤原方量，只用三分之二量。1 剂。

桂枝、白芍、生姜、大枣各 6 克，炙甘草 4 克。

7 月 21 日二诊：前方服后，膝下已无汗。见方已效，且无不良反映，遂用原方量桂枝汤，2 剂。

桂枝、白芍、生姜、大枣各 9 克，炙甘草 6 克。

按：患者系同事，数日后来告，第 1 剂服后，身上无汗，但头汗出，第 2 剂服后，头汗亦除。

①此病为气血不和所致，并不是太阳病。由此可知桂枝汤有调和气血的作用。

②三伏天用辛温剂——桂枝汤，而收到良效，由此可知，有是病，用是方，夏天不须避温热剂，反之，冬天亦不须避寒凉药。

桂枝加黄芪汤，可治恶风自汗。

桂枝加龙骨牡蛎汤加黄芪，可治颈肩部自汗，无力恶寒。

桂枝加厚朴杏子汤加黄芪，可治颈周自汗，咳而无痰，睡前咳剧。

12. 胸闷气短，口渴多汗，嗜睡，夜眠盗汗

王某某，男，39 岁，1987 年 9 月 21 日初诊。

胸闷气短，口渴多汗，嗜睡，夜眠盗汗，脉洪大，苔黄腻，此是阳明内热。

拟白虎汤合麻杏石甘汤一试。2 剂。

生石膏 45 克，知母 24 克，杏仁 12 克，炙麻黄 6 克，炙甘草、粳米各 9 克。

9 月 24 日二诊：嗜睡，口渴稍瘥，盗汗止，胸闷亦瘥，然今日午睡，浑身发痒，诊其脉左已平，右仍洪大。原方再进 3 剂善后。

按：此阳明病也。口渴多汗，夜眠盗汗，脉洪大属白虎汤证；胸闷气短，嗜睡，苔黄腻，属麻杏石甘汤证，因此病同时出现二汤证，故合二方治之而愈。此属辨汤证治合病。

白虎加桂枝汤，可治自汗，发热时恶寒，口干引饮，神疲头晕。

白虎汤合生脉散，可治咳嗽，口渴，纳呆，盗汗。

13. 腰痛在凌晨四五点钟，口渴，时盗汗

唐某某，男，33 岁，2001 年 3 月 12 日初诊。

腰痛在凌晨四五点钟，口渴，时有盗汗，脉细数，舌赤少苔。凌晨腰痛为肾少阴精虚；口渴，时有盗汗，为肺太阴津虚。拟五版《中医方剂学》之麦味地黄丸化汤。5 剂。

生地黄 20 克，山萸肉、山药、麦冬各 15 克，牡丹皮、泽泻、茯苓、五味子各 10 克。

3 月 22 日二诊：盗汗除，口渴，腰痛减，原方续进 5 剂。

3 月 27 日三诊：口渴除，稍有腰痛，原方续进 3 剂善后。

按：四五点钟为寅时，寅时气血注于肺，口渴，为肺津虚；腰为肾府，腰痛为肾精虚，故此病应属少阴太阴合病。用麦冬、五味子补太阴肺津，六味地黄汤补少阴肾精，病即愈。

生脉散合六味地黄汤加黄芪、龙骨、牡蛎，可治头部盗汗，醒后烦躁，腰痛酸无力。

生脉散合知柏地黄汤加黄芪，可治盗汗，全身湿透，以上半身为主。

生脉散合六味地黄汤加熟地黄、黄芪，可治盗汗，以下半身为主。

14. 盗汗，眠欠安，腰椎痛，头角痛

朱某某，男，33 岁，2011 年 2 月 20 日初诊。

眠不安，盗汗，腰椎痛，关脉沉。关脉沉之眠不安，盗汗，应属脾太阴病；腰椎痛，里属少阴，表属太阳，有汗为病在表，应从太阳治。拟归脾汤合桂枝汤加减。5 剂。

生黄芪30克，党参、茯苓、白术各20克，枣仁、五味子各15克，桂枝、白芍、炙甘草、远志、陈皮各10克。

2月27日二诊：盗汗减，仍腰椎酸，眠欠安，原方加杜仲，增枣仁、远志，7剂。

生黄芪30克，枣仁、党参、茯苓、白术各20克，远志、杜仲、五味子各15克，桂枝、白芍、炙甘草、陈皮各10克。

3月7日三诊：腰酸减，仍有颈部盗汗，此属太阳病，原方加煅龙骨、煅牡蛎，增生黄芪，5剂。

生黄芪40克，煅龙骨、煅牡蛎30克，枣仁、党参、茯苓、白术各20克，远志、杜仲、五味子各15克，桂枝、白芍、炙甘草、陈皮各10克。

3月14日四诊：诸证大减，却见头角痛，此属少阳病，原方加北柴胡，5剂善后。

生黄芪40克，煅龙骨、煅牡蛎30克，北柴胡、枣仁、党参、茯苓、白术各20克，远志、杜仲、五味子各15克，桂枝、白芍、炙甘草、陈皮各10克。

按：眠欠安，用归脾汤加减治之；盗汗，腰椎痛，用桂枝汤加煅龙骨、煅牡蛎、五味子、生黄芪治之；此为太阴太阳合病。四诊出现头角痛之少阳病证候，治以柴胡，此属少阳太阳太阴并病。

15. 盗汗已一年，恶寒，以后背、两腿为主

吕某，男，36岁，2008年4月9日初诊。

盗汗已一年，恶寒，以后背、两腿为主，脉寸尺沉，关浮短。后背属太阳、少阴病位，两腿亦为少阴病位，恶寒、盗汗为太阳少阴合病。拟桂枝加附子汤合《中医临证备要》之补阳汤。5剂。

生黄芪30克，党参、白术各20克，桂枝、白芍、五味子各15克，炙甘草、姜、枣、附子各10克。

4月14日二诊：盗汗、恶寒减，因晨起大腿酸，为少阴精虚，原方加山萸肉、山药、熟地黄，7剂。

生黄芪30克，党参、白术各20克，山萸肉、山药、熟地黄、桂枝、白芍、五味子各15克，炙甘草、姜、枣、附子各10克。

4月21日三诊：前方效，下肢仍有无力感，此属气虚，原方加杜仲，增生黄芪、党参、白术，7剂善后。

生黄芪40克，党参、白术各30克，杜仲、山萸肉、山药、熟地黄、桂枝、白芍、五味子各15克，炙甘草、姜、枣、附子各10克。

按：醒时汗出叫自汗，睡时出汗叫盗汗。有的书中称阳虚则自汗，阴虚则盗汗，依我在临证实践中看到，这种区分盗汗、自汗病机的方法是虚构的，不符合实际情况，也是错误的。实际盗汗或自汗的病机相当复杂，有气虚、血虚、精虚、津液虚，有太阳表寒、阳明内热、少阳寒热交错等病机。此案盗汗以后背、两腿为主，明显是太阳少阴合病。是剂方名叫桂枝加附子汤合补阳汤，实际内有附子汤缺茯苓，也可称桂枝汤合附子汤加减，是补气壮阳药，从太阳少阴合病分析，此盗汗为“阳虚盗汗”而非“阴虚盗汗”。三诊出现太阴气虚证，原方加杜仲，增黄芪、党参、白术以补太阴而善后。

桂枝加龙骨牡蛎汤加黄芪合真武汤，可治盗汗以头、颈两手为主，且恶寒甚。

九、无汗杂证

1. 睡醒时，上半身自汗，下肢冷无汗

吴某某，女，40岁，2011年1月9日初诊。

睡醒时，上半身自汗，下肢冷无汗，脉两尺弱，右关弦。上半身自汗属太阴病，下肢冷无汗属少阴病。拟桂附地黄汤合生脉散化汤加味。5剂。

生黄芪30克，党参、麦冬、熟地黄各20克，山萸肉、山药、五味子各15克，茯苓、泽泻、牡丹皮、桂枝、附子各10克。

1月14日二诊：自汗减，下肢仍冷，眠欠安，原方增桂枝、附子、茯苓，加远志，5剂。

生黄芪30克，茯苓、党参、麦冬、熟地黄各20克，山萸肉、山药、五味子、桂枝、附子、远志各15克，泽泻、牡丹皮各10克。

1月20日三诊：盗汗止，因经期提前，量少，且脚仍冷，此血虚寒重，原方去牡丹皮，加当归，增附子，5剂善后。

生黄芪30克，茯苓、党参、麦冬、熟地黄、当归、附子（先煎）各20克，山萸肉、山药、五味子、桂枝、远志各15克，泽泻10克。

按：上半身自汗属太阴津气两虚，下半身冷而无汗属肾少阴气精两虚。以生脉散加黄芪以补肺太阴气津，用桂附地黄汤双补肾少阴气精，使下肢转温而上半身自汗止。此属太阴少阴合病。

2. **右半身皮肤甲错，无汗出而痒**

邵某某，男，30岁，1990年9月17日初诊。

右半身皮肤甲错，无汗出而痒，脉右弱，左细缓。拟参照《中医临证备要》用十全大补汤。5剂。

肉桂、白芍、炙甘草、当归各9克，熟地黄、白术、茯苓、党参、生黄芪各12克，川芎6克。

9月25日二诊：前方5剂后，右半身已能出汗，皮肤已光滑，嘱其原方再服10剂善后。

10月13日三诊：证虽大减，然手掌遇冷即痒，原方增肉桂、党参、黄芪、白术、茯苓至15克，5剂。

10月24日四诊：诸证愈，然手遇冷水仍痒，嘱其再服5剂善后。

按：人体右为气，左为血，气虚而不能与血谐和，故左半身有汗而右半身无汗，身体中间任督二脉，似无形界线将身体分隔。双补气血后，特别是补气药多于补血药后，使气血谐和而病愈。

此病较少见，我平生遇到二三例，皆用此方治愈。

3. **汗不出身痒，口渴喜饮冷**

李某，男，19岁，2011年4月30日初诊。

汗不出身痒，皮色正常，口渴喜饮冷，脉细。拟小柴胡汤合大青龙汤。7剂。

生石膏50克，柴胡30克，麻黄20克，姜半夏、杏仁各15克，黄芩、炙甘草、党参、姜、枣、桂枝各10克。

5月8日二诊：前胸汗出后痒减，后背仍未出汗，原方增生石膏至60克，桂枝至15克，7剂。

5月13日三诊：后背仍未出汗，原方增麻黄至25克，7剂。

5月22日四诊：前方效，因易齿衄，原方增黄芩、党参至15克，7剂。

5月29日五诊：因前几天气温下降，又不出汗，痒却减，原方增麻黄至30克，杏仁至20克，7剂。

6月7日六诊：仍背上无汗，原方加葛根、白芍，7剂。

生石膏60克，葛根、柴胡、麻黄各30克，杏仁20克，党参、黄芩、姜半夏、桂枝、白芍各15克，炙甘草、姜、枣各10克。

6月15日七诊～九诊：效不更方，原方续服20剂。

按：此类病较少见。该患者一年前身痒，我曾用小柴胡汤合麻翘赤小豆汤治愈。今年复发后，仍用小柴胡汤合麻翘赤小豆汤无效，又用小柴胡汤合麻杏石甘汤亦无效。曾一度失去治疗信心，停药月余，后因实在身痒难耐，才来复诊，也难为他了。此案属二阳合病。《伤寒论》中有“以其不能得小汗出，身必痒，宜麻黄桂枝各半汤。”然此案虽不能出汗而身痒，却有口渴、喜饮冷之阳明内热证，不可用麻黄桂枝各半汤。而小柴胡汤有治过敏性皮炎的作用；大青龙汤有发汗，治内热之功效，故合小柴胡汤、大青龙汤加葛根、白芍，共治少阳太阳阳明合病之身痒。是剂内实际暗含麻黄桂枝各半汤。

4. 身不出汗，仅额上微汗，面部色斑

刘某某，女，39岁，2003年5月25日初诊。

身不出汗，仅额上微汗，面部色斑，右寸脉浮关沉。拟麻黄桂枝各半汤加味。3剂。

薏苡仁30克，麻黄、桂枝、白芍、杏仁、炙甘草、姜、枣各10克。

7月6日二诊：前方服后，面部白斑已退，手背仍有，身体已有微汗，头汗较多，面部因冻疮留下的褐斑未退，左寸脉大，关尺沉。拟原方合四物汤，5剂。

生地黄20克，当归、白芍各15克，川芎、桂枝、麻黄、杏仁、炙甘草、姜、枣各10克，薏苡仁30克。

按：是方实含麻杏苡甘汤、麻黄汤、桂枝汤三方。若是为不出汗，麻黄桂枝各半汤已足，为褐斑而加薏苡仁，结果却是退去白斑，留下冻疮后遗下的褐斑，故二诊合四物汤一试，不知有效否？

5. 恶风、不出汗，口渴

蔡某某，女，56岁，2007年7月25日初诊。

恶风、不出汗，口渴，脉两寸浮大，此太阳、阳明合病。拟麻黄桂枝各半汤加味。3剂。

薏苡仁30克，葛根20克，杏仁15克，麻黄、桂枝、白芍、炙甘草、姜、枣各10克。

8月1日二诊：汗已出，仍口渴，原方增葛根至30克，6剂。

8月11日三诊：已能进空调房，仍怕风，大便结，纳不佳，原方合《正体类要》之八珍汤，去川芎，10剂善后。

葛根、薏苡仁各30克，生地黄20克，党参、茯苓、白术、当归、杏仁各15克，桂枝、白芍、炙甘草、姜、枣、麻黄各10克。

按：无汗、恶风、口渴，属太阳阳明合病之葛根汤证，麻黄桂枝各半汤加葛根应属对证之方。不知为何加薏苡仁？案中未言明。现在看来薏苡仁可在不用之列。若案中漏记可用之证，则另当别论。

6. 肩与上臂及膝关节以下恶寒，不出汗，大便结

徐某某，女，50岁，2009年7月12日初诊

肩与上臂及膝关节以下恶寒，不出汗，大便结，脉两尺沉细。肩与上臂恶寒，不出汗为心少阴病，膝以下恶寒，不出汗，大便结，为肾少阴气精两虚。拟金匮肾气丸化汤加麻黄、细辛。5剂。

熟地黄30克，麻黄、山萸肉、山药各15克，牡丹皮、泽泻、茯苓、桂枝、附子各10克，细辛6克。

7月17日二诊：汗已出，下肢冷减，原方去麻黄、细辛，加生黄芪、川芎、当归、白芍，5剂。

生黄芪40克，熟地黄30克，桂枝、白芍、当归、附子（先煎）各20克，川芎、山萸肉、山药各15克，牡丹皮、茯苓、泽泻各10克。

7月23日三诊：诸证减，仍恶风，原方加党参，5剂。

生黄芪40克，熟地黄30克，桂枝、白芍、当归、附子（先煎）、党参各20克，川芎、山萸肉、山药各15克，牡丹皮、茯苓、泽泻各10克。

7月28日四诊：恶风减，因大便不畅，原方去桂枝，加肉桂，5剂。

生黄芪40克，熟地黄30克，肉桂、白芍、当归、附子（先煎）、党参各20克，川芎、山萸肉、山药各15克，牡丹皮、茯苓、泽泻各10克。

按：此属心少阴、肾少阴同病。故用金匮肾气丸气精双补治肾少阴病，除关节以下恶寒；麻黄细辛附子汤振心开窍治心少阴病，祛肩与上臂恶寒，不出汗。二诊、三诊加补气血药善后。四诊因大便不畅，去桂枝加肉桂，是因为冷亦能致便秘，只有加热药才能通秘。

十、恶寒、发热病杂证

1. 背椎寒冷，头晕、脸红、浮肿，右颧痤疮样皮疹

滕某某，女，51岁，2010年4月5日初诊。

背寒，放热水袋正好，头晕、脸红、浮肿，脉弦濡，此属太阳少阴合病。拟桂枝加附子汤。5剂。

桂枝、白芍、姜、枣各15克，炙甘草、附子各10克。

4月10日二诊：前方恶寒减，头晕除，因前医用黄芪所致右颧皮疹亦愈，原方增附子至15克，7剂。

4月17日三诊：前方效，前几天气温低，仍觉冷，原方去生姜，加干姜，增量7剂。

桂枝、白芍、干姜、枣、附子（先煎）各20克，炙甘草15克。

4月24日四诊：前方背椎仍冷，经来前额与头角痛，原方加川芎，增附子，7剂。

附子（先煎）30克，桂枝、白芍、干姜、枣各20克，川芎、炙甘草各15克。

4月30日五诊：头痛稍减，原方加柴胡、枳实、当归，增量5剂。

附子（先煎）30克，北柴胡25克，桂枝、白芍、川芎、当归、干姜、枣各20克，炙甘草、枳实各15克。

5月6日六诊：头痛除，头角胀未发，背椎仍凉，原方续服5剂。

5月10日七诊：前方效，原方续服5剂善后。

按：三诊以前是背椎寒冷，属太阳少阴合病，用太阳病方桂枝汤合少阴病方四逆汤治之。五诊出现前额与头角胀痛，属太阳少阴厥阴并病，用原方合四逆散、芎归汤治之而愈。

2. 背寒

毛某某，女，54岁，2007年10月3日初诊。

背寒，脉沉濡，此属少阴病。拟附子汤。5剂。

茯苓、白术、附子（先煎）各30克，党参、白芍各20克。

10月7日二诊：1剂即恶寒减，5剂则背寒愈，因原恶寒处仍略有麻木，其夫要求增附子至40克，5剂善后。

按：背属太阳、少阴病位。沉濡脉属少阴脉，背寒为少阴虚寒，此案应属少阴病，不属太阳病，故用附子汤而效。

3. 口渴，恶寒身酸

王某某，女，76岁，2003年11月3日初诊。

口渴，恶寒身酸，舌红苔黄，右寸脉大，左弱。口渴、舌红苔黄为阳明内热，恶寒身酸为太阳外寒。拟《伤寒杂病论》（桂林古本）之白虎加桂枝党参白芍汤一试。2 剂。

生石膏 20 克，知母、桂枝、党参、白芍、炙甘草、粳米各 10 克。

患者系我远亲，上方服完来告，病愈。

按：此方类似桂枝汤合白虎加人参汤，用白虎加人参汤清内热治口渴，桂枝汤祛外寒治恶寒体酸，疗效明显。能组此方者，也不失为杏林高手。此案属太阳阳明合病、

4. 渴欲饮冷，肢体冰凉，喝水稍温，便觉热烫难熬

刘某某，女，53 岁，2003 年 2 月 17 日初诊。

因年轻时不知保养，经期、产后参加双夏劳动时，常汗出如洗，即入塘水中浴，肆饮冷水，图一时之快，年复一年，渐至热天汗如雨下，肢体冰凉，心下冷如井水。秋凉后畏寒甚，穿衣多于常人数件，虽厚褥重被，仍彻夜不温，四肢厥逆尤甚。且大渴欲饮冷，无分冬夏，日尽两热水瓶冷开水，仍口干舌燥；水若稍温，便觉咽口热烫难熬，已越 20 余年。遍服中西各药，未见寸效。三年前曾去某医院作全身体检，除确诊胆石症外，一切正常。今因右胁胀连后背来诊。观其身材魁梧，体格壮实，面色暗红。切其脉，左弦濡，右沉濡，舌暗红，苔白。此证为我平生所仅见，一时胸无成竹，沉思良久，遂断为厥阴、阳明合病之热厥证，投以大柴胡汤合白虎汤加减。3 剂。

北柴胡 20 克，黄芩、姜、枣、炙甘草各 10 克，法夏、枳实、白芍、天花粉、青皮、知母各 15 克，生石膏 30 克。

2 月 20 日二诊：厥逆及渴喜饮冷与右胁连背胀大减，因大便难，原方加制大黄，3 剂。

北柴胡 20 克，黄芩、姜、枣、炙甘草、制大黄各 10 克，法夏、枳实、白芍、天花粉、青皮、知母各 15 克，生石膏 30 克。

2 月 24 日三诊：厥回，渴止，便畅，唯觉头晕，午后右胁胀麻。拟小柴胡汤合枳实芍药汤加减，3 剂。

北柴胡 24 克，枳实、天花粉、党参、白芍各 15 克，黄芩、炙甘草、姜、枣各 10 克。

按：4 月 20 日随访：身体、手足、温热如常，日饮冷开水两杯左右，右胁在劳累时有胀麻感，稍事休息后即恢复，余无不适。

口渴喜饮冷，大便难，病在阳明；右胁胀连后背，脉左弦濡，病在厥阴；此

为厥阴阳明合病之热厥证，临证极少见，故初诊治以大柴胡汤合白虎汤加减。二诊时因大便难加制大黄通大便，三诊以小柴胡汤合四逆散善后，20余年痼疾从此而解。患者初诊时在农历正月，天寒地冻，却以白虎汤等大寒剂治愈，可见有是证用是方，不须冬避寒凉剂，夏避温热药。

5. 恶寒，头晕无力，膝以下麻木，厥冷

徐某某，男，53岁，2004年4月22日初诊。

2003年9月开始下痢，恶寒，头晕无力，渐致从膝向下麻木，厥冷，直至脚底。2004年3月开始胃中发热欲饮冷，恶寒与发热交替发作。今日因膝以下麻木畏寒，平时食肥腻或冷物即下利来诊，脉沉细而数。恶寒，下肢麻木属少阴气虚，食冷物即下利属太阴虚寒。拟丹溪附子汤加味。5剂。

生黄芪、白术各30克，党参20克，茯苓、炙甘草各15克，桂枝、白芍、干姜、附子各10克。

4月27日二诊：前方服后，呕吐清水，嗳气频仍，大便转溏，心中疼热，渴欲饮冷，唯麻木减退。思其证属热寒交错而下痢，用乌梅丸化汤一试，3剂。

乌梅30克，细辛、川黄连各5克，干姜、黄柏、附子、蜀椒、当归、桂枝、党参各10克。

5月1日三诊：前方服后，麻木已退至踝关节，心中仍觉疼热，原方增川黄连至10克，3剂。

5月8日四诊：麻木继续好转，仍有呕恶吐水，仍宗原方2剂。

5月11日五诊：麻木已退至脚掌，且倦怠无力，胃中仍热，呕恶而不得吐，原方增党参至15克，4剂。

按：一月后，余托与患者同村的同事回访，告之：病愈，只是好得慢。此病与厥阴病主证："厥阴之为病，消渴，气上撞心，心中疼热，饥而不欲食，食则吐，下之利不止。"对照，除气上撞心，饥而不欲食外，其中消渴，心中疼热，呕吐清水，下利不止，全与主证相符，且还有膝以下厥冷的少阴病证候与恶寒发热交替发作，即寒热往来的小柴胡汤证等副证，其病在厥阴病界已无疑。由此病可见，食则吐，可吐水，亦可吐蛔。我以为，蛔厥证当吐蛔，厥阴病之吐，可吐水饮，亦可吐食物，却不一定吐蛔。此条经文，除淳化本《伤寒论》不载外，只有《脉经》《外台秘要》、康治本《伤寒论》、康平本《伤寒论》等书中，厥阴病主证中是"食则吐"。《金匮玉函经》唐本、宋本，成本《伤寒论》书中，厥阴病主证中皆是"食则吐蛔"或"甚者食则吐蛔"。而康平本《伤寒论》"食则吐”下有小注“吐蛔”二字，明显“吐蛔”二字为后人所加。以我之见，当以《脉经》《外台必要》中经文为是。因《脉经》为叔和原著，可免传抄之误，而《外台秘要》中的《伤寒论》，是十八卷本，是不同于王叔和传本的另一个古传本，其内容应该是可信的。

6. 发热摄氏 39℃，咳而无痰，鼻塞

张某某，男，8 岁，2009 年 4 月 22 日初诊。

发热摄氏 39℃，咳而无痰，鼻塞、苔黄。拟小柴胡汤合大青龙汤。3 剂。

生石膏 20 克，北柴胡 15 克，姜半夏、杏仁各 8 克，黄芩、党参、炙甘草、姜、枣、麻黄各 5 克，桂枝 3 克。

4 月 24 日二诊：前方 1 剂知，2 剂已，因仍略咳，原方去桂枝，3 剂善后。

生石膏 20 克，北柴胡 15 克，姜半夏、杏仁各 8 克，黄芩、党参、炙甘草、姜、枣、麻黄各 5 克。

按：鼻塞类比为无汗，左鼻孔属少阳病位，右鼻孔属太阳病位，苔黄为内热属阳明病，证属太阳少阳阳明合病。以小柴胡汤合大青龙汤，发其汗，清其热，通其窍。汗出，窍通，身热自退。

此方去桂枝，即小柴胡汤合麻杏石甘汤，可治头痛，口渴，略咳，发热 39℃。

7. 下午低烧摄氏 37.4～37.5℃（胆石症伴肝脓疡）

关某某，男，52 岁，2003 年 6 月 11 日初诊。

（胆石症伴肝脓疡），下午低烧摄氏 37.4～37.5℃，脉左关大，右寸关弦，苔灰舌裂，此属厥阴病。拟柴胡黄芩白芍半夏甘草汤（桂林古本《伤寒杂病论》方）加牡丹皮、党参、天花粉。3 剂。

北柴胡 15 克，黄芩、姜半夏、白芍、炙甘草、牡丹皮、党参、天花粉各 10 克。

6 月 16 日二诊：低热已除，因便溏，去白芍、天花粉加赤芍 10 克，再进 4 剂。

北柴胡 15 克，黄芩、姜半夏、炙甘草、牡丹皮、党参、赤芍各 10 克。

6 月 20 日三诊：前方尚可，自觉体热，左脉数而关略大。拟原方增量，再进 5 剂。

北柴胡 20 克，黄芩、姜半夏、赤芍、牡丹皮、党参各 15 克，炙甘草 10 克。

6 月 23 日四诊：前日又发热至摄氏 37.5℃，左尺脉浮数，肾少阴亦热，原方加黄柏、生地黄、天花粉、知母以清肾热，5 剂。

北柴胡 20 克，黄芩、姜半夏、赤芍、牡丹皮、党参、知母各 15 克，炙甘草、天花粉、黄柏、生地黄各 10 克。

6 月 30 日五诊：前方有效，脉已不数，左关脉略减小，左尺脉仍浮而有力，肾少阴仍有虚火，原方增生地黄，余药减量 5 剂。

北柴胡、知母、生地黄各 15 克，赤芍、黄芩、姜半夏、生草、牡丹皮、党参、黄柏各 10 克。

7 月 11 日六诊：前方效，原方续进 5 剂善后。

按：二诊时因活血清热，低热已除，三诊后低热又起，原方增量无效，四诊因其左尺脉浮数，肾少阴有邪热，原方加黄柏、知母、生地黄以清肾热，低热始除。肝肾同源一说，此案中可见一斑。此属少阴厥阴合病。

8. 发热汗出（体温摄氏 38 ~ 39℃）不欲食

邱某某，女，2 岁，1985 年 9 月 11 日初诊。

发热汗出（体温摄氏 38 ~ 39℃）不欲食，指纹暗紫过风关，舌淡红，尺肤凉，用抗生素四天热不退，遂断为桂枝汤证，方用桂枝、白芍、生姜各 3 克，炙甘草 2 克，大枣二枚，3 剂。嘱其服药后，稍食热粥以助药力，微汗出佳。

三日后家人来告：1 剂后热稍退，又服 2 剂后痊愈。还说：可能 2 剂都能痊愈，因第 2 剂的头煎被患儿打翻，故服了 3 剂。

按：此病发于初秋，气温仍高，发热汗出，且无恶寒表现，体温高达摄氏 39℃，又不知口渴否，容易误诊为风温。此前曾服辛凉解表的中药，非但不能退热，反而服药后即吐，后服抗生素亦无效，我以指纹暗紫，尺肤凉，用抗菌素无效等（因据我观察，抗生素性凉）遂断为太阳病桂枝汤证，用桂枝汤而效。

9. 头角及前额胀痛，高烧摄氏 39℃，口渴喜冷饮

吴某某，女，28 岁，2008 年 7 月 9 日初诊。

高烧摄氏 39℃，头角及前额胀痛，口苦干，淡黄干苔，脉数，用抗生素后白细胞不降，高烧不退。前额胀痛，口干，淡黄干苔为阳明病内热证；头角胀痛、口苦，为少阳病小柴胡汤证。拟小柴胡汤合白虎汤。3 剂。

生石膏 50 克，北柴胡 25 克，知母 20 克，姜半夏、山药各 15 克，黄芩、党参、炙甘草、姜、枣各 10 克。

7 月 12 日二诊：前方 1 剂高热退，头痛瘥，口苦减，仍略有痰难咳出，原方加杏仁、桔梗，3 剂。

生石膏 50 克，北柴胡 25 克，知母 20 克，杏仁、姜半夏、山药各 15 克，桔梗、黄芩、党参、炙甘草、姜、枣各 10 克。

7 月 15 日三诊：高热退尽，白细胞降至 10.21，10^9/L，属基本正常，因月经延期、量少，口渴，大便结，脉左关濡大尺细。拟八珍汤合四逆散、桂枝茯苓丸，5 剂。

熟地黄 30 克，当归、白芍各 20 克，党参、茯苓、白术、北柴胡、枳实、川芎各 15 克，桂枝、赤芍、桃仁、牡丹皮、炙甘草各 10 克。

按：前额胀痛属阳明病，头角胀痛属少阳病，故用白虎汤清内热治阳明病，以小柴胡汤疏三焦治少阳病，初诊即高热退尽。白虎汤中有粳米，今未用粳米而用山药，是仿张锡纯《医学衷中参西录》用白虎汤法。二诊、三诊已属他证，不作评说。

10. 发热恶寒，身痛，咳而无痰，鼻塞略渴

柳某某，男，66 岁，2012 年 7 月 23 日初诊。

发热摄氏 38℃，恶寒，身痛，咳而少痰，鼻塞略渴，西医治疗四天无效来诊，脉右细濡，此属太阳少阳阳明合病。拟柴胡桂枝汤合麻杏石甘汤。3 剂。

北柴胡 25 克，生石膏 30 克，党参、姜半夏、桂枝、赤芍、麻黄、杏仁各 15 克，黄芩、炙甘草、姜、枣各 10 克。

7 月 25 日二诊：2 剂后即身痛、恶寒、发热、鼻塞、咳嗽皆除，因肩颈痛，胃胀。拟柴胡桂枝汤合加减补阳汤加陈皮，5 剂。

生黄芪 30 克，北柴胡 25 克，党参、茯苓、白术各 20 克，姜半夏、桂枝、白芍各 15 克，炙甘草、干姜、枣、陈皮各 10 克。

按：恶寒、身痛，为太阳少阳合病之柴胡桂枝汤证；咳而少痰，鼻塞口渴，属阳明病，麻杏石甘汤证。合二方治之，2 剂即诸证愈，此正是经方 1 剂知，2 剂已之特点。二诊方已治他证，不作评。

柴胡桂枝汤合麻杏石甘汤加葛根，可治恶寒发热，身痛背强，前额痛，口渴，流涕。

小柴胡汤合葛根汤，可治发热，口渴，项右侧一点时痛，腰两侧痛。

11. 月经期间发热，数年不愈，大便结，寐不安

刘某某，女，45 岁，2008 年 3 月 1 日初诊。

大便略结，寐欠安，脉左尺沉。大便略结为血虚，眠欠安为心神不宁，左尺脉沉为肾精虚，此为少阴厥阴合病。拟大补元煎加味。5剂。

党参30克，生地黄、枣仁各20克，枸杞子、山萸肉、山药、当归、杜仲各15克，炙甘草、远志各10克。

3月8日二诊：便结除，眠转安，因经期易受寒，原方增当归，加桂枝、白芍，5剂。

生地黄、枣仁、当归、党参各20克，枸杞子、山萸肉、山药、杜仲各15克，桂枝、白芍、炙甘草、远志各10克。

3月13日三诊：原来每次经来都发热，此次经来未发热，且经量多，原方续进5剂。

3月19日四诊：前方效，原方续进5剂。

3月24日五诊：前方效，因大便不畅，微恶寒，原方增桂枝、白芍、生地黄，加麦冬，5剂。

生地黄、党参各30克，枣仁、当归各20克，麦冬、桂枝、白芍、枸杞子、山萸肉、山药、杜仲各15克，炙甘草、远志各10克。

3月29日六诊：头晕、喷嚏除，手心仍热，原方续服5剂。

4月8日七诊：晚上略盗汗，头恶风，原方增桂枝、白芍、当归除头恶风，加五味子以止盗汗，7剂。

生地黄、党参、当归各30克，枣仁、桂枝、白芍各20克，麦冬、枸杞子、山萸肉、山药、杜仲各15克，五味子、炙甘草、远志各10克。

按：经期发热，寐不安，属少阴病，大便结属血虚，微恶寒属太阳病。以大补元煎加远志、枣仁治少阴心肾两虚，加桂枝、白芍于剂中以治太阳病。五诊加麦冬合剂中当归、生地黄以补血虚，润大便。三诊中述及此次经来未发热，可知前二诊方，治愈了经期发热，是意外之效。六诊中头晕、喷嚏除，前几诊中也未述及，亦属意外之效。此属太阳厥阴少阴合病兼血虚。

12. 下午发热，小便时手心发凉，恶风，口渴

谢某某，男，59岁，2006年8月26日初诊。

恶风，口渴，小便不利，下午发热，小便时手心发凉，纳呆，脉细数，苔白，证属太阳少阴合病。拟五苓散合六味地黄汤。3剂。

泽泻、生地黄各20克，山萸肉、山药、茯苓、白术、猪苓各15克，牡丹皮、桂枝各10克。

8月28日二诊：前方2剂后，发热退，小便利，尚略有刺痛，此为少阴、厥阴并病。拟当归芍药散合猪苓汤，3剂。

赤芍、川芎、当归各10克，茯苓、泽泻、猪苓、白术、阿胶（烊服）、滑石各15克。

9月1日三诊：前方刺痛除，因仍有尿隐血，拟猪苓汤，3剂。

猪苓、泽泻、滑石、茯苓、阿胶（烊服）各15克。

按：初诊恶风口渴，小便不利，为五苓散证，病在太阳，湿邪危害。下午发热，脉细数，病在肾少阴精虚。五苓散合六味地黄汤，在于利湿补精，腑脏同治，故效佳。二诊热退后，小便尚有刺痛，为厥阴与少阴并病，故用当归芍药散合猪苓汤，厥阴、少阴同治。三诊仍有尿隐血，猪苓汤可任之。

13. **午后潮热，眼睛、面部发胀，大便难**

陈某某，男，35岁，1996年1月24日初诊。

午后潮热，眼睛、面部发胀，大便难，脉数。午后潮热，大便难为正阳阳明病。拟大承气汤。2剂。

厚朴、枳实、生大黄各12克，芒硝9克。

2月2日二诊：服大承气汤后，下利数次，潮热发胀，脉数皆除。今以滋阴安神善后，用《温病条辨》之增液汤加茯苓、龙骨、牡蛎、黄菊花，3剂。

麦冬、玄参各24各，生地黄30克，茯苓、煅龙骨、煅牡蛎各20克，黄菊花15克。

按：此案病发于冬季，用大承气汤，却有如此佳效。可叹叔和以“秋宜下”之论，误导后学千百年，我以为只要病机与方相合，放胆用经方，绝无后患。可有些所谓注释《伤寒论》的“经方家”，动辄需有痞、满、燥、实四大证，方可用大承气汤，否则后患无穷。我甚疑此等“邯郸学步”的“经方家”是否有用经方的经验。

14. **晚上往来寒热，汗出，口干喜冷饮，大便结**

麻某某，女，32岁，2007年3月24日初诊。

晚上往来寒热，热来时汗出，口干喜冷饮，大便干结。晚上往来寒热，热来时汗出，为太阳少阳合病兼血虚；口干喜冷饮，大便干结为肺太阴津虚。拟柴胡桂枝汤合四物汤、生脉散。3剂。

生地黄30克，当归、麦冬各20克，北柴胡25克，党参、姜半夏各15克，桂枝、白芍、黄芩、炙甘草、姜、枣、五味子、川芎各10克。

3月27日二诊：大便畅，往来寒热除，出汗减，略畏寒，脉细，原方加黄芪增损3剂善后。

北柴胡25克，生地黄、当归、麦冬、黄芪各20克，党参、姜半夏、桂枝、白芍、姜、枣各15克，黄芩、炙甘草、川芎、五味子各10克。

按：往来寒热在晚上，是少阳病兼血虚，热来时汗出，为内合太阳病，故用柴胡桂枝汤治之；口干喜冷饮，大便干结为血虚兼肺太阴津虚，则合四物汤、生脉散于方内补之。此案属太阳少阳太阴厥阳合病兼津血虚。

柴胡加龙牡汤去铅丹合四物汤，可治自汗、心烦，往来寒热，便秘。

15. 往来寒热，头身痛，口苦、微呕，高烧达摄氏41℃

李某某，女，22岁，2005年4月29日初诊。

高烧不退，体温高达摄氏41℃，就诊两所大医院，用西药滴注六天，发热退而复烧；发热时恶寒，头身痛，口苦微呕，汗出热退后，复又高热不恶寒，小便不利，大便结，脉右寸浮，左关大，苔白腻，舌淡红。拟柴胡桂枝汤加味。3剂。

北柴胡25克，泽泻20克，茯苓15克，黄芩、党参、姜半夏、炙甘草、姜、枣、桂枝、白芍、天花粉各10克。

5月1日二诊：第1剂热退至摄氏37.5℃，第2剂体温正常，头身痛除，仍口苦微呕，心下痞痛，脉右关沉滑，左濡大，此为小结胸证。拟半夏泻心汤加瓜蒌、白芍，2剂。

全瓜蒌20克，姜半夏15克，党参、黄芩、炙甘草、干姜、枣、白芍各10克，川黄连5克。

按：患者是我远亲，两天后，其父电话来告，诸证悉除。此案初诊时是用柴胡桂枝汤加味，治柴胡桂枝汤证，兼小便不利，大便结。二诊时是小结胸证，用半夏泻心汤合小陷胸汤加白芍而愈。

柴胡桂枝汤，可治前额右侧痛，往来寒热，咽痒、鼻鸣、腰酸。

柴胡桂枝汤合当归芍药散，去姜半夏、川芎加熟地黄、干姜、天花粉、牡蛎，可治往来寒热，头汗口渴，汗粘衣。

16. 口干，恶寒，腰痛，足肿，夜尿多

吕某某，女，90岁，1987年6月3日初诊。

口干、腰痛足肿、天凉即退，恶寒、夜尿多，舌赤无苔，左关脉浮大滑。腰痛，恶寒，夜尿多为肾少阴气虚；足肿，天凉即退，且口干，左关脉浮大滑，此为厥阴内热，此等寒热交错证，只有寒热药并用，可以一试，方用真武汤合《伤寒杂病论》（桂林古本）之连芩泻心汤。2 剂。

白芍、白术、生姜、附子、黄芩各 9 克，茯苓 12 克，川黄连 6 克。

6 月 5 日二诊：夜尿减，腰痛稍瘥，足肿亦退去一半。然足肿天冷即退，此次肿退恰逢天凉，不知是否气温所致？原方续服 2 剂，以观后效。

6 月 7 日三诊：今天忽感恶寒身痛，小便 20 分钟一次，连续半天，至晚上 10 时左右才减少，第二天小便恢复正常。因不知何故，遂停药观察几天。

6 月 12 日四诊：患者自诉：前几天恶寒身痛，是感冒所致，现感冒已清，足肿除，腰痛减，是中药之效，要求再服原方 2 剂善后。我当即处原方 2 剂与她。

按：口干、左脉滑大，是厥阴血虚夹热，腰痛、恶寒、足肿，是肾少阴气虚，此为二阴合病。用真武汤补肾少阴之气以祛寒，连芩泻心汤清肝厥阴之热以凉血，故效佳。服药期间突现太阳来并病，因经验不足，不敢处方，静观其变。待新病退去，痼疾复现，再以原方善后。

17. 上半身恶寒，下半身畏热

黄某某，女，76 岁，2002 年 12 月 28 日初诊。

上半身恶寒，下半身畏热，苔黄、脉右弦细，左弦濡略大。上半身恶寒为太阴虚寒，下半身畏热为少阴精虚。拟麦味地黄汤合桂枝人参汤。3 剂。

麦冬、熟地黄各 15 克，五味子 5 克，山萸肉、山药、牡丹皮、茯苓、泽泻、桂枝、炙甘草、干姜、白术、党参各 10 克。

患者三日后来告，病愈。

按：上半身太阴所主，下半身少阴所主，桂枝人参汤温补太阴而祛寒邪；麦味地黄汤补少阴精虚而制内热，气精平衡，身体自健。

18. 亥时以后，下半身发热，双脚要伸出被外，双膝酸软

马某某，女，37 岁，2010 年 11 月 23 日初诊。

晚上十时以后，下半身发热，双脚要伸出被外，双膝酸软，脉右关略大，两尺沉。下半身少阴所主，双脚热，双膝酸软为肾少阴精虚；晚上十时以后，为少阳经气血旺盛时，此时发热应合有少阳病。拟小柴胡汤合六味地黄汤。7 剂。

生地黄 30 克，北柴胡 25 克，党参、姜半夏、山萸肉、山药、牡丹皮各 15

克，黄芩、炙甘草、姜、枣、茯苓、泽泻各10克。

11月30日二诊：诸证大减，大便仍不畅，膝仍略酸，原方加熟地黄，7剂。

生地黄30克，熟地黄20克，北柴胡25克，党参、姜半夏、山萸肉、山药、牡丹皮各15克，黄芩、炙甘草、姜、枣、茯苓、泽泻各10克。

12月7日三诊：腿热又起，且后背发痤疮，原方去熟地黄，增生地黄，7剂。

生地黄40克，北柴胡25克，党参、姜半夏、山萸肉、山药、牡丹皮各15克，黄芩、炙甘草、姜、枣、茯苓、泽泻各10克。

按：子时是少阳胆经气血旺盛时；下半身属肾少阴病界。用小柴胡汤合六味地黄汤，补肾精而除下半身发热。因大便不畅，原想加熟地黄助大便畅通，谁知熟地黄性温，反致腿热又复发，这是加药不慎也。

第四节　中医妇科、不育症杂病证治

一、月经病杂证

1. 经期小腹痛

周某，女，15岁，2003年2月22日初诊。

经期小腹痛，右脉细，左关脉浮大，苔白。小腹属厥阴病界，小腹痛为厥阴病瘀血危害。拟桂枝茯苓丸合当归芍药散。4剂。

白芍30克，茯苓、白术、泽泻各12克，桂枝、桃仁、牡丹皮、川芎、当归各10克。

5月10日二诊：前方服后，两次经期小腹未痛，此次经来小腹又痛，仍宗原方，3剂。

按：初诊4剂药，即能使两次经期无痛，应属有效，二诊是续原方善后。此属厥阴病，瘀血危害，因验案过于简略，无法详解。

桂枝茯苓丸合当归芍药散、六味地黄丸，可治卵巢囊肿术后，致使月经前小腹连腰一周胀痛，不能碰，日轻夜重。

2. 经来小腹胀痛喜温，上吐下泻，痛甚时冒虚汗

倪某某，女，23岁，2011年11月13日初诊。

经来第一天，小腹胀痛喜温，上吐下泻，痛甚时冒虚汗，脉左寸关浮大，右关尺沉濡。小腹痛，喜温，属少阴虚寒，上吐下泻，痛甚时冒虚汗，属太阴虚寒。拟桂枝加黄芪汤合肾着汤加味。5 剂。

生黄芪 30 克，桂枝、赤芍、党参、茯苓、白术、干姜、香附各 15 克，炙甘草、姜、枣、陈皮各 10 克。

11 月 19 日二诊：前方 2 剂经来，吐泻未发，痛减，原方续进 7 剂。

11 月 27 日三～四诊：前方效，原方前后续进计 14 剂。

12 月 11 日五诊：前方效，原方再续服 7 剂善后。

按：上吐下泻，冒虚汗，属脾太阴虚寒；经来小腹痛喜温，属肾少阴虚寒。是剂以肾着汤合桂枝加黄芪汤加味，实际内含理中汤加黄芪，治太阴虚寒；桂枝汤合肾着汤治少阴虚寒。加陈皮、香附者，助肾着汤除胀痛也。

桂枝汤合理中汤加香附，可治月经来当天，小腹胀痛，喜温、喜按，遇冷痛甚。

3. 腺肌症、腺肌瘤，经前小腹剧痛，平时亦痛，恶寒倦怠无力

谢某某，女，37 岁，2012 年 2 月 4 日初诊。

腺肌症，多发性腺肌瘤，最大 5.8×4.8mm，经前小腹剧痛，平时亦痛，恶寒，倦怠无力，脉左反关，右寸浮关尺沉。小腹剧痛，恶寒，为厥阴虚寒夹瘀，倦怠无力为气虚。拟温经汤合桂枝茯苓丸加生黄芪、白术。5 剂。

生黄芪 30 克，党参 20 克，吴茱萸、桂枝、赤芍、川芎、姜半夏、麦冬、阿胶（烊、冲）、当归、姜、炙甘草、牡丹皮、桃仁、茯苓、白术各 10 克。

2 月 9 日二诊：痛稍减，因大便不畅，嫌阿胶热，原方去阿胶、白术，加白芍，增党参，5 剂。

生黄芪、党参各 30 克，白芍 20 克，吴茱萸、桂枝、赤芍、川芎、姜半夏、麦冬、当归、姜、炙甘草、牡丹皮、桃仁、茯苓各 10 克。

2 月 22 日三诊：腹痛大减，却月经淋漓不尽八天，脉濡。拟补中益气汤合当归芍药散加肉桂。5 剂。

生黄芪、党参 30 克，茯苓、白术、泽泻各 20 克，川芎、当归、肉桂各 15 克，白芍 30 克，升麻、北柴胡、炙甘草、陈皮各 10 克。

3 月 10 日四诊：因右少腹仍痛，腰椎胀，原方加赤芍、杜仲，减白芍，5 剂。

生黄芪、党参 30 克，茯苓、白术、泽泻、白芍各 20 克，赤芍、杜仲、川芎、当归、肉桂各15克，升麻、北柴胡、炙甘草、陈皮各10克。

3月15日五诊：月经期已无腹痛，月经后两侧少腹痛连后腰，按之无不适。此厥阴少阴合病，精血两虚，脉左沉弱。拟小柴胡汤合十全大补汤加山萸肉、山药去黄芩，5剂。

北柴胡25克，生黄芪、党参、茯苓、白术、熟地黄各20克，肉桂、白芍、川芎、当归、山萸肉、山药、姜半夏各15克，炙甘草、姜、枣各10克。

按：温经汤治腺肌症效佳，因其有腺肌瘤，瘀血危害，故加桃仁、茯苓合方内桂枝、赤芍、牡丹皮成为桂枝茯苓丸，加强活血化瘀作用。因倦怠无力，加黄芪、白术增党参以补气。五诊时经期已无腹痛，虽不知腺肌症、腺肌瘤是否消除，但腺肌症引起的痛经已除。五诊方共补厥阴、太阴、少阴以善后。方中小柴胡汤为厥阴病表里同治而加。

温经汤加山萸肉、山药、熟地黄，可治月经来第一天腹痛，喜温、喜按，经后左腰酸。

4. 经期小腹痛，下利恶寒，喜温喜按

吴某某，女，14岁，2009年7月2日初诊。

痛经时下利，喜温喜按，脉两尺弱。痛经喜按属厥阴血虚，下利喜温属太阴虚寒。拟理中汤合四物汤，5剂。

党参、白术、干姜、炙甘草、川芎、当归、白芍、熟地黄各10克。

7月7日二诊：前方无不适，原方续进7剂。

7月15日三诊：前方效，原来痛经须三天，现减为痛经一次，因大便略稀，原方加茯苓，10剂善后。

茯苓、党参、白术、干姜、炙甘草、川芎、当归、白芍、熟地黄各10克。

按：痛经喜按，属厥阴血虚，下利恶寒，属肾少阴虚寒证。用四物汤补血治痛经，用理中汤治下利尚有欠缺，故利稍减而未愈，加茯苓后，成为肾着汤加党参，才切合病机。此为少阴厥阴合病。

5. 闭经四年，人体消瘦

戚某某，女，20岁，1981年12月1日初诊。

闭经已四年，经多方医治无效，某医院一中医已断为不治。见人体消瘦，常腰酸，脉细濡，证属肾少阴气精两虚。拟《景岳全书》之大补元煎加补骨脂、生黄芪，5剂。

熟地黄、党参、生黄芪各20克，山萸肉、山药、杜仲、补骨脂各15克。当归、枸杞子、炙甘草各10克。

1982年2月10日二诊：前方连服20剂，月经已二次正常，本月经期已过，经仍未至，遂命其续服原方，5剂。

五日后来告，经至。

按：闭经，多数为气血虚或气滞血瘀所致。此闭经证候却是常腰酸，属肾少阴精气两虚所致，用大补元煎加补骨脂、黄芪，双补少阴精气，故病愈。后其母告知，此病愈后，人体亦渐胖。

大补元煎加黄芪、白术、阿胶珠，可治经漏、大便秘。

大补元煎去枸杞子、当归合肾着汤加黄芪，可治经来第二天阵发性小腹痛，腰两侧连大腿酸痛，且下利，恶寒、自汗。

6. 闭经三月未潮

钟某某，女，35岁，1998年6月23日初诊。

经水三月未潮，脉弦。拟《医宗金鉴》之桃红四物汤。3剂。

熟地黄、白芍、当归各15克，川芎、桃仁、红花各9克。

7月8日二诊：前方未效。拟四逆散合四物汤，5剂。

熟地黄、赤芍、当归、北柴胡、枳实各15克，炙甘草9克，川芎12克。

7月20日随访：服后经至，一周始停。

按：初诊用桃红四物汤补血、活血无效，关键是未重视弦脉。弦脉即说明不是三焦不畅，就是肝郁气滞。二诊时用四逆散疏肝解郁合四物汤补血而效。可见脉诊之重要。此闭经为血虚肝郁所致，故疏肝补血即经至，而补血活血却无效。

7. 闭经年余，靠服西药催经，经前乳胀痛拒按

袁某某，女，22岁，2011年10月17日初诊。

闭经年余，靠服西药催经，经前乳胀痛拒按，脉右寸浮关尺沉，左关略大。拟十全大补汤加柴胡、枳实、桃仁、牡丹皮。7剂。

当归、熟地黄、茯苓、白术、生黄芪、党参、北柴胡各20克，桂枝、赤芍、川芎、枳实、桃仁、牡丹皮各15克，炙甘草10克。

10月26日二诊：前方1剂经至，因量少，原方去柴胡、枳实、桃仁、牡丹皮、赤芍，加白芍，10剂。

当归、熟地黄、茯苓、白术、生黄芪、党参各20克，桂枝、白芍、川芎各

15 克，炙甘草 10 克。

按：经前乳胀痛拒安，厥阴气郁无疑，郁久生瘀，故经闭。脉右寸浮关尺沉，左关略大，气血虚之脉也。故用十全大补汤合四逆散、桂枝茯苓丸疏肝解郁，补气血，化瘀活血而病愈。

十全大补汤合桂枝茯苓丸加干姜，可治闭经，经前小腹略痛。

十全大补汤合四逆散，可治月经延期，头两侧胀；此方加干姜，可治月经延期，左少腹胀痛；又可治月经量少，经期延后 20 多天。

十全大补汤加山萸肉、山药、远志合小柴胡汤，可治经期超前、痛经、乳房刺痛、恶寒、白带多。

8. 闭经两月，曾有经前呕吐

韩某某，女，34 岁，2011 年 1 月 16 日初诊。

闭经两月，曾有经前呕吐，脉左关尺沉。经前呕吐，为胆气上逆，左关尺脉沉，血虚之象，此为厥阴少阳表里同病。拟柴胡桂枝汤合芎归汤加味。5 剂。

北柴胡 25 克，党参、姜半夏、桂枝、赤芍、川芎、当归、枳实各 15 克，黄芩、炙甘草、姜、枣各 10 克。

3 月 5 日二诊：前方效，今又闭经，原方续进 5 剂。

按：此闭经，是肝厥阴郁滞而致血瘀，月水不通；呕吐，是少阳经胆气上逆所致。以桂枝汤合四逆散、芎归汤疏肝活血以通经，用小柴胡汤疏通三焦，降逆止呕而使病愈。

柴胡桂枝汤合四物汤、加减逍遥散，可治闭经两月，白带增多，乳房胀痛。

柴胡桂枝汤合四物汤加赤芍、枳实，可治闭经五月，腰椎酸痛。

柴胡桂枝汤合当归芍药散，可治闭经五十余天，经来小腹隐痛。

9. 服阿胶致闭经

沈某某，女，44 岁，2011 年 11 月 22 日初诊。

小腹痛拒按，月经量少，大便干，听说阿胶能补血，服一斤阿胶后，闭经一月来诊，脉右寸浮，关尺沉细。小腹痛拒按为厥阴血瘀，月经量少，大便干为血虚，脉右寸浮，关尺沉细为气虚。拟圣愈汤合四逆散加桂枝、厚朴、香附、巴戟天。7 剂。

生地黄、当归、生黄芪、党参各 30 克，北柴胡 25 克，桂枝、白芍、枳实、厚朴各 20 克，巴戟天、川芎、香附各 15 克，炙甘草 10 克。

11月30日二诊：前方腹痛止，原方续服7剂。

12月7日三诊：诸证减，因经未至，左少腹痛，此为瘀血未散，原方合桂枝茯苓丸化汤，7剂。

当归、生地黄、生黄芪、党参各30克，北柴胡25克，桂枝、赤芍、枳实、厚朴、川芎、桃仁、牡丹皮、茯苓各20克，巴戟天、香附各15克，炙甘草10克。

12月16日四诊：前方效，经来四天即尽，因左少腹仍痛，原方续进7剂善后。

按：经量少，大便干，右关尺脉沉细，气、血虚无疑；小腹痛，左少腹痛拒按，气滞血瘀可知。是方合补气血之圣愈汤，化瘀血之桂枝茯苓丸，行气解郁之四逆散加厚朴、香附于1剂，略加巴戟天温少阴，共治厥阴病气滞血瘀兼气、血双虚。

《神农本草经》：阿胶……女子下血安胎……。可见其有止血安胎之功效。然患者却因月经量少而服阿胶，即既已少血，反服止血药，真如南辕北辙，适得其反。凡中药，要与病机相合，才有功效，否则，反害其身。

10. 功能性子宫出血，腰两侧酸

韩某某，女，40岁，2008年8月30日初诊。

两月前因崩漏而刮宫，仅有效一月，现又功能性子宫出血，量多、块多，腰两侧酸，脉右尺沉弱。出血多血块为血寒，腰两侧酸为肾少阴精虚。拟六味地黄汤合柏叶汤。3剂。

熟地黄、侧柏叶各20克，山萸肉、山药、干姜各15克，茯苓、泽泻、艾叶、牡丹皮各10克。

9月5日二诊：前方3剂血块除，仍有少量血，停药后又现血块，原方续服7剂善后。

按：此案崩漏时腰两侧酸，即有少阴精虚证；而右尺沉弱，是少阴虚寒之脉象。所以血虽出自厥阴，但肝肾同源，崩漏与少阴虚有直接的关系，因此用六味地黄汤补少阴，合柏叶汤散寒而止血，疗效满意。

此方亦可治崩漏，量多时色红，量少时色暗，腰酸痛。

11. 崩漏，血块色红量多，倦怠纳呆

陈某某，女，48岁，2003年8月31日初诊。

倦怠纳呆，经漏血块，色红量多，脉右寸略大，关尺沉细，左小。倦怠纳呆，经漏量多色红，为太阴气虚不能摄血，左脉小，关尺沉细为血虚。拟补中益气汤合四物汤。3 剂。

生黄芪 30 克，党参、白术各 20 克，炙甘草、陈皮各 15 克，升麻、北柴胡、当归、熟地黄各 10 克，白芍、川芎各 6 克。

按：3 剂漏止。此崩漏虽量多有血块，却无腹痛，可见此血块非宫寒所致，系气虚下陷而致气虚血凝之血块，故双补气血，升气行气则漏止。

补中益气汤加黄芩、荆芥炭、地榆炭，可治血崩，多血块，色红；也可治宫颈囊肿术后，漏经一年不断，色鲜红；还可治月经淋漓，大便干，小腹胀；亦可治月经一月二行，色暗及月经淋漓不尽二十余天。

补中益气汤加荆芥炭、地榆炭，可治排卵期出血，色黑；还可治白带夹血，大便干。

补中益气汤加生地黄、荆芥炭、地榆炭，可治经来如崩，多血块，常送医院输血抢救；也可治经漏，色暗如咖啡；亦可治因服西红花而致月经一月二行。

补中益气汤合柏叶汤加荆芥炭、地榆炭、山萸肉、杜仲，可治血崩证。

补中益气汤加山萸肉、山药、熟地黄，可治月经淋漓，左侧腰酸，乳胀痛，内有肿块。

12. **左侧腰酸，两脚无力，经血淋漓色淡**

潘某某，女，33 岁，2003 年 1 月 19 日初诊。

左侧腰酸，两脚无力，经水色淡，淋漓不尽，经期超前，脉右寸浮关尺沉，左尺沉。左腰酸，肾少阴精虚，两脚无力，经水色淡，淋漓不尽，经期超前为太阴气虚。拟归脾汤去桂圆肉合六味地黄汤。3 剂。

熟地黄 30 克，生黄芪、茯苓各 20 克，山药、当归、白术、党参、泽泻各 15 克，炙甘草、山萸肉、木香、牡丹皮、远志、枣仁各 10 克。

2 月 19 日二诊：前方有效，再续服 5 剂善后。

按：此太阴少阴合病，以归脾汤补太阴之气虚；六味地黄汤补少阴精虚而经漏止。前次经期服上方有效，时隔一月，此次经期，又现同证，故再进 5 剂善后。

此方加阿胶珠，可治月经淋漓不尽，腰两侧酸痛，眠欠安。

归脾汤去桂圆肉，可治漏经延至半月未尽，有血块。

13. **月经不调，漏下色黑，五心烦热**

胡某某，女，42 岁，1987 年 6 月 22 日初诊。

月经不调，漏下色黑，五心烦热，脉弦细。拟《伤寒杂病论》（桂林古本）之胶姜汤。3 剂。

生地黄 24 克，白芍 12 克，当归、阿胶珠、生姜各 9 克，川芎、炙甘草各 6 克。

6 月 25 日二诊：经漏已止，但觉腹隐痛，矢气后稍差。拟前方加枳实，3 剂。

生地黄 24 克，枳实、白芍各 12 克，当归、阿胶珠、生姜各 9 克，川芎、炙甘草各 6 克。

按：漏下色黑为血寒，五心烦热为血虚，用胶艾汤去艾叶加生姜，补血以止血，温经散寒而漏止。二诊时，腹隐痛，矢气后稍差为气滞腹痛，原方加枳实行气通滞，2 剂而隐痛除。此病机当是血虚夹寒兼气滞。故补血祛寒行气即愈。

胶艾汤去甘草加黄芩为奇效四物汤，可治月经淋漓不尽，色黑，大便结。

胶艾汤加山萸肉、山药，可治经漏四十天，经量或多或少，有血块，小腹下坠，下肢无力。

14. 经来腹胀痛，量多色黑，有血块，恶寒，淋漓不尽

包某某，女，36 岁，2002 年 10 月 24 日初诊。

经来腹胀痛，量多色黑，有血块，恶寒，淋漓不尽已八日，脉左尺沉、右尺伏，此瘀血夹寒所致，病在厥阴。拟温经汤。3 剂。

吴茱萸、桂枝、白芍、川芎、当归、姜半夏、阿胶、党参、炙甘草、姜、牡丹皮各 10 克，麦冬 15 克。

按：患者系邻居，前方服第 1 剂时腹痛剧，血块大下，第二天来问我，是否续服？我说：第 1 剂反映剧烈是方证相对的佳象，应放心续服。结果第 2 剂，痛与血块俱减，第 3 剂血止痛除。此正应《皇汉医学》之说："药不瞑眩，厥疾不瘳"之意。

15. 头角胀痛，口苦呕恶，月经淋漓不尽，小腹痛

吕某某，女，38 岁，2006 年 5 月 21 日初诊。

头角胀痛，口苦呕恶，月经淋漓不尽，小腹痛，脉左弦濡。头角胀痛，口苦呕恶，左脉弦为小柴胡汤证；月经淋漓不尽，小腹痛为胶艾汤证。拟小柴胡汤合胶艾汤。7 剂。

北柴胡 25 克，熟地黄 20 克，姜半夏、赤芍、当归各 15 克，黄芩、党参、炙甘草、姜、枣、艾叶、阿胶、川芎各 10 克。

5月28日二诊：前方1剂，即头角胀痛、口苦、呕恶除，4剂后经血止。现胃纳不开，鼻微塞。拟小柴胡汤加茯苓、白术、杏仁，3剂。

北柴胡25克，姜半夏、茯苓、白术各15克，黄芩、党参、炙甘草、杏仁、姜、枣各10克。

按：头角胀，口苦、呕恶属少阳病小柴胡汤证。小腹痛，经漏属厥阴病胶艾汤证，以小柴胡汤合胶艾汤，共治少阳厥阴合病，使表里病同愈。二诊以小柴胡汤合四君子汤（加茯苓、白术合方内党参、炙甘草为四君子汤）治胃纳不开之少阳太阴合病，加杏仁是为治鼻塞也。此案初诊是合二方治二汤证；二诊是用小柴胡汤合四君子汤，治少阳太阴合病。

16. 经漏半月不止，右少腹时有刺痛

徐某某，女，36岁，2004年1月11日初诊。

经漏半月不清，右少腹时有刺痛，经来时量多有块，微恶寒，脉右寸浮、关沉尺伏，左小。经来量多有块，微恶寒为气血虚夹寒；经漏半月不清，右少腹时有刺痛，为血虚夹瘀。拟胶艾汤合桂枝茯苓丸加味。3剂。

熟地黄20克，党参、生黄芪、当归、白芍各15克，川芎、炙甘草、艾叶、阿胶珠、桂枝、茯苓、牡丹皮、桃仁各10克。

1月15日二诊：经漏止，白带多而厚，脉右寸浮关尺沉，左濡。拟补中益气汤去当归加山药、茯苓、白芍，5剂。

生黄芪20克，白术、山药各30克，党参、陈皮、茯苓、白芍各15克，升麻、北柴胡、炙甘草各10克。

按：经来时量多有块，经漏半月不止，微恶寒，为气血双虚夹寒；少腹属厥阴，刺痛为有瘀。是方合胶艾汤、桂枝茯苓丸、圣愈汤三方补气血而化瘀散寒，疗效明显。二诊以补中益气汤去当归加茯苓、山药、白芍治白带而善后。

17. 经期超前，多血块，腰酸，以右侧为主

赵某某，女，42岁，2009年7月8日初诊。

月经期超前，多血块，腰酸，以右侧为主，脉两尺沉细。月经超前，多血块，为气虚；腰酸，以右侧为主，是肾少阴气精两虚，两尺脉沉细亦气精两虚之象。拟大补元煎合补中益气汤加减。5剂。

生黄芪40克，党参30克，茯苓、白术各20克，山萸肉、山药、熟地黄、杜仲、怀牛膝各15克，升麻、北柴胡、炙甘草、陈皮、当归、姜、枣各10克。

7月14日二诊：腰酸减，因大便略稀，太阴仍虚，原方增白术至30克，10剂。

7月24日三诊：前方效，原方减白术至25克，10剂。

8月5日随访：病愈。

按：月经多血块，经期超前，多由气虚气陷造成，腰酸以右侧为主，属少阴气精两虚。是剂以补中益气汤补气升陷，治月经超前多血块，大补元煎合剂中生黄芪、怀牛膝，共治少阴气精两虚。因气行于太阴病界，太阴气虚亦致少阴气虚，故方中含加减补阳汤、大补元煎加怀牛膝，共治太阴与少阴气虚。

18. 月经一月四行，淋漓不尽而恶寒

王某某，女，26岁，2011年3月15日初诊。

月经一月四行，经血淋漓不尽而恶寒，脉细濡，证属气虚血寒。拟补中益气汤合柏叶汤。5剂。

生黄芪、党参、侧柏叶各30克，白术20克，当归15克，升麻、北柴胡、炙甘草、陈皮、干姜、艾叶各10克。

3月21日二诊：前方服完漏止，原方续进7剂。

4月2日三诊：前方服后已半月，未见漏经，原方续进10剂善后。

按：月经淋漓多属气虚，一月四行，更是中气下陷所致。漏经有寒有热，恶寒而漏，此寒漏也。气陷用补中气益汤，寒漏用柏叶汤，方与病机相合，故效。仲景为吐血不止者设柏叶汤，我用以止经漏、鼻衄，疗效显著。可见只要病机相同，一方可多用。

补中益气汤合柏叶汤加茯苓，可治月经淋漓不尽，色暗，大便溏。

补中益气汤合肾着汤加半夏，可治经来小腹剧痛，喜温喜按，上吐下泻，小腹坠。

补中益气汤合桂枝汤，可治经期延后，经来不畅，且淋漓难尽；亦可治经来小腹痛、喜温、大便秘。

19. 月经延后，且淋漓不尽，色黑

蒋某某，女，20岁，2007年8月6日初诊。

月经淋漓不尽，色黑，经期延后，脉细，此为气血虚之经漏。拟归脾汤合胶艾汤。5剂。

生黄芪、党参、茯苓、白术、熟地黄、枣仁各20克，木香3克，当归15

克，川芎、白芍、阿胶珠、艾叶、远志、桂圆肉、炙甘草各10克。

8月12日二诊：经漏止，因感冒引起口中生疮，原方加减5剂。

党参、茯苓、白术、熟地黄各20克，当归15克，黄芩、炙甘草、川芎、白芍、生蒲黄、阿胶珠各10克。

8月17日三诊：诸证愈，再续服5剂善后。

按：脉细为气、血虚，气行于右，右脉细为太阴气虚，归脾汤补气治太阴，血行于左，左脉细为厥阴血虚，胶艾汤补血止血治厥阴气血旺，自无经期后延之患。二诊时出现口疮，改方为八珍汤加黄芩、生蒲黄、阿胶珠治之而愈。

归脾汤可治经期后，又来暗红色液体，且便溏。

20. 月经延期，大便结，口渴，恶寒

徐某某，女，30岁，2004年3月3日初诊。

月经延期20多天，大便结，口渴，恶寒，脉左尺沉，左关大，右尺沉滑。大便结为血虚夹瘀，口渴、恶寒为内热外寒。拟四物汤合桃仁承气汤。3剂。

生地黄、熟地黄、当归、白芍各15克，川芎、桂枝、桃仁、炙甘草、熟大黄各10克，芒硝6克。

4月1日二诊：第1剂即经来，第2剂才下利，现下肢无力兼咽干。拟圣愈汤合桂枝茯苓丸加知母，3剂善后。

党参、生黄芪、熟地黄各20克，当归、白芍各15克，桂枝、茯苓、牡丹皮、桃仁、川芎、知母各10克。

按：大便结，右尺沉滑，属阳明实热证，左关脉大，厥阴血虚可知。用桃仁承气汤下阳明实热，四物汤补血治厥阴，故1剂即知。二诊出现下痢，下肢无力，咽干之气血虚证，即以圣愈汤双补气血，加知母止渴，另合桂枝茯苓丸，消除剩余瘀血以善后。

21. 排卵期出血，时红时黑

陈某某，女，37岁，2008年10月26日初诊。

排卵期出血，时红时黑，脉细濡。排卵期出血多为气虚，脉细濡则气血双虚之象。拟补中益气汤合胶艾汤。5剂。

生黄芪、党参各30克，白术、当归、熟地黄各20克，白芍、阿胶珠各15克，升麻、北柴胡、炙甘草、川芎、艾叶各10克，陈皮6克。

11月12日二诊：前方无不适，原方续服5剂。

11 月 23 日三诊：前方服后，排卵期已不出血，原方续服 5 剂善后。

按：排卵期出血，在中医学中应属经漏范畴，但不是淋漓不尽，而是定期出血数天，能自止。治疗仍按“观其脉证，知犯何逆，随证治之”的原则进行治疗。此案因双脉细濡，属气、血双虚，故用补中益气汤合胶艾汤，双补气血，升陷、止血而愈。

补中益气汤合胶艾汤，可治崩漏。

补中益气汤加荆芥炭、地榆炭，可治排卵期出血，色黑。

补中益气汤合桂枝汤、四逆散，去陈皮，可治经前小腹坠痛，排卵期出有色水液，胃坠痛。

22. 排卵期出血，色黑、经量少，左少腹痛，胃时痛，带黄

陈某，女，27 岁，2009 年 7 月 17 日初诊。

排卵期出血色黑，月经量少，左少腹痛，胃一时痛，脉右弦，左关尺弱。出血色黑，量少，左少腹痛属厥阴病；胃时有一痛，脉右弦为少阳太阴合病。拟柴胡桂枝汤合加减补阳汤、芎归汤，5 剂。

北柴胡 25 克，生黄芪 30 克，党参、茯苓、白术、桂枝、白芍、姜半夏各 15 克，黄芩、炙甘草、川芎、当归、姜、枣各 10 克。

7 月 23 日二诊：觉胃胀，且有黄带，此脾太阴气虚湿重，原方增茯苓、白术，去生姜，加干姜、陈皮，7 剂。

北柴胡 25 克，茯苓、生黄芪各 30 克，白术 20 克，党参、桂枝、白芍、姜半夏各 15 克，陈皮、黄芩、炙甘草、川芎、当归、干姜、枣各 10 克。

7 月 31 日三诊：胃胀除，带色转淡，原方续进 7 剂。

8 月 8 日四诊：前方效，原方增干姜至 15 克，7 剂。

8 月 17 日五诊：诸证愈，因略胃痛，原方增党参、白术至 25 克，7 剂善后。

按：排卵期出血多由气虚引起，月经量少，左少腹痛为厥阴血虚夹瘀；右脉弦，胃一时痛，黄带属太阴虚，寒湿危害。用柴胡桂枝汤合芎归汤、加减补阳汤加干姜补气，治排卵期出血，胃一时痛、带黄；及月经量少，左少腹痛之血虚夹瘀而效。

23. 月经前后无定期

郭某某，女，18 岁，2006 年 12 月 25 日初诊。

月经前后无定期，大便结，月经量少，寐欠安，脉数，右寸浮关尺沉，左关大。大便结、经量少，左关脉大，证属血虚。拟定经汤。5剂。

白芍、当归、菟丝子各30克，熟地黄、山药各15克，茯苓、荆芥炭各10克，北柴胡5克。

翌年1月23日患者来告之：经期已正常。

按：定经汤为《傅青主女科》方，用以治经水先后无定期。因见方中以补血为主，可用以治大便结，经量少等血虚证。虽不信其有解肝郁之能，（一般认为月经先后无定期属肝气郁结）然肝肾同补是可行的，遂用之，却也有效。

24. 月经量少，一天即尽，尿黄

曹某某，女，26岁，2009年7月6日初诊。

月经量少，一天即尽，尿黄，脉关尺沉细，此气血双虚兼少阴湿热。拟八珍汤加味。5剂。

生黄芪、党参、茯苓、白术、泽泻、当归、熟地黄各20克，炙甘草、川芎、白芍、黄柏各10克。

7月12日二诊：前方尿黄变淡，原方续进5剂。

7月18日三诊：因外阴干，原方增当归、熟地黄至25克，白芍15克，生黄芪、党参、茯苓、白术、泽泻至30克，5剂。

7月24日四诊：尿黄除，原方减茯苓、白术、泽泻至20克，黄柏至6克，5剂。

7月30日五诊：经来量多，超过五天，色红，却腰两侧酸，原方加山萸肉、山药，5剂。

当归、熟地黄各25克，生黄芪、党参各30克，茯苓、白术、泽泻各20克，山萸肉、山药、白芍各15克，炙甘草、川芎各10克，黄柏6克。

8月5日六诊：腰酸痛减，因喝凉水而小腹痛，牙龈出血，原方去黄柏加黄芩、干姜，5剂。

当归、熟地黄各25克，生黄芪、党参各30克，茯苓、白术、泽泻各20克，山萸肉、山药、白芍15克，黄芩、干姜、炙甘草、川芎各10克。

按：关尺脉沉细，为气血两虚，尿黄为少阴湿热，用八珍汤加黄芪双补气血，加黄柏、泽泻清热利湿有效。五诊经来量增多，却腰两侧酸痛，少阴虚象显露，加山萸肉、山药，合方中熟地黄，补少阴精虚。六诊时出现喝凉水而少腹痛，牙龈出血，再现少阴气虚，加干姜合方中茯苓、白术、甘草为肾着汤补少阴肾气，加黄芩止牙龈出血。

25. 同房后出血，时有漏经

吴某某，女，36岁，2011年7月22日初诊。

同房后出血，时有漏经，脉右关尺沉，此气不摄血所致。拟补中益气汤。7剂。

生黄芪、党参各30克，白术20克，当归15克，升麻、北柴胡、炙甘草、陈皮各10克。

7月29日二诊：同房已不见红，因大便日两次，原方减当归至10克，7剂。

8月5日三诊：前方效，因经期延后六、七天，拟十全大补汤加北柴胡、枳实、干姜，5剂。

生黄芪、党参、茯苓、白术各20克，川芎、当归、熟地黄各15克，肉桂、赤芍、炙甘草、干姜、枳实各10克，北柴胡15克。

8月10日随访：诸证愈。

按：同房出血，大多数气虚所至，此案右脉关尺沉，为中气虚，气不摄血可知，故用补中益气汤而效。补中益气汤内含补阳汤去五味子，补气作用较强，用之得当，疗效显著。三诊方为治经期延后而设。是我治经期延后的常用方，疗效是可以预期的。

26. 性交后出血，全身痛，以两肩为主，带黄

巫某某，女，25岁，2009年1月3日初诊。

性交后出血，全身痛，以两肩为主，脉右寸弦浮。性交后出血，气血虚所致，全身痛，以两肩为主，为寒阻三焦，属太阳少阳合病。拟柴胡桂枝汤合四物汤加生黄芪。5剂。

生黄芪30克，北柴胡25克，党参、姜半夏、桂枝、白芍、川芎各15克，当归、熟地黄各20克，黄芩、炙甘草、姜、枣各10克。

1月10日二诊：性交出血止，黄带变淡，因鼻塞、喷嚏，原方加杏仁、厚朴，5剂。

生黄芪30克，北柴胡25克，杏仁、党参、姜半夏、桂枝、白芍、川芎各15克，当归、熟地黄各20克，厚朴、黄芩、炙甘草、姜、枣各10克。

1月18日三诊：鼻塞喷嚏止，因脱发。拟补中益气汤合四物汤、生脉散加味，7剂。

生黄芪30克，党参、白术、当归、熟地黄各20克，北柴胡、桂枝、白芍、川芎、麦冬各15克，升麻、炙甘草、陈皮、姜、枣、五味子各10克。

按：全身酸痛，即少阳太阳合病，柴胡桂枝汤证，性交后出血，属气血虚，治以圣愈汤；鼻塞喷嚏，属柴胡桂枝加杏朴汤证，此案系太阳少阳合病兼气、血虚者。二诊已治愈，三诊另治脱发病。一般同房出血，皆以气虚为主，常用补中益气汤治之。此案系兼有外寒在表与半表半里之间未解，故用圣愈汤合柴胡桂枝汤加味治之。依我平时用方习惯，此案定有大便干结证未记录，否则不会用如此剂量的补血药。

二、带下病杂证

1. 白带清稀如水，量多，恶寒

陈某某，女，32岁，1984年6月26日初诊。

虽已夏季，却仍恶寒，不敢用扇，夜眠需垫棉毯，脉缓。拟桂枝加附子汤。5剂。

桂枝、白芍、生姜、大枣各9克，炙甘草、附子各6克。

按：患者来诊时未诉带下病，半月后来信询问时，才告知恶寒愈，同时，白带清稀如水量多之疾亦愈。问是否还要再服药？我回信说：保存好药方，此病若复发再服。

桂枝加附子汤，本用于治恶寒汗出不止，却意外治愈白带清稀如水量多之带下病。看似不可思议，我却由此悟出，汗、清涕、如水白带同为水液，清涕出，类比为自汗出之桂枝汤证；因鼻在上半身与太阴相关，故桂枝汤加黄芪，可治食热物时清涕出；而恶寒、白带如水量多，类比为自汗不止的桂枝加附子汤证，故用桂枝加附子汤治之而愈。

2. 白带如水量多，小腹坠痛，恶寒

陈某某，女，29岁，2011年7月24日初诊。

白带如水量多，小腹坠痛，恶寒，脉寸浮关尺沉。白带如水量多，恶寒为太阳少阴合病，小腹坠痛，为太阴病中气下陷。拟补中益气汤合桂枝加附子汤。5剂。

生黄芪、党参各30克，白术20克，升麻、北柴胡、炙甘草、当归、陈皮、桂枝、白芍、姜、枣、附子各10克。

7月29日二诊：前方疗效明显，原方续进7剂善后。

按：白带如水量多，恶寒，按类比法，属桂枝加附子汤证；小腹坠痛，属中气下陷，故用补中益气汤治小腹坠痛，以桂枝加附子汤治恶寒，白带如水量多。二方合用共治太阴少阴太阳合病兼气陷者。

补中益气汤加茯苓、半夏、山药、杏仁、砂仁，可治白带多，尿频，略咳。

补中益气汤加桂枝、白芍、茯苓、山药、枳实，可治白带多，经来右少腹胀痛。

补中益气汤合桂枝汤加山萸肉、山药、熟地黄、茯苓、桔梗，可治白带多而厚略痒，腰两侧痛，阴道坠痛。

3. **白带多，小腹胀痛**

唐某某，女，44岁，1989年4月1日初诊。

小腹胀痛，白带多，脉左弦细尺弱，苔黄。小腹属厥阴病界，小腹胀痛，白带多，为血中夹湿兼气滞。拟当归芍药散合枳实芍药汤。3剂。

枳实、赤芍、白术、茯苓、泽泻各15克，当归、川芎各10克。

4月4日二诊：前方效，原方增利湿药量，3剂善后。

白术、茯苓、泽泻各18克，枳实、赤芍各15克，川芎、当归各10克。

按：枳实芍药汤治小腹胀痛，是气滞之腹痛，当归芍药散亦治小腹痛，却是治血中夹湿之小腹痛，虽未治白带，而小腹痛减轻时，白带亦减。二诊时略增利湿药量，白带、腹痛皆愈。看来此案，小腹痛是主证，白带多是兼证，主证愈时，兼证亦愈。我与患者是邻居，知二诊方服后病愈。

当归芍药散加山萸肉、山药、熟地黄、黄芩、荆芥炭、地榆炭，可治白带中夹血色，腰酸。

4. **白带夹血，小腹胀痛，腰肌痛，头晕，呕恶，乳胀**

蒋某某，女，36岁，1986年9月10日初诊。

小腹胀痛，腰肌痛，头晕，呕恶，乳胀，白带夹血。西医连用抗菌素治疗一月余，只是腹胀稍轻，余证未减，脉弦濡，舌淡红。小腹胀痛，乳胀，为肝郁气滞；头晕、呕恶，为少阳三焦经不畅，胆气上逆；腰肌痛为少阴精虚。白带夹血是厥阴少阴少阳合病之兼证。拟小柴胡汤合四逆散、六味地黄汤一试。3剂。

生地黄20克，北柴胡18克，山萸肉、山药各15克，姜半夏12克，黄芩、党参、炙甘草、生姜、大枣、牡丹皮、泽泻、茯苓、枳实、赤芍各9克。

9月13日二诊：前方1剂证减，2剂白带夹血止，3剂仅留小腹热，隐痛。

原方增生地黄至25克，牡丹皮、赤芍各12克，3剂。

9月16日三诊：余证悉除，原方续进3剂善后。

按：头晕、呕恶，属少阳病，用小柴胡汤通三焦，降胆气；腰肌痛属少阴病，用六味地黄汤，补少阴精虚，除腰肌痛；乳胀、小腹胀痛，属厥阴病，用四逆散，疏肝解郁，除乳胀，小腹胀痛；小腹热隐痛，为厥阴血热夹瘀，故增生地黄、牡丹皮、赤芍量，凉血活血散瘀，除小腹热隐痛。用三方合治一阳二阴合病，竟使头、乳、腰、小腹四处不同部位之病皆愈。这是我第一次由此悟出，人体有六病病位存在。从此留意六病病位的分布规律，及不同病位与病机的关系和相对应的方药，并进行总结，逐渐认识到了六病病界与病机及其常用方之间的相互关系。

5. 白带夹血色，秽污有异味

胡某某，女，35岁，1990年2月27日初诊。

月经超前，且经前白带中夹血色，秽污有异味，脉细沉稍数，此血虚经漏所致。拟胶艾汤合枳实芍药汤。5剂。

熟地黄20克，当归、白芍、枳实各15克，川芎、艾叶、炙甘草、阿胶各10克。

3月17日随访：前方3剂知，5剂已。

按：经前白带中挟血色，属漏经，以胶艾汤治之，白带中挟血色自除。枳实有行气活血作用，本不该加入止血剂中，此案中可能有漏记，以方测证，可能同时有少腹胀痛。

6. 黄带、阴痒

欧某某，女，24岁，2007年12月2日初诊。

阴痒、黄带，脉关尺沉。前阴属厥阴病位，阴痒带黄，为肝郁气滞，血中夹湿所致。拟逍遥散化汤加味。5剂。

北柴胡、当归、白芍、茯苓、白术、姜、薄荷各15克，炙甘草、白鲜皮、地肤子各10克。

12月9日二诊：外阴已不痒，带色变白，原方续服7剂。

12月15日三诊：前方效，因大便干，原方增当归、白芍至20克，7剂善后。

按：《中医临证备要》用丹栀逍遥散加木通、黄柏治阴痒，我仿其意而用之。因患者关尺脉沉，素体偏寒，故不用牡丹皮、栀子、木通、黄柏，改用白鲜皮、地肤子而效。

逍遥散化汤加桂枝、地肤子，可治外阴痒，小腹恶风。

丹栀逍遥散化汤，可治阴痒，左少腹略痛之霉菌性阴道炎。

丹栀逍遥散化汤去薄荷，加枳实、地肤子，可治偏热的黄带阴痒。

7. 黄带如水、量多

邹某某，女，32 岁，2011 年 10 月 18 日初诊。

带黄如水、量多，脉右寸浮关沉濡，此太阴虚，水湿为患。拟香砂六君汤合防己黄芪汤加减。5 剂。

生黄芪 30 克，党参、茯苓、白术各 20 克，姜半夏、陈皮、防己各 15 克，炙甘草、藿香、砂仁各 10 克。

10 月 21 日二诊：前证大减，因左乳胀，此肝郁气滞，原方去陈皮，加青皮，7 剂善后。

生黄芪 30 克，党参、茯苓、白术各 20 克，姜半夏、青皮、防己各 15 克，炙甘草、藿香、砂仁各 10 克。

按：黄带、量多如水，属太阴虚寒、湿重。以香砂六君汤补太阴而燥湿，更合防己黄芪汤，助香砂六君汤补气除湿，才有佳效。左乳胀，属厥阴郁滞，故去陈皮加青皮，增强行气解郁之力，乳胀自除。

香砂六君汤合逍遥散去薄荷，加黄芪，可治黄带、阴痒。

8. 黄带，左胁内痛，左少腹时痛

张某某，女，25 岁，2008 年 8 月 1 日初诊。

左胁内痛，左少腹时痛（左卵巢囊肿 4×2Cm），带色黄，脉左沉弦，右沉细。左胁、左少腹属厥阴、少阳病界，内痛或时痛，总关乎血病；带色黄，右脉沉细，属太阴病。拟小柴胡汤合当归芍药散、香砂六君汤。5 剂。

北柴胡 25 克，茯苓、白术、泽泻各 20 克，党参、姜半夏各 15 克，黄芩、炙甘草、姜、枣、藿香、砂仁、陈皮、川芎、当归、白芍各 10 克。

8 月 6 日二诊：痛除，带色转浅黄，原方去黄芩，加黄柏，7 剂。

北柴胡 25 克，茯苓、白术、泽泻各 20 克，党参、姜半夏各 15 克，黄柏、炙甘草、姜、枣、藿香、砂仁、陈皮、川芎、当归、白芍各 10 克。

8 月 16 日三诊：带色灰暗，少腹痛移至右边，原方去黄柏，加桂枝，7 剂。

北柴胡25克，茯苓、白术、泽泻各20克，党参、姜半夏各15克，桂枝、炙甘草、姜、枣、藿香、砂仁、陈皮、川芎、当归、白芍各10克。

8月26日四诊：前方右少腹痛除，灰带中有血色，脉细略弦。拟柴胡桂枝汤合柏叶汤加减，7剂。

北柴胡25克，茯苓、白术各20克，党参、姜半夏、侧柏叶各15克，桂枝、白芍、川芎、当归、干姜、艾叶、炙甘草、枣各10克。

9月3日五诊：前方血色已除，然昨日又见，且倦怠，原方加生黄芪，增党参、侧柏叶，7剂善后。

生黄芪30克，北柴胡25克，党参、茯苓、白术、侧柏叶各20克，姜半夏15克，桂枝、白芍、川芎、当归、干姜、艾叶、炙甘草、枣各10克。

按：左胁、左少腹属少阳、厥阴病界，黄带属太阴，用小柴胡汤合当归芍药散加藿香、砂仁、陈皮，方内即含有治太阴的香砂六君汤，共治二阴一阳合病之黄带。灰带中夹血色亦属太阴厥阴合病而夹寒，以柴胡桂枝汤合柏叶汤、芎归汤、加减补阳汤治之而愈。

二诊时，带色浅黄，误以为湿热而加黄柏，三诊时发现带色变暗，右少腹痛，才知带色浅黄，病机偏寒，加黄柏反增其寒，使带变灰色，乃去黄柏，加性温之桂枝以治右少腹痛；四诊时，虽右少腹痛除，带仍灰色，且夹有血色，才用柴胡桂枝汤合柏叶汤、芎归汤、加减补阳汤治之而效。此乃辨病机不明之误。

9. 阴痒，小便热而黄

王某某，女，25岁，2008年4月16日初诊。

小便热且黄，外阴痒，脉小。小便出膀胱，膀胱属太阳病位，外阴属厥阴病位；小便热且黄，外阴痒，为膀胱湿热，肝郁气滞，属太阳厥阴合病。拟丹栀逍遥散合五苓散化汤。5剂。

泽泻20克，当归、茯苓、白术、猪苓、北柴胡各15克，牡丹皮、焦栀、桂枝、白芍、炙甘草、生姜、薄荷各10克。

5月5日随访：病愈。

按：小便热属太阳，阴痒属厥阴。以五苓散加栀子、牡丹皮治太阳膀胱之湿热，逍遥散治肝郁气滞。湿热、肝郁气滞除，阴痒自失。

10. 霉菌性阴道炎，眠欠安

段某某，女，30岁，2011年7月13日初诊。

霉菌性阴道炎，外阴痒，眠欠安，脉右濡。霉菌性阴道炎，白带像豆腐渣，且眠欠安，此为太阴虚，湿邪危害；外阴痒为厥阴病肝郁气滞。拟归脾汤合逍遥散加减。5剂。

生黄芪、党参各30克，茯苓、白术、山药各20克，北柴胡、枳实、白芍、当归、远志、枣仁各15克，炙甘草、干姜各10克。

7月18日二诊：豆腐渣状白带除，外阴痒减，眠略安，原方续进10剂善后。

按：白带属太阴脾湿与气虚，阴痒为肝郁气滞。以《校注妇人良方》之归脾汤加山药去木香，加强燥湿作用；逍遥散去薄荷、生姜，加枳实、干姜，增强解郁行气功效。二方加减，共治太阴厥阴合病兼气虚，方药与病机相合，故疗效显著。

加减逍遥散化汤加黄芪、党参、藿香，可治霉菌性阴道炎，外阴痒，有异味，白带如豆腐渣。

加减补阳汤合逍遥散去薄荷，加白鲜皮、地肤子、桂枝、防己、姜半夏、陈皮，可治带下多黄水而刺痒，有异味。

归脾汤合四逆散加山药、干姜，可治多梦，阴痒，白带如豆腐渣之霉菌性阴道炎。

归脾汤合逍遥散去桂圆肉、枣仁，可治黄带阴痒，足跟痛。

逍遥散合六君子汤加山药、桂枝、黄芪，可治阴痒，白带时如水，时如豆腐渣，外阴肿痛之霉菌性阴道炎。

加减逍遥散化汤加黄芪、党参、杜仲、肉桂，可治霉菌性阴道炎、腰椎痛。

丹栀逍遥散合香砂六君汤加山药，可治脾虚兼黄带阴痒。

逍遥散合六味地黄汤，可治霉菌性阴道炎，腰略酸，大便干，外阴痒。

11. 绿带、外阴痒

陈某，女，27岁，2008年4月25日初诊。

经前一周，带多色绿，外阴痒，脉右寸浮关沉，左关略大。脉右寸浮、关尺沉为太阴气虚，左关略大，为厥阴郁热。拟补中益气汤合丹栀逍遥散加减。3剂。

生黄芪30克，党参、茯苓、白术各20克，北柴胡25克，当归、枳实、赤芍、升麻、炙甘草、牡丹皮、焦栀、薄荷、地肤子各10克。

5月1日二诊：绿带变白，阴仍痒，原方加山药，增白术、地肤子，5剂。

生黄芪、山药、白术各30克，党参、茯苓各20克，北柴胡25克，地肤子

15克，当归、枳实、赤芍、升麻、炙甘草、牡丹皮、焦栀、薄荷各10克。

按：此案未随访，不知阴痒愈否？然绿带变白是可以确定的。带下多属太阴脾虚湿重；绿色、外阴痒，属厥阴肝郁气滞夹热。是剂合补中益气汤、丹栀逍遥散加地肤子两方，共治太阴厥阴合病。

三、盆腔炎杂证

1. 盆腔炎，左少腹痛喜按，倦怠无力

刘某某，女，26岁，2010年9月19日初诊。

盆腔炎，左少腹痛喜按，倦怠无力，脉浮小。左少腹痛、喜按，属厥阴血虚，倦怠无力为太阴气虚。拟补中益气汤合当归芍药散。5剂。

生黄芪、党参各30克，茯苓、白术、泽泻各20克，川芎、当归、白芍各15克，升麻、北柴胡、炙甘草、陈皮、姜、枣各10克。

9月27日二诊：前方稍效，左少腹仍痛，血虚未解，原方加生地黄，7剂。

生黄芪、党参各30克，生地黄、茯苓、白术、泽泻各20克，川芎、当归、白芍各15克，升麻、北柴胡、炙甘草、陈皮、姜、枣各10克。

10月7日三诊：痛大减，原方续进7剂善后。

按：左少腹痛属厥阴病，喜按属血虚，倦怠无力，脉浮小属气虚。补中益气汤合当归芍药散、四物汤共治太阴、厥阴合病，兼气血虚之盆腔炎而效。

补中益气汤合桂枝汤，加茯苓、山药、川芎，可治盆腔炎，白带多，小腹痛拒按，气短、易汗。

补中益气汤合当归芍药散，加杜仲、山萸肉、山药、熟地黄、桂枝治盆腔炎，小腹两侧隐痛，腰胀痛喜按。

补中益气汤合肾着汤加山萸肉、山药、熟地黄、肉桂、川芎，可治小腹痛之盆腔炎。

2. 盆腔炎，小腹痛拒按

翁某某，女，36岁，2010年11月30日初诊。

小腹痛拒按（盆腔炎），脉右沉细。小腹痛拒按，瘀血危害，治在厥阴；右脉沉细、气虚夹寒，治在太阴，此为厥阴太阴合病兼气虚夹瘀。拟补中益气汤合桂枝茯苓丸加干姜。5剂。

生黄芪30克，党参、茯苓、白术各20克，升麻、北柴胡、炙甘草、当归、

陈皮、干姜、桂枝、赤芍、桃仁、牡丹皮各 10 克。

12 月 13 日二诊：小腹痛大减，原方续进 5 剂善后。

按：小腹痛拒按，瘀血危害，治在厥阴；脉右沉细，气虚夹寒治在太阴。是方以桂枝茯苓丸化瘀血治厥阴；用补中益气汤合肾着汤，温补太阴而治气虚，合二方，共治二阴合病之盆腔炎。

补中益气汤合桂枝茯苓丸，可治经来第二天小腹痛，拒按而坠胀。

补中益气汤合桂枝茯苓丸、六味地黄汤、当归芍药散，可治腰椎右侧痛，拒按，左少腹痛，脱肛，左脚酸之盆腔炎。

补中益气汤合桂枝茯苓丸加山萸肉、山药、熟地黄、杜仲、干姜，可治盆腔炎，小腹胀痛，经来时痛而拒按，下肢无力。

补中益气汤合桂枝茯苓丸、当归芍药散，可治盆腔炎，小腹与左少腹胀而刺痛，拒按，便溏。

3. 盆腔炎，骶骨痛，日轻夜重，脐周痛拒按

周某某，女，28 岁，2007 年 7 月 13 日初诊。

盆腔炎，骶骨痛，日轻夜重，脐周痛拒按，脉两尺沉细数。骶骨痛，日轻夜重，属肾少阴气精虚，脐周痛拒按，属厥阴病瘀血危害，此是少阴厥阴合病。拟六味地黄汤合桂枝茯苓丸、芪桂五物汤加味。5 剂。

生黄芪 30 克，茯苓、泽泻、熟地黄各 20 克，山萸肉、山药、桂枝、赤芍、桃仁、牡丹皮、杜仲、续断、川牛膝、姜、枣各 15 克。

7 月 20 日二诊：前证愈，因左侧腰酸，白带多，脉左关尺沉细。拟补中益气汤加味，5 剂。

生黄芪、白术、山药各 30 克，党参、茯苓、熟地黄各 20 克，当归 15 克，升麻、北柴胡、炙甘草、陈皮各 10 克。

按：骶骨痛，为肾少阴气、精两虚，脐周痛拒按，属少阴厥阴合病。是剂以六味地黄汤补精，合桂枝茯苓丸化瘀治少阴厥阴合病，以芪桂五物汤加杜仲、续断、川牛膝补肾少阴气虚。二诊为治白带，所用之方已改，不作评。

六味地黄汤合桂枝茯苓丸，加干姜、川芎、当归，可治盆腔炎、小腹与两侧少腹痛如针刺，腰两侧酸痛。

4. 经来右臀部痛，经血少，小腹胀疼，头角胀（盆腔炎）

孙某某，女，31 岁，2011 年 4 月 24 日初诊。

经来右臀部痛，经血少，小腹胀疼，头角胀，脉右沉弦。右臀部痛，小腹胀疼，为气虚夹寒，属少阴太阴合病；头角胀，为寒阻三焦，属太阳少阳合病。拟柴胡桂枝合肾着汤加生黄芪。3 剂。

生黄芪 30 克，北柴胡 25 克，党参、茯苓、白术各 20 克，姜半夏、桂枝、白芍、干姜各 15 克，黄芩、炙甘草、姜、枣各 10 克。

4 月 27 日二诊：诸痛减，因腰椎酸痛，肾气仍虚，原方加杜仲，5 剂。

生黄芪 30 克，北柴胡 25 克，党参、茯苓、白术各 20 克，姜半夏、桂枝、白芍、干姜、杜仲各 15 克，黄芩、炙甘草、姜、枣各 10 克。

按：右臀部痛属太阴少阴合病；小腹为多病位重叠区，此案小腹胀痛，属太阴与少阴合病兼气虚；右脉沉弦，头角胀，为少阳太阳合病。是方内合柴胡桂枝汤、加减补阳汤、肾着汤三方，共治二阳二阴合病兼气虚之盆腔炎。

柴胡桂枝汤合加减补阳汤、当归芍药散，可治盆腔炎，左少腹隐痛。

5. 左少腹抽痛、拒按，痛经，经来夹血块（盆腔炎）

曹某某，女，23 岁，2009 年 9 月 1 日初诊。

盆腔炎，左少腹抽痛、拒按，痛经、经来夹血块，脉左关大，右关尺沉细。左少腹属少阳、厥阴病位，抽痛，拒按，为有瘀血。拟小柴胡汤合桂枝茯苓丸、芎归汤加味，5 剂。

北柴胡 25 克，姜半夏、茯苓、白术、桂枝、赤芍、桃仁、牡丹皮、川芎、当归各 15 克，黄芩、党参、炙甘草、姜、枣、干姜各 10 克。

10 月 15 日随访：病愈。

按：左少腹痛而拒按属少阳厥阴合病，瘀血危害；右关尺脉沉细，属肾少阴气虚。是剂内合小柴胡汤、桂枝茯苓丸、芎归汤外，尚含有肾着汤，共治少阳厥阴少阴合病。

小柴胡汤合桂枝茯苓丸加陈皮、白术，可治右少腹痛而拒按，大便溏，带黄。

6. 小腹两侧隐痛（盆腔炎）

兰某某，女，34 岁，2007 年 3 月 16 日初诊。

小腹两侧隐痛（盆腔炎），脉右尺弱。小腹两侧，左属血，右属气，隐痛为气、血虚；右尺脉弱为肾少阴气虚。拟十全大补汤加味。5 剂。

生黄芪 30 克，党参、白术各 20 克，茯苓、川芎、当归、白芍、熟地黄各 15

克，炙甘草、杜仲、续断各10克，肉桂6克。

3月20日二诊：小腹已不痛，大便略频，原方增党参、白术至30克，茯苓至20克，炙甘草至15克，7剂。

3月29日三诊：其夫来要求前方5剂善后。

按：人体两侧，右行气属太阴，左行血属厥阴。十全大补汤，气血双补，太阴、厥阴同治，故初诊即见良效。因右尺弱，知有肾气虚，虽未见症状，也加杜仲、续断补之，所谓治未病也。

十全大补汤合桂枝茯苓丸、小柴胡汤，可治左少腹牵痛，肛门有刺痛，项强，夜尿略多。

7. 盆腔炎，眠不安，右少腹痛，月经有血块，白带清稀

雷某某，女，37岁，2002年8月24日初诊。

盆腔炎，眠不安，右少腹痛，经期有血块，白带清稀，脉两寸浮大，关沉弱，苔黄。眠不安，白带清稀，属太阴气虚；右少腹痛，经期有血块，为厥阴病瘀血危害。拟归脾汤合桂枝茯苓丸。3剂。

生黄芪20克，党参、白术各15克，枣仁25克，茯苓30克，木香6克，炙甘草、远志、桂圆肉、当归、桂枝、赤芍、牡丹皮、桃仁各10克。

8月27日二诊：腹痛减，眠已安，仍有腹胀感，原方增木香至10克，5剂。

9月3日三诊：右少腹痛止，然便溏，倦怠无力，略呕恶，此为瘀血已化，太阴仍虚。拟归脾汤加姜半夏、熟地黄，3剂。

黄芪、党参、茯苓、白术各20克，枣仁25克，炙甘草、木香、远志、桂圆肉、当归各10克，姜半夏、熟地黄各15克。

按：右少腹痛，白带清稀，属厥阴太阴合病兼气虚。太阴病兼气虚宜归脾汤，少腹痛属厥阴病瘀血危害，可用桂枝茯苓丸化瘀止痛。三诊时，前病已愈，转治便溏，无力，呕恶等证，原方去桂枝茯苓丸，加半夏止呕，熟地黄补血以善后。

归脾汤合桂枝汤加杜仲、怀牛膝、桑寄生、川芎，可治盆腔炎，左少腹痛，腰椎痛，眠欠安。

8. 性交后小腹痛、拒按，恶寒

白某某，女，30岁，2008年10月16日初诊。

性交后小腹痛、拒按，恶寒，脉寸浮关尺沉。性交后小腹痛、恶寒，拒按，为少阴气虚，脉寸浮、关尺沉为太阴气虚。拟补中益气汤合肾着汤加味。5剂。

生黄芪30克，党参、茯苓、白术各20克，升麻、北柴胡、当归、炙甘草、陈皮、姜、枣、干姜、巴戟天各10克。

10月21日二诊：前方痛减，原方续服5剂。

10月28日三诊：前方效，因经期延后，乳房胀痛，此为肝郁气滞，原方加减5剂。

生黄芪、白术、山药各30克，党参、茯苓各20克，北柴胡、白芍、枳实各15克，升麻、当归、炙甘草、姜、枣、干姜、巴戟天各10克。

11月4日四诊：诸证减，前方续进7剂。

按：性交后小腹痛，恶寒，应属少阴病，然脉寸浮、关尺沉，却是气陷脉象，故用补中益气汤合肾着汤加巴戟天，升气陷、温少阴而去寒止痛。特别是干姜、巴戟天是治此证不可或缺之良药。三诊、四诊原方合四逆散，治乳房胀痛，经期延后。此案自诉未说有盆腔炎，但此证常出现在盆腔炎病中。

补中益气汤合五苓散加干姜、巴戟天、益智仁，可治盆腔炎，尿频，小腹胀坠，按之有刺痛，同房后小腹痛。

9. 同房后，小腹痛数天，倦怠无力，且腹胀（慢性盆腔炎）

张某，女，27岁，2010年5月17日初诊。

同房后，小腹痛数天，倦怠无力，且腹胀，脉沉细。同房后、小腹痛数天，属少阴气虚夹寒；倦怠无力，腹胀，为太阴气虚夹肝郁气滞。拟柴胡桂枝汤合加减补阳汤、六味地黄汤、肾着汤、四物汤、四逆散加减。5剂。

生黄芪40克，党参30克，北柴胡25克，茯苓、白术、泽泻、山萸肉、山药、熟地黄、杜仲、肉桂各20克，当归、白芍、干姜、枳实各15克，黄芩、姜半夏、炙甘草、川芎、巴戟天各10克。

5月22日二诊：前方效，因带黄（慢性盆腔炎），原方去枳实，加陈皮，7剂。

生黄芪40克，党参30克，北柴胡25克，茯苓、白术、泽泻、山萸肉、山药、熟地黄、杜仲、肉桂各20克，当归、白芍、干姜、陈皮各15克，黄芩、姜半夏、炙甘草、川芎、巴戟天各10克。

6月4日三诊：前方效，原方去泽泻，增川芎、巴戟天，6剂。

生黄芪40克，党参30克，北柴胡25克，茯苓、白术、山萸肉、山药、熟地黄、杜仲、肉桂各20克，当归、白芍、干姜、陈皮、川芎、巴戟天各15克，黄芩、姜半夏、炙甘草各10克。

6月10日四诊：前方效，因膝酸，原方增干姜、当归，加桑寄生，6剂。

生黄芪40克，党参30克，北柴胡25克，桑寄生、干姜、当归、茯苓、白术、山萸肉、山药、熟地黄、杜仲、肉桂各20克，白芍、陈皮、川芎、巴戟天各15克，黄芩、姜半夏、炙甘草各10克。

6月16日五诊：同房后，仍有左少腹痛，原方增川芎、白芍至20克，姜半夏至15克，6剂。

6月22日六诊：因食后胃胀，原方增陈皮至20克，茯苓、白术至25克，6剂。

6月28日七诊～八诊：胃胀除，前方效，原方继服计14剂。

7月12日九诊：因心下胀拒按，原方去陈皮，加枳实，7剂。

生黄芪40克，党参30克，茯苓、白术、北柴胡各25克，枳实、川芎、白芍、桑寄生、干姜、当归、山萸肉、山药、熟地黄、杜仲、肉桂各20克，姜半夏、巴戟天各15克，黄芩、炙甘草各10克。

7月18日十诊：心下胀除，原方续进10剂。

8月6日十一诊：因肠鸣便溏，原方增损10剂。

生黄芪50克，党参40克，茯苓、白术各30克，北柴胡25克，肉桂、干姜、山萸肉、山药、熟地黄、杜仲、桑寄生各20克，枳实、白芍、川芎、当归、巴戟天、姜半夏各15克，黄芩、炙甘草各10克。

8月16日十二诊：同房后小腹已不痛，月经前后腹痛大减，因月经量仍少，原方增当归至20克，9剂。

8月27日十三诊：前方效，原方续进9剂。

9月6日十四诊：前方效，仍不能劳累，原方续服9剂善后。

按：同房后小腹痛属厥阴少阴合病；倦怠无力属气虚，带下色黄，腹胀属太阴虚，湿邪危害；月经量少属血虚，此病包括太阴厥阴少阴合病兼气血虚。方用四逆散解肝郁治厥阴，六君子汤行气祛湿治太阴，六味地黄汤去牡丹皮、泽泻合肾着汤加巴戟天、肉桂、杜仲、桑寄生，气精双补治少阴，四物汤补血，加减补阳汤补气，共治少阴厥阴太阴合病兼气血虚。用小柴胡汤者，因其能通三焦，与厥阴病方表里合用，治气滞也。

10. **左右少腹痛，时有刺痛，同房时亦痛**

尹某某，女，27岁，2009年7月31日初诊。

左右少腹痛，时有刺痛，同房时亦痛，脉右寸关略弦，证属厥阴太阴合病。

拟当归芍药散合桂枝茯苓丸加苁蓉。5剂。

泽泻20克，白芍、茯苓、白术各15克，川芎、当归、桂枝、赤芍、桃仁、牡丹皮、淡苁蓉各10克。

8月7日二诊：前方诸证大减，原方续服5剂善后。

按：少腹两侧属少阳病位，右痛关乎太阴，左痛关乎厥阴，刺痛为瘀血。当归芍药散虽列为厥阴病方，而组方却是一半除湿药，一半活血药；除湿药可治太阴，活血药可治厥阴，故以此方治太阴厥阴合病；瘀血则用桂枝茯苓丸活血化瘀即可。此案属太阴厥阴合病，以厥阴病两常用方治之。同房时小腹痛，常与肾少阴气虚有关，故加苁蓉补之。此案虽未诉有盆腔炎，但此症状却常出现在盆腔炎病中。

当归芍药散合桂枝茯苓丸，可治右少腹痛，按之引小腹痛，同房时痛，走路时振痛。

四、囊肿、肌瘤、息肉杂证

1. 左卵巢囊肿，痛经在小腹正中（肌腺症），左腰酸

刘某某，女，36岁，2009年8月22日初诊。

左卵巢囊肿，左腰酸，痛经在小腹正中（肌腺症），脉细。小腹属厥阴病位，囊肿为血中夹湿，肌腺症为瘀血危害；左腰酸为少阴精虚；治宜活血化瘀，补气精祛湿。拟补中益气汤合当归芍药散、桂枝茯苓丸加味。5剂。

生黄芪、茯苓各30克，党参、白术、泽泻各20克，山萸肉、山药、熟地黄各15克，升麻、北柴胡、枳实、川芎、当归、桂枝、赤芍、桃仁、牡丹皮、炙甘草各10克。

8月28日二诊：前方无不适，腰酸减，原方增山药至20克，减生黄芪、茯苓至20克，7剂。

9月4日三诊：前方效，因小腹胀，原方增生黄芪至30克，10剂。

9月17日四诊：前方效，因白带多，太阴仍虚，原方增生黄芪至40克，茯苓、白术、山药至30克，熟地黄至20克，5剂。

9月22日五诊：白带减，因经前乳胀，此肝郁气滞所致，原方加香附，增柴胡、枳实，10剂。

生黄芪40克，茯苓、白术、山药各30克，党参、泽泻、熟地黄各20克，山萸肉、北柴胡、枳实各15克，升麻、川芎、当归、桂枝、赤芍、桃仁、牡丹

皮、炙甘草、香附各10克。

10月5日六诊：白带仍多，原方增泽泻至30克，10剂。

10月15日七诊：因小腹痛，关尺脉沉细，少阴仍有寒邪，原方加干姜，增香附，10剂。

生黄芪40克，茯苓、白术、山药各30克，党参、泽泻、熟地黄各20克，山萸肉、北柴胡、枳实、香附、干姜各15克，升麻、川芎、当归、桂枝、赤芍、桃仁、牡丹皮、炙甘草各10克。

10月26日八诊：痛经稍减，前方续服7剂。（嘱：检查是否还有囊肿）

11月3日九诊：B超检查，小囊肿已除，仍有少量盆腔积液，肌腺症未除，原方续10剂善后。

按：左卵巢囊肿，属厥阴病血中夹湿；左腰酸属少阴精虚；小腹正中胀痛属厥阴少阴太阴合病。是剂以补中益气汤合厥阴病常用方当归芍药散、四逆散加香附、桂枝茯苓丸，双补气血、活血利湿、疏肝行气治太阴厥阴合病之腹胀痛与囊肿；肾着汤加山萸肉、山药、熟地黄补少阴肾气、精，除腰酸与小腹痛。

2. **右侧肩背痛，腰酸，左膝酸痛，左卵巢囊肿**

王某某，女，40岁，2009年6月23日初诊。

右侧肩背痛，腰酸，左膝酸痛，左卵巢囊肿3cm，脉右寸浮弦。右侧肩背痛为寒阻三焦，属少阳太阳合病；腰酸，左膝酸痛，属肾少阴气虚；卵巢囊肿属厥阴病血中夹湿。拟柴胡桂枝汤合肾着汤加味。5剂。

生黄芪、茯苓各30克，北柴胡、葛根各25克，白术、泽泻各20克，党参、姜半夏、桂枝、白芍各15克，黄芩、炙甘草、姜、枣、干姜各10克。

7月1日二诊：肩背痛减，因左少腹有牵痛，原方加川芎、当归，5剂。

生黄芪、茯苓各30克，北柴胡、葛根各25克，白术、泽泻各20克，党参、姜半夏、桂枝、白芍各15克，黄芩、炙甘草、姜、枣、干姜、川芎、当归各10克。

7月6日三诊：因性交出血，原方增党参至20克，7剂。

7月14日四诊：因输卵管阻塞，原方加桃仁、牡丹皮，5剂。

生黄芪、茯苓各30克，北柴胡、葛根各25克，白术、党参、泽泻各20克，姜半夏、桂枝、白芍各15克，桃仁、牡丹皮、黄芩、炙甘草、姜、枣、干姜、川芎、当归各10克。

7月20日五诊：前方略肠鸣，原方增葛根、白术至30克，5剂。

7月26日六诊：因左少腹酸胀属厥阴气郁，原方去黄芩，加枳实，5剂。

生黄芪、茯苓、葛根、白术各30克，北柴胡各25克，党参、泽泻各20克，姜半夏、桂枝、白芍各15克，桃仁、牡丹皮、枳实、炙甘草、姜、枣、干姜、川芎、当归各10克。

8月1日七诊：前方效，原方续进5剂。

8月7日八诊：此次经来乳不胀，原方去枳实，5剂。

8月18日九诊：8月11日B超检查，左卵巢囊肿已除，因性交后仍出血，左少腹胀痛、喜按，脉濡。拟补中益气汤合《校注妇人良方》之奇效四物汤，5剂。

生黄芪30克，党参、白术、生地黄各20克，当归、白芍各15克，升麻、北柴胡、炙甘草、陈皮、川芎、黄芩、艾叶各10克。

按：此案记录简略，明确结果的只有柴胡桂枝汤合当归芍药散、桂枝茯苓丸加葛根、干姜、枳实治愈左卵巢囊肿，其余不祥。然纵观方药，对其余病，虽不能妄说痊愈，有效却是肯定的。九诊方用于治性交后出血，亦应有效。

柴胡桂枝汤合当归芍药散、四逆散加黄芪，可治右卵巢囊肿，右侧腰酸痛，右少腹时痛。

3. 盆腔炎、右卵巢囊肿、盆腔积液，臀部痛喜按

周某，女，29岁，2008年9月26日初诊。

右卵巢囊肿、盆腔积液、臀部痛喜按，脉右关沉濡尺弱。右卵巢囊肿、盆腔积液，右关脉沉濡，属太阴厥阴合病，气血虚、水湿危害；臀部痛喜按，为少阴病气精两虚。拟补中益气汤合六味地黄汤、当归芍药散加减。7剂。

生黄芪30克，党参、茯苓、白术、泽泻、熟地黄各20克，山萸肉、山药、川芎、当归、白芍各15克，升麻、北柴胡、炙甘草、陈皮、姜、枣、牡丹皮、肉桂各10克。

10月4日二诊～三诊：托朋友先后来索要原方计14剂。

11月9日四诊：用前方囊肿除，积液减，原方续进7剂。

11月23日五诊：来电再次索要前方7剂。

按：右卵巢囊肿在右少腹，属太阴、厥阴病位，臀部属少阴病位。是剂内含补中益气汤、六味地黄汤、当归芍药散三方，用六味地黄汤加肉桂治少阴气精两虚，当归芍药散合补中益气汤治太阴厥阴合病之气虚，血中夹湿。三阴统治，所以四诊即囊肿除，积液减。

4. 宫外孕术后，月经不至，附件囊肿5cm

刘某某，女，30岁，2010年12月22日初诊。

宫外孕术后，月经不至，附件囊肿5cm，脉细。月经不至，脉细，为气血双虚，附件囊肿为肝郁气滞，血虚夹湿。拟十全大补汤合四逆散加味。5剂。

生黄芪、党参、茯苓、白术、泽泻、北柴胡各20克，桂枝、赤芍、川芎、当归、枳实、熟地黄各15克，炙甘草10克。

12月29日二诊：前方效，原方续服10剂。

2011年1月25日三诊：前方屁多，经来却量少，因屁多为太阴虚寒，原方加干姜，15剂。

生黄芪、党参、茯苓、白术、泽泻、北柴胡各20克，桂枝、赤芍、川芎、当归、枳实、熟地黄各15克，干姜、炙甘草各10克。

5月15日四诊：前方囊肿除，因经量少，拟十全大补汤原方，7剂。

生黄芪、党参各30克，当归、熟地黄、茯苓、白术各20克，桂枝、白芍、川芎、炙甘草各10克。

按：此案未记明囊肿生在哪一侧附件？很遗憾！两侧附件属厥阴，宫外孕手术伤及气血，致使月经不至，为气血虚，是剂以十全大补汤双补气血，用四逆散加泽泻合方中茯苓、白术、川芎、当归为当归芍药散，共疏肝郁气滞，活血利湿治囊肿。30剂药，消除5cm囊肿，月经也已至，疗效应属明显。

5. 附件囊肿，盆腔积液，眠欠安

王某，女，27岁，2009年4月28日初诊。

附件囊肿，盆腔积液，眠欠安，脉细尺弱。附件囊肿在少腹两侧，属厥阴病位，其病机为血中夹水湿；眠欠安，脉细为气、血虚。拟归脾汤合当归芍药散、四逆散加减。5剂。

生黄芪、茯苓各30克，党参、白术、泽泻、枣仁各20克，当归、白芍、熟地黄、北柴胡、枳实各15克，川芎、远志、炙甘草各10克。

5月4日二诊：眠好转，略腰酸，为肾少阴精虚，原方加山萸肉、山药，4剂。

生黄芪、茯苓各30克，党参、白术、泽泻、枣仁各20克，当归、白芍、熟地黄、北柴胡、枳实、山萸肉、山药各15克，川芎、远志、炙甘草各10克。

5月10日三诊：前方稍效，原方增泽泻至30克，5剂。

5月16日四诊：前方效，原方续进4剂。

5 月 21 日五诊：因小腹又胀，原方加砂仁行气，4 剂。

泽泻、生黄芪、茯苓各 30 克，党参、白术、枣仁各 20 克，当归、白芍、熟地黄、北柴胡、枳实、山萸肉、山药各 15 克，砂仁、川芎、远志、炙甘草各 10 克。

5 月 24 日六诊：小腹胀减，原方续进 4 剂。

5 月 29 日七诊：前方效，因食粽子过量而下利，原方加干姜 10 克，4 剂。

泽泻、生黄芪、茯苓各 30 克，党参、白术、枣仁各 20 克，当归、白芍、熟地黄、北柴胡、枳实、山萸肉、山药各 15 克，干姜、砂仁、川芎、远志、炙甘草各 10 克。

6 月 3 日八诊：前方效，经 B 超检查，囊肿除，略剩 16mm 盆腔积液，原方续服 4 剂。

6 月 9 日九诊：原方续服 4 剂。

按：此方续服至 6 月 29 日，6 月 30 日复诊时说：小腹已不胀，因肩颈不适，持新方而回。此案因有腰肌酸，故治疗时合少阴病共治。是剂中归脾汤加山萸肉、山药、熟地黄治太阴少阴合病之眠欠安、腰肌酸；当归芍药散合四逆散、归脾汤治太阴厥阴合病之囊肿与积液。囊肿为厥阴病位中之水泡，厥阴为血行通道，故应按血中夹水治，主方为当归芍药散，依其兼证而加减。但有两方不可或缺，一为四逆散，即主方中加入柴胡、枳实；二为肾着汤加桂枝，即主方中加入桂枝、干姜。因为厥阴疏泄功能正常，病位中不可能停留水湿，水湿属寒，肾着汤能温肾利水，加桂枝，内含苓桂术甘汤，更能增强除饮利水之功。其他方药，则依其证候，或合六味地黄汤，或合柴胡桂枝汤，或合补中益气汤，或合归脾汤等皆可随证选用。

6. 宫颈纳氏囊肿，右附件囊性肿物

杨某某，女，27 岁，2006 年 8 月 29 日初诊。

宫颈纳氏囊肿，右附件囊性肿物，漏下中有丝状物，色淡，脉濡。拟《校注妇人良方》之归脾汤去桂圆肉合六味地黄汤、桂枝茯苓丸。7 剂。

生黄芪 30 克，党参、茯苓、白术、泽泻各 20 克，当归、枣仁、山萸肉、山药各 15 克，远志、炙甘草、桂枝、赤芍、桃仁、牡丹皮各 10 克，木香 6 克，熟地黄 20 克。

9 月 25 日二诊：前方效，右附件囊性肿物除，宫颈仍有囊肿。拟归脾汤合六味地黄汤、五苓散，7 剂。

生黄芪 40 克，茯苓、枣仁各 30 克，党参 25 克，白术、泽泻、熟地黄各 20

克，猪苓、山萸肉、山药、当归各 15 克，木香 6 克，桂枝、牡丹皮、炙甘草、桂圆肉、远志各 10 克。

按：右少腹属太阴、厥阴病位，囊肿属厥阴病，血中夹水湿，漏下丝状物应属太阴气虚夹湿。故用归脾汤补气除湿治太阴；桂枝茯苓丸活血化瘀治厥阴，使右附件囊性肿物除。因胞宫与肾相关，二诊原方去桂枝茯苓丸合五苓散，太阴、太阳、少阴合治，因未随访，不知宫颈囊肿有否治愈？

7. 宫颈囊肿，腰两侧偶尔酸痛，倦怠无力，大便不畅，漏下色黑

毛某，女，30 岁，2012 年 5 月 1 日初诊。

宫颈囊肿 0.7cm，子宫有少量积液，腰两侧偶尔酸痛，倦怠无力，大便三四日一行，漏下色黑，脉濡。宫颈囊肿，子宫积液，属血中夹水湿；腰两侧偶尔酸痛，倦怠无力，大便三四日一行，属气血虚；漏下色黑属血虚夹瘀。拟补中益气汤合当归芍药散。5 剂。

生黄芪、党参、白芍各 30 克，茯苓、白术、泽泻各 20 克，当归 15 克，升麻、北柴胡、炙甘草、陈皮、川芎各 10 克。

5 月 8 日二诊：前方 3 剂经漏止，大便仍硬，原方去陈皮，加枳实，增白芍、北柴胡、川芎，7 剂。

白芍 40 克，生黄芪、党参各 30 克，茯苓、白术、泽泻各 20 克，北柴胡、枳实、当归、川芎各 15 克，升麻、炙甘草各 10 克。

5 月 15 日三诊：前方加枳实后致呕吐下利，去枳实后才正常，原方去枳实，减柴胡，7 剂。

白芍 40 克，生黄芪、党参各 30 克，茯苓、白术、泽泻各 20 克，当归、川芎各 15 克，北柴胡、升麻、炙甘草各 10 克。

5 月 22 日四诊：前方服后，经来乳胀除，经色已转红，原方加陈皮，9 剂。

白芍 40 克，生黄芪、党参各 30 克，茯苓、白术、泽泻各 20 克，当归、川芎各 15 克，陈皮、北柴胡、升麻、炙甘草各 10 克。

6 月 9 日随访：宫颈囊肿除。

按：子宫在小腹正中，此处为多病位重叠区，若小腹坠胀，为太阴病中气下陷；若小腹冷痛，为少阴虚寒，若宫颈囊肿则为血中夹湿，属厥阴病；倦怠无力属太阴气虚，大便三四日一行，为血虚，腰两侧，偶尔酸痛为气血虚。故用当归芍药散，活血除湿治宫颈囊肿，合补中益气汤补气血，而治腰两侧酸痛；重用白芍，以治大便不畅。

此方还可治左附件囊肿两个，最大2cm多。

补中益气汤合当归芍药散加山萸肉、山药、熟地黄、枳实，可治左卵巢囊肿，左腰酸。

补中益气汤合当归芍药散加枳实、桂枝、干姜，可治多发性卵巢囊肿。

补中益气汤合当归芍药散加猪苓、附子、枳实，可治右附件囊肿、腰酸。

补中益气汤合当归芍药散，去陈皮加枳实、桂枝，可治左少腹刺痛，劳累后小腹坠胀（左附件巧克力囊肿）。

8. 子宫肌瘤，经来两侧少腹痛，腰椎酸

叶某某，女，39岁，2011年9月10日初诊。

子宫肌瘤2cm共两个，经来两侧少腹痛，腰椎酸，脉平。肌瘤为瘀血所致，经来两侧少腹痛属厥阴病。拟当归芍药散合四逆散、桂枝茯苓丸化汤。30剂。

茯苓、泽泻、白术各20克，桂枝、赤芍、川芎、当归、桃仁、牡丹皮、北柴胡、枳实各15克，炙甘草10克。

11月12日二诊：子宫肌瘤消除一个，原方续30剂。

2012年1月17日三诊：前方效，原方续30剂善后。

按：子宫在小腹中，肌瘤为瘀血所结属厥阴病。两侧少腹亦为厥阴病位，肌瘤未痛在小腹，却痛在两侧少腹，故初诊合厥阴病的三个常用方为1剂而治之，已见成效，剩下的一个肌瘤，因未随访，不得而知，略存遗憾。

子宫肌瘤虽在小腹中，而小腹为多病位重叠区，因小腹无证候，难以辨病机，当从两侧少腹痛中获悉病机，而少腹表属少阳，里属厥阴，痛为病在里属厥阴病。故用桂枝茯苓丸合当归芍药散、四逆散活血化瘀、行气利湿治两侧少腹痛，使腹痛消而肌瘤散。

桂枝茯苓丸合当归芍药散、四逆散加青皮、大黄、薏苡仁化汤，可治同时有小肌瘤小囊肿、盆腔积液、乳胀痛。

桂枝茯苓丸合当归芍药散加大黄，可治肌瘤、囊肿共生，月经一月二行，大便结。

9. 子宫肌瘤，盆腔积液，头两侧神经痛，月经延期

王某，女，31岁，2009年5月14日初诊。

子宫肌瘤1cm，盆腔积液，头两侧神经痛，月经延期，脉左尺伏。肌瘤为瘀血所结，属厥阴病，盆腔积液为太阴虚寒，水湿危害；头两侧痛，为外寒阻塞三焦之太阳少阳合病，经期延后，亦瘀血危害。拟小柴胡汤合桂枝茯苓丸、当归芍药散、加减补阳汤。5 剂。

生黄芪 30 克，北柴胡 25 克，茯苓、泽泻各 20 克，党参、姜半夏、白术各 15 克，黄芩、炙甘草、姜、枣、桂枝、赤芍、白芍、川芎、当归、桃仁、牡丹皮各 10 克。

5 月 19 日二诊：头痛大减，原方增白术至 20 克，5 剂。

5 月 25 日三诊：前方效，原方续服 5 剂。

5 月 31 日四诊：因腰两侧劳累后痛，属肾少阴精虚，原方加山萸肉、山药、熟地黄，因胃胀去白芍，加陈皮，5 剂。

生黄芪 30 克，北柴胡 25 克，茯苓、白术、泽泻各 20 克，党参、姜半夏、当归、熟地黄、山萸肉、山药各 15 克，黄芩、炙甘草、姜、枣、桂枝、赤芍、桃仁、牡丹皮、川芎、陈皮各 10 克。

6 月 5 日五诊：腰痛胃胀均减，原方续进 5 剂。

6 月 10 日六诊：诸证减，因倦怠无力，为气虚，原方增党参至 20 克，7 剂。

6 月 17 日七诊：前方续进 7 剂。

6 月 25 日八诊：略恶心，原方加干姜，7 剂。

生黄芪 30 克，北柴胡 25 克，党参、茯苓、白术、泽泻各 20 克，姜半夏、当归、熟地黄、山萸肉、山药各 15 克，干姜、黄芩、炙甘草、姜、枣、桂枝、赤芍、桃仁、牡丹皮、川芎、陈皮各 10 克。

7 月 2 日九诊：仍有泛酸，原方增陈皮、干姜至 15 克，7 剂。

7 月 10 日十诊：B 超检查，肌瘤已除，仍有 1.5cm 积液，且腰酸，原方增量 7 剂。

生黄芪 40 克，党参、茯苓各 30 克，白术、泽泻、山萸肉、山药、熟地黄各 20 克，北柴胡 25 克，当归、姜半夏、陈皮、干姜各 15 克，黄芩、炙甘草、姜、枣、桂枝、赤芍、川芎、桃仁、牡丹皮各 10 克。

7 月 24 日十一诊：因肌瘤已除，原方去桃仁、牡丹皮，5 剂。

生黄芪 40 克，党参、茯苓各 30 克，白术、泽泻、山萸肉、山药、熟地黄各 20 克，北柴胡 25 克，当归、姜半夏、陈皮、干姜各 15 克，黄芩、炙甘草、姜、枣、桂枝、赤芍、川芎各 10 克。

7 月 29 日十二诊：前方服后已无不适，原方 5 剂善后。

按：子宫肌瘤为瘀血所结，属厥阴病位；盆腔积液与经期延后，头两侧痛为气虚，血中夹湿，寒阻三焦，属太阳、太阴、厥阴、少阳合病；腰两侧痛属肾少阴精虚。是剂含小柴胡汤、桂枝茯苓丸、当归芍药散、六味地黄汤、加减补阳汤，共治太阴厥阴少阴太阳少阳合病兼气虚。虽疗程较长，结果应该是满意的。

桂枝茯苓丸合当归芍药散、六味地黄汤，加大黄，可治子宫肌瘤、左右卵巢囊肿。

10. 子宫肌瘤，右附件炎症性囊肿，子宫内膜异位症

李某，女，39 岁，2006 年 10 月 4 日初诊。

子宫内膜异位症、子宫肌瘤、右附件炎症性囊肿、左附件巧克力囊肿，全过程痛经，胀痛而拒按，经前后稍轻，中间最剧，平时多便意，却无大便，脉两尺伏。经期小腹胀痛及肌瘤、囊肿，皆瘀血作怪；平时多便意，中气下陷所致，两尺脉伏，为肌瘤、囊肿、结石之象。拟补中益气汤加减合桂枝茯苓丸、当归芍药散化汤。5 剂。

生黄芪 30 克，党参、茯苓、白术、泽泻各 20 克，北柴胡、枳实各 15 克，升麻、炙甘草、川芎、当归、桂枝、赤芍、桃仁、牡丹皮各 10 克。

10 月 18 日二诊：乳房胀痛未发，仍有腹痛，原方去枳实，加元胡以止痛，7 剂。

生黄芪 30 克，党参、茯苓、白术、泽泻各 20 克，北柴胡 15 克，升麻、炙甘草、川芎、当归、桂枝、赤芍、桃仁、牡丹皮、元胡各 10 克。

10 月 29 日三诊：大便略溏，曾有腹痛，原方去元胡、泽泻，加熟地黄、陈皮，7 剂。

生黄芪 30 克，党参、茯苓、白术各 20 克，北柴胡 15 克，升麻、炙甘草、川芎、当归、桂枝、赤芍、桃仁、牡丹皮、熟地黄、陈皮各 10 克。

11 月 9 日四诊：仍有肛门下坠感，且倦怠无力，气虚下陷未解，原方增生黄芪至 40 克，党参至 30 克，升麻至 15 克，7 剂。

11 月 20 日五诊：前方效，月经仍延期，原方去陈皮，加枳实，7 剂。

生黄芪 40 克，党参 30 克，茯苓、白术各 20 克，升麻、北柴胡、枳实各 15 克，炙甘草、川芎、当归、桂枝、赤芍、桃仁、牡丹皮、熟地黄各 10 克。

12 月 4 日六诊：前方快服完时经来量多，经期后，小腹仍有牵痛，原方去牡丹皮，加五灵脂，7 剂。

生黄芪 40 克，党参 30 克，茯苓、白术各 20 克，升麻、北柴胡、枳实各 15 克，炙甘草、川芎、当归、桂枝、赤芍、桃仁、熟地黄、五灵脂各 10 克。

12月16日七诊：经检查，子宫后壁肌瘤缩小，另一肌瘤已不见，左右卵巢已无囊肿。右卵巢似有囊肿残留物（絮状物），原方增量7剂善后。

生黄芪50克，党参、茯苓、白术各30克，川芎、当归、熟地黄、炙甘草各15克，升麻、北柴胡、枳实、桂枝、赤芍、桃仁、五灵脂各15克。

按：子宫内膜异位症、子宫肌瘤，皆瘀血危害，且子宫内膜异位症，常伴有巧克力囊肿与痛经。此等病机，桂枝茯苓丸合四逆散是其主方，若大便干结可加大黄。一般囊肿，则血中夹湿，以当归芍药散合四逆散为主方；平时多便意，为中气下陷，宜用补中益气汤。此案合四方于1剂，随证略作加减，治疗如此众多病，也能有如此疗效，应当满意。

11. 宫颈息肉，盆腔积液，小腹痛

张某某，女，32岁，2009年5月11日初诊。

宫颈息肉、盆腔积液、小腹痛，脉左尺伏。息肉为瘀血所积，属厥阴病，盆腔积液，小腹痛，为血中夹湿所致，亦病在厥阴。拟当归芍药散合桂枝茯苓丸化汤加味。5剂。

茯苓、白术、泽泻各20克，桂枝、赤芍、白芍、川芎、当归、桃仁、牡丹皮各10克。

5月17日二诊：前方腹痛减，却腰酸，原方加杜仲，7剂。

茯苓、白术、泽泻各20克，杜仲15克，桂枝、赤芍、白芍、川芎、当归、桃仁、牡丹皮各10克。

5月25日三诊：仍右侧腰酸，原方加怀牛膝，7剂。

茯苓、白术、泽泻各20克，杜仲、怀牛膝各15克，桂枝、赤芍、白芍、川芎、当归、桃仁、牡丹皮各10克。

5月30日四诊：因腰仍酸，拟肾着汤合加减补元煎，7剂。

生黄芪30克，党参、茯苓、白术、熟地黄、当归各20克，山萸肉、山药、杜仲各15克，干姜、炙甘草各10克。

6月7日五诊：妇检，宫颈息肉已除，黄带减，原方增干姜至15克，7剂。

6月14日六诊：黄带续减，原方7剂善后。

按：宫颈息肉、盆腔积液、小腹痛属厥阴病位，因息肉属瘀积而成，故用桂枝茯苓丸；盆腔积液属血中夹湿，故用当归芍药散；右侧腰酸属肾气精两虚，故用肾着汤合加减补元煎治之而愈。

子宫肌瘤与宫颈息肉，皆瘀积而成，故治法相近。活血化瘀是其主要方法，其中有因夹湿的应合当归芍药散，夹郁的应合四逆散，夹气虚的应合补中益气汤等。治法万变不离其宗，“观其脉证，知犯何逆，随证治之。”

五、乳房病杂证

1. 双乳刺痛，拒按（轻度小叶增生）

马某某，女，24 岁，2010 年 12 月 10 日初诊。

双侧乳腺轻度小叶增生，刺痛，拒按，恶寒，右乳胀痛重于左乳，脉右濡，左小。双乳属厥阴病位，小叶增生，刺痛、拒按为瘀血危害，恶寒、胀痛为肝郁气滞，夹有寒邪。拟逍遥散合桂枝茯苓丸化汤加减。7 剂。

北柴胡、茯苓、白术各 20 克，桂枝、赤芍、桃仁、牡丹皮、当归、枳实、青皮各 15 克，炙甘草、干姜各 10 克。

12 月 10 日二诊：前方痛除，因黄带（盆腔炎），小腹按之痛，鼻塞，晨起咳黄痰，此为厥阴太阴太阳并病，原方加杏仁、麻黄、陈皮、姜半夏，7 剂。

北柴胡、茯苓、白术各 20 克，桂枝、赤芍、桃仁、牡丹皮、当归、枳实、青皮、杏仁各 15 克，麻黄、陈皮、姜半夏、炙甘草、干姜各 10 克。

2011 年 1 月 1 日三诊：鼻塞、小腹痛、黄痰除，仍有黄带，原方去麻黄、杏仁、陈皮、姜半夏，加生黄芪、防己、山药、藿香，10 剂善后。

北柴胡、茯苓、白术、生黄芪各 20 克，桂枝、赤芍、桃仁、牡丹皮、当归、枳实、青皮、防己、山药各 15 克，藿香、炙甘草、干姜各 10 克。

按：双乳属厥阴，刺痛拒按为瘀血作怪，故用加减逍遥散去生姜加青皮、干姜合桂枝茯苓丸，疏肝行气，活血化瘀，故疗效明显。二诊出现鼻塞、黄痰之太阳病与小腹痛，黄带之太阴病，与厥阴并病；原方加麻黄、杏仁散寒开窍治太阳，陈皮、半夏化痰除湿治太阴。三诊因有黄带，原方合防己黄芪汤加山药、藿香行气除湿，芳香化湿以善后。

加减逍遥散合桂枝茯苓丸加黄芪、青皮、防己，可治右乳外侧肿痛，偶有刺痛，右背酸沉。

加减逍遥散合防己茯苓汤加厚朴、陈皮、姜半夏，可治（双乳小叶增生）月经前后，双乳隐痛，生气时更痛。

加减逍遥散合防己茯苓汤加青皮，可治乳房胀痛，拒按，月经前更甚。

加减逍遥散加肉桂、山萸肉、山药、熟地黄，可治右乳偶尔刺痛，月经来小腹痛，平时腰椎、腰肌痛。

丹栀逍遥散合补阳汤，可治右乳按之痛，有火辣感。

加减逍遥散去生姜合防己茯苓汤，可治乳房腺瘤引起月经前乳房胀痛，略刺痛。

2. 双乳小叶增生，腋下淋巴结肿痛

陈某某，女，44岁，2011年6月7日初诊。

双乳小叶增生，腋下淋巴结肿痛连左上臂酸，左重于右，经期前后皆痛而拒按，脉右寸浮关沉，左寸关沉略大。双乳属厥阴病位，右乳与太阴病位相关，小叶增生为肝郁气滞日久，瘀积而成。腋下淋巴结肿痛，肝郁夹痰所致。拟加减逍遥散合桂枝茯苓丸、防己茯苓汤加半夏、青皮、干姜去生姜。7剂。

青皮、生黄芪各30克，北柴胡25克，茯苓、白术、防己各20克，桂枝、赤芍、枳实、当归、牡丹皮、桃仁、姜半夏各15克，干姜、炙甘草各10克。

6月14日二诊：诸证减，因咽中有痰，大便干，原方去姜半夏，加杏仁、白芍，10剂。

青皮40克，生黄芪30克，北柴胡25克，茯苓、白术、防己各20克，桂枝、赤芍、当归、桃仁、牡丹皮、枳实、白芍、杏仁各15克，干姜、炙甘草各10克。

6月25日三诊：因左臂酸，咽中略有痰，原方加川芎、姜半夏，10剂。

青皮40克，生黄芪30克，北柴胡25克，茯苓、白术、防己各20克，桂枝、赤芍、当归、桃仁、牡丹皮、枳实、白芍、杏仁、川芎、姜半夏各15克，干姜、炙甘草各10克。

7月12日四诊：喉中痰除，原方去杏仁，5剂。

按：6月7日患者来治双乳小叶增生及腋下淋巴结肿，服药两月余后，自觉疗效欠佳，遂停诊。10月中旬参加例行体检，发现小叶增生不见了。又来复诊治腋下淋巴结肿时，才告知我小叶增生痊愈。

双乳属厥阴病位，右乳与太阴病位相关。乳腺小叶增生为肝气郁结日久，瘀积而成。故是剂以加减逍遥散合桂枝茯苓丸、防己茯苓汤加味，疏肝解郁，活血化瘀，行气利湿而效。

3. 两乳多发性囊肿

沈某某，女，48岁，2011年7月21日初诊。

两乳多发性囊肿，约十个左右，右乳最大约5cm。双乳属厥阴病位，右乳与太阴相关。囊肿为血中夹湿，且右乳多于左乳，此为太阴厥阴合病。拟四逆散合桂枝茯苓丸、当归芍药散、防己茯苓汤加味。7 剂。

生黄芪、青皮、茯苓、泽泻各 30 克，防己 25 克，北柴胡、枳实、白术各 20 克，桂枝、赤芍、桃仁、牡丹皮、川芎、当归各 15 克，炙甘草 10 克。

8 月 2 日二诊：前方无不适，囊肿亦未减小，原方加王不留行子行气散湿，7 剂。

生黄芪、青皮、茯苓、泽泻、王不留行子各 30 克，防己 25 克，北柴胡、枳实、白术各 20 克，桂枝、赤芍、桃仁、牡丹皮、川芎、当归各 15 克，炙甘草 10 克。

8 月 15 日三诊：前方续进 7 剂。

8 月 28 日四诊：前方效，小囊肿明显缩小，最大的囊肿未变，原方续服 7 剂。

9 月 12 日五诊：前方效，原方增王不留行子至 40 克，7 剂。

10 月 6 日六诊：前方效，原方增防己至 30 克，加强行气散湿之效，7 剂。

10 月 16 日七诊：前方续进 7 剂。

11 月 7 日八诊：大囊肿仍未缩小，原方加姜半夏，7 剂。

王不留行子 40 克，生黄芪、青皮、茯苓、泽泻、防己各 30 克，北柴胡、枳实、白术各 20 克，姜半夏、桂枝、赤芍、桃仁、牡丹皮、川芎、当归各 15 克，炙甘草 10 克。

按：乳房囊肿治验很少，此案亦未能痊愈。据回忆，患者曾在年底前告诉我，小囊肿已全消，大囊肿服药数月后仍未缩小，最后由西医手术摘除。然此案仍可供医者参考用。

双乳属厥阴病位，用方亦以厥阴病常用方，四逆散、当归芍药散、桂枝茯苓丸为主，因最大囊肿在右乳，故合防己茯苓汤以除湿补气，另加王不留行子、青皮助四逆散解郁行气，实践证明加入王不留行子之后，小囊肿疗效明显。只是还不明白大囊肿是什么原因未能缩小，将待进一步探讨。

加减逍遥散加黄芪、党参、防己、青皮，可治头晕，双乳小叶增生伴囊肿，月经前乳房胀痛。

4. 右乳房乳核痛

候某某，男，26 岁，2008 年 12 月 9 日初诊。

右乳房乳核痛，脉右细，左弦。右乳房乳核痛，应属厥阴太阴合病，左脉弦为少阳病。拟小柴胡汤合茯苓饮、四逆散加味。7 剂。

北柴胡 25 克，茯苓 20 克，姜半夏、白术、青皮、枳实、陈皮、赤芍各 15 克，黄芩、党参、炙甘草、姜、枣各 10 克，橘叶 30 克（自加）。

12 月 16 日二诊：前方痛减，原方增枳实、青皮、白术至 20 克，7 剂。

12 月 29 日三诊：前方效，原方增茯苓、白术至 25 克，7 剂。

2009 年 1 月 6 日四诊：痛虽除，乳核仍未缩小，原方去黄芩，加生黄芪、桂枝，7 剂。

北柴胡 25 克，茯苓、白术 25 克，青皮、枳实各 20 克，姜半夏、陈皮、赤芍、桂枝各 15 克，党参、炙甘草、姜、枣各 10 克，生黄芪 30 克，橘叶 30 克（自加）。

按：右乳房属厥阴、太阴病位，因少阳病位在身之两侧，故亦属少阳病位。乳核应由气郁痰结而成，属少阳太阴厥阴合病。是剂内含小柴胡汤、四逆散加青皮、橘叶疏三焦，行气解郁治少阳、厥阴，茯苓饮行气散痰治太阴。乳核痛虽除，因未随访，不知乳核缩小否？

柴胡桂枝汤合防己茯苓饮、芎归汤、四逆散，可治耳鸣，乳房胀，刺痛，潮热汗出十年。

5. 左乳炎性肉芽肿

韩某某，女，25 岁，2009 年 7 月 11 日初诊。

左乳炎性肉芽肿割除术后，二十余日复发，又长成炎性肉芽肿约 2cm，不按不痛，脉寸浮关尺沉。左乳为厥阴病位，炎性肉芽肿，因厥阴气滞血瘀而成。拟加减逍遥散合桂枝茯苓丸。5 剂。

北柴胡、茯苓、白术各 15 克，当归、赤芍、桂枝、桃仁、牡丹皮、炙甘草、姜、枳实各 10 克。

7 月 20 日二诊：前方无不适，原方加焦栀，7 剂。

北柴胡、茯苓、白术各 15 克，当归、赤芍、桂枝、桃仁、牡丹皮、炙甘草、姜、枳实、焦栀各 10 克。

8 月 23 日三诊：前方使肉芽肿停止长大，原方续服 7 剂。

8 月 30 日四诊：按之已不痛，仍硬，原方加川芎，增量 7 剂。

北柴胡、茯苓、白术、桂枝、赤芍、桃仁、牡丹皮、川芎、当归、枳实各 15 克，炙甘草、姜、焦栀各 10 克。

9 月 6 日五诊：平卧摸乳内患处，先前朝上之尖头已平，原来患处不痛，较硬，现略软略痛，原方加茜草，7 剂。

北柴胡、茯苓、白术、桂枝、赤芍、桃仁、牡丹皮、川芎、当归、枳实各 15 克，茜草、炙甘草、姜草、焦栀各 10 克。

9 月 13 日六诊：患处渐软，原方增茜草至 15 克，7 剂。

9 月 20 日七诊：仍未见缩小，原方加青皮，7 剂。

北柴胡、茯苓、白术、桂枝、赤芍、桃仁、牡丹皮、川芎、当归、枳实、茜草、青皮各 15 克，炙甘草、姜、焦栀各 10 克。

9 月 27 日八诊：肉芽肿边长出豆状小结，质软，似肿块在散掉，因口渴，原方增北柴胡、青皮、焦栀，7 剂。

北柴胡、青皮各 20 克，茯苓、白术、桂枝、赤芍、桃仁、牡丹皮、川芎、当归、枳实、茜草、焦栀各 15 克，炙甘草、姜各 10 克

10 月 10 日九诊：前方续服 7 剂。

10 月 18 日十诊：因脸浮肿，右乳小叶增生而痛，脉右濡。脸浮肿，气虚所致，因右乳与太阴相关，故右乳痛，右脉濡，为气虚之象。原方加生黄芪、防己，7 剂。

生黄芪 40 克，北柴胡、青皮各 20 克，茯苓、白术、桂枝、赤芍、桃仁、牡丹皮、川芎、当归、枳实、茜草、防己、焦栀各 15 克，炙甘草、姜各 10 克。

10 月 25 日十一诊：前方脸肿消，右乳小叶增生也不痛，且肉芽肿从停止消散，转向大消散，几乎摸不清楚，嘱其作 B 超检查以确诊痊愈否？原方 7 剂善后。

11 月 1 日十二诊：左乳肉芽肿处略有刺痛，原方去焦栀，加党参，增青皮、北柴胡，7 剂。

生黄芪 40 克，青皮 30 克，北柴胡 25 克，茯苓、白术、桂枝、赤芍、桃仁、牡丹皮、川芎、当归、枳实、茜草、防己、党参各 15 克，炙甘草、姜各 10 克。

11 月 8 日十三诊：左乳内刺痛除，已发痒，却背部自汗，原方减青皮至 25 克，增生黄芪至 50 克，7 剂。

11 月 17 日十四诊：乳内肉芽肿全部消散，仅皮外痒，原方续服 7 剂善后。

按：从上海专家割除肉芽肿，二十天后复发，又就诊中医内科服药，中医外科外敷药；前后用去三万余元钱未效，又去上海多家大医院门诊，各大医院专家异口同声说："长大了再割"。几乎已不可能治愈的顽疾，总算治愈了。为防不测，我嘱其十四诊药服完后，即去作 B 超检查。12 月患者来告检查结果：肉芽肿已全消。因上海专家割治后，二十天仍复发，又嘱其一个月后，再作一次 B 超复查。2010 年 1 月 5 日彩超检查：炎性肉芽肿已全消，仅见小叶增生。我治此病，仍按双乳属厥阴，因肉芽肿质硬，按之痛，属气滞血瘀，故初诊即用加减逍

遥散合桂枝茯苓丸治之，而后随其脉证加减之。如七诊时，肉芽肿消散不快，此为行气破气药不足，即在方中加入青皮，使其消散加快。如十诊时，患者脸浮肿，右乳小叶增生处痛，此属气虚气滞，即在方中加入黄芪补气，加防己行气，使肉芽肿快速消散。

此病应属疑难杂证，然只需按病位与所见脉证，辨清病机，依病机处方用药，即可治愈。

6. 右乳及左少腹时痛而胀

许某某，女，42 岁，2003 年 5 月 18 日初诊。

右乳及左少腹时痛而胀，经期中痛更剧，已十年。舌边有瘀点，双脉反关。乳与左少腹皆厥阴病位，舌边有瘀点，即肝经有瘀，而肝经瘀血，源于肝郁气滞。拟四逆散合桂枝茯苓丸化汤一试。3 剂。

北柴胡、枳实、赤芍各 15 克，桃仁、牡丹皮、炙甘草、茯苓、桂枝各 10 克。

5 月 20 日二诊：2 剂后即痛减，原方续服 5 剂。

5 月 25 日三诊：前方稍效，仍有胀痛，原方加王不留行子、青皮，3 剂。

王不留行子 30 克，青皮、北柴胡、枳实、赤芍各 15 克，桃仁、牡丹皮、炙甘草、茯苓、桂枝各 10 克。

按：三诊药服后因胀痛益甚而不再服。第二月经来痛减，第三月经来痛除，十年痼疾痊愈。乳与少腹皆属厥阴，三诊厥阴方加青皮、王不留行子，加强通络化瘀之效，服后痛增，实际是佳兆，故停药后诸证能愈。右乳在胸部，左少腹在小腹左侧，根本不是同一部位，然而因病位相同，病机相同，同一方治愈上下二处不同部位之病，这就是本书利用病位辨病机，用合方治合病的新方法。

四逆散合十全大补汤加干姜、青皮可治经前乳胀痛，小腹下坠。

四逆散合圣愈汤加厚朴，可治月经延期，乳胀，大便秘。

7. 断奶一年多，仍有乳汁，兼黄带量多

刘某某，女，34 岁，2009 年 6 月 14 日初诊。

黄带量多，脉左关细。黄带量多为脾虚肝郁，左关脉细为血虚。拟逍遥散合香砂六君汤。5 剂。

北柴胡、茯苓、白术、当归、白芍各 15 克，党参、炙甘草、姜半夏、陈皮、砂仁、姜、薄荷、藿香各 10 克。

6月19日二诊：因断奶一年后，仍有乳溢，此中气下陷所致，原方加生黄芪、升麻，7剂。

生黄芪30克，党参、白术各20克，茯苓、当归、白芍、北柴胡各15克，炙甘草、姜、藿香、砂仁、薄荷、陈皮、升麻、姜半夏各10克。

6月28日三诊：带仍多，便溏，此太阴虚寒，原方去薄荷，加山药，增党参，7剂。

党参、生黄芪各30克，白术、山药各20克，茯苓、当归、白芍、北柴胡各15克，炙甘草、姜、藿香、砂仁、陈皮、升麻、姜半夏各10克。

7月7日四诊：诸证减，白带仍多，湿邪未尽，原方增白术、山药、姜半夏，7剂。

党参、生黄芪、白术、山药各30克，茯苓、当归、白芍、北柴胡、姜半夏各15克，炙甘草、姜、藿香、砂仁、陈皮、升麻各10克。

按：黄带属脾太阴虚，乳汁不断属气虚下陷，是剂含补中益气汤合香砂六君汤加味，治脾太阴虚而不能化湿之黄带及气虚下陷之乳溢不停。一般黄带都由肝郁脾虚引起，常伴有阴痒，此案患者未讲有阴痒，则此黄带应由脾太阴虚而起。故二诊加升麻、黄芪补气升陷。三诊去薄荷加山药，以除湿治脾太阴。四诊时黄带已变白，故加重健脾燥湿之药白术、山药、半夏即能治愈。

补中益气汤加茯苓、泽泻、桂枝、防己，可治两乳无故溢乳，屡治不效，左甚于右。

8. 乳衄

陈某某，女，46岁，2001年6月7日初诊。

偶然乳头中能捏出紫血，不痛不痒，脉右寸浮，此气不摄血所致。拟补中益气汤。3剂。

生黄芪20克，党参、白术各15克，当归、升麻、北柴胡、炙甘草、陈皮各10克。

6月10日二诊：血量明显减少，原方续服3剂善后。

按：右寸脉浮为气虚，气虚不能摄血，故见乳衄，用补中益气汤补气而摄血，乳衄自除。溢乳或乳衄，虽病发于二乳，却与病位关系不大，只与气血虚相关。

六、不孕证

1. 结婚二年不孕（左卵巢巧克力囊肿）

张某某，女，25岁，2009年6月1日初诊。

结婚二年未孕，因患左卵巢巧克力囊肿4cm，经上海某医院摘除后，四个月又复长成4cm，脉略细。左卵巢巧克力囊肿为血中夹水湿，治在厥阴，脉略细为气虚。拟补中益气汤合当归芍药散。5剂。

生黄芪、茯苓各30克，党参、白术、泽泻各20克，升麻、北柴胡、炙甘草、陈皮、川芎、当归、赤芍各10克。

6月7日二诊：前方无不适，原方续进14剂。

6月28日三诊：前方增赤芍，加干姜，15剂。

生黄芪、茯苓各30克，党参、白术、泽泻各20克，赤芍15克，升麻、北柴胡、炙甘草、陈皮、川芎、当归、干姜各10克。

按：7月27日患者来电话告知：B超检查，囊肿已消失。10月25日来电告知，怀孕已40天。此病我按少腹属厥阴病位，巧克力囊肿为血虚夹水湿危害，脉略细为气虚，定为太阴厥阴合病。以补中益气汤合当归芍药散于1剂，补气、活血、利湿，共治太阴厥阴合病兼气虚者。气旺血活则湿除，自能怀孕。

补中益气汤合当归芍药散加枳实、桂枝、干姜，可治左右卵巢囊肿而致不孕。

补中益气汤合四物汤加山药、枳实、肉桂，可治小腹冷，胀痛，白带多，大便结，多年未孕。

2. 结婚两年不孕，肛门下坠

周某某，女，25岁，2007年11月10日初诊。

结婚两年不孕，肛门下坠，脉沉迟。肛门下坠为中气下陷，脉沉迟为少阴虚寒。拟补中益气汤合四逆汤加减。3剂一试。

生黄芪、党参各30克，白术20克，升麻、北柴胡、炙甘草、当归、枳实、干姜、附子、姜、枣各10克。

11月13日二诊：肛门上收大半，脉仍迟，原方增附子至15克，4剂。

11月17日三诊：肛门仍稍坠，脉先缓后迟，原方续进7剂。

11月24日四诊：脱肛已基本痊愈，脉已缓，原方增生黄芪至40克，升麻

15 克，减附子至 10 克，7 剂善后。

2009 年 4 月 4 日随访：去年已生一子。

按：子宫属少阴，少阴虚寒即子宫寒，太阴虚寒即中气下陷而至不孕。故用四逆汤温补少阴肾气而暖宫，以补中益气汤补太阴而升下陷之中气而怀孕。

补中益气汤加山药、茯苓、干姜、杜仲，可治不孕证，经来多血块，小腹坠痛，大便溏，腰椎酸。

3. 巧克力囊肿，右少腹痛拒按，而致不孕

王某某，女，29 岁，2010 年 8 月 19 日初诊。

B 超检查，右卵巢内见 50×38mm，与 30×22mm 无回声区，疑是巧克力囊肿，且右少腹及小腹痛而拒按，不按则不痛。右卵巢囊肿在右少腹，为太阴厥阴合病，巧克力囊肿为瘀血中夹水湿，治宜补气行气，活血祛湿。拟防己黄芪汤合桂枝茯苓丸。5 剂。

生黄芪 30 克，茯苓、白术各 20 克，桂枝、赤芍、牡丹皮、桃仁、防己各 15 克，炙甘草、姜、枣各 10 克。

8 月 23 日二诊：前方无不适，因右牙痛，原方加柴胡、枳实，5 剂。

生黄芪 30 克，北柴胡、茯苓、白术各 20 克，枳实、桂枝、赤芍、牡丹皮、桃仁、防己各 15 克，炙甘草、姜、枣各 10 克。

8 月 28 日三诊：前方 3 剂牙痛除，原方续进 7 剂。

9 月 5 日四诊：前方无不适，原方续进 7 剂。

9 月 11 日五诊：前方加泽泻增強利湿作用，7 剂。

生黄芪 30 克，泽泻、北柴胡、茯苓、白术各 20 克，枳实、桂枝、赤芍、牡丹皮、桃仁、防己各 15 克，炙甘草、姜、枣各 10 克。

按：患者 2011 年 7 月 20 日来诊其他病时告之：去年因巧克力囊肿不能怀孕，经治疗后，囊肿缩小至 2cm 左右，现已怀孕。因卵巢巧克力囊肿在右少腹，且右少腹及小腹痛而拒按，此是内有瘀血之证，而右少腹亦是水湿运行之通道，属太阴病界，故用防己黄芪汤补气除湿，合桂枝茯苓丸、四逆散加泽泻，活血化瘀，行气解郁利湿，治太阴厥阴合病之不孕证。

4. 盆腔炎，多囊卵巢，少腹两侧酸痛，月经不定期而不孕

赵某，女，25 岁，2009 年 3 月 21 日初诊。

盆腔炎、多囊卵巢，少腹两侧酸痛，肩、颈、背痛，月经不定期，脉寸浮弦，关尺沉。多囊卵巢为血中夹水湿，病在厥阴，少腹两侧酸痛，亦属厥阴病；肩、颈、背痛为寒邪阻塞三焦之太阳少阳合病。拟柴胡桂枝汤合当归芍药散加味。5剂。

生黄芪20克，北柴胡、茯苓、白术、泽泻各15克，黄芩、党参、姜半夏、炙甘草、姜、枣、桂枝、白芍、川芎、当归各10克。

3月26日二诊：前方稍效，原方增量7剂。

生黄芪30克，北柴胡、茯苓、白术、泽泻各20克，党参、姜半夏、桂枝、白芍各15克，黄芩、炙甘草、姜、枣、川芎、当归各10克。

4月2日三诊：右少腹仍时有刺痛，后背恶寒、酸痛，此乃瘀血，寒邪未散，原方加肉桂、牡丹皮、桃仁，增生黄芪，去黄芩，5剂。

生黄芪40克，北柴胡、茯苓、白术、泽泻各20克，党参、姜半夏、桂枝、白芍各15克，炙甘草、姜、枣、川芎、当归、肉桂、牡丹皮、桃仁各10克。

4月7日四诊：右少腹刺痛除，恶寒减，背心中间有一点压痛，此为余邪未尽，原方去生姜，加干姜、玄胡，5剂。

生黄芪40克，北柴胡、茯苓、白术、泽泻各20克，党参、姜半夏、桂枝、白芍各15克，玄胡、炙甘草、干姜、枣、川芎、当归、肉桂、牡丹皮、桃仁各10克。

4月12日五诊：前方背心痛除，原方续服7剂善后。

5月1日六诊：B超检查，卵巢小囊肿已全部消失，仍有多个卵泡，因背心痛除，略鼻塞，原方去玄胡，加杏仁，5剂。

生黄芪40克，北柴胡、茯苓、白术、泽泻各20克，党参、姜半夏、桂枝、白芍、杏仁各15克，炙甘草、干姜、枣、川芎、当归、肉桂、牡丹皮、桃仁各10克。

按：患者第二年生一女孩后，遂介绍同乡结婚五年未孕的武某，来我处诊治多囊卵巢引起的不孕证（详见下则武某案）。肩颈背痛属少阳太阳合病，少腹两侧痛属少阳厥阴太阴合病，用柴胡桂枝汤治太阳少阳合病；当归芍药散合桂枝茯苓丸、小柴胡汤加黄芪、干姜，治厥阴太阴少阳合病兼气虚者。多囊卵巢是难治的不孕症之一，多用温经汤加减治疗。此案却是另辟蹊径，用柴胡桂枝汤、当归芍药散、桂枝茯苓丸加味治愈了此不孕证。或问："为何此案不用温经汤加减来治？"答：因此案俱备了上述方药的病机。

十全大补汤加山萸肉、山药、泽泻、杜仲，可治多囊卵巢，月经延期十天、半月，月经前腰酸。

5. 多囊卵巢，结婚五年不孕

武某，女，26 岁，2010 年 10 月 6 日初诊。

左卵巢 41×22×28mm，右卵巢 44×29×33mm，有数十个小卵泡，最大 6mm 左右，每月靠服黄体酮来月经，结婚五年未孕，经来多血块，小腹痛，恶寒，脉关尺沉细。经来多血块，小腹痛，恶寒，此为寒凝血瘀之病机。拟温经汤去生姜，加干姜。7 剂。

吴茱萸、桂枝、川芎、赤芍、党参、姜半夏、麦冬、阿胶、当归、干姜、炙甘草、牡丹皮各 10 克。

10 月 13 日二诊：因下利，原方去桂枝，加肉桂，10 剂。

吴茱萸、肉桂、川芎、赤芍、党参、姜半夏、麦冬、阿胶、当归、干姜、炙甘草、牡丹皮各 10 克。

10 月 21 日三诊：前方 9 剂经至，多血块，腹痛减，因胃中不适，小腹难受，此太阴虚之证，原方加茯苓、白术、熟地黄，7 剂。

吴茱萸、肉桂、川芎、赤芍、党参、姜半夏、麦冬、阿胶、当归、干姜、炙甘草、牡丹皮、茯苓、白术、熟地黄各 10 克。

10 月 31 日四诊：10 月 28 日 B 超检查，左卵巢 40×25×20mm，右卵巢 38×24×22mm。前方效，原方续进 10 剂。

11 月 9 日五诊：前方大便稀，胃痛，气短，太阴虚未解，原方加减，增量 10 剂。

生黄芪 20 克，党参、茯苓、白术、干姜、肉桂各 15 克，吴茱萸、牡丹皮、炙甘草、川芎、当归、麦冬、姜半夏、阿胶珠、赤芍、泽泻各 10 克。

11 月 19 日六诊：月经仍未至，因两胁窜痛，以温经汤原方加柴胡、枳实合方内赤芍、甘草为四逆散，10 剂。

吴茱萸、桂枝、川芎、赤芍、党参、姜半夏、麦冬、阿胶珠、当归、生姜、炙甘草、牡丹皮、北柴胡、枳实各 15 克。

11 月 28 日七诊：因脐周及小腹痛，右少腹亦痛，原方去生姜加干姜、生黄芪，7 剂。

生黄芪 30 克，吴茱萸、桂枝、川芎、赤芍、党参、姜半夏、麦冬、阿胶珠、当归、干姜、炙甘草、牡丹皮、北柴胡、枳实各 15 克。

12 月 9 日八诊：今晨经至，粉红色，有水，左少腹及左胁仍略痛，原方续进 10 剂。

12 月 19 日九诊：前方精神增，原方续进 10 剂。

12 月 28 日十诊：左胁仍略痛，右关尺脉沉细，原方增党参至 30 克，北柴胡至 25 克，枳实至 20 克，10 剂。

2011 年 1 月 7 日十一诊：前方脐周痛，痛时大便溏，原方去桂枝，加肉桂，10 剂。

党参、生黄芪各 30 克，北柴胡 25 克，枳实 20 克，吴茱萸、肉桂、川芎、赤芍、姜半夏、麦冬、阿胶珠、当归、干姜、炙甘草、牡丹皮各 15 克。

按：患者结婚五年未孕，到处求医无效，后听同乡朋友说，在我处治愈多囊卵巢产下一女，遂放弃工作，专程来我市租房住下求医。治疗七诊时，月经仍不能按时而至，曾生退意，以为治愈无望。我鼓励说：现在已看到希望，如果放弃，必将前功尽弃。患者才坚持治疗。2011 年 1 月 14 日我接到患者电话，称已经怀孕，还有 2 剂药是否续服？我告其：余药停服，好好保养身体。此案以温经汤为主方，观其脉证，随证加减治之，终成正果。其中六诊至十一诊方，是治愈此病的关键方。

温经汤，可治多囊卵巢，月经常二至三月一行，经前腹痛，畏冷而不孕。

七、男子不育证

1. 劳累后遗精，结婚一年未育

李某某，男，23 岁，2008 年 1 月 2 日初诊。

遗精在劳累后，脉细，左尺弦。劳累后遗精，即少阴气精两虚，精关不固，治宜双补气精以固精关。拟加减补元煎合《洪氏集验方》之水陆二仙丹。7 剂。

生黄芪 30 克，党参、白术各 20 克，山萸肉、山药、熟地黄、杜仲、金樱子、芡实各 15 克，炙甘草、当归各 10 克。

1 月 8 日二诊：遗精止，因便秘，原方加枸杞子，续服 7 剂。

生黄芪 30 克，党参、白术各 20 克，山萸肉、山药、熟地黄、杜仲、金樱子、芡实各 15 克，炙甘草、当归、枸杞子各 10 克。

1 月 20 日三诊：前方效，原方续服 5 剂。

2 月 29 日四诊：因性交时，精液不是射出，而是溢出，脉略数，原方加减 5 剂。

生黄芪 30 克，党参、白术、熟地黄各 20 克，山萸肉、山药、菟丝子、杜仲、肉苁蓉、当归、枸杞子、怀牛膝各 15 克，炙甘草 10 克。

3 月 7 日五诊：前方服后，又现遗精，原方加金樱子、芡实，5 剂。

生黄芪 30 克，党参、白术、熟地黄各 20 克，山萸肉、山药、菟丝子、杜仲、肉苁蓉、当归、枸杞子、怀牛膝、金樱子、芡实各 15 克，炙甘草 10 克。

按：劳累后遗精、溢精而不射，皆肾少阴气精两虚。加减补元煎以补肾气精为主，我加入补肾气之菟丝子、肉苁蓉、怀牛膝及固精之金樱子、芡实，使其成为能补肾少阴气精，又能固精之方，以治其不育证。

7 月 10 日随访：五诊后性生活正常，其妻已怀孕。

2. 左侧背刺痛，略早泄，盗汗，性冷淡之不育症

金某某，男，28 岁，2009 年 8 月 4 日初诊。

左侧背刺痛，略早泄，盗汗，性冷淡，结婚两年未育，脉小，两尺弱。左侧背刺痛为瘀血作怪，治在厥阴，早泄、盗汗、性冷淡，为肾少阴气精两虚。拟大补元煎合桂枝茯苓丸加生黄芪。7 剂。

生黄芪 30 克，党参 20 克，熟地黄、山萸肉、山药、杜仲各 15 克，枸杞子、炙甘草、当归、桂枝、赤芍、桃仁、牡丹皮、茯苓各 10 克。

8 月 10 日二诊：诸证减，原方续服 15 剂。

9 月 11 日三诊：后背刺痛除，性欲增，因阴茎略胀痛，原方去桃仁、牡丹皮、茯苓，加柴胡、枳实、苁蓉，10 剂。

生黄芪 30 克，党参 20 克，熟地黄、山萸肉、山药、杜仲、北柴胡各 15 克，枸杞子、炙甘草、当归、桂枝、白芍、枳实、苁蓉各 10 克。

10 月 7 日四诊：前方不如未加减前效佳，仍以 8 月 10 日方 15 剂。

10 月 25 日妻子有怀孕反映，经检查已怀孕 40 天。

按：左侧背刺痛属厥阴有瘀，早泄、盗汗、性冷淡属肾少阴精虚兼气虚，脉小，两尺弱是其气、精虚之反映。方用张景岳的大补元煎加黄芪气精双补治少阴；用桂枝茯苓丸活血化瘀治厥阴中瘀血。瘀血除、气精旺，岂有不育之理。此案中用桂枝茯苓丸，为治左侧背刺痛，并未意识到，性冷淡亦为瘀血所致，而桂枝茯苓丸，在治性冷淡中起到主要作用。四诊时，患者称三诊方不如二诊方，仍未意识到桂枝茯苓丸之效用。只是被动地恢复二诊方。使桂枝茯苓丸治阳痿的作用，延迟了近两年才被发现。

3. 结婚三年未育，精子不易液化，眠欠安，略腰酸

王某，男，28 岁，2011 年 9 月 15 日初诊。

结婚三年未育，精子不易液化，眠欠安，略腰酸，脉左细。此为太阴少阴合病之气精虚。拟归脾汤加味。7剂。

生黄芪、党参各30克，茯苓、白术、枣仁各20克，山萸肉、山药、熟地黄、远志各15克，炙甘草、陈皮、当归、桂圆肉各10克。

9月23日二诊：前方效不佳，因有过敏性鼻炎，原方去陈皮、当归、桂圆肉，加桂枝、白芍、杏仁、厚朴，7剂。

生黄芪、党参各30克，茯苓、白术、枣仁各20克，山萸肉、山药、熟地黄、远志、桂枝、白芍、杏仁、厚朴各15克，炙甘草10克。

10月3日三诊：诸证减，因喷嚏早晚仍多，原方去桂枝，加肉桂15克，7剂。

10月10日四诊：喷嚏减，因阴茎举而不坚，坚而不久，原方加柴胡、枳实，7剂。

生黄芪、党参各30克，茯苓、白术、枣仁各20克，柴胡、枳实、山萸肉、山药、熟地黄、远志、肉桂、白芍、杏仁、厚朴各15克，炙甘草10克。

10月18日五诊：阴茎坚挺时间延长，因睡时口渴，原方增熟地黄至20克，7剂。

10月26日六诊：前方稍效，因头角胀，原方增党参至40克，北柴胡20克，7剂。

11月4日七诊：前方效，原方加郁金，7剂。

党参40克，生黄芪30克，北柴胡、熟地黄、茯苓、白术、枣仁各20克，枳实、山萸肉、山药、远志、肉桂、白芍、杏仁、厚朴各15克，郁金、炙甘草10克。

11月11日八诊：前方效，原方增山萸肉、山药至20克，7剂。

11月23日九诊：因口疮，原方去熟地黄、肉桂，加生地黄、桂枝，7剂。

党参40克，生黄芪30克，生地黄、山萸肉、山药、北柴胡、茯苓、白术、枣仁各20克，桂枝、枳实、远志、白芍、杏仁、厚朴各15克，郁金、炙甘草10克。

11月30日十诊：前方口疮愈，却肠鸣，原方去生地黄，加熟地黄20克，10剂。

12月14日十一诊：前方服后性功能仍不佳。拟大补元煎加味，5剂。

生黄芪、党参各30克，白术20克，山萸肉、山药、熟地黄、杜仲、肉苁蓉各15克，当归、枸杞子、炙甘草、淫羊藿10克。

12月21日十二诊：前方效不佳，脉右浮弦，左关尺沉。拟小柴胡合桂枝茯苓丸，5剂。

北柴胡25克，党参、姜半夏、桂枝、赤芍、牡丹皮、桃仁、茯苓各15克，黄芩、炙甘草、姜、枣各10克。

12月26日十三诊：病已三年，共花费了五六万元，去年即花费了三万元，从未见大效，此次终于见到大效了，原方加生黄芪、川芎、当归，5剂善后。

生黄芪30克，北柴胡25克，党参、姜半夏、桂枝、赤芍、牡丹皮、桃仁、茯苓、川芎、当归各15克，黄芩、炙甘草、姜、枣各10克。

按：我是从“伟哥”研发时的心脏病药，转化为后来的性保健药中得到启发，知道活血化瘀药能改善阴茎的勃起功能。而我曾用小柴胡汤合桂枝茯苓丸治心绞痛有效，故亦用于治性功能障碍，结果，疗效意外地好。

此案三诊前用归脾汤合桂枝加杏子厚朴汤，加山萸肉、山药、熟地黄治疗精液不易液化，腰酸，眠欠安，过敏性鼻炎等病，有一定疗效。四诊时才增加治阴茎举而不坚，坚而不久证，仿《刘渡舟临证验案精选》治性欲淡漠方，用小柴胡汤合枳实芍药汤加郁金等药有一定疗效，十一诊改用大补元煎加肉苁蓉、淫羊藿，却疗效不佳。十二诊用小柴胡汤合桂枝茯苓丸从少阳厥阴合病入手，以小柴胡汤疏理三焦，用桂枝茯苓丸活血化瘀，表里同治，取得显著疗效。心绞痛在左胸属少阳厥阴合病；阴茎与睾丸亦属厥阴病位。心绞痛因有刺痛，用小柴胡汤合桂枝茯苓丸，即有是证，用是方。而阴茎举而不坚，坚而不久证虽属厥阴病，却很难与瘀血划等号，我是得益于电视中讲述“伟哥”研发过程的启发，才知道活血化瘀药可以提高阴茎的勃起功能，而放胆用小柴胡汤合桂枝茯苓丸获效，大概这是悟性所致吧！

八、产前、产后病杂证

1. 怀孕36天胎漏，小腹下坠

孟某某，女，25岁，2010年6月16日初诊。

怀孕36天见红，小腹下坠，脉右濡细，此中气下陷所致。拟补中益气汤合柏叶汤。3剂。

生黄芪30克，党参、白术、侧柏叶各20克，升麻、北柴胡、当归、炙甘草、干姜、艾叶各10克，陈皮6克。

6月18日二诊：前方1剂胎漏减，仍有小腹下坠，且右侧腰酸痛，此肾少阴气虚，原方去侧柏叶，加杜仲，5剂。

生黄芪30克，党参、白术各20克，杜仲15克，升麻、北柴胡、当归、炙甘草、干姜、艾叶各10克，陈皮6克。

6月21日三诊：腰酸痛止，小腹仍下坠，原方去杜仲，加侧柏叶，3剂。

生黄芪、侧柏叶各30克，党参、白术各20克，升麻、北柴胡、当归、炙甘草、干姜、艾叶各10克，陈皮6克。

按：孕妇气虚而致气陷，气不摄血而见胎漏，用补中益气汤升下陷之气，合仲景治吐血的柏叶汤治胎漏亦效。

补中益气汤治胎漏，可合以柏叶汤，亦可加黄芩、荆芥炭、地榆炭，关键是审其便溏与便硬，便溏则应合柏叶汤，便硬则加黄芩、荆芥炭、地榆炭，以此区别体热、体寒之用药。

2. 胎漏，右侧腰胀痛难忍

张某某，女，28岁，2010年3月20日初诊。

怀孕一月胎漏见红，右侧腰胀痛难忍，脉右寸浮大，关尺沉。用苎麻根一握，银项链一条，生黄芪50克，5剂，水煎服。

按：三月后来诊妊娠呕吐时说：前方2剂胎漏止，胀痛减，5剂后痊愈。

此方系《医宗金鉴》银苎酒方去酒加黄芪而成，未想用之疗效尚佳。或问为何去酒加黄芪？答：因右寸脉浮大、关尺沉为气虚，加黄芪以补气也。

3. 胎动腹痛，尚未见红

夏某，女，24岁，2002年10月12日初诊。

胎动腹痛，尚未见红。拟圣愈汤加味。3剂。

生黄芪、生地黄各20克，党参、白芍、当归各15克，川芎、砂仁各6克，杜仲、续断各10克。

10月15日二诊：前方痛减，原方加黄芩，增量5剂。

生黄芪、白芍、生地黄各20克，党参、当归各15克，杜仲、续断、砂仁、黄芩各10克，川芎6克。

按：依《医宗金鉴》妇科治法，用圣愈汤加杜仲、续断、砂仁和血安胎而治，二诊后痛止胎安。此案记录过简，无法评说。不过依我用方经验看，《医宗金鉴》妇科方比《傅青主女科》方实用。只要依书中所述证候用方，一般都有效。

4. 怀孕42天，左腰连左少腹痛，大便结

蔡某某，女，23岁，2010年6月17日初诊。

左腰连左少腹痛（怀孕42天），脉左关大，右寸浮关尺沉。左腰痛，属肾少阴精虚，左少腹痛，左关脉大，属厥阴血虚，右寸脉浮，关尺沉为太阴气虚。拟大补元煎加味。3剂。

生黄芪、党参各30克，白术、熟地黄各20克，山萸肉、山药、杜仲各15克，当归、枸杞子、炙甘草、砂仁各10克。

6月20日二诊：腰腹痛除，因大便日两次，原方增生黄芪至40克，5剂。

按：腰属肾少阴，左腰痛属肾少阴精虚；左少腹痛属肝厥阴病，脉左关大，为血虚；右寸浮，关尺沉属气虚。方名虽叫大补元煎加味，实内含补阳汤去五味子加砂仁，半剂六味地黄汤，且肝肾脉同居左手。方内补阳汤加减补气，熟地黄、当归、枸杞子补血，半剂六味地黄汤补肾精，自然效果明显。此属厥阴少阴太阴合病兼气、血、精虚证。

5. 乳胀，内有肿块，奶水不易吸出

卞某某，女，25岁，2009年11月6日初诊。

乳胀，内有肿块，奶水不易吸出，脉右寸、左关浮大。双乳属厥阴病位，胀而内有肿块，奶水不通，为肝郁气滞。拟四逆散加味。3剂。

生黄芪、王不留行子各30克，枳实、白芍、防己各15克，北柴胡20克，炙甘草10克，穿山甲5克。

11月9日二诊：前方3剂，奶水畅，肿块减，原方续服3剂善后。

按：二乳属厥阴，胀属肝郁气滞，然右乳与太阴有关，故用四逆散加王不留行子、穿山甲治厥阴气郁，加生黄芪、防己通太阴气滞。药虽八味，却共治太阴厥阴合病之肝郁气滞，疗效较显著。

四逆散合芎归汤加王不留行子、瓜蒌实、皂刺、黄芩、姜、枣，可治左乳房肿痛。

6. 突然无乳

张某某，女，37岁，2009年11月1日初诊。

突然无乳四天，脉关尺沉弱。乳为气血所化，突然无乳，为气血虚无疑，关尺脉沉弱亦是气血虚之象。拟圣愈汤加味。5剂。

生黄芪、党参、熟地黄、王不留行子各20克，当归、白芍各15克，川芎、通草、炙甘草各10克。

11月8日二诊：前方4剂才乳下，而且多得吃不完，因腰痛，原方加减5剂。

生黄芪、党参、熟地黄各20克，桂枝、白芍、当归各15克，炙甘草、姜、枣、川芎各10克。

按：乳为气血所化，无乳当为气血虚所致。此类无乳，没有乳房胀痛。若有乳房胀痛，治当别论。补气血后当有乳胀，若无王不留行子、通草以通乳管，很有可能乳已胀，乳汁未通。

7. 产后两月，咳嗽亦两月，痰难咳出

杨某，女，24岁，2009年5月26日初诊。

产后两月，咳嗽亦两月，痰难咳出，脉两寸浮大，试从虚实挟杂治。拟小柴胡汤合清金饮加减。3剂。

北柴胡25克，生石膏20克，姜半夏、杏仁、麦冬、五味子各15克，黄芩、党参、炙甘草、姜、枣、麻黄、桔梗各10克。

5月29日二诊：前方未效，因卧则咳甚，为痰饮实证。拟柴胡桂枝汤合麻杏石甘汤，3剂。

北柴胡25克，生石膏20克，姜半夏、杏仁各15克，黄芩、党参、炙甘草、姜、枣、桂枝、白芍、麻黄各10克。

6月1日三诊：前方效，原方续进3剂。

6月4日四诊：前方诸证大减，原方续进3剂善后。

按：初诊因两寸脉浮大，误以为太阴虚而肺有痰，虚实挟杂，用清金饮合小柴胡汤、生脉散加减无效。二诊时才发现，卧则咳甚是外邪引起痰饮危害之实证，用柴胡桂枝汤合麻杏石甘汤，从少阳太阳阳明合病治，才有疗效。此乃辨证粗疏之过也。

8. 产后引起晚上下肢胀痛、喜捶

王某某，女，42岁，2002年6月8日初诊。

晚上下肢胀痛、喜捶，经期发作较甚，得于产后劳累，脉细，右寸略浮、两尺沉细。晚上病在血，下肢胀痛、喜按为血虚，经期发作较甚，亦经后血虚所致。拟桂枝汤合四物汤一试。3剂。

熟地黄20克，当归、白芍各15克，炙甘草6克，桂枝、川芎、姜、枣各10克。

6月13日二诊：胀痛已除，原方续服3剂善后。

按：晚上痛喜捶属血虚，经期发作甚，亦与血虚有关，故用四物汤补血。桂枝汤为除身痛要方，合于方内，以和营卫，加强此方的去痛作用。

此方加黄芪、党参、茯苓、白术即十全大补汤，可治流产后，倦怠无力，大便干，小腹时痛。

9. 产后两月，恶露不尽且腰肌酸痛

李某某，女，28 岁，2002 年 5 月 20 日初诊。

产后两月，仍有淡红色恶露，且腰肌酸痛。恶露淡红色为气虚，腰部酸痛为少阴精虚。拟补中益气汤合六味地黄汤。3 剂。

生黄芪 30 克，党参、熟地黄各 20 克，白术、炙甘草、茯苓、泽泻、山药、当归各 15 克，升麻、北柴胡、山萸肉、陈皮、牡丹皮各 10 克。

5 月 23 日二诊：腰痛除，恶露减，原方续服 5 剂善后。

按：腰部包括腰椎与腰肌，腰椎治在肾少阴气；腰肌治在肾少阴精。腰肌酸痛，为肾精虚，恶露不净且色淡，太阴气虚所致。此太少二阴气精双虚，故用补中益气汤合六味地黄汤而愈。

本方还可治小产后腰酸、脚跟痛、小腹痛。

第五节　中医皮外科杂病证治

一、过敏性皮炎杂证

1. 身痒从下肢始，眼睑浮肿，眼花

杨某某，男，70 岁，2002 年 1 月 9 日初诊。

身痒从下肢始，眼睑浮肿，眼花，脉左细右浮，苔黄。拟四物消风散。5 剂。

生地黄、当归、白芍各 15 克，川芎、独活、羌活、荆芥、防风、薄荷、白鲜皮、黄柏、茯苓、泽泻、北柴胡各 10 克。

七日后随访，诸证痊愈。

按：此为《医宗金鉴》外科方。身痒为风，眼睑浮肿为湿，脉左细为血虚，右浮为风，证属血虚夹风，湿邪危害。故以四物消风散补血祛风除湿治之而愈。

此方加石膏，可治全身痒疹，细如粟粒，口渴引饮。

此方加山萸肉、山药、熟地黄，可治晚上发粉红色痒疹，以四肢为主，且腰酸。

2. 晚上身痒，大便秘结，乳房胀痛，拒按

沈某某，女，44岁，2011年5月12日初诊。

晚上身痒，大便秘结，乳房胀痛拒按，脉右小，左关大。晚上身痒，大便秘结为血虚，乳房胀痛，为肝郁气滞，属厥阴病。拟加减逍遥散合四物汤、防己黄芪汤加减。7剂。

白芍、生地黄各30克，北柴胡25克，赤芍、枳实、当归、茯苓、白术、生首乌、防己各20克，青皮、生黄芪各30克，川芎、炙甘草各10克，白蒺藜15克。

5月19日二诊：前方稍效，原方加蝉蜕，增量7剂。

白芍、青皮各50克，生地黄、生黄芪、生首乌各30克，北柴胡25克，枳实、赤芍、茯苓、白术、防己、当归、白蒺藜各20克，蝉蜕15克，川芎、炙甘草各10克。

5月31日三诊：诸证大减，原方减青皮至30克，7剂善后。

按：晚上身痒大便结系血虚，乳胀属肝郁气滞，然右乳胀与太阴相关，故以加减逍遥散合四物汤、防己黄芪汤加青皮、生首乌、白蒺藜、蝉蜕治之而愈。加生首乌是为既能止痒，又能治大便秘结。

3. 身痒口干，以夜间为甚，搔后出血

杨某某，女，60岁，2006年7月13日初诊。

身痒，以夜间为甚，搔后出血，口干，脉右浮弦略大，左沉略弦。身痒以夜间为甚，血虚为主，双手弦脉，有少阳病在其中。拟小柴胡汤合《千金要方》之当归饮子加味。7剂。

北柴胡15克，黄芩、天花粉、党参、炙甘草、姜、枣、荆芥、防风、川芎、当归、白芍、生地黄、生黄芪、白蒺藜、制首乌、蝉蜕各10克。

7月30日二诊：前方第1剂全身浮肿，痒斑发至全身，2、3剂后，痒斑减七成，7剂后痒斑全退；十天以后，痒斑又起，效不更方，原方5剂善后。

按：头剂反痒，为有效之佳兆。双脉弦为三焦不畅，身痒在夜为血虚之故。用小柴胡汤合当归饮子加减，疏三焦，补血止痒故效。

小柴胡汤合当归饮子加蝉蜕，可治身痒，左后背红斑如银元大而痒（慢性荨麻疹）。

小柴胡汤合当归饮子去黄芪加薏苡仁，可治两颊色红而痒。

小柴胡汤合当归饮子加蝉蜕、牡丹皮、川黄连，可治手掌红疹奇痒，不能入睡，日轻夜重。

小柴胡汤合当归饮子去川芎，加牡丹皮、蝉蜕，可治身痒，从腰两侧始，蔓延至两腿内侧，日轻夜重。

4. 遇热身痒，身凉则止

童某某，男，51 岁，2001 年 8 月 18 日初诊。

身痒，遇热痒甚，身凉则止，脉右寸濡，此为气虚。拟补中益气汤加味。3 剂。

生黄芪 20 克，党参、白术、当归各 15 克，升麻、北柴胡、炙甘草、陈皮、僵蚕、蝉蜕、防风、生首乌各 10 克。

8 月 21 日二诊：前方服后，身痒减少，原方增生黄芪至 25 克，3 剂。

8 月 24 日三诊：身痒大减，原方续服 3 剂善后。

按：我将身痒分为三大类，痒处发红为血虚，痒处发白为气虚，粉红色身痒为气血虚。而昼夜是身痒的主要区别要点，凡夜痒为血虚，昼痒为气虚，昼夜都痒为气血虚。记得该患者是黄包车夫，天热身痒时，则找一阴凉无人处脱光上衣，用啤酒瓶盖搔痒，必须将痒处搔出血才止痒，而痒处是红色的。我所以用补中益气汤加味治之，是凭其右脉濡、白天痒，虽痒处色红亦应断为气虚，所以按脉辨气血虚实，亦不可一时或缺。

本方还可治粉红色痒斑，昼痒夜停或右手痒疹似粟米，色白，热则痒甚，冷则痒减及白游风（游走性白色痒斑）。

补中益气汤合六味地黄汤去陈皮，加枳实、防风、羌活，可治慢性荨麻疹，发痒、皮肤红，略有细疹。

补中益气汤合当归饮子去陈皮，加枳实、山萸肉、山药、熟地黄，可治慢性荨麻疹，身痒红斑，日轻夜重，大便秘结。

5. 痒疹，晨昏时发作

宗某某，女，41 岁，2009 年 9 月 14 日初诊。

痒疹、晨昏时发作，痒剧，脉弦。早晨发痒为血虚，黄昏发痒为气虚，脉弦为少阳病。拟柴胡八珍汤加味。7 剂。

北柴胡 25 克，茯苓、白术各 20 克，党参、姜半夏各 15 克，黄芩、炙甘草、姜、枣、川芎、当归、白芍、生地黄、羌活、防风、白蒺藜各10克。

9月21日二诊：前方服后，身痒未发，原方续进7剂。

9月29日三诊：前方效，因背痛，原方加桂枝，10剂。

北柴胡25克，茯苓、白术各20克，党参、姜半夏各15克，黄芩、炙甘草、姜、枣、川芎、当归、白芍、生地黄、羌活、防风、白蒺藜、桂枝各10克。

10月12日四诊：前方效，大小腿上仍发一二块痒斑，大小腿为少阴病界，发痒为肾少阴精虚，原方加山萸肉、山药，去生地黄，加熟地黄，10剂。

北柴胡25克，茯苓、白术各20克，党参、姜半夏、山萸肉、山药、熟地黄各15克，黄芩、炙甘草、姜、枣、川芎、当归、白芍、羌活、防风、白蒺藜、桂枝各10克。

按：脉弦为少阳脉，且少阳病主方小柴胡汤有抗过敏作用。晨昏发作，晨痒属血虚，昏痒属气虚，此为气血双虚，故用小柴胡汤合八珍汤，疏通三焦，双补气血而止痒，加羌活、防风、白蒺藜，助主方止痒，加山萸肉、山药合熟地黄补肾精，治下肢痒。

小柴胡汤合十全大补汤加山萸肉、山药、生地黄、羌活、防风、白蒺藜，可治浑身痒，抓后色红，颈椎酸痛，腰两侧晨起痛剧。

柴胡八珍汤加泽泻、枳实、荆芥、防风、桂枝，可治全身痒，日轻夜重，略恶寒。

柴胡八珍汤加山萸肉、山药、生地黄、黄芪、荆芥、防风、白蒺藜、生首乌、蝉蜕，可治从大腿以上身痒，日轻夜重。

柴胡八珍汤加防风、蝉蜕，可治身两侧及四肢痒，斑红，以下半身为甚，子丑寅卯时为剧。

柴胡八珍汤加山萸肉、山药、麻黄、杏仁、连翘，可治腰背及大腿跟部痒，色粉红，大便溏。

柴胡八珍汤加山萸肉、山药、蝉蜕、牡丹皮，可治身痒，淡红色斑，以身两侧及下半身为主，日轻夜重。

6. 口渴，小便黄，汗多不恶寒，身痒

郭某某，男，25岁，1986年9月6日初诊。

患痒疹20余日，曾服中药黄连、黄芩、茵陈之属，而皮疹依旧，又服西药扑尔敏，注射葡萄糖酸钙，稍愈，数日后仍发，又改注射维丁胶性钙，仍痒发如前，舌红、苔黄黑多津，脉濡数。口渴，小便黄，汗多不恶寒，粗看似白虎汤证，实非也。白虎汤证，脉应洪大，苔应黄燥，此乃五苓散证，遂改散为汤：泽泻 18 克，茯苓、猪苓各 12 克，白术 9 克，桂枝 6 克。2 剂。

9 月 8 日二诊：第 1 剂，觉神疲头晕，而小便清，渴稍减，痒疹退。第 2 剂后，脚现痒斑，头晕略减，却畏光，不愿见人。此乃气虚之故，原方加党参，2 剂。

泽泻 18 克，茯苓、猪苓各 12 克，白术、党参各 9 克，桂枝 6 克。

9 月 10 日三诊：服 1 剂后诸证大减，2 剂后十多分钟，身上火热感消失，余证皆愈，仍留有斑痕，原方续服 3 剂善后。

按：此案之主证是口渴、小便黄，即渴而小便不利之谓也。渴而小便不利为五苓散证，其他都是兼证，其中包括身痒，不在用药范围内，而二诊时之畏光，不愿见人，却是气虚之证，须认真对待，故原方加党参补气以治畏光，不愿见人。此证较少见，数日后随访，见诸证愈，斑痕已全退。

7. 身痒，遇冷更剧，手冷即麻痛，下肢冷亦麻痛

金某某，女，58 岁，2007 年 11 月 6 日初诊。

遇冷即身痒，手遇冷即麻痛，下肢冷亦麻痛，略轻，脉寸关濡，两尺沉。遇冷即痒为麻黄桂枝各半汤证；手脚遇冷痛麻为少阴病，类似附子芍药甘草汤证或桂枝加附子汤证。拟《千金要方》小续命汤加减。5 剂。

麻黄、杏仁、桂枝、白芍、炙甘草、防风、黄芩、附子、党参、川芎、姜、枣、白术各 10 克。

11 月 12 日二诊：身痒大减，麻痛亦减，原方加当归，增附子，7 剂。

附子（先煎）20 克，麻黄、杏仁、桂枝、当归、白芍、炙甘草、防风、黄芩、党参、川芎、姜、枣、白术各 10 克。

按：此太阳少阴合病，且虚实挟杂。小续命汤内含麻黄桂枝各半汤、桂枝加附子汤、参附汤，有补散相兼之能，既治太阳又治少阴。我又在方中加入补气之白术，去行气之防已，更增加其补益功效，故初诊即有佳效。二诊更加当归补血止痒，增附子除寒，疗效应该更好，虽未随访，疗效是可以预见的。

8. 手掌痒，色红，热敷后痒减（化学品过敏）

吴某某，女，49 岁，2011 年 4 月 5 日初诊。

手掌痒，色红，热敷后痒减（化学品过敏），脉右寸浮，左关浮。拟麻黄桂枝各半汤合四物汤。5 剂。

麻黄、桂枝、杏仁、炙甘草、白芍、生姜、大枣、川芎、当归、白芍、熟地黄各10克。

4月19日二诊：前方效，原方5剂善后。

按：色红为血虚，左关脉浮为血虚之象，热敷痒减，可视作恶寒喜热。麻黄桂枝各半汤，仲景用作治痒，应是外寒闭塞肌表之病机，故用麻黄桂枝各半汤合四物汤，发汗、散寒、补血，而痒自止。

麻黄桂枝各半汤加薏苡仁，可治冷水过敏，皮肤发痒，遇天冷亦痒。

麻黄桂枝各半汤合玉屏风散，可治寒冷性荨麻疹，遇冷即身痒。

9. 粟疮生于颈部，后背及两腋，红疹触手

曹某，女，5岁，2006年6月22日初诊。

粟疮生于颈部，后背及两腋，红疹触手，舌尖红似杨梅。拟消风散。7剂。

荆芥、防风、当归、生地黄、苦参、苍术、木通、蝉蜕、大胡麻、牛蒡子、知母、生石膏、生草各5克。

6月30日二诊：前方5剂后，痒与红疹减，患处出现似白毛状物，一擦即掉，背部已向愈，颈部仍未痊愈，原方增生地黄至10克，7剂。

7月7日三诊：已基本痊愈，只是下巴下方，略有一小块痒疹未去，原方加赤芍10克，5剂。

生地黄、赤芍、石膏各10克，荆芥，防风、苦参、苍术、当归、蝉蜕、大胡麻、牛蒡子、知母、生草各5克，木通3克。

7月13日四诊：前方效不显，下巴下方仍未愈，舌尖有杨梅粒，原方增当归至8克，木通至5克，5剂。

9月10日来治感冒时告之，病愈。

按：此案依《医宗金鉴》外科方法随证加减而治。服汤后，后背长出白毛状物，属首次发现。不知为何物，尚待探索。

此方还可治面游风（面部色红发痒），还可治食甜、食海鲜脸发痒，大便时溏，或治身体痒疹，抓破出水，日轻夜重。

此方加白芍、生首乌、白疾藜，可治移动性全身痒，口渴，大便结。

10. 结婚化妆时过敏，波及上半身及颈两侧，淡红色痒斑

何某某，女，26岁，2011年3月21日初诊。

上半身及颈两侧、面部淡红色痒斑，左面部似银元大一斑，抓后出水（结婚时化妆品过敏），脉左关略大。拟消风散合小柴胡去姜枣。5剂。

生石膏20克，北柴胡15克，黄芩、党参、姜半夏、炙甘草、荆芥、防风、当归、生地黄、苦参、苍术、通草、蝉蜕、大胡麻、牛蒡子、知母各10克。

3月25日二诊：前方2剂痒大减，现脸已不痒，略退皮，身上仍略痒，原方续服7剂善后。

按：颈两侧属少阳病位，故在消风散中加入能治颈两侧痒之小柴胡汤，使颈痒与上半身痒同时消失。去姜、枣者，恐其热也。

此案与上案证候差不多，皆消风散证。只不过此案由化妆品过敏引发。此案用药12剂，而上案用药24剂，刚好是一倍。区别就在于，上案按《医宗金鉴》方法治，而此案依其病位，加小柴胡汤于其中，疗效自然不相同。此方还可治春夏之交，脸红肿而痒。

11. 身痒以上半身为主，痒前身热，汗出痒减

李某，男，19岁，2010年6月21日初诊。

上半身一热即痒，用冷水擦身即痒止，痒前身热，汗出痒减，脉右弦，左寸浮关尺沉。拟麻黄连翘赤小豆汤合四物汤、四逆散。5剂。

赤小豆、桑白皮（代生梓白皮，下同）各20克，北柴胡25克，枳实、赤芍、生地黄各15克，麻黄、杏仁、炙甘草、连翘、姜、枣、川芎、当归各10克。

7月3日二诊：前方稍效，原方减赤小豆、桑白皮，加茯苓、白术，7剂。

北柴胡25克，枳实、赤芍、生地黄、茯苓、白术各15克，麻黄、杏仁、炙甘草、连翘、姜、枣、川芎、当归、赤小豆、桑白皮各10克。

7月10日三诊：前方效，因胸闷，咽干，有痰，原方增桑白皮、赤小豆、麻黄、杏仁，加生石膏，7剂。

北柴胡25克，生石膏、赤小豆、桑白皮各20克，麻黄、杏仁、枳实、赤芍、生地黄、茯苓、白术各15克，炙甘草、连翘、姜、枣、川芎、当归各10克。

7月17日四诊：痒大减，原方续进7剂善后。

按：汗出痒减，此痒为不能出汗之痒，遇冷水痒止，即此痒非太阳病无汗之痒，而是太阳阳明合病的无汗之痒；脉左寸浮、关尺沉为血虚，脉右弦，无少阳病证，即为厥阴病。故用四逆散合四物汤、麻翘赤小豆汤，治此太阳阳明厥阴合病兼血虚证。是剂合散热祛湿，解郁补血方为一炉，才与病机相合，所以有效。

12. 左脚胫骨处发痒，日轻夜重，痒处高出皮肤

赵某某，男，32岁，2004年4月11日初诊。

左脚胫骨处发痒，约8×8cm大小，痒处高出皮肤，日轻夜重。拟当归饮子加蝉蜕。5剂。

生地黄15克，川芎、当归、白芍、蝉蜕、荆芥、防风、生黄芪、炙甘草、生首乌、白蒺藜各10克。

4月22日二诊：前方服后痒减，患处脱皮，且开始变平，大便亦畅，停药三天后，大便又结而不通，痒复发。拟原方再进10剂善后。

按：左脚痒及日轻夜重之特点，都显示血虚的病机。当归饮子由四物汤与祛风止痒药组成，有补血、祛风、止痒之效，所以用当归饮子而疗效显著；加蝉蜕是为助主方治痒。

此方还可治身痒、斑红（慢性荨麻疹）。

当归饮子加黄柏、苍术，可治身痒日轻夜重，抓破出血，阴囊亦痒。

13. 双小腿下端痒疹，形似痱子，色深红，夏发冬愈

张某某，男，60岁，2012年7月5日初诊。

双小腿下端痒疹，形似痱子，色深红，夏发冬愈，大便干结，脉平。双小腿属少阴病位，色深红，夏发冬愈，为少阴精虚夹热，大便干结为血虚。拟知柏地黄汤合当归芍药散加黄芩。5剂。

生地黄30克，茯苓、泽泻各20克，山萸肉、山药、牡丹皮、白术、赤芍、当归各15克，知母、黄柏、黄芩、川芎各10克。

7月21日二诊：前方服后痒疹退，停药十多天，痒疹又发，且腹胀，原方去黄芩、知母合平胃散，5剂。

生地黄20克，茯苓、白术、泽泻各20克，山萸肉、山药、赤芍、当归各15克，川芎、苍术、黄柏、陈皮、厚朴、牡丹皮各10克。

7月28日三诊：前方不及初诊方。续服初诊方4剂。

7月31日四诊：原发痒疹愈，却在膝下伸侧，新发红疹，原方去川芎，加苦参，4剂。

生地黄30克，茯苓、泽泻各20克，山萸肉、山药、牡丹皮、白术、赤芍、当归各15克，知母、黄柏、黄芩、苦参各10克。

8月4日五诊：新发红疹亦消除，仍有斑痕，且食后腹胀，原方加枳实3剂。

生地黄30克，茯苓、泽泻各20克，山萸肉、山药、牡丹皮、白术、赤芍、当归、枳实各15克，知母、黄柏、黄芩、苦参各10克。

按：双小腿属少阴病位，色深红，似痱子，大便结，此属少阴精虚夹热与厥阴血虚挟湿，故用知柏地黄汤补精泻少阴虚火，当归芍药散加味，补血除血中挟湿，因而有效。

知柏地黄汤合当归芍药散、四逆散，可治小腿下部红色痒疹，大便干结。

六味地黄汤合当归芍药散，加白鲜皮、地肤子，可治下肢痒疹，日轻夜重，色红，遇热更痒。

六味地黄汤合当归饮子去首乌，可治小腹红色痒斑，呈移动性，眠不安，夜尿多。

14. 身痒以两胁与前半身为主

陈某某，女，70 岁，2006 年 8 月 12 日复诊。

前方停药后稍瘥，痒仍以两胁与前半身为主，脉左弦紧。两胁为少阳、厥阴病位，左脉弦紧为血虚有寒。拟《医宗金鉴》之荆防败毒散合四物汤以补血散寒。5 剂。

荆芥、防风、北柴胡、前胡、羌活、独活、枳实、川芎、茯苓、桔梗、当归、白芍、生地黄各 10 克，党参、炙甘草各 5 克。

8 月 17 日再次复诊：前方 2 剂痒大发，3 剂后始减，5 剂后已不痒，原方 7 剂善后。

按：患者身痒从傍晚始，夜为甚，搔后出血，白天痒轻。前几诊曾治以补中益气汤加味、小柴胡汤合当归饮子、消风散三方，皆不甚效。原因在于只知其气血虚，或少阳病合血虚，或血虚有热，未想到血虚夹寒。好在患者配合，屡治效不佳，仍坚持不辍，终于治愈。

此方还可治身痒红斑，遇寒即发。

15. 颈周及两臂痒疹，色红，日轻夜重

许某某，女，40 岁，2012 年 7 月 29 日初诊。

颈周及两臂痒疹，色红，日轻夜重，脉左关略大。颈周与两臂属少阳厥阴病位；色红，日轻夜重，左关脉略大为血虚。拟小柴胡汤合四逆散、四物汤加减。3 剂。

北柴胡、生地黄各 15 克，党参、黄芩、姜半夏、炙甘草、茯苓、白术、牡丹皮、枳实、白芍、当归各 10 克。

8 月 6 日随访：病愈。

按：颈周属少阳病位，两臂，左与厥阴之血相关，右与太阴之气相联，故以小柴胡汤合四逆散、八珍汤去川芎，加牡丹皮，通三焦，补气血，疏肝解郁，治一阳二阴合病而效。

小柴胡汤合四物汤加牡丹皮、白蒺藜、生首乌、蝉蜕，可治颈周、两臂痒疹色红，日轻夜重。

小柴胡汤合四物汤去川芎加牡丹皮、僵蚕、蝉蜕、苍术、黄柏，可治手脚、肘膝弯处发痒，色红，遇热而痒，以右大腿为主。

小柴胡汤合四逆散、四物汤去川芎，加牡丹皮、白蒺藜、生首乌，可治四肢及身体两侧痒疹，色淡红，日轻夜重。

二、湿疹杂证

1. 手掌湿疹发痒，日轻夜重

王某某，女，22 岁，2003 年 5 月 5 日初诊。

手掌湿疹发痒，日轻夜重，右寸左关略大，证属血虚夹湿。拟麻黄连翘赤小豆汤合四物汤加味。3 剂。

薏苡仁、桑白皮（代生梓白皮）、赤小豆各 30 克，麻黄、杏仁、炙甘草、姜、枣、生地黄、当归、白芍、连翘各 10 克，川芎 6 克。

5 月 9 日二诊：痒疹好转大半，因便溏，略畏寒，原方去生姜，加干姜、桂枝，3 剂善后。

薏苡仁、桑白皮、赤小豆各 30 克，麻黄、杏仁、炙甘草、姜、枣、桂枝、生地黄、当归、白芍、连翘各 10 克，川芎 6 克。

按：手掌湿疹发痒，麻黄连翘赤小豆汤加薏苡仁，能去皮肤之湿热而止痒；发痒重在夜为血虚，合四物汤治之；痒大减后，因便溏去生姜加干姜，略恶寒加桂枝以除之。麻翘赤小豆汤原用于治疗黄疸湿热，现移用治皮肤湿热痒疹亦效。

此方加茯苓、白术，可治左手掌湿疹，略有小水泡而痒。

麻翘赤小豆汤合四物汤、麻黄加术汤加薏苡仁，可治两小腿大块湿疹，冬重夏轻，抓破出水。

麻翘赤小豆合四物汤加苍术、茯苓、薏苡仁，可治手指间湿疹，有小水泡而痒，脱皮，略胃痛。

麻翘赤小豆汤合四物汤、平胃散，可治肛门周围湿疹，略痒痛。

麻翘赤小豆汤合四物汤去连翘，加茯苓、白术、陈皮、薏苡仁，可治手指间湿疹发痒。

2. 双手外侧，日晒后痒，有水疱，耳垂特痒

顾某某，女，46 岁，2006 年 6 月 19 日初诊。

双手外侧日晒后发红而痒，有小水疱，耳垂特别痒，脉略沉。双手外侧与耳垂为少阳病位，小水疱为湿疹。拟小柴胡汤合麻黄连翘赤小豆汤加减。7 剂。

北柴胡 25 克，桑白皮、赤小豆、生地黄各 20 克，党参、赤芍、天花粉各 15 克，黄芩、炙甘草、姜、枣、麻黄、杏仁、连翘、牡丹皮、生首乌各 10 克。

6 月 27 日二诊：前方 3 剂后，痒、红俱减，大便仍结，原方增生地黄、生首乌，加白芍，7 剂。

生地黄 30 克，北柴胡 25 克，桑白皮、赤小豆各 20 克，党参、赤芍、天花粉、生首乌、白芍各 15 克，黄芩、炙甘草、姜、枣、麻黄、杏仁、连翘、牡丹皮各 10 克。

7 月 8 日三诊：四五年前发纽扣风（注：即发于上衣第一纽扣处痒疹），一年后，红疹转移至两小臂，以左手为甚，脉左关大略实，此病夏重冬无，应当从痼疾治一试。拟消风散，7 剂。

生地黄、生石膏各 20 克，荆芥、防风、当归、苦参、苍术、木通、蝉蜕、大胡麻、牛蒡、知母、生草各 10 克。

7 月 17 日四诊：前方效，疹退右手快于左手，仍口渴，原方增生石膏至 30 克，知母至 15 克，7 剂。

7 月 28 日五诊：其他都在好转，唯左手仍有桃子大一块皮厚未愈，原方续服 7 剂。

8 月 5 日患者来治咳嗽时告之：痒疹愈。

按：初诊、二诊方虽有效，然而治钮扣风，消风散是首选方。因为此痒从纽扣风发展而来，可知此痒的病根是纽扣风，应当从病根治，所以三诊即用消风散治之，果然五诊后痊愈。

消风散可治手掌红疹，指间有小水泡而痒。

消风散合麻翘赤小豆汤、四物汤，可治红斑发痒，抓破出血，略含滋水、口渴。

3. 脚前掌湿疹，脱皮，大趾为甚

刘某某，男，50 岁，2007 年 4 月 25 日初诊。

脚前掌湿疹，脱皮，大趾为甚，脉平，证属寒湿危害。拟《医宗金鉴》之荆防败毒散合《和剂局方》之平胃散。5剂。

荆芥、防风、羌活、独活、前胡、北柴胡、桔梗、茯苓、枳实、川芎、党参、炙甘草、陈皮、苍术、厚朴各10克。前二煎内服，第三煎泡脚。

4月28日二诊：三年夙疾3剂见效，连服带泡，水疱已除，仍有裂口，原方加熟地黄，续进5剂善后。

荆芥、防风、羌活、独活、前胡、北柴胡、桔梗、茯苓、枳实、川芎、党参、炙甘草、陈皮、苍术、厚朴、熟地黄各10克。

按：湿疹一般是太阴虚而湿邪危害。方用平胃散燥湿健脾，荆防败毒散祛风散湿止痒而愈。荆防败毒散原治外感风寒，今移用治寒湿危害亦效。

荆防败毒散去荆芥、防风，加黄芩、姜半夏，可治头发根湿疮，疮发即掉头发，疮愈能长回头发。

4. 面部湿疹发痒，抓破有水，且感染好皮肤

刘某某，女，73岁，2002年11月7日初诊。

面部湿疹发痒，抓破有水，且感染好皮肤，脉数、两寸浮，此为湿热之邪作怪。拟麻黄连翘赤小豆汤加减。3剂。

桑白皮、赤小豆、薏苡仁各30克，麻黄、杏仁、生草、连翘、牡丹皮、蝉蜕各10克。

11月10日二诊：前证好转，原方再进5剂善后。

按：此方内含治风湿的麻杏苡甘汤，与治表皮湿热的麻翘赤小豆汤，共治表皮湿疹；因脉数为有热，而去姜、枣加牡丹皮清之，加蝉蜕为增加止痒功效。

麻翘赤小豆汤合四逆散加黄芩、焦栀，可治阴茎龟头沟湿疹发痒。

5. 颈周、前额、耳后、双手背湿疹，出水而痒

徐某，女，15岁，2010年3月26日初诊。

颈周、前额、耳后、双手背红色湿疹，出水而痒，病已八年，脉右濡。拟升麻消毒饮去红花、当归，加北柴胡、黄芩、姜半夏、苍术。5剂。

北柴胡15克，赤芍、银花、连翘、白芷、羌活、防风、牛蒡子、炙甘草、焦栀、升麻、桔梗、黄芩、姜半夏、苍术各10克。

3月31日二诊：前方无效。拟麻黄连翘赤小豆汤合四物汤加薏苡仁，5剂。

薏苡仁40克，桑白皮、赤小豆各20克，麻黄、杏仁、炙甘草、枣、姜、连翘、川芎、当归、赤芍、生地黄各10克。

4月7日三诊：前方未效，因左脉实。拟小柴胡汤合当归芍药散加味，5剂。

北柴胡25克，白芍30克，薏苡仁40克，茯苓、苍术、泽泻各20克，枳实、牡丹皮各15克，黄芩、党参、姜半夏、炙甘草、姜、枣、川芎、当归各10克。

4月12日四诊：证已好大半，原方续进10剂。

4月22日五诊：因大便干而不畅，原方增白芍至40克，7剂。

4月27日六诊：颈痒有白屑，耳后出水，原方加苦参，增当归、川芎，5剂。

北柴胡25克，白芍、薏苡仁各40克，茯苓、苍术、泽泻、当归各20克，枳实、牡丹皮、苦参、川芎各15克，黄芩、党参、姜半夏、炙甘草、姜、枣各10克。

5月3日七诊：前方大效，仍略痒，原方增党参至15克，去苦参，5剂。

5月8日八诊：前方效，因腹痛，大便略溏，原方减薏苡仁至25克，6剂。

5月14日九诊：前方效，原方续服7剂。

5月22日十诊：八年痼疾，大部分痊愈，仅头两侧疤痕未退尽，原方续服6剂。

5月28日十一诊：前方效，因左小臂痒，原方加苦参，增白芍、当归、薏苡仁、川芎、牡丹皮，5剂。

北柴胡25克，白芍50克，薏苡仁、当归各30克，牡丹皮、川芎、茯苓、苍术、泽泻各20克，枳实、党参各15克，黄芩、姜半夏、炙甘草、姜、枣、苦参各10克。

6月3日十二诊：前方反大便结而臂痒，原方去苦参，加生地黄，5剂。

北柴胡25克，白芍50克，生地黄、薏苡仁、当归各30克，牡丹皮、川芎、茯苓、苍术、泽泻各20克，枳实、党参各15克，黄芩、姜半夏、炙甘草、姜、枣各10克。

6月8日十三诊：诸证减，却大便溏，原方减白芍至30克，增北柴胡至30克，5剂。

6月13日十四诊：前方效，因大便溏，原方减白芍至20克，6剂。

6月19日十五诊：前方效，因大便溏，原方减当归、生地黄至20克，5剂。

6月24日十六诊、7月1日十七诊、7月8日十八诊、7月15日十九诊：便溏止，原方各续服7剂。

7月21日二十诊：因趾间痒而多屑，原方去生地黄，加熟地黄，7剂。

北柴胡、薏苡仁各30克，熟地黄、白芍、牡丹皮、川芎、茯苓、苍术、泽泻、当归各20克，枳实、党参各15克，黄芩、姜半夏、炙甘草、姜、枣各10克。

7月28日二十一诊：前方效，原方增当归、熟地黄至25克，7剂。

8月4日二十二诊：前方效不佳，原方减当归、熟地黄，加丹参，7剂。

北柴胡、薏苡仁各30克，熟地黄、白芍、牡丹皮、川芎、茯苓、苍术、泽泻、当归各20克，枳实、党参、丹参各15克，黄芩、姜半夏、炙甘草、姜、枣各10克。

8月11日二十三诊：服前方有痛经，且脚趾缝抓破出水，原方增薏苡仁至40克，丹参至20克，7剂。

8月19日二十四诊：前方痒减，原方续进7剂。

8月28日二十五诊：因左脚趾痒剧，抓破出血水，原方去丹参，加山萸肉、山药，减牡丹皮，7剂。

薏苡仁40克，北柴胡各30克，熟地黄、白芍、川芎、茯苓、苍术、泽泻、当归各20克，牡丹皮、枳实、党参、山萸肉、山药各15克，黄芩、姜半夏、炙甘草、姜、枣各10克。

9月3日二十六诊：前方效不佳，拟补中益气汤合六味地黄汤加半夏，5剂。

生黄芪30克，党参、茯苓、白术、当归、熟地黄各20克，山萸肉、山药各15克，牡丹皮、泽泻、升麻、北柴胡、炙甘草、陈皮、姜半夏各10克。

9月9日二十七诊：脚趾痒、出水均减，因大便不畅，原方去熟地黄，加生地黄，5剂。

生黄芪30克，党参、茯苓、白术、当归、生地黄各20克，山萸肉、山药各15克，牡丹皮、泽泻、升麻、北柴胡、炙甘草、陈皮、姜半夏各10克。

9月14日二十八诊：仍痒而有水，原方增生黄芪至40克，党参、茯苓、白术至25克，陈皮、姜半夏、泽泻至15克，5剂。

9月19日二十九诊：痒、水俱减，因多汗背酸，原方增生黄芪至60克，5剂。

9月27日三十诊：因感冒停药数天，痒又起，且头两侧晕，大便干，原方增北柴胡、当归、生地黄至20克，5剂。

10月3日三十一诊：前方痒减，因便溏，原方减当归、生地黄至15克，5剂。

10月7日三十二诊：便溏除，原方续进5剂。

10月14日三十三诊：因尿黄，原方增泽泻至25克，5剂。

10月18日三十四诊：脚趾间，湿疹已无，原方续进5剂善后。

按：患者从8岁开始，先患脚趾间湿疹，治疗无效后，湿疹逐渐向上移动，从小腿移向双手小臂，再从小臂移向颈部一周，又从颈部一周扩展至双耳后及眉间。最严重是颈部一周，每日痒而渗水，致使每日衣领湿而更衣。连续医治八年未见效。我初诊、二诊用治湿疹的两个方子无效后，才从病界分析其病机：患者除颈部一周外，其余部位都在身体两侧，属少阳、厥阴、太阴病界，故三诊始用小柴胡汤合当归芍药散，去白术，加苍术、枳实、薏苡仁，共治二阴一阳合病，收到显效。其中因大便干结，重用了补血药。此方表面上看是少阳病与厥阴病的合方，实际内含治太阴病的四君子汤。十一诊时，痒疹退回小臂。二十诊时，病已收缩至发源地，出现脚趾间多屑而痒。在原方加减，疗效不佳的情况下，二十六诊改用补中益气汤合六味地黄汤，从太阴少阴合病论治，历时七个月，才将此痼疾治愈。

小柴胡汤合当归芍药散，加生地黄、枳实、荆芥、防风、桂枝，可治全身痒，日轻夜重，略恶寒，抓破也不出水。

小柴胡汤合当归芍药散，加薏苡仁、苦参、枳实，可治身体两侧湿疹而痒，以右大腿为剧，大片淡红色痒斑，抓后出水。

小柴胡汤合当归芍药散去白术，加苍术、黄芪、枳实，可治右脚湿疹，有小水疱，且脱皮而痒。

6. 阴茎根部水疱，红肿、痛痒，左阴囊红肿坠痛（生殖器疱疹）

裴某某，男，35 岁，2008 年 3 月 21 日初诊。

左侧阴囊红肿，阴茎根部小水疱样湿疹，红痒且痛，常愈后又溃烂，溃烂后自愈，反复发作，脉右略滑。阴囊、阴茎皆属厥阴病位，红肿为郁结生热，湿疹为血中夹湿。拟四逆散合当归芍药散、《丹溪心法》之二妙散化汤。5 剂。

茯苓、泽泻各 20 克，北柴胡、枳实、赤芍各 15 克，白术、苍术、黄柏、川芎、当归、炙甘草各 10 克。

3 月 27 日二诊：服药前溃烂后才愈，服药后未溃即愈，阴囊红肿除，原方 5 剂善后。

按：左侧阴囊及阴茎属厥阴病位，红肿为肝气郁结生热，湿疹痛痒，为血中挟湿。以四逆散解厥阴之郁，当归芍药散合二妙丸祛血中之湿热，故疗效明显。

7. 阴部、小腹部、右小臂湿疹而痒

马某某，男，40 岁，2009 年 6 月 23 日初诊。

阴部、小腹部、右小臂湿疹而痒，脉右细，左反关，此为湿疹。拟升麻消毒饮加苍术。5 剂。

当归、白芍、银花、连翘、焦栀、羌活、防风、牛蒡子、炙甘草、白芷、升麻、红花、桔梗、苍术各10克。

6月28日二诊：诸证大减，疮面缩小，已不甚痒，原方续进7剂善后。

按：升麻消毒饮是《医宗金鉴》治黄水疮之效方。我移治湿疹、湿癣同样有效。由此可见，在继承前人方药的基础上，若能举一反三，会收到意想不到的效果。

此方也可治左手虎口处湿疹。

升麻消毒饮去红花、当归，加苍术，可治脸上红疹发痒，手上水疱亦痒，且留斑痕，病已十多年。

升麻消毒饮去红花、当归，加川黄连、苍术，可治上半身至头顶，湿疹发痒，抓破出血水。

升麻消毒饮，可治黄水疮（水痘），以上半身为主，未破则痒，已溃则痛。

升麻消毒饮去当归、红花，可治水痘发于面部，约有水疱十多颗。

8. 腕关节酸痛，劳累后下半身发热，阴痒带黄，手脚湿疹而痒

尹某某，女，27岁，2009年6月17日初诊。

腕关节酸痛，劳累后下半身发热，阴痒、带多时色黄，脉右细关尺沉。劳累后下半身发热，为太阴气虚，阴痒，带多时色黄，病在厥阴。拟补中益气汤合当归芍药散加减。5剂。

生黄芪、白芍各30克，党参、茯苓、白术、泽泻各20克，当归、枳实、川芎、桂枝、升麻、北柴胡、炙甘草、姜、枣各10克。

6月23日二诊：诸证减，因手发湿疹而痒，此水湿危害，原方加苍术、薏苡仁，5剂。

薏苡仁40克，生黄芪、白芍各30克，党参、茯苓、白术、泽泻各20克，当归、枳实、川芎、桂枝、升麻、北柴胡、炙甘草、姜、枣、苍术各10克。

7月4日三诊：手湿疹愈，脚仍有湿疹，原方加姜半夏，5剂。

薏苡仁40克，生黄芪、白芍各30克，党参、茯苓、白术、泽泻各20克，姜半夏15克，当归、枳实、川芎、桂枝、升麻、北柴胡、炙甘草、姜、枣、苍术各10克。

7月14日四诊：前方效，因泛酸及右脚湿癣未愈，此少阴气虚，原方加附子，5剂。

薏苡仁40克，生黄芪、白芍各30克，党参、茯苓、白术、泽泻各20克，姜半夏15克，当归、枳实、川芎、桂枝、升麻、北柴胡、炙甘草、姜、枣、苍术、附子各10克。

7月20日五诊：脚癣大减，因便溏，原方减白芍至20克，5剂。

7月31日随访：诸证愈。

按：腕关节酸痛属太阳少阴合病；劳累后，下半身发热属太阴气虚；阴痒、带黄属厥阴肝郁气滞；手脚湿疹属太阴虚，湿邪危害。是剂实由补中益气汤、六君子汤、附子汤、当归芍药散、四逆散，桂枝汤加薏苡仁、苍术组成，其中以补中益气汤合六君子汤治太阴气虚，湿邪危害；当归芍药散合四逆散治厥阴肝郁气滞、血中夹湿，附子汤合桂枝汤，治太阳少阴合病之肾气虚腕关节酸痛。是剂合六方，共治三阴一阳合病。

补中益气汤合四物汤加茯苓、半夏，可治右手鱼际湿疹，红而痒。

三、带状疱疹杂证

1. 右侧胸胁带状疱疹，胀痛，口渴

章某某，男，35岁，1993年8月7日初诊。

右侧胸胁带状疱疹，水疱大如綠豆、色粉红、胀痛，口渴，脉左弦大，右寸浮大。拟丹溪翁之胃苓汤加减。3剂。

苍术、白术各9克，猪苓、茯苓、北柴胡、银花各12克，泽泻15克，厚朴、陈皮、焦栀、黄芩、牡丹皮各9克，生草6克。

8月11日二诊：前方效，原方增黄芩、焦栀至12克，3剂。

9月12日随访：前方6剂即愈。

按：此带状疱疹湿重于热，水疱较大，呈粉红色，仅胀痛，无刺痛，且右胸胁属太阴、少阳病位，脾虚自然湿重，故以胃苓汤为主方除湿，加柴胡、银花、黄芩、牡丹皮、栀子清少阳之热而效。若水疱较大，呈白色，不甚痛，则仅胃苓汤即可，不须用清热药。

2. 左腰连左胯带状疱疹，疼痛难眠

冯某某，女，63岁，2006年10月17日初诊。

左腰连左胯带状疱疹，疼痛难眠，日轻夜重，脉寸浮关尺沉。左腰、左胯属少阳、厥阴病位，疼痛难眠，日轻夜重为血虚。拟小柴胡汤合四物汤加减。7剂。

北柴胡25克，生地黄30克，天花粉、赤芍、白芍、当归各15克，黄芩、

党参、炙甘草、姜、枣、川芎各10克。

10月26日二诊：半夜后痛剧，略痒，大便仍未畅。半夜后属丑时，肝经活跃时，此痛为血虚肝郁夹湿之故。原方去姜、枣加香附、牡丹皮、茯苓、白术、枳实，7剂。

北柴胡25克，生地黄30克，天花粉、赤芍、白芍、当归、枳实各15克，黄芩、党参、炙甘草、川芎、香附、牡丹皮、茯苓、白术各10克。

11月4日三诊：痛痒大减，却倦怠无力，此太阴气虚，原方增党参、茯苓、白术至15克，7剂善后。

按：身之左侧，属少阳、厥阴病界，亦血行之通道，是方用小柴胡汤去姜、枣合四物汤、四逆散加牡丹皮、香附，共治少阳厥阴合病兼血虚之带状疱疹；加茯苓、白术者，使方内含四君子汤，治其倦怠无力，太阴气虚夹湿之并病，故疗效明显。

二诊方去川芎加青皮，可治右肩颈，前胸带状疱疹，色红而刺痛。

柴胡桂枝汤加泽泻、猪苓，可治左髋关节疼痛，欲发带状疱疹。

小柴胡汤合四物汤，可治左腰带状疱疹，疼痛日轻夜重、口渴。

小柴胡汤去半夏，加天花粉、茜草、牡丹皮、川黄连、生石膏，可治左肩颈带状疱疹，表皮愈后，遗留肌肉疼痛发热，痛如针刺，大便结。

3. 左肩臂连腋下带状疱疹，痛如针刺，喜摸，日轻夜重

张某某，男，69岁，2009年4月5日初诊。

左肩臂连腋下带状疱疹已半月，痛如针刺，喜摸，日轻夜重，脉左关大。身左为少阳、厥阴病界，痛如针刺为瘀血，喜摸，日轻夜重为血虚，拟小柴胡汤合四物汤、桂枝茯苓丸。5剂。

北柴胡25克，茯苓、姜半夏、当归、生地黄各15克，黄芩、党参、炙甘草、桂枝、赤芍、白芍、川芎、牡丹皮、桃仁各10克。

4月10日二诊：大部分疱疹已结痂，仅腋窝下仍略有数颗，痛已大减，原方7剂善后。

按：左肩臂腋下，属少阳、厥阴病位，刺痛为血瘀，日轻夜重为血虚。用小柴胡汤合桂枝茯苓丸，表里同治少阳及厥阴病位中之瘀血；四物汤补血虚，故效佳。

小柴胡汤合桂枝茯苓丸、当归芍药散加黄芪，可治头右侧带状疱疹，痛如针刺，喜按。

小柴胡汤合桂枝茯苓丸、四物汤，可治带状疱疹后遗症，右胸刺痛，日轻夜重。

4. 脐以下左半身带状疱疹，水疱如绿豆大，遇热痛剧

陶某某，男，28岁，2006年8月2日初诊。

脐以下左半身带状疱疹，水疱如绿豆大，遇热痛剧，脉右浮弦，左沉弦。左半身属厥阴病位，遇热痛剧，为厥阴湿热，水疱如绿豆为水湿重。拟龙胆泻肝汤合五苓散加减。7剂。

焦栀、黄芩、茯苓、白术、猪苓、车前子、枳实、青皮各15克，北柴胡、生地黄、泽泻各20克，龙胆草、当归、木通、生草各10克。

8月9日二诊：前方4剂痛减，疱瘪，现已结痂，表面不痛，里面痛，脉右弦左濡小，原方加减，7剂善后。

生地黄20克，焦栀、黄芩、北柴胡、枳实、赤芍各15克，龙胆草、当归、生草、木通、泽泻、车前子、苍术、黄柏各10克。

按：脐以下左侧，属厥阴病位。遇热痛剧，为内含湿热，龙胆泻肝汤加味泻厥阴血中之湿热而去痛，五苓散去性温之桂枝以利湿而除水疱。一诊已病去大半，二诊时去茯苓、白术、青皮合二妙散、枳芍汤，扫余邪而去痛。

龙胆泻胆汤合四物汤、五苓散，去桂枝，加枳实、青皮，可治右胁连背带状疱疹，有绿豆状水疱，色红而胀痛，日轻夜重。

5. 左臂连左胁痛而拒按（带状疱疹后遗症）

钱某某，男，63岁，2009年10月14日初诊。

带状疱疹后遗症，左臂连左胁痛、拒按，脉左弦、右浮弦。左臂、左胁痛，拒按为少阳厥阴合病，瘀血作怪。拟小柴胡汤合桂枝茯苓丸、芎归汤加白术。5剂。

北柴胡25克，姜半夏、茯苓、白术各15克，黄芩、党参、炙甘草、姜、枣、桂枝、赤芍、川芎、当归、桃仁、牡丹皮各10克。

10月21日二诊：痛大减，原方续服7剂善后。

按：身之左侧，属少阳、厥阴病界，痛而拒按为有瘀血，用小柴胡汤疏理三焦治少阳，以桂枝茯苓丸合芎归汤活血化瘀治厥阴，方与病机相合，故疗效明显。加白术者，合方内党参、茯苓、炙甘草以护胃气也。

现在有许多治带状疱疹的家传秘方，都是外用药，所以表皮治好后，常留下肌肉疼痛的病根，数年不愈。希望各位医者，不忘中医治病求本的原则，勿光图表面的愈合，而是要从根本上解除病患。

6. 右腿带状疱疹后遗症，小腿沉重，阵发性刺痛，略渴

刘某某，女，56 岁，2009 年 12 月 26 日初诊。

右腿带状疱疹愈后遗留小腿沉重，阵发性刺痛，口略渴。小腿沉重为湿邪作怪，阵发性刺痛属瘀血危害，此太阴厥阴合病。拟胃苓汤合桂枝茯苓丸。5 剂。

泽泻 20 克，茯苓、白术、猪苓各 15 克，桂枝、赤芍、桃仁、牡丹皮、炙甘草、陈皮、苍术、厚朴各 10 克。

2010 年 1 月 5 日二诊：前方稍效，原方增量 7 剂。

泽泻 25 克，茯苓、白术各 20 克，猪苓、桂枝、赤芍、桃仁、牡丹皮、陈皮、苍术、厚朴各 15 克，炙甘草 10 克。

1 月 13 日三诊：前方效，已无不适，原方续进 5 剂善后。

按：小腿沉重属湿邪危害，治在太阴，阵发性刺痛，瘀血为灾，治在厥阴。胃苓汤，丹溪翁所创，为除湿治太阴的要方，桂枝茯苓丸是化瘀治厥阴的猛药。合二方之力，共治太阴厥阴合病。

7. 带状疱疹表皮将愈，却疼痛，日轻夜重，左侧腰酸

金某某，男，52 岁，2013 年 4 月 8 日初诊。

左胁连后背痛，少腹与腰髋部大面积带状疱疹，表面已结痂，却疼痛，日轻夜重，腰左侧酸，脉左关沉细。左胁、左少腹属厥阴病位，腰髋部属少阴病位；左胁、左少腹疼痛属血虚夹瘀，腰酸属肾精虚。拟四逆散、芎归汤、六味地黄汤。5 剂。

生地黄 20 克，山萸肉、山药、牡丹皮、北柴胡各 15 克，枳实、赤芍、川芎、当归、茯苓、泽泻、炙甘草各 10 克。

4 月 14 日二诊：前方痛减，腹股沟处仍有刺痛，此瘀血作祟，原方增量，加桃仁 7 剂。

生地黄 20 克，北柴胡、枳实、赤芍、牡丹皮、桃仁、川芎、当归、山萸肉、山药各 15 克，茯苓、泽泻、炙甘草各 10 克。

4 月 22 日三诊：前方痛减，因头略晕，原方增柴胡至 20 克，7 剂。

4 月 29 日四诊：痛大减，已能按，仍时有刺痛，少腹部有一肿块，但不痛，原方加青皮，7 剂。

北柴胡、生地黄、青皮各 20 克，枳实、赤芍、牡丹皮、桃仁、川芎、当归、山萸肉、山药各 15 克，茯苓、泽泻、炙甘草各 10 克。

5 月 6 日五诊：仍略有刺痛，站立时间长，左少腹酸胀，此瘀血未尽，原方去青皮，加桂枝，增山萸肉、山药，3 剂。

北柴胡、生地黄、山萸肉、山药各 20 克，桂枝、枳实、赤芍、牡丹皮、桃仁、川芎、当归各 15 克，茯苓、泽泻、炙甘草各 10 克。

5 月 10 日六诊：前方刺痛减，原方续服 5 剂。

5 月 13 日七诊：前方效，因大便溏，原方去生地黄，加熟地黄 20 克，7 剂。

5 月 20 日八诊：因大便溏而频，原方去桃仁、牡丹皮，减熟地黄，4 剂。

北柴胡、山萸肉、山药各 20 克，桂枝、枳实、赤芍、川芎、当归、熟地黄各 15 克，茯苓、泽泻、炙甘草各 10 克。

按：此案相当于带状疱疹后遗症。其部位由左胁连后背，即厥阴病位，左少腹连腰髋，即少阴病位，故以六味地黄汤补肾精治少阴，四逆散行气解郁合四物汤补血治厥阴；因刺痛加桃仁、桂枝，合方内赤芍、牡丹皮、茯苓，为桂枝茯苓丸，活血化瘀治痛。因肿块加青皮，助四逆散行气解郁以治肿块，因便溏去生地黄，加熟地黄，随证加减而愈。

四、疑难皮肤病

1. 过敏性紫癜

李某某，男，18 岁，2011 年 5 月 1 日初诊。

双脚点状过敏性紫癜，脉浮小。双脚属少阴病界，脉小且浮为气血虚，紫癜即皮肤上有点状紫斑，为瘀血在表。拟补中益气汤合桂枝汤加山萸肉、山药、熟地黄。7 剂。

生黄芪、党参各 30 克，白术 20 克，当归、桂枝、白芍、山萸肉、山药、熟地黄各 15 克，升麻、北柴胡、陈皮、炙甘草、姜、枣各 10 克。

5 月 14 日二诊：基本痊愈，剩脚踝一小块仍有，原方续服 7 剂善后。

按：脉浮小，属气血虚，病发于双脚，病在肾少阴精虚。皮色紫为血虚夹瘀，病在厥阴。用补中益气汤补气，半剂六味地黄汤补肾精治少阴，以桂枝汤活血和营卫，合当归、熟地黄补血治厥阴而紫癜自除。

2. 药物性皮炎

李某某，女，44 岁，2011 年 6 月 3 日初诊。

因半身麻木两年，三月前服大活络丸，一月前，左大腿大面积紫色，膝内侧上约 15×15cm 圆型红斑，小腿外侧至踝，大面积淡紫色，尿频少，晚上热胀难眠，脉小沉。左腿为少阴、厥阴病位，紫色为瘀血，热胀为血虚夹热。拟六味地黄汤合当归芍药散加黄芩、川黄连，5 剂。

生地黄 30 克，茯苓、白术、泽泻各 20 克，山萸肉、山药、赤芍、川芎、当归各 15 克，牡丹皮、黄芩各 10 克，川黄连 6 克。

6 月 17 日二诊：诸证大减，晚上略痛而无力，左手亦无力，热胀除，脉小濡，原方去黄芩、川黄连，增当归，5 剂。

生地黄 30 克，茯苓、白术、泽泻、当归各 20 克，山萸肉、山药、赤芍、川芎各 15 克，牡丹皮 10 克。

6 月 27 日三诊：前方效，因服药时恶心，小腿仍略热，原方加姜半夏、陈皮，增牡丹皮，5 剂。

生地黄 30 克，茯苓、白术、泽泻、当归各 20 克，山萸肉、山药、赤芍、川芎、姜半夏、牡丹皮各 15 克，陈皮 10 克。

7 月 10 日四诊：腰酸减，左肩胛仍痛而拒按。拟小柴胡汤合六味地黄汤、桂枝茯苓丸加减，5 剂。

生地黄 30 克，北柴胡 25 克，茯苓、白术、泽泻、当归、山萸肉、山药各 20 克，桃仁、党参、桂枝、赤芍、川芎、姜半夏、牡丹皮各 15 克，黄芩、炙甘草、陈皮 10 克。

7 月 17 日五诊：诸证愈，停药数天，痛又起，原方续进 5 剂。

7 月 26 日六诊：前方效，原方续进 5 剂善后。

按：此案为服大活络丸后的毒副反映，半身麻木常因气、血虚所致。大活络丸是有名的祛风活血药，对风寒或瘀血引起的麻木可能有效，对血虚、精虚的麻木可能要起反作用。我 10 多年前，曾治过一例因血虚而服祛风止痛药，致全身发红发痒，用西药抗过敏无效的病人，后用补血药治愈。上案三诊后，紫红斑已除，四诊至六诊是在巩固疗效的基础上，原方中合入小柴胡汤去姜枣和桂枝茯苓丸，治疗左肩胛痛。

3. 全身玫瑰糠疹

齐某某，女，44 岁，2008 年 9 月 2 日初诊。

发玫瑰糠疹于全身，不痒，脉濡大。拟柴胡八珍汤合六味地黄汤。5 剂。

北柴胡 25 克，生地黄 20 克，茯苓、白术、山萸肉、山药各 15 克，泽泻、牡丹皮、川芎、当归、赤芍、黄芩、党参、姜半夏、炙甘草各 10 克。

9 月 7 日二诊：前方未效，拟银翘散去豆豉加生地黄、牡丹皮、石膏，5 剂。

生石膏 15 克，银花、连翘、生草、薄荷、桔梗、牛蒡子、荆芥、竹叶、牡丹皮、生地黄各 10 克。

9 月 12 日三诊：玫瑰糠疹大减，只在天热时发，平时已不发，原方增牡丹皮、生地黄至 15 克，5 剂善后。

按：患者初诊方无效，二诊改方后，嫌处方药价低，不想要，经说服后才勉强将药买了去，结果，却疗效极好。这是一种畸形心态，认为只有贵的药才能治好病，不知道药是不分贵贱的，只分对证不对证。对证的方药，再便宜也是好方药。不对证，再贵的也是孬方药。此案初诊时，以为病在全身三阴病界，用柴胡八珍汤合六味地黄汤，从太阴、少阴、厥阴三阴合病治，结果无效。二诊时意识到红斑为血热所致，用银翘散去发表之豆豉，加生地黄、牡丹皮凉血，石膏清热而效。

4. 两腋下玫瑰糠疹

薛某，女，25 岁，2009 年 5 月 3 日初诊。

两腋下玫瑰糠疹，脉右细左濡大。两腋属少阳、厥阴病界，色红为血虚夹热。拟小柴胡汤合四物汤加味。5 剂。

北柴胡 25 克，姜半夏、生地黄各 15 克，黄芩、党参、炙甘草、姜、枣、川芎、当归、白芍、牡丹皮、茜草各 10 克。

5 月 10 日二诊：糠疹大部分消失，小部分颜色变淡，未发现新疹出现，因左脉仍大，原方去川芎，增量 7 剂善后。

北柴胡 25 克，黄芩、姜半夏、生地黄、赤芍、当归、牡丹皮、茜草各 15 克，党参、炙甘草、姜、枣各 10 克。

按：两腋下属少阳、厥阴病界，左脉大属血热，用小柴胡汤合四物汤加牡丹皮、茜草，疏理少阳，补血凉血，治少阳厥阴合病，故疗效明显。

小柴胡汤合四君子汤、白虎汤加赤芍、牡丹皮、生地黄、连翘、黄柏、银花，可治身两侧，深红色玫瑰糠疹而口渴者。

5. 系统性硬皮病

邹某某，女，36 岁，2009 年 6 月 2 日初诊。

系统性硬皮病，肩颈痛连后背，指尖冷痛，颈下如鸡皮，脸上无皱纹，脉濡。拟小柴胡汤去黄芩，合当归四逆汤加生黄芪。7剂。

生黄芪40克，北柴胡25克，党参、当归各20克，姜半夏、桂枝、白芍各15克，炙甘草、姜、枣、通草、细辛各10克。

7月3日二诊：前方稍效，仿邓铁涛教授治法，原方加熟地黄、山萸肉、山药、茯苓，20剂。

生黄芪40克，北柴胡25克，熟地黄、党参、当归各20克，山萸肉、山药、姜半夏、桂枝、白芍各15克，茯苓、炙甘草、姜、枣、通草、细辛各10克。

10月2日三诊：托来人要前方20剂，因天寒，原方加肉桂10克。

2010年1月23日四诊：身痛与硬皮病皆好转，原方增量，再进40剂。

生黄芪40克，党参、熟地黄各30克，北柴胡25克，当归、山萸肉、山药、桂枝、白芍、肉桂各20克，姜半夏15克，黄芩、炙甘草、姜、枣、通草、细辛各10克。

按：系统性硬皮病，亦属疑难杂证之一。我据其肩颈痛连后背，指尖冷痛，断其为少阳太阳少阴厥阴合病，用小柴胡汤合当归四逆汤加黄芪，初诊即有效。二诊时采用邓铁涛教授的硬皮病治法，加入山萸肉、山药、熟地黄、茯苓。三诊时因天寒加了一味肉桂。服药47剂，身痛与硬皮病都已好转。四诊时原方加重药量续进40剂。虽不敢言治愈，离治愈也八九不离十了。

6. 关节型、系统性红斑狼疮

陈某某，女，39岁，2010年4月7日初诊。

系统性红斑狼疮，由类风湿性关节炎引起，脱发，倦怠无力，服激素后食量大增，脉左关尺濡。拟桂枝加黄芪汤合大补元煎去枸杞子。5剂。

当归、生黄芪各30克，党参、熟地黄各20克，山萸肉、山药、杜仲各15克，桂枝、白芍、炙甘草、姜、枣各10克。

4月12日二诊：前方效，西药减，因指关节略痛，原方增桂枝、白芍各15克，10剂。

4月22日三诊：指关节痛除，因手无力，脸上色斑多，原方增生黄芪至40克，10剂。

5月3日四诊：前方大便略溏，拟减桂枝、白芍，增党参，7剂。

生黄芪40克，党参、当归各30克，熟地黄各20克，山萸肉、山药、杜仲各15克，桂枝、白芍、炙甘草、姜、枣各10克。

5月17日五诊：前方效，原方续进7剂。

5月24日六诊：前方效，停药两天即头晕，原方续进7剂。

6月21日七诊：因乳房胀，原方加北柴胡、枳实，10剂。

生黄芪40克，党参、当归各30克，熟地黄20克，北柴胡、山萸肉、山药、杜仲各15克，桂枝、白芍、炙甘草、姜、枣、枳实各10克。

7月9日八诊：乳房已不胀，因眠不安，原方去柴胡、枳实，10剂。

7月30日九诊：前方效，原方续进10剂。

8月11日十诊：因血压偏低，原方增党参至40克，10剂。

8月23日十一诊：血压仍偏低且颈痛，原方增桂枝、白芍，加白参，7剂。

党参、生黄芪各40克，当归30克，熟地黄20克，桂枝、白芍、山萸肉、山药、杜仲各15克，白参、炙甘草、姜、枣各10克。(白参另炖兑服)

9月6日十二诊：前方无不适，原方续进10剂。

9月24日十三诊：前二天大便溏，且纳少，原方去白参，加茯苓、白术，减当归，10剂。

生黄芪、党参各40克，茯苓、白术、当归、熟地黄各20克，山萸肉、山药、杜仲、桂枝、白芍各15克，炙甘草、姜、枣各10克。

10月7日十四诊：前方大便饮食都正常，原方续服10剂。

10月17日十五诊：因经期腹痛便溏，原方去生姜，加干姜，10剂。

生黄芪、党参各40克，茯苓、白术、当归、熟地黄各20克，山萸肉、山药、杜仲、桂枝、白芍各15克，炙甘草、干姜、枣各10克。

10月27日十六诊：前方无不适，原方续服10剂。

11月11日十七诊：前额略晕，原方增生黄芪至50克，10剂。

12月2日十八诊、12月20日十九诊、12月20日二十诊：前方效，原方各续服10剂。

2011年1月26日二十一诊：鼻塞、咳嗽、口渴、头痛、脉右寸关弦，外感引起三阳合病。拟小柴胡合大青龙汤，7剂。

北柴胡25克，生石膏30克，姜半夏、杏仁各15克，黄芩、党参、炙甘草、姜、枣、麻黄各10克，桂枝6克。

另外专治红斑狼疮方7剂。当归、生黄芪各30克，党参、熟地黄各20克，山萸肉、山药、杜仲各15克，桂枝、白芍、炙甘草、姜、枣各10克。

3月12日二十二诊：前方（治红斑狼疮方）续服10剂。

当归、生黄芪各30克，党参、熟地黄各20克，山萸肉、山药、杜仲各15克，桂枝、白芍、炙甘草、姜、枣各10克。

4月29日二十三诊：前方续服10剂。

5月19日二十四诊：因咳嗽，原方加杏仁、厚朴，7剂。

当归、生黄芪各30克，党参、熟地黄各20克，山萸肉、山药、杜仲、杏仁各15克，桂枝、白芍、炙甘草、姜、枣、厚朴各10克。

5月28日二十五诊：前方效，仍略咳，原方增厚朴至15克，10剂。

6月18日二十六诊：咳除，原方去杏仁、厚朴10剂。

7月2日二十七诊～二十八诊：前方效，原方各续服10剂。

8月31日二十九诊：晚上易醒，原方加枣仁，10剂善后。

当归、生黄芪各30克，党参、熟地黄各20克，山萸肉、山药、杜仲、炒枣仁各15克，桂枝、白芍、炙甘草、姜、枣各10克。

按：患者断断续续服药一年零五个月，中间逐渐减少和停服所有西药，9月停服中药后观察至年底亦无不适。统观全方无非是按太阳、少阴合病兼气血虚治，用桂枝汤合大补元煎加黄芪以补气、补血、补肾精、肾气而已。因此类医案少，故还谈不上什么经验。此案的治疗方法，得益于《赵锡武医案经验》的启发。

7. 鱼鳞病

彭某某，男，23岁，2007年4月26日初诊。

鱼鳞病或称干脚气，古时称肌肤甲错，近代称干脚气，以下肢皮肤粗糙为特征，多由血虚燥热引起。拟四物汤加味。7剂。

当归、生地黄、川牛膝各15克，川芎、白芍、黄柏、木瓜各10克。

5月3日二诊：前方略效，因大便日两次，原方去生地黄，加熟地黄，10剂。

当归、熟地黄、川牛膝各15克，川芎、白芍、黄柏、木瓜各10克。

5月15日三诊：前方效，原方增量10剂。

熟地黄、当归各20克，川牛膝15克，川芎、白芍、黄柏、木瓜各10克。

5月25日四诊：原方增熟地黄至25克，10剂。

6月6日五诊：下肢鱼鳞状皮肤已退去，原方再进10剂。

6月18日六诊：小腿已不见鱼鳞病，大腿内侧，上臂外侧仍有，原方去黄柏，加北柴胡、桔梗，10剂。

熟地黄25克，当归20克，川牛膝15克，川芎、白芍、木瓜、北柴胡、桔梗各10克。

8 月 12 日随访：左臂鱼鳞病亦除。

按：四物汤加川牛膝、黄柏、木瓜是《中医临证备要》治干脚气方。我仿其意而用之，效果良好。六诊时小腿鱼鳞病已愈，而大腿内侧，上臂外侧仍有，我以两臂属少阳病界，故加柴胡；因病在上半身，故加舟楫之剂桔梗，载药上行而使病除。

8. 皴裂

姜某某，女，47 岁，2009 年 10 月 11 日初诊。

药物性手足皮肤皲裂干燥，脉右寸浮关尺沉，左关大。拟生血润肤饮（《东医宝鉴》方）。5 剂。

天冬、麦冬、生地黄、熟地黄各 20 克，生黄芪 30 克，黄芩、升麻、桃仁、红花、五味子、瓜蒌各 10 克。

10 月 19 日二诊：燥裂大减，因倦怠大便结，此为气虚，原方加党参，增量 10 剂。

天冬、麦冬、生地黄、熟地黄、生黄芪各 30 克，党参 20 克，黄芩、升麻、桃仁、红花、五味子、瓜蒌各 10 克。

按：《东医宝鉴》此方构思巧妙，疗效明显，另开一润肤治燥法门。此类病，患者一般都用外治法，很少知道找中医内科治，故医案较少，亦无经验可炎，此案仅供参考。

五、神经性皮炎杂证

1. 面部、颈及肘内两侧，对称性湿癣

康某某，女，20 岁，2006 年 8 月 31 日初诊。

面、颈、手肘内两侧，对称性湿癣（神经性皮炎），脉左关大。拟升麻消毒饮。5 剂。

赤芍 15 克，当归、银花、连翘、焦栀、羌活、防风、牛蒡子、炙甘草、白芷、升麻、红花、桔梗各 10 克。（嘱：禁食羊肉）

9 月 5 日二诊：红斑已退白，痒大减，原方增羌活、防风至 12 克以除大便溏，7 剂。

9 月 12 日三诊：皮癣反增剧，可能犯面上禁当归、红花之戒，原方去当归、红花，加苍术、川黄连，减赤芍，5 剂。

羌活、防风各12克，银花、连翘、焦栀、牛蒡子、炙甘草、白芷、升麻、苍术、桔梗、赤芍各10克，川黄连5克。

9月19日四诊：前方2剂后，皮癣始减，5剂服完，脸部及肘内侧皆愈，仅颈两侧仍残留两块癣，原方5剂善后。

按：《医宗金鉴》只载此方可治黄水疮。我则认为，黄水疮是水湿之邪危害，湿性皮癣，亦水湿之邪危害，既然二病之病机相同，二方即可通用。我使用此方治湿性皮癣（西医将对称性湿性皮癣也诊断为神经性皮炎）疗效可靠。此方对面上黄水疮，有禁用当归、红花之戒，须遵守，否则无效。此方也可治水痘。

升麻消毒饮去当归、红花，可治脸、两颊湿性皮癣，形似地图，周边水泡脓头，中心皮肤似正常。

此方加茯苓、苍术，可治手背湿性皮癣。

此方加苍术，可治股癣（大腿跟部地图状湿癣）。

2. 颈两侧神经性皮炎

沈某某，男，17岁，2011年4月30日初诊。

颈两侧神经性皮炎，右侧最大约10×5cm，且有过敏性鼻炎，吃饭时流清涕，脉右濡，先治过敏性鼻炎。拟柴胡桂枝汤加杏仁、厚朴、黄芪。5剂。

生黄芪40克，北柴胡25克，党参20克，姜半夏、桂枝、白芍各15克，黄芩、炙甘草、姜、枣、杏仁、厚朴各10克。

5月9日二诊：癣处仍痒，原方加当归、熟地黄、蝉蜕，10剂。

生黄芪40克，北柴胡25克，党参20克，姜半夏、桂枝、白芍、当归、熟地黄、杏仁、厚朴各15克，黄芩、炙甘草、姜、枣、蝉蜕各10克。

5月19日三诊：癣痒、鼻涕虽减，鼻仍略痒，原方加防风，10剂。

生黄芪40克，北柴胡25克，党参20克，姜半夏、桂枝、白芍、当归、熟地黄、杏仁、厚朴各15克，黄芩、炙甘草、姜、枣、蝉蜕、防风各10克。

5月28日四诊：肩颈处皮炎大减，食辛辣仍有涕，原方续服10剂善后。

按：颈两侧属少阳病位，左兼血虚，右兼气虚，鼻出清涕，是过敏性鼻炎的证候，属太阳病，桂枝加厚朴杏子汤证。右脉濡属气虚之象，皮炎处痒属血虚夹风。是方含柴胡桂枝汤加杏仁、厚朴，治过敏性鼻炎之多喷嚏与流清涕，加当归、熟地黄、蝉蜕、防风、生黄芪合方内党参补气血，祛风止痒，治少阳太阳合病兼气血虚之皮炎。

柴胡八珍汤加山萸肉、山药、杜仲、肉桂、干姜、大枣、黄芪，可治手指尖、大拇指连鱼际及脚窝外神经性皮炎，且腹受寒即下痢。

3. 全身性神经性皮炎

朱某某，女，44岁，2009年1月11日初诊。

银屑病（干癣），以手脚为主，病已14年，脉沉。拟小柴胡汤合当归饮子、桂枝茯苓丸化汤。7剂。

北柴胡、当归、生地黄各15克，黄芩、党参、姜半夏、炙甘草、赤芍、川芎、荆芥、防风、生黄芪、桂枝、牡丹皮、桃仁、茯苓、白蒺藜、生首乌各10克。

3月1日二诊：癣变薄，痒减，大便仍两日一行，此为血虚，原方增赤芍、生地黄至40克，7剂。

3月16日三诊：大便日一次偏少，经来身痒，仍血虚所致，因祛风药伤血，原方去荆芥、防风、生首乌，加白芍、制首乌，7剂。

赤芍、生地黄各40克，北柴胡、当归、白芍、制首乌各15克，黄芩、党参、姜半夏、炙甘草、川芎、生黄芪、桂枝、牡丹皮、桃仁、茯苓、白蒺藜各10克。

3月23日四诊：十多年的银屑病，开始好转，然大便仍不畅，血仍虚，原方加熟地黄，减生地黄，增川芎，7剂。

赤芍40克，熟地黄、生地黄各30克，北柴胡、当归、白芍、制首乌、川芎各15克，黄芩、党参、姜半夏、炙甘草、生黄芪、桂枝、牡丹皮、桃仁、茯苓、白蒺藜各10克。

3月31日五诊：前方好转缓慢，原方增生地黄、牡丹皮，去姜半夏，加天花粉，7剂。

赤芍、生地黄各40克，熟地黄30克，北柴胡、当归、白芍、制首乌、川芎、牡丹皮各15克，黄芩、党参、天花粉、炙甘草、生黄芪、桂枝、桃仁、茯苓、白蒺藜各10克。

4月7日六诊：前方效，原方增生地黄至60克、生黄芪至20克，7剂。

4月14日七诊：前方仍略痒，且右脉细，此气虚，原方增生黄芪至30克，7剂。

4月22日八诊：干癣处已不痒，原方去首乌、白蒺藜，7剂。

生地黄60克，赤芍40克，熟地黄、生黄芪各30克，北柴胡、当归、白芍、川芎、牡丹皮各15克，黄芩、党参、天花粉、炙甘草、桂枝、茯苓、桃仁各10克。

4月30日九诊：癣处略痒，原方减生地黄，加制首乌，7剂。

生地黄50克，赤芍40克，熟地黄、生黄芪各30克，北柴胡、当归、白芍、川芎、牡丹皮各15克，制首乌、黄芩、党参、天花粉、炙甘草、桂枝、茯苓、桃仁各10克。

5月6日十诊：前方痒减，原方续服7剂。

5月13日十一诊：因冬重夏轻，此少阴虚，原方去白芍、天花粉，加山萸肉、山药，减生地黄，增熟地黄，7剂。

熟地黄50克，生地黄、赤芍各40克，生黄芪30克，北柴胡、当归、川芎、牡丹皮、山萸肉、山药各15克，制首乌、黄芩、党参、炙甘草、桂枝、茯苓、桃仁各10克。

5月21日十二诊：前方痒减，原方去黄芩、增熟地黄至60克，生黄芪至40克，川芎20克，7剂。

5月30日十三诊：因右脉细，原方增党参至30克，7剂。

6月6日十四诊：前方突发身痒，红癣增加，血虚不宜过度补气，原方减党参至15克，7剂。

6月13日十五诊：前方稍效，因左手背又发，原方加茜草，7剂。

熟地黄60克，生地黄、赤芍、生黄芪各40克，川芎20克，北柴胡、当归、牡丹皮、山萸肉、山药、党参、茜草各15克，制首乌、黄芩、炙甘草、桂枝、茯苓、桃仁各10克。

6月21日十六诊：前方效不显，原方去茜草，加杜仲治右腰痛，7剂。

熟地黄60克，生地黄、赤芍、生黄芪各40克，川芎20克，北柴胡、当归、牡丹皮、山萸肉、山药、党参、杜仲各15克，制首乌、黄芩、炙甘草、桂枝、茯苓、桃仁各10克。

6月27日十七诊：左手背红斑，搔后出水，原方加荆芥、防风、白蒺藜、苦参、苍术，7剂。

熟地黄60克，生地黄、赤芍、生黄芪各40克，川芎20克，北柴胡、当归、牡丹皮、山萸肉、山药、党参、杜仲各15克，荆芥、防风、白蒺藜、苦参、苍术、制首乌、黄芩、炙甘草、桂枝、茯苓、桃仁各10克。

7月4日十八诊：前方效不佳，原方去荆芥、防风、白蒺藜、苦参、苍术、生地黄，增当归，7剂。

当归、熟地黄各50克，生黄芪40克，川芎、党参、山萸肉、山药各20克，北柴胡、牡丹皮、杜仲各15克，桂枝、赤芍、桃仁、炙甘草、茯苓、制首乌、黄芩各10克。

7月13日十九诊：前方效不佳，左手背红斑痒，搔破有水，证如湿癣，拟麻黄连翘赤小豆汤合四物汤，加薏苡仁，3剂。

薏苡仁40克，当归、生地黄、赤小豆、桑白皮各20克，白芍15克，川芎、麻黄、杏仁、炙甘草、姜、枣、连翘各10克。

7月16日二十诊：前方未效，拟《医宗金鉴》之消风散，5剂。

当归、生地黄各40克，生石膏20克，荆芥、防风、苦参、苍术、木通、蝉蜕、大胡麻、牛蒡子、知母、炙甘草各15克。

7月26日二十一诊：脸红，手背痒减退，原方减当归、生地黄至30克，增石膏至30克，7剂。

8月2日二十二诊：面仍红，从阳明内热治，原方减生地黄、当归至15克，增生石膏至40克，7剂。

8月10日二十三诊：前方稍效，因口渴甚，仍有内热，原方增石膏，加党参、山药，减木通，7剂。

生石膏50克，党参、山药、当归、生地黄、荆芥、防风、苦参、苍术、蝉蜕、大胡麻、牛蒡子、知母、炙甘草各15克，木通10克。

8月22日二十四诊：前方效不佳。拟小柴胡汤合当归饮子加山萸肉、山药、知母、石膏，5剂。

熟地黄20克，山萸肉、山药、北柴胡、当归各15克，生石膏20克，黄芩、党参、姜半夏、炙甘草、荆芥、防风、川芎、白芍、生黄芪、知母、白蒺藜、生首乌各10克。

8月29日二十五诊：因左脸较红，此为血热，原方去山萸肉、山药，加赤芍、牡丹皮，7剂。

熟地黄20克，北柴胡、当归各15克，生石膏20克，黄芩、党参、姜半夏、炙甘草、荆芥、防风、川芎、白芍、生黄芪、知母、白蒺藜、生首乌、赤芍、牡丹皮各10克。

9月11日二十六诊：仍痒，原方去荆芥、防风、知母、石膏，加桂枝、麻黄、杏仁，7剂。

熟地黄20克，北柴胡、当归各15克，黄芩、党参、姜半夏、炙甘草、川芎、白芍、生黄芪、白蒺藜、生首乌、赤芍、牡丹皮、桂枝、麻黄、杏仁各10克。

9月18日二十七诊：前方效不佳，原方加减7剂。

生地黄20克，山萸肉、山药、北柴胡、当归、生黄芪、白蒺藜、生首乌各15克，黄芩、党参、姜半夏、炙甘草、川芎、牡丹皮、茜草、蝉蜕各10克。

9月24日二十八诊：因倦怠，手心热，此乃气、血虚，原方增当归、党参至20克，牡丹皮、茜草至15克，7剂。

10月2日二十九诊：唇干大便少，此津血虚，原方减党参，去姜半夏，加玄参、赤芍，7剂。

生地黄、当归各20克，山萸肉、山药、北柴胡、生黄芪、白蒺藜、生首乌、牡丹皮、茜草、党参、玄参、赤芍各15克，黄芩、炙甘草、川芎、蝉蜕各10克。

10月9日三十诊：因嘴仍干，大便不畅，仍津血虚，原方增玄参、生地黄至30克，7剂。

10月17日三十一诊：前方效，腿上皮癣减，唇仍干裂，此肺太阴津虚，原方加麦冬，减玄参，7剂。

生地黄30克，麦冬、当归、玄参各20克，山萸肉、山药、北柴胡、生黄芪、白蒺藜、生首乌、牡丹皮、茜草、党参、赤芍各15克，黄芩、炙甘草、川芎、蝉蜕各10克。

10月23日三十二诊：唇裂未减，且下利，此补津太过，宜从血治，原方去玄参、麦冬，增当归、蝉蜕，7剂。

生地黄、当归各30克，山萸肉、山药、北柴胡、生黄芪、白蒺藜、生首乌、牡丹皮、茜草、党参、赤芍、蝉蜕各15克，黄芩、炙甘草、川芎各10克。

10月30日三十三诊、11月6日三十四诊、11月13日三十五诊、11月20日三十六诊：前方效，原方各续服7剂。

11月27日三十七诊：前方效，因小腿胀，此肾少阴精虚，原方增山萸肉、山药至20克，10剂。

12月7日三十八诊、12月15日三十九诊、12月23日四十诊：前方各续服10剂。

2010年1月10日四十一诊：干癣消去大部分，现有的少数癣呈淡红色，原方续服10剂。

1月28日四十二诊~四十三诊：前方见效，原方先后续服计30剂。

4月6日四十四诊：前方效不甚佳，原方去生地黄、川芎，加熟地黄，10剂。

熟地黄、当归各30克，山萸肉、山药各20克，北柴胡、生黄芪、白蒺藜、生首乌、牡丹皮、茜草、党参、赤芍、蝉蜕各15克，黄芩、炙甘草各10克。

4月17日四十五诊：前方效，原方加丹参，10剂。

熟地黄、当归各30克，山萸肉、山药各20克，北柴胡、生黄芪、白蒺藜、生首乌、牡丹皮、茜草、党参、赤芍、蝉蜕、丹参各15克，黄芩、炙甘草各10克。

4月27日四十六诊：前方效，原方续进10剂。

5月9日四十七诊：手臂发红点而痒，原方加姜半夏，增柴胡，6剂。

熟地黄、当归各30克，山萸肉、山药、北柴胡各20克，姜半夏、生黄芪、白蒺藜、制首乌、牡丹皮、茜草、党参、赤芍、蝉蜕、丹参各15克，黄芩、炙甘草各10克。

5月15日四十八诊：前方痒减，原方续进10剂。

5月24日四十九诊：因大便日三四次，右颊现红点，此脾太阴虚，原方去白蒺藜、首乌，加茯苓、白术7剂。

熟地黄、当归各30克，山萸肉、山药、北柴胡各20克，姜半夏、生黄芪、牡丹皮、茜草、党参、赤芍、蝉蜕、丹参、茯苓、白术各15克，黄芩、炙甘草各10克。

6月8日五十诊、6月20日五十一诊：前方效，原方各续服10剂。

6月30日五十二诊：因左手背仍时有水搔出，又出现湿癣证，原方增量10剂。

熟地黄、当归各30克，北柴胡、茯苓各25克，山萸肉、山药、白术、丹参各20克，党参、姜半夏、生黄芪、牡丹皮、茜草、赤芍、黄芩、蝉蜕各15克，炙甘草各10克。

7月10日五十三诊：因经期超前十天，此活血太过所致，原方去茜草，加陈皮，增生黄芪、党参，5剂。

熟地黄、当归各30克，北柴胡、茯苓各25克，党参、山萸肉、山药、白术、丹参、生黄芪各20克，姜半夏、牡丹皮、赤芍、黄芩、蝉蜕各15克，陈皮、炙甘草各10克。

7月17日五十四诊：前方效不佳，根据患者要求，用徐某治湿疹方5剂。

薏苡仁、北柴胡各30克，川芎、当归、生地黄、茯苓、白术、泽泻各20克，党参、姜半夏、牡丹皮、枳实各15克，黄芩、炙甘草、姜、枣各10克。

7月23日五十五诊：前方效，原方续进10剂。

按：患者身上有两种皮肤病。一种是银屑病，表面白色，搔去白屑后现红色，高出皮肤，发在全身，以四肢为主。方用小柴胡汤合四物汤、桂枝茯苓丸加减。另一种是湿疹，常出现在左手背和脸上，搔后出水，表面呈红色，亦高出皮肤，方用《金鉴》消风散加减。两种皮肤病交替出现，一般是银屑病好转即出现湿疹，如十七诊至五十二诊时。五十四诊经患者提议用治徐某湿疹方，即小柴胡汤合当归芍药散加减，补血除湿同用而效，历时一年半，才治愈此混合型皮肤病。其中还走了不少弯路，好在患者配合，否则后果难料。

小柴胡汤合当归饮子、桂枝茯苓丸，可治游走性神经性皮炎。

小柴胡汤合当归饮子、桂枝茯苓丸去荆芥、防风、生姜、红枣，加山萸肉、山药，可治头与小腿部银屑病。

小柴胡汤合四物汤，可治颈两侧神经性皮炎。

六、寻常疣、传染性软疣、扁平疣、尖锐湿疣杂证

1. 右手食指、中指相对侧生传染性软疣

卢某某，男，41 岁，2009 年 6 月 16 日初诊。

数年前，右手食指与中指相对侧面，皮肤厚，类似寻常疣，最初发于食指内侧，渐长至 2.5×2cm，后传染至中指靠近食指侧面，不痛不痒，挖掉粗皮即出血，下无根蒂，数日后复发如初，即剪不掉也烂不掉，用药烂时能肿痛，过后又复发如初，并不停地漫延。我翻遍有关古医书，未见有此疾的记载。后从五版《中医外科学》中看到，这叫传染性软疣。因其类似寻常疣。拟用《和剂局方》之逍遥散合麻杏苡甘汤加楮实子、党参。7 剂。

薏苡仁 30 克，杏仁、北柴胡、茯苓、白术各 15 克，麻黄、当归、白芍、薄荷、生姜、炙甘草、楮实子、党参各 10 克。

6 月 13 日二诊：前方服后，大便略溏，原方加桂枝，7 剂。

薏苡仁 30 克，桂枝、杏仁、北柴胡、茯苓、白术各 15 克，麻黄、当归、白芍、薄荷、生姜、炙甘草、楮实子、党参各 10 克。

6 月 20 日三诊：前方效，中指粗皮略变薄，因仍便溏，原方加附子，7 剂。

薏苡仁 30 克，桂枝、杏仁、北柴胡、茯苓、白术各 15 克，麻黄、当归、白芍、薄荷、姜、炙甘草、楮实子、党参、附子各 10 克。

按：三诊方连服三个月，粗皮从变薄至缩小，最后消失。回访二年，未见复发。组成此方得益于《名医类案》中，薛己用加味逍遥散加川黄连，治妇人手上生疣五六枚。因我所诊治的病人体无内热，故用逍遥散合能祛风湿之麻杏苡甘汤加味治之而效。我治愈此类病约十余例，从未遇过体热者，却多遇体寒，须加干姜、附子者。或问："为何会合麻杏苡甘汤治之?"答："因我曾用逍遥散合麻

杏苡甘汤加味，治愈过寻常疣。而此疣与寻常疣病机类似，所以用逍遥散合麻杏苡甘汤加味治之。”

2. 掌跖疣，生于手指脚趾间，约十五六颗左右

陆某某，男，47 岁，2009 年 11 月 1 日初诊。

掌跖疣，生于手指脚趾间，约十五六颗左右，脉右浮。拟加减逍遥散合麻杏苡甘汤加味。5 剂。

薏苡仁 40 克，北柴胡、茯苓、白术、楮实子各 15 克，枳实、白芍、当归、姜、麻黄、杏仁、炙甘草各 10 克。

11 月 7 日二诊：前方无不适，原方续服 7 剂。

11 月 13 日三诊：前方稍效，原方增麻黄、杏仁至 15 克，5 剂。

11 月 18 日四诊：前方服后，小疣开始萎缩，原方续服 5 剂。

11 月 23 日五诊：前方效慢，原方加党参，增量 5 剂。

薏苡仁 50 克，茯苓、白术各 20 克，党参、北柴胡、枳实、当归、白芍、麻黄、杏仁、楮实子各 15 克，炙甘草、姜各 10 克。

11 月 29 日六诊、12 月 3 日七诊、12 月 8 日八诊：前方稍效，原方各续进 5 剂。

12 月 13 日九诊：疣开始变薄，易出血，原方续服 5 剂。

12 月 18 日十诊、12 月 23 日十一诊、12 月 28 日十二诊：原方各续进 5 剂。

2010 年 1 月 2 日十三诊：右手稍效，左手效不佳，原方加桂枝、川芎，5 剂。

薏苡仁 50 克，茯苓、白术各 20 克，党参、北柴胡、枳实、当归、白芍、麻黄、杏仁、楮实子、桂枝、川芎各 15 克，炙甘草、姜各 10 克。

1 月 7 日十四诊：脚疣曾痒痛，原方续服 5 剂。

1 月 12 日十五诊：前方效不佳，原方加附子，5 剂。

薏苡仁 50 克，茯苓、白术各 20 克，党参、北柴胡、枳实、当归、白芍、麻黄、杏仁、楮实子、桂枝、川芎各 15 克，炙甘草、姜各 10 克，附子 6 克。

1 月 17 日十六诊：来电要前方 5 剂。

1 月 22 日十七诊：好转明显，脚底疣大面积变薄，右手基本愈，原方增附子至 10 克，5 剂。

1 月 27 日十八诊～二十诊：前方见效，原方各续进 10 剂。

3 月 3 日二十一诊：因近期效不甚佳，原方增附子至 15 克，5 剂。

3 月 8 日二十二诊：前方效，原方续进 5 剂。

3 月 13 日二十三诊：前方效不佳，原方增薏苡仁、茯苓、白术、附子，加威灵仙，5剂。

薏苡仁60克，茯苓、白术各25克，附子（先煎）20克，党参、北柴胡、枳实、当归、白芍、麻黄、杏仁、楮实子、桂枝、川芎、威灵仙各15克，炙甘草、姜各10克。

3月18日二十四诊：前方效，原方增附子（先煎）至25克，5剂。

3月24日二十五诊、二十六诊：先后来电要前方各5剂。

按：二十六诊后，患者停药时，手掌手指间寻常疣已消失，脚底脚趾间只消失了几个。因接连服药五个月疗效不明显，已厌倦了，遂停药。眼见痊愈在即，又不好意思劝其续服，只得作罢。可是半年后患者特地来跟说我："停药半年后，脚上的疣渐渐地全部消失了，料想不到，停药后，还有药效在起作用。"我说："不独此病，其他痛麻之类的病，也有这种情况，这正是中药的神奇处。"

加减逍遥散加党参、楮实子合麻杏苡甘汤，可治右胸五六颗寻常疣。

加减逍遥散合麻杏苡甘汤，加楮实子、威灵仙、桂枝、党参，可治注射干扰素无法消除之寻常疣。

逍遥散合麻杏苡甘汤，加楮实子，可治右手中指、无名指，寻常疣十多颗，略痒。

3. 左手食指寻常疣二十多颗

陈某，男，24岁，2007年9月5日初诊。

左手食指寻常疣20多颗，粒小。拟加减逍遥散合麻杏苡甘汤加味。7剂。

薏苡仁40克，茯苓、白术各20克，党参、楮实子各15克，北柴胡、麻黄、杏仁、炙甘草、当归、赤芍、薄荷各10克。

9月13日二诊：疣稍退，原方续服10剂。

9月24日三诊：疣变薄软，原方续服10剂。

10月6日四诊：疣已有痛感，原方续服10剂。

10月17日五诊：原来有二十五颗疣左右，现在只剩十多颗，无形中消失了十多颗，原方续进10剂。

按：五诊后未再复诊，估计已经痊愈。我从薏苡仁可治扁平疣的药效中悟出，用小柴胡汤合麻杏苡甘汤加减，治不同部位的扁平疣。后又从薛己用逍遥散加味治寻常疣中悟出，用逍遥散合麻杏苡甘汤加减，治寻常疣和传染性软疣，而且疗效明显。看来举一反三是学医和学一切技术所必需的能力。

4. 两眼靠鼻梁处，类似扁平疣，各有十多颗

周某某，女，21岁，2008年8月25日初诊。

两眼靠鼻梁处，类似扁平疣，各有十多颗，脉右寸弦。拟加减逍遥散合麻杏苡甘汤加味。7剂。

党参、茯苓、白术、当归、白芍、北柴胡、杏仁、楮实子各15克，薏苡仁40克，枳实、麻黄、炙甘草、姜各10克。

9月8日二诊：中脘略胀，原方加厚朴，7剂。

党参、茯苓、白术、当归、白芍、北柴胡、杏仁、楮实子各15克，薏苡仁40克，枳实、麻黄、炙甘草、姜、厚朴各10克。

9月15日三诊：腹胀除，原方续服7剂。

9月22日四诊：疣处略痒，原方增薏苡仁至50克，7剂。

9月30日五诊：前方续服14剂。

10月15日六诊：疣始变平，却略发数颗，原方加黄芩、姜半夏，7剂。

党参、茯苓、白术、当归、白芍、北柴胡、杏仁、楮实各15克，薏苡仁50克，枳实、麻黄、炙甘草、姜、厚朴、黄芩、姜半夏各10克。

10月27日七诊：前方变化不大，原方去枳实、厚朴，加桂枝，7剂。

党参、茯苓、白术、当归、白芍、北柴胡、杏仁、楮实子、桂枝各15克，薏苡仁50克，麻黄、炙甘草、姜、黄芩、姜半夏各10克。

11月5日八诊：前方去黄芩，增茯苓、白术7剂。

茯苓、白术各20克，党参、当归、白芍、北柴胡、杏仁、楮实子、桂枝各15克，薏苡仁50克，麻黄、炙甘草、姜、姜半夏各10克。

11月16日九诊：前方续服7剂。

11月28日十诊：疣虽平，仍未退尽，然疣壳可用针挑去，原方续进7剂善后。

按：一般扁平疣痊愈时不留痕迹，而此案却留下疣壳，可见不是扁平疣。西医病名中有一种叫软管瘤的，与此相似，我曾用此方治过软管瘤，却未见效。而对此病却有效，可见也不是软管瘤。究竟为何物？不得而知。

5. 左脸扁平疣，微痒

王某，男，21岁，2006年9月7日初诊。

扁平疣发在脸左边约三年左右，微痒，脉关尺弦长。拟小柴胡合麻杏苡甘汤加减。7剂。

北柴胡25克，党参、天花粉各15克，黄芩、炙甘草、姜、枣、杏仁、薏苡仁各10克，麻黄6克。

9月14日二诊：前方使疣变平，原方增薏苡仁至30克，7剂。

9月22日三诊：除额角尚留有扁平疣外，其余皆除，唯脸颊皮干略痛，原方加当归、麦冬，7剂。

薏苡仁30克，北柴胡25克，党参、天花粉、当归、麦冬各15克，黄芩、炙甘草、姜、枣、杏仁各10克，麻黄6克。

按：我认为扁平疣为湿邪所致。脸左侧乃少阳病位，故用小柴胡汤合能祛风湿之麻杏苡甘汤，疏少阳而除湿邪，故病能愈。扁平疣痊愈分二类过程：一类是服药后，疣变痒增多，突然一天之内全部消失，不留痕迹；一类是服药后略发痒，然后疣变平，逐步消失。此案属后一类过程。

小柴胡汤合麻杏苡甘汤，加茯苓、白术、赤芍、当归、楮实子，可治右眼、鼻边、左上额、左颈扁平疣。亦可治手背扁平疣数十颗。

小柴胡汤合麻杏苡甘汤、加减逍遥散，加楮实子、威灵仙、葛根、桂枝、白芷，可治左侧脸颊与前额扁平疣及左颊黑斑。

小柴胡汤合麻杏苡甘汤、逍遥散去薄荷，加楮实子，可治两手背、两颊扁平疣。

小柴胡汤合麻杏苡甘汤去黄芩，加茯苓、白术、赤芍、当归、楮实子、桂枝，可治满脸扁平疣，以两颊为主。

小柴胡汤合麻杏苡甘汤加茯苓、白术，可治左手、左额扁平疣。亦可治左脸扁平疣或两眼睑处扁平疣。

6. 两手臂扁平疣

李某，男，50岁，2007年8月5日初诊。

两手臂扁平疣数十颗，春夏之交时有右侧偏头痛，食道曾有烧灼感，眠欠安，脉沉。两手臂在身之两侧，属少阳病界，扁平疣为湿邪，与太阴虚有关；先从少阳太阴合病治。拟小柴胡汤合四君子汤、麻杏苡甘汤加味。5剂。

北柴胡25克，茯苓30克，白术20克，薏苡仁40克，党参、姜半夏各15克，黄芩、炙甘草、姜、枣、麻黄、杏仁、白芷各10克，煅龙骨、煅牡蛎各20克。

8月10日二诊：前方续服7剂。

8月18日三诊：前方增白术至30克，7剂。

8月26日四诊：因眠未见好转，原方去煅龙骨、煅牡蛎，增薏苡仁，7剂。

北柴胡25克，茯苓、白术各30克，薏苡仁50克，党参、姜半夏各15克，黄芩、炙甘草、姜、枣、麻黄、杏仁、白芷各10克。

9月3日五诊：扁平疣开始增加至百余颗，但不痒，原方加楮实子、煅龙骨、煅牡蛎，7剂。

北柴胡25克，茯苓、白术各30克，薏苡仁50克，党参、姜半夏、楮实子各15克，黄芩、炙甘草、姜、枣、麻黄、杏仁、白芷各10克，煅龙骨、煅牡蛎各20克。

9月12日六诊：前方服3剂后腰痛，原方去煅龙骨、煅牡蛎，5剂。

9月19日七诊：腰痛除，原方续服7剂。

9月27日八诊：昨天晚上左手痒，原方加当归、赤芍，7剂。

北柴胡25克，茯苓、白术各30克，薏苡仁50克，党参、姜半夏、楮实子各15克，黄芩、炙甘草、姜、枣、麻黄、杏仁、白芷、当归、赤芍各10克。

10月6日九诊：疣的数量和痒大减，原方续进7剂。

10月15日十诊：疣已瘥，略剩数颗疣痕，原方续进5剂。

10月23日十一诊：仍有疣痕未退尽，原方5剂善后。

按：扁平疣是痊愈，但偏头痛、食道烧灼感，案中未见好转记录。此案五诊时扁平疣开始增加，患者害怕，叫妻子陪同前来询问，我告诉他，此是病痊愈前的正常反映，才放心回家。扁平疣愈后，果然消而不留痕迹。此方是小柴胡汤合四君子汤、麻杏苡甘汤加味。因两臂虽属少阳病界，然右手合太阴病界，左手合厥阴病界。麻杏苡甘汤虽是除风湿方，但只能除太阳之风湿，太阴脾湿必须由四君子汤来祛除。故此剂实际为治太阴少阳厥阴合病而设。此案五诊方是败笔，加楮实子是对的，不该加龙骨、牡蛎。

7. 尖锐湿疣

陈某某，男，32岁，2001年4月12日初诊。

肛门尖锐湿疣十多颗，恶风寒，背胀，脉缓，苔淡黄润，舌淡，病已十余年。脐以下属少阴病界，湿疣为寒湿所结，恶风寒、背胀为太阳病。拟桂枝汤合真武汤。3剂。

桂枝、白芍、炙甘草、生姜、大枣各10克，白术、茯苓各15克，附子6克。

5月4日二诊：前方效，肛周已趋向平复，疣向两股外侧退出，发痒，有灰暗斑点，脉仍缓，苔白，微恶寒。原方加党参，增附子、桂枝、白芍、茯苓，5剂。

茯苓20克，炙甘草、生姜、大枣、党参、附子各10克，桂枝、白芍、白术各 15 克。

按：此太阳少阴合病，寒湿危害，故用太阳病主方桂枝汤，合少阴病常用方真武汤同治。二诊因其仍微恶寒，而增附子加党参善后。因此类病，常找西医治疗，不知中医亦可治疗，且羞于启齿。故我多年来仅治过三例，其他二例混合在其他病中治疗，医案冗长，用药复杂，疗效不明确，只有此案较简明扼要，故列出供同道参考。

七、淋巴系统杂证

1. 右小腿淋巴管炎，小腿胀痛，扪之有条索状肿物

舒某某，男，42 岁，2002 年 5 月 27 日初诊。

右小腿胀痛，扪之有条索状肿物，脉左弦，右寸浮关尺沉。下肢属太阳、少阴病界，表属太阳，里属少阴，右小腿胀痛，属太阳太阴合病。拟五苓散加味。3 剂。

茯苓、白术各 30 克，猪苓、泽泻各 20 克，桂枝、白芍、炙甘草、党参各 10 克，枳实 15 克。

6 月 5 日二诊：前方效，原方续服 5 剂。

6 月 8 日三诊：右小腿痛虽除，但劳累后易复发，且尚有条索状硬结未散，原方去枳实，加附子，5 剂。

茯苓、白术各 30 克，猪苓、泽泻各 20 克，桂枝、白芍、炙甘草、党参各 10 克，附子 5 克。

6 月 21 日四诊：右足痛虽止，但条状物在腘及小腿下仍能扪及，原方 5 剂善后。

按：淋巴液色白类水，肿痛亦类水肿，下肢以太阳、少阴病界为主，右与太阴病界相关，故右小腿肿，应属太阳少阴太阴合病，水湿危害。是方内含五苓散、苓桂术甘汤、附子汤等数方，基本上还是从太阴太阳少阴合病治，以温散利湿，补气消肿为法。

2. 左腿跟便毒（左腿腹股沟淋巴结炎）

陆某某，男，45 岁，2006 年 7 月 4 日初诊。

左腿跟便毒初起，形如大青枣而痛，皮色不变，拒按，脉紧而长。拟荆防败毒散。3 剂。

荆芥、防风、北柴胡、前胡、羌活、独活、枳实、川芎、茯苓、桔梗、党参、炙甘草各10克。

7月6日二诊：便毒缩小，痛减，原方增北柴胡、枳实、茯苓各15克，5剂。

7月12日三诊：便毒进一步缩小，且散为一大一小两颗，已不痛，原方增量7剂。

荆芥、防风、北柴胡、前胡、羌活、独活、枳实、川芎、桔梗、茯苓各15克，党参、炙甘草各10克。

8月4日四诊：便毒因劳累而复发，约二至三颗，长约1至2cm，略痛，脉浮弦长，原方续服7剂。

前证已愈。四诊治的是复发证，故处原方7剂，服后未再复诊。

按：荆防败毒散为《医宗金鉴》外科方。此方也可治双侧腹股沟淋巴结炎，易恶寒发热者。便毒在身之两侧，属少阳、厥阴病位，荆防败毒散类似柴胡桂枝汤合四逆散，故治之而效。我记忆中曾用柴胡桂枝加味治愈过腹股沟淋巴结肿，因一时找不到此医案，只好在此略作说明。

3. 颈两侧淋巴结肿痛，拒按

刘某，女，28岁，2010年10月24日初诊。

颈两侧淋巴结肿痛，拒按，脉右寸关弦。颈两侧属少阳病位，颈左与厥阴相邻，颈右与太阴相联，肿痛，拒按，为少阳太阴厥阴合病。拟小柴胡汤合四逆散、《和剂局方》之二陈汤加味。5剂。

煅牡蛎30克，北柴胡25克，茯苓20克，姜半夏、陈皮各15克，黄芩、党参、炙甘草、姜、枣、枳实、赤芍、青皮各10克。

10月31日随访：病愈。

按：淋巴运行于三焦少阳病界，故治疗离不开少阳病位，只不过合病不同，用药而异。此案颈两侧淋巴结肿系少阳与太阴厥阴合病，故是方含治少阳病的小柴胡汤，合治厥阴病的常用方四逆散，加软坚之牡蛎，及治太阴病的，行气化痰之二陈汤加青皮，共治少阳厥阴太阴合病。

小柴胡汤合二陈汤加连翘、煅龙骨、煅牡蛎，可治右侧颈部淋巴结肿痛，寒热往来，头角痛，微呕。

小柴胡汤去半夏加天花粉、桔梗、杏仁、生石膏，可治右颈淋巴结肿痛，咳而无痰。

八、烫伤杂证

1. 左胸锁骨下端强碱烧伤

黄某某，女，35 岁，1999 年 7 月 20 日初诊。

强碱烧伤左胸锁骨下端，如蜜枣大创口，深二度伤，不痛，周边红肿，中心色绿内陷，内服抗菌素、外擦美宝烧伤膏无效。拟《医宗金鉴》之托里消毒散。7 剂。

生黄芪、党参、白术、茯苓各 15 克，白芍、当归、川芎、银花、桔梗、炙甘草各 9 克，白芷、皂刺各 6 克。

7 月 28 日二诊：前方服后，周边红肿退，疮口开始浮动，但不溃烂，却逐步从周围发痒而收口，原方续服 7 剂。

按：强碱烧伤，不能按一般烧、烫伤治，几乎无外用药可用，抗菌素效亦不佳，唯托里消毒法可行，亦扶正祛邪之意。

2. 右胁腹部烫伤

方某某，男，40 岁，1992 年 7 月 1 日初诊。

右腹胁部硫酸烫伤二度，红肿而痛，面积约 2%，（面积约两手掌大）脉数。拟《医宗金鉴》之五味消毒饮合黄连解毒汤 5 剂。外敷白凡士林纱布。

银花、天葵子各 12 克，黄菊花、蒲公英、紫花地丁、黄芩、黄柏、焦栀各 9 克，川黄连 6 克。

7 月 7 日二诊：创口红肿与痛除，烫伤处溃烂。拟托里消毒散 5 剂，外敷白凡士林纱布。

皂刺、生草、桔梗、白芷、川芎各 6 克，银花、生黄芪、白术、白芍、党参、当归、茯苓各 12 克。

按：烫伤，或皮肉破裂之外伤，常疼痛难熬，五味消毒饮单方或与黄连解毒汤合方，都能起到消炎止痛之效，常起到抗菌素起不到的作用。初诊用五味消毒饮合黄连解毒汤，清热、消肿、止痛。二诊疮口肿痛除，再以托里消毒散托毒生肌，服至 7 月 25 日疮口痊愈。

初诊方还可治高温硫酸铝浓液烫伤，红肿疼痛，及一般火或开水烫伤之红肿疼痛者。

3. 右小腿硝酸烫伤

赵某某，男，35 岁，1990 年 12 月 26 日初诊。

硝酸烫伤右小腿外侧、色白，面积约1%。此烫伤，初起不甚痛，常在一星期后溃烂，然后反复发作，成永久性溃疡。今宜从内部消毒化解，拟仙方活命饮7剂（《医宗金鉴》方）。外擦京万红烫伤膏。

银花15克，生草、赤芍、白芷、陈皮、浙贝、穿山甲、当归、皂刺、天花粉、防风各9克，炙乳香、没药各6克。

1991年1月2日二诊：前方服后四天，伤口即溃烂，内毒已外散。拟托里消毒散，以消毒生肌5剂，外擦京万红烫伤膏。

银花、生黄芪、生白术、白芍、党参、当归、茯苓各15克，皂刺、生草、桔梗、白芷各9克，川芎12克。

1月7日三诊：伤口已长出新肉，创口缩小，原方续服5剂善后。外擦京万红烫伤膏

按：该患者疮口愈合后，未再第二次化脓溃烂。硝酸烫伤，其毒能透过真皮深入至肌肉近骨处，不易外散，故溃疡处会反复发作，不易痊愈。而仙方活命饮为外科消毒第一方，我利用仙方活命饮的强大消毒作用，预先在患处内部阻止硝酸毒的深入，提前赶毒物外出消散，就能预防永久性溃疡的发生。"硝酸烫伤治法"，曾在1994年的《化工劳动卫生通信》杂志上发表过。

九、其他杂证

1. 类风湿关节炎，引起脚趾溃疡半年不愈合

卢某某，女，78岁，2013年5月13日初诊。

右脚大趾外侧，疮口约0.5×0.5cm大，左脚第四趾朝小趾侧，疮口约2x2cm大，溃疡已半年，疮口内陷，深约二毫米，流脓水，脉细濡。疮口不能愈合，此因气血虚损而起。拟十全大补汤合四逆汤加减。3剂。

生黄芪30克，党参、茯苓、白术各20克，防己15克，肉桂、白芍、川芎、当归、干姜、附子、炙甘草各10克。

5月17日二诊：恶寒减，因右手略麻，大便略稀，原方增量，加陈皮，3剂。

生黄芪30克，党参、茯苓、白术各20克，防己、干姜、附子各15克，肉桂、白芍、川芎、当归、炙甘草、陈皮各10克。

5月21日三诊：右大趾疮口已平，左趾疮口缩小，因大便干，疮口仍有水出，右大趾略痛，原方去白芍、防己，加薏苡仁、赤芍，减干姜、附子，5剂。

生黄芪、薏苡仁各30克，党参、茯苓、白术各20克，肉桂、赤芍、川芎、当归、陈皮、炙甘草、干姜、附子各10克。

5月29日四诊：前方效不佳，右趾肿痛，且疮口又有洞，左趾疮口反扩大，原方去薏苡仁，加山药，5剂。

生黄芪30克，党参、茯苓、白术、山药各20克，赤芍、川芎、当归各15克，肉桂、炙甘草、陈皮、干姜、附子各10克。

6月4日五诊：前方效不佳，原方去干姜，加山萸肉、生地黄，5剂。

生黄芪30克，党参、茯苓、白术、生地黄各20克，桂枝、赤芍、川芎、当归、山萸肉、山药各15克，炙甘草、陈皮、附子各10克。

6月15日六诊：疮口内新肉基本长满，已不痛，仍有水出，原方增山药至20克，10剂。

6月29日七诊：右大趾疮口已愈，左趾疮口已缩小，因小便时热，原方加泽泻，10剂。

生黄芪30克，党参、茯苓、白术、生地黄、山药、泽泻各20克，桂枝、赤芍、川芎、当归、山萸肉各15克，炙甘草、陈皮、附子各10克。

7月13日八诊：左趾疮口缩小至0.5cm左右，无脓水，因小便略热，原方增量10剂。

生黄芪30克，茯苓、泽泻各25克，党参、白术、山萸肉、山药、生地黄各20克，桂枝、赤芍、川芎、当归各15克，炙甘草、陈皮、附子各10克。

8月4日九诊：左趾仍未痊愈，但已接近愈合，原方续服7剂善后。

按：此案溃疡半年，已去过本地多家医院和上级医院治疗，都未治愈。患者已失去信心。后经人介绍来我处一试，竟获痊愈。该病人因患类风湿性关节炎，而长期服西药激素止痛，恐是此病之根源。此病属气、血、肾精、肾气虚之病机，故用十全大补汤合桂附地黄汤加减补之而愈。初诊至三诊，只补气血，未补肾少阴气精，虽有效却不佳，甚至用薏苡仁祛湿，违虚虚之戒，反使病增。这也是经验不足之故。

2. 左脚小趾跟部外伤一月，疮口不愈合

张某某，男，37岁，2006年12月20日初诊。

左脚小趾跟部外伤一月，创口不愈合，仍酸痛，脉细濡，此因外伤，损伤气血所致。拟益气养荣汤。7剂。

生黄芪、白术各20克，党参、茯苓各15克，炙甘草、川芎、当归、白芍、生地黄、北柴胡、桔梗各10克，香附、浙贝、陈皮各6克。

12月27日二诊：创口已愈合，痛大减，走路仍有酸痛，原方增量，7剂善后。

生黄芪30克，党参、白术、熟地黄各20克，茯苓、当归各15克，川芎、白芍、炙甘草、北柴胡、桔梗各10克，陈皮、香附、浙贝各6克。

按：外伤后，气血虚损，致使创口不能愈合，仍酸痛。益气养荣汤以八珍汤加黄芪补气血为主，加柴胡、香附活血，桔梗、浙贝、陈皮化痰，扶正同时祛邪，而使病愈。益气养荣汤是《医宗金鉴》之方，治外伤创口溃疡效佳。

3. 干燥综合症

刘某某，女，46岁，2008年6月5日初诊。

干燥综合症，口渴、眼干，两关脉大。三焦少阳病界，为津液运行之通道，渴而关脉大为阳明内热，伤及津液，致使太阴津虚，宜从太阴阳明少阳合病治。拟小柴胡汤合生脉散、白虎汤加减。5剂。

北柴胡、生石膏、葛根各20克，麦冬、石斛各15克，黄芩、党参、姜半夏、炙甘草、姜、枣、知母、五味子各10克。

6月11日二诊：口渴减，仍有头汗，此为阳明内热未尽，原方增石膏至30克，7剂。

6月19日三诊：因眼干，此厥阴虚，略有燥热，原方加枸杞子、杭白菊、牡丹皮，7剂。

生石膏30克，北柴胡、葛根各20克，麦冬、石斛各15克，黄芩、党参、姜半夏、炙甘草、姜、枣、知母、五味子、枸杞子、杭白菊、牡丹皮各10克。

6月28日四诊：小腿上一颗皮内结节消失，口仍渴，阳明内热未尽，原方去姜半夏，加天花粉，增葛根、知母，7剂。

生石膏、葛根各30克，北柴胡20克，麦冬、石斛、知母各15克，黄芩、党参、天花粉、炙甘草、姜、枣、五味子、枸杞子、杭白菊、牡丹皮各10克。

7月8日五诊：前方效，仍渴，此药轻病重，原方增生石膏至50克，天花粉至20克，黄芩15克，7剂。

7月18日六诊：口渴渐减，时眼红，原方增量，7剂。

石膏50克，葛根30克，北柴胡、党参、天花粉、麦冬、知母各20克，黄芩、枸杞子、杭白菊、牡丹皮、石斛各15克，炙甘草、姜、枣、五味子各10克。

7月27日七诊：前方效，因咽痛，原方加桔梗，7剂。

石膏 50 克，葛根 30 克，北柴胡、党参、天花粉、麦冬、知母各 20 克，黄芩、枸杞子、杭白菊、牡丹皮、石斛各 15 克，炙甘草、姜、枣、五味子、桔梗各 10 克。

8 月 7 日八诊：因倦怠声嘶，原方加减，5 剂。

北柴胡、党参、天花粉、麦冬、知母各 20 克，葛根、生黄芪各 30 克，生石膏 50 克，黄芩、浙贝、五味子、炙甘草、姜半夏、姜、枣各 10 克。

8 月 17 日九诊：因鼻塞，此外感内热所致，原方去生黄芪、浙贝，加麻黄、杏仁，5 剂。

北柴胡、党参、天花粉、麦冬、知母各 20 克，葛根 30 克，生石膏 50 克，黄芩、五味子、炙甘草、姜半夏、姜、枣、麻黄、杏仁各 10 克。

8 月 23 日十诊：声嘶除，原方加减，5 剂。

北柴胡、党参、天花粉、麦冬、知母各 20 克，葛根、生黄芪各 30 克，生石膏 50 克，黄芩、浙贝、五味子、桔梗、炙甘草、姜半夏、姜、枣各 10 克。

8 月 31 日十一诊：因左关脉大，此为血虚，原方加生地黄，去桔梗，5 剂。

北柴胡、党参、天花粉、麦冬、知母、生地黄各 20 克，葛根、生黄芪各 30 克，生石膏 50 克，黄芩、浙贝、五味子、炙甘草、姜半夏、姜、枣各 10 克。

9 月 7 日十二诊：因脸与眼略有刺痛，此为血虚，原方加白芍、当归，5 剂。

北柴胡、党参、天花粉、麦冬、知母、生地黄各 20 克，葛根、生黄芪各 30 克，生石膏 50 克，白芍 15 克，当归、黄芩、浙贝、五味子、炙甘草、姜半夏、姜、枣各 10 克。

9 月 17 日十三诊：因眼干涩，仍有燥热，原方加枸杞子、杭白菊，增生黄芪、当归，5 剂。

生黄芪 40 克，北柴胡、党参、天花粉、麦冬、知母、生地黄各 20 克，葛根 30 克，生石膏 50 克，白芍、枸杞子、当归各 15 克，杭白菊、黄芩、浙贝、五味子、炙甘草、姜半夏、姜、枣各 10 克。

9 月 24 日十四诊：因肩背痛，此是寒犯太阳病位，原方加桂枝，5 剂。

生黄芪 40 克，北柴胡、党参、天花粉、麦冬、知母、生地黄各 20 克，葛根 30 克，生石膏 50 克，白芍、枸杞子、当归、桂枝各 15 克，杭白菊、黄芩、浙贝、五味子、炙甘草、姜半夏、姜、枣各 10 克。

10 月 2 日十五诊：肩背痛除，原方去桂枝，5 剂。

10 月 10 日随访：病愈。

按：是剂实含小柴胡汤、生脉散、白虎汤等方加减。其中以小柴胡汤疏通运行津液之三焦少阳病界，用生脉散合白虎汤加葛根，治阳明太阴合病之津虚内热致头汗口渴；以小柴胡汤合四物汤去川芎，加枸杞子、杭白菊治少阳厥阴合病之血虚眼干。其中曾出现鼻塞声嘶，为阳明病在鼻咽上的表现，加麻黄、杏仁合方内甘草、石膏为麻杏石甘汤治之；脸与眼略有刺痛，加当归、白芍合小柴胡汤治少阳厥阴合病，而使刺痛除。其中四诊时发现小腿上一颗皮内结节消失，尚不知何病、何因？无法解释。

4. 心下痞而悸动，时全身颤抖而恶寒

杨某某，女，85 岁，2010 年 5 月 24 日初诊。

心下痞且悸动，时全身颤抖而恶寒，脉左濡。心下悸动为水饮作怪，全身颤抖而恶寒为痰饮危害，此为太阴病。拟小柴胡汤合茯苓桂枝白术甘草汤。5 剂。

北柴胡、茯苓各 20 克，党参、姜半夏、白术各 15 克，黄芩、炙甘草、姜、枣、桂枝各 10 克。

6 月 2 日二诊：前方悸动止，停药数天，悸动又发，原方增量 5 剂。

北柴胡、茯苓各 25 克，白术 20 克，党参、姜半夏、桂枝各 15 克，黄芩、炙甘草、姜、枣各 10 克。

6 月 7 日三诊：前方效，原方续服 7 剂善后。

按：心下痞，胀满也，心下悸动，水饮也，全身颤抖，即大论中，身为振振摇者之痰饮证。用小柴胡汤通三焦而除胀满，以苓桂术甘汤温化痰湿水饮；水饮痰湿除，心下悸动，全身颤抖之病机亦随之消失，其病自愈。

本方加黄芪，可治右侧头晕，发作前项强，颤抖无力，凌晨重，下午轻。

柴胡桂枝汤合加减补阳汤加葛根，可治全身颤抖，胸闷恶寒，肩背酸。

5. 血小板减少症，血小板低，眠欠安，腰两侧胀痛

翁某某，女，42 岁，2012 年 5 月 25 日初诊。

血小板减少症，血小板 25，10^9/L，眠欠安，腰两侧胀痛，脉寸浮关尺沉。眠欠安，腰胀痛为少阴病，脉寸浮关尺沉为太阴病兼气虚。拟归脾汤加减。3 剂。

生黄芪 30 克，党参、茯苓、白术各 20 克，熟地黄、枣仁各 15 克，当归、陈皮、炙甘草、远志各 10 克。

5 月 28 日二诊：右侧腰胀减，眠稍安，原方增生黄芪至 40 克，党参 30 克，4 剂。

6月4日三诊：眠已安，气短减，仍略有腰酸，大便略稀，此太阴虚寒，原方加干姜，增白术，7剂。

生黄芪40克，党参、白术各30克，茯苓20克，熟地黄、枣仁各15克，当归、陈皮、炙甘草、远志、干姜各10克。

6月17日四诊：大便正常，腰酸减，原方续服7剂。

6月24日五诊：大便仍软，太阴仍偏寒，原方增干姜至15克，7剂。

7月8日六诊：前方效，原方续服7剂。

7月16日七诊：前方效，仍有气短，且头汗多，原方去远志，加五味子，7剂。

生黄芪40克，党参、白术各30克，茯苓20克，熟地黄、枣仁、干姜各15克，当归、陈皮、炙甘草、五味子各10克。

7月21日八诊：血小板升至41，10^9/L，仍有头汗，原方增五味子、当归至15克，7剂。

8月8日九诊：头汗未减，原方增党参至40克，减当归至10克，7剂。

8月15日十诊：血小板升至56，10^9/L，因手指间痒疹，原方加姜半夏7剂。

党参、生黄芪40克，白术各30克，茯苓20克，熟地黄、枣仁、干姜、五味子各15克，姜半夏、当归、陈皮、炙甘草各10克。

8月29日十一诊：前方效，手指间水泡及双小腿红斑亦减，原方增姜半夏至15克，7剂。

9月12日十二诊：前方效，因大便略溏，原方增干姜至20克，7剂。

10月7日十三诊：前方效，原方续服7剂。

11月25日十四诊：停药月余，血小板减至43，10^9/L，原方续进7剂。

12月20日十五诊：因夜尿多，右腰略痛，因上半身热，下半身寒，原方增生黄芪，加肉桂以引火归元，7剂。

生黄芪60克，党参40克，白术各30克，茯苓、干姜各20克，姜半夏、熟地黄、枣仁、五味子各15克，当归、陈皮、炙甘草各10克，肉桂5克。

2013年3月8日十六诊：血小板达100，10^9/L，已属正常，原方续服7剂善后。

按：我按患者皮肤上现青斑，断其病机为气虚，因其眠欠安，判定为归脾汤证；又因其腰两侧胀痛，归入气血双虚病机，故用归脾汤去桂圆肉，加熟地黄气血双补以治之。其间以便溏加干姜，以手指水泡，下肢红斑加姜半夏，头汗加五味子，属随证治之之法。其方中主药仍以补气治太阴为主。

归脾汤合生脉散，桂枝加厚朴杏子汤加山萸肉、山药、熟地黄，可治血小板减少症，晨起咳而多痰，下午干咳、盗汗以前胸为主，使血小板从 46，10^9/L，升至 82，10^9/L。

十、癌症治法大略

余治癌经验不多，仅按以往治疗经验，将部分癌证病界大致划分如下：

（一）肺癌

以太阴厥阴合病为主。右肺属太阴病界，多为痰湿病机，挟有瘀血，证候以咳而胸闷痰多为主，或痰中带血；左肺属厥阴病界，多为瘀血病机，挟有痰湿，证候以咳而左侧胸、背、腋下胀痛为主，挟有痰多或痰中带血。然虚则太阴，实则阳明，里则厥阴，表则少阳。亦有少阳阳明厥阴合病及少阳厥阴太阴合病者。

（二）食道癌、胰腺癌

以少阳厥阴太阴合病为主。左胁胀痛或腹胀下痢、食后胀减者，为气滞血瘀，或血中夹湿，属少阳厥阴合病；呕吐、食难下，胸骨后痛，为胆气上逆，肝郁气滞，脾胃虚寒属少阳太阴厥阴合病；大便秘而腹痛呕恶者，为胃肠实热，胆气上逆属少阳阳明合病。

（三）子宫癌

厥阴太阴合病兼气血虚夹瘀。

（四）前列腺增生癌变

属少阴病，精虚湿热病机为主。

癌症也可按六病病界辨病机及气血虚实施治。切不可一见癌症，便以为都是毒瘤，一概以毒攻毒而治之，促其速死。

1. 前列腺增生癌变

陈某某，男，67 岁，1989 年 10 月 10 日初诊。

平日烟酒不断，数年来曾患血尿多次，并无所苦，未治即愈。一月前小便不利，渐致癃闭。经医院 B 超检查，确诊为：前列腺增生癌变，建议手术切除。因经济困难，无钱手术，遂用雌激素治疗。肌注雌激素半月，病情依旧，却引起两乳肿痛，且不堪导尿之苦，前来投医。诊时面容憔悴，小腹胀痛，小便点滴淋漓，色深黄，伴有大便秘而里急，手足心热，双侧腹股沟淋巴结肿大如鸽蛋，有触痛，口苦口干，渴又不敢饮水，满舌黄腻苔，脉数。拟滋阴清热利湿为治，猪苓汤3剂。

茯苓、猪苓、滑石、泽泻、阿胶各6克。嘱其停用西药，戒食辛热，免受劳累。

10月13日二诊：大小便稍畅，然尿后茎中痛，顿悟，此乃仲景“阴虚小便难”之谓也，当属地柏秦苓泽泻汤之的证，岂猪苓汤所能及？直书：生地黄30克，茯苓、黄柏各18克，秦皮、泽泻各9克，3剂。

若服后无不适，当连服不断。

服至2、3剂后，大小便利，腹股沟淋巴结已缩小如豌豆，除手足心仍热外，自觉体复如初。

11月6日三诊：手脚心仍热，原方增生地黄至40克，10剂。

上方连服2个半月，生地黄渐增至60克，手脚心热始除。

1990年9月3日四诊：因劳累而致血尿来诊，原方续服5剂。

生地黄60克，黄柏、茯苓各18克，秦皮、泽泻各9克。

年底，患者送来两条鱼，问其病况，答：原方服10剂，血尿除，至今未复发。

按：地柏秦苓泽泻汤为《伤寒杂病论》（桂林古本）所载，我曾用于治疗尿道溃疡，并将此案报道在1989年9月份的《浙江中医杂志》上。后用此方治疗多例前列腺增生造成大小便同时秘结的患者，都有良效。

该案病机，为少阴精虚夹湿热为灾，因肾精虚日久，引发内热之火，故常见大小便同时秘结。此案用药以大剂量补肾精之生地黄为主药，加清热利湿药为辅，肾精足而内热之火无久留之地，尿后茎中痛自除，大小便亦畅。

2. 左肺上叶肺癌

胡某某，男，77岁，2002年6月1日初诊。

左肺上叶癌肿，4月22日CT检查为鳞癌，约7.5×7×9cm大小，左胁痛连心下而胀，口渴，小便不利，舌红光无苔，脉右寸浮弦，关尺沉，左沉。左胁属少阳、厥阴病界，心下属太阴、阳明病界，左胁痛连心下胀而口渴，为少阳阳明厥阴合病。拟大柴胡汤合当归芍药散化汤。3剂。

北柴胡、姜半夏各12克，黄芩、枳实、赤芍、当归、白术、生姜、大枣各

10 克，川芎、生大黄（后下）各 6 克，茯苓、泽泻各 15 克。

6 月 4 日二诊：前方服后痛稍瘥，原方续服 5 剂。

6 月 8 日三诊：左胁痛稍瘥，心下仍胀满，下痢次多。拟小柴胡汤合当归芍药散化汤加减一试，3 剂。

北柴胡、茯苓、泽泻各 15 克，天花粉 12 克，黄芩、党参、炙甘草、白术、当归、白芍、大枣、生姜各 10 克，川芎 6 克。

6 月 11 日四诊：前方服后，下痢止，唯口渴未除，原方增天花粉至 15 克以止渴，5 剂。

6 月 16 日五诊：前方服后，大便结，微呕，原方去姜、枣，加姜半夏、生大黄通大便、止呕，5 剂。

北柴胡、当归、天花粉各 15 克，白芍 20 克，黄芩、党参、茯苓、泽泻、白术、姜半夏、炙甘草各 10 克，川芎、生大黄（后下）各 6 克。

6 月 22 日六诊：大便已通，然足背肿，原方加重茯苓、泽泻、白芍量以利水退肿，5 剂。

北柴胡、当归、天花粉各 15 克，白芍 30 克，茯苓、泽泻各 20 克，川芎 6 克，党参、黄芩、姜半夏、炙甘草、生大黄、白术各 10 克。

7 月 2 日七诊：前方服后，诸证皆消，唯食后腹胀，大便结硬，脉右细左弦。拟大柴胡汤合当归芍药散化汤加味，5 剂。

北柴胡 20 克，天花粉、白芍、白术、枳实各 15 克，黄芩、姜半夏、当归、生姜、大枣各 10 克，川芎、生大黄（后下）各 6 克，茯苓、泽泻各 20 克。

8 月 1 日八诊：停药 20 余日，左胁胀痛又起，且小便不利。拟大柴胡汤合当归芍药散加青皮、猪苓以除胀痛利小便，5 剂。

北柴胡、猪苓、茯苓、泽泻各 20 克，枳实、白芍、天花粉、白术各 15 克，黄芩、青皮、当归、生姜、大枣各 10 克，川芎 6 克，生大黄 3 克。

8 月 6 日九诊：前方效，仍略胀，原方增青皮至 20 克以去胀，5 剂。

9 月 5 日十诊：左胁已基本不痛，仅大便略难，已能参加轻微工作，原方增生大黄至 6 克以通大便，7 剂。

10 月 7 日十一诊：因左胁下有刺痛而胀，原方加玄胡、郁金，3 剂。另以薏苡仁煮粥晨起服。

北柴胡、猪苓、茯苓、泽泻、青皮各 20 克，枳实、白芍、天花粉、白术各 15 克，黄芩、当归、生姜、大枣、玄胡、郁金各 10 克，川芎、生大黄各 6 克。

10月11日十二诊：心下疼痛，大便五、六日未下，拟大柴胡汤加天花粉，2剂。

北柴胡24克，枳实、天花粉、白芍各20克，姜半夏、生姜、大枣、黄芩、生大黄各10克（后下）。

10月13日十三诊：前方无效，现心下痛，拒按，口渴不欲饮，脉缓、关尺沉实，左寸实。拟经方三黄泻心汤，2剂。

黄芩15克，生大黄、川黄连各10克。

10月15日十四诊：前方1剂痛减，2剂痛除。因左胁下胀而有刺痛。拟大柴胡汤合当归芍药散化汤加减，5剂。

北柴胡、白芍各30克，泽泻、茯苓、猪苓、天花粉、枳实、青皮、蛇舌草各20克，黄芩、当归、白术、元胡各15克，熟大黄、三棱、香附各10克。

10月19日十五诊：咳嗽日轻夜重，且引腋下痛。拟大柴胡汤合桂枝茯苓丸化汤加麦冬，3剂。

北柴胡24克，枳实20克，麦冬40克，白芍、牡丹皮、茯苓各15克，桃仁、桂枝、生姜、大枣、熟大黄、黄芩各10克，姜半夏12克。

10月21日十六诊：前方无效。拟大柴胡汤合《伤寒杂病论》（桂林古本）之黄芩杏仁石膏甘草汤、葶苈瓜蒌桔梗牡丹皮汤加减，3剂。

北柴胡25克，石膏40克，枳实20克，川黄连5克，葶苈5克，黄芩、姜半夏、杏仁、牡丹皮、全瓜蒌各15克，桔梗、炙甘草、熟大黄各10克。

10月24日十七诊：大便八日未行，晚上咳而左胁痛。拟大柴胡汤合桃仁承气汤加减，3剂。

北柴胡24克，天花粉、枳实、白芍各20克，桂枝、桃仁、炙甘草、生姜、大枣、元明粉、生大黄各10克（后下），黄芩15克。

10月26日十八诊：大便通，咳未止。拟小柴胡汤加桔梗、石膏，3剂。

北柴胡24克，黄芩、姜半夏、桔梗各15克，生石膏30克，炙甘草、党参、生姜、大枣各10克。

10月30日十九诊：前方无效，因其白天恶寒。拟小柴胡汤合大青龙汤一试，3剂。

北柴胡24克，天花粉、杏仁各15克，麻黄、桂枝、黄芩、炙甘草、党参、生姜、大枣各10克，生石膏30克。

11月2日二十诊：咳未减，大便已行。拟小青龙汤合大柴胡汤加桃仁、石膏、杏仁，3 剂。

生石膏 30 克，干姜 6 克，细辛 3 克，杏仁、白芍、枳实各 15 克，北柴胡 20 克，黄芩、姜半夏、麻黄、桂枝、炙甘草、五味子、桃仁、熟大黄、生姜、大枣各 10 克。

按：癌虽生于左肺，痛却在左胁连心下，且痛而拒按，大便难，属阳明厥阴合病，故用大柴胡汤合当归芍药散加味有效。8 月 1 日以后至 10 月 7 日以前胁痛已大减。其中 9 月 5 日十诊时，左胁已基本不痛，已能参加轻微工作，我感到疗效佳，想知道实际变化，建议 B 超检查癌肿是否缩小，结果检查癌肿未缩小亦未增大，谁知家属听从西医主任朋友的劝告，胁痛时用度冷丁止痛，遂停服中药近月，直至 10 月 7 日又出现左胁下有刺痛来诊，接下来就出现心下痛、拒按、咳嗽引左胁下痛等等变证。除心下痛 2 剂即止外，咳嗽引左胁下痛，一直未见明显好转。二十诊后，未再复诊。

3. 左肺上叶肺癌

徐某某，男，64 岁，2007 年 5 月 7 日初诊。

左肺上叶肺癌，约 6.9×4.1cm 大小，左侧背牵痛，晚上略口渴，上半身出虚汗，脉两关略大。拟柴胡桂枝汤合生脉散加味。7 剂。

北柴胡、党参、生黄芪、葛根、煅牡蛎各 20 克，麦冬、山萸肉各 15 克，黄芩、姜半夏、炙甘草、姜、枣、桂枝、赤芍、五味子各 10 克。

5 月 14 日二诊：上半身前后左右皆痛，咳痰白厚，疏散补益未效，脉两关浮。拟大柴胡汤合葶苈瓜蒌桔梗牡丹皮汤(桂林古本《伤寒杂病论》方)、经方下瘀血汤化瘀血、泻痰实，5 剂。

北柴胡 25 克，姜半夏、赤芍、桃仁、全瓜蒌、枳实、地鳖虫各 15 克，黄芩、姜、枣、大黄、葶苈子、桔梗各 10 克，牡丹皮 15 克。

5 月 18 三诊：前方痛止，然痰多难咳出，小便中有白色物，原方加茯苓、杏仁、苏叶，5 剂。

茯苓 30 克，北柴胡 25 克，姜半夏、赤芍、桃仁、全瓜蒌、枳实、地鳖虫、杏仁各 15 克，黄芩、姜、枣、大黄、葶苈子、桔梗、苏叶各 10 克，牡丹皮 15 克。

5 月 22 日四诊：前方发热口渴，痛而痰盛，原方去苏叶、杏仁、茯苓，加石膏、知母，3 剂。

石膏 40 克，北柴胡 25 克，知母 20 克，姜半夏、赤芍、桃仁、全瓜蒌、枳实、地鳖虫各 15 克，黄芩、姜、枣、大黄、葶苈子、桔梗各 10 克，牡丹皮 15 克。

5月27日五诊：前方痛剧，去知母、石膏则痛止，原方去知母、石膏，14剂。

北柴胡25克，姜半夏、赤芍、桃仁、地鳖虫、瓜蒌、枳实、牡丹皮、姜、枣各15克，黄芩、桔梗、葶苈子、熟大黄各10克。

6月11日六诊：前方痛减，因下利，原方去全瓜蒌、地鳖虫、葶苈子，2剂。

6月12日七诊：前方痛减，胃纳好转，略有上半身盗汗，原方增量7剂。

北柴胡25克，赤芍、桃仁、牡丹皮各20克，黄芩、姜半夏、枳实、姜、枣各15克，桔梗、熟大黄各10克。

6月21日八诊：前方痛止、纳开、眠佳，因有痰，原方加杏仁，14剂。

北柴胡25克，赤芍、桃仁、牡丹皮各20克，黄芩、姜半夏、枳实、姜、枣各15克，桔梗、熟大黄、杏仁各10克。

7月5日九诊：后背略痛，两胁胀痛，原方去杏仁，加青皮、地鳖虫，增量7剂。

北柴胡、枳实、赤芍、青皮、桃仁、牡丹皮、地鳖虫各25克，黄芩、姜半夏、姜、枣各15克，桔梗、熟大黄各10克，自加橘叶一把。

7月13日十诊：前方4剂未加橘叶，仍两胁痛，加橘叶后痛除，为防橘叶无效，原方续服7剂中，另包王不留行子30克一包，三包备用。

7月20日十一诊：左胁下仍略痛，原方增量，7剂。

北柴胡、王不留行子各30克，枳实、青皮、赤芍、牡丹皮、桃仁、地鳖虫各25克，黄芩、姜半夏、姜、枣、熟大黄各15克，桔梗10克。

7月27日十二诊：胁仍胀，已不痛，后背大面积表皮痛，晚睡醒时，靠床一侧疼痛，拟原方增王不留行子40克，7剂。另包皂刺三包，每包15克，四包蜈蚣每包二条。皂刺加在前3剂药中，后4剂药加蜈蚣。

8月3日十三诊：前方加皂刺痛略减，大便两日一行，原方加皂刺7剂。另包莪术五包，每包10克备用，痛加重则加莪术，不痛则不加。

王不留行子40克，北柴胡各30克，枳实、青皮、赤芍、牡丹皮、桃仁、地鳖虫各25克，皂刺20克，黄芩、姜半夏、姜、枣、熟大黄各15克，桔梗10克。

8月10日十四诊：前方加莪术痛加剧，且下午倦怠无力，原方去莪术，加白芍，去姜半夏，加天花粉，7剂。另包郁金三包，每包10克，若前4剂仍痛，后3剂加郁金。

王不留行子40克，北柴胡各30克，枳实、青皮、赤芍、牡丹皮、桃仁、地鳖虫各25克，皂刺20克，黄芩、天花粉、姜、枣、熟大黄、白芍各15克，桔梗10克。

8月24日十五诊：背胁已基本不痛，原方续进7剂。

王不留行子50克，北柴胡30克，枳实、青皮、赤芍、地鳖虫、桃仁、牡丹皮各25克，皂刺20克，黄芩、天花粉、熟大黄、白芍、杏仁各15克，桔梗10克。

8月31日十六诊：背胁痛止，却倦怠日甚，痰难咳，原方减王不留行子至30克，增桔梗至15克，7剂。

9月7日十七诊：痰易咳，原方续进10剂。

9月17日十八诊：检查癌周边不规则，却未增大，尚无力，原方加党参，10剂。

王不留行子30克，北柴胡30克，枳实、青皮、赤芍、地鳖虫、桃仁、牡丹皮各25克，皂刺20克，黄芩、天花粉、大黄、白芍、杏仁、桔梗、党参各15克。

9月27日十九诊：加党参略有胀痛，原方减党参至10克，10剂。

10月6日二十诊：加党参致头晕，左胁胀痛，服西药芬必得仅止痛数小时，原方去党参，增王不留行子、白芍，10剂。

王不留行子50克，北柴胡30克，枳实、青皮、赤芍、地鳖虫、桃仁、牡丹皮各25克，白芍、皂刺各20克，黄芩、天花粉、熟大黄、杏仁、桔梗各15克。

10月17日二十一诊：前方中途曾加知母、黄柏、生地黄而致便溏纳减，因其左胁喜摸，原方加川芎、当归10剂。另包试投：

王不留行子50克，北柴胡30克，枳实、青皮、赤芍、地鳖虫、桃仁、牡丹皮各25克，白芍、皂刺各20克，黄芩、天花粉、熟大黄、杏仁、桔梗各15克，川芎、当归各10克。（另包）

10月25日二十二诊：仍痰多，胁痛，原方去川芎、当归，加元胡、前胡、郁金，另包试投7剂：

王不留行子50克，北柴胡30克，枳实、青皮、赤芍、地鳖虫、桃仁、牡丹皮各25克，白芍、皂刺各20克，黄芩、天花粉、熟大黄、杏仁、桔梗、元胡、前胡各15克，郁金10克。

11月1日二十三诊：前方加元胡稍效，原方去郁金，增量7剂。

王不留行子、北柴胡各30克，枳实、青皮、赤芍、地鳖虫、桃仁、牡丹皮各25克，杏仁、白芍、天花粉、前胡、元胡、熟大黄各20克，桔梗、黄芩各15克。

11月9日二十四诊：前方效不佳，仍胸背胁胀痛，原方加莱菔子、瓜蒌、川楝子、银花、浙贝，去天花粉、王不留行子，5剂。

全瓜蒌、北柴胡、枳实、青皮、赤芍、地鳖虫、桃仁、牡丹皮各30克，莱菔子、银花、浙贝、前胡、元胡、白芍、熟大黄、杏全、川楝子各20克，桔梗、黄芩各15克。

11月13日二十五诊：前方胀大减，痛亦减，原方增量7剂。

全瓜蒌40克，北柴胡、枳实、青皮、赤芍、地鳖虫、桃仁、牡丹皮、莱菔子、川楝子、银花、浙贝各30克，前胡、元胡、杏仁、白芍、熟大黄各20克，桔梗、黄芩各15克。

12月21日二十六诊：胸腹胀痛达指尖，拟《中医临证备要》之复元通气散与《医学发明》之复元活血汤二方合一，5剂。

陈皮、青皮、瓜蒌子、银花、连翘、桃仁、熟大黄、北柴胡20克，穿山甲（研粉冲服）、红花、炙甘草各10克，当归、天花粉各15克。

12月26日二十七诊：胀除，却倦怠无力，仍痛略痒，原方增银花至30克，7剂。

2008年3月3日二十八诊：胸背大面积热痛，日轻夜重，原方加减3剂。

银花30克，北柴胡、熟大黄、桃仁、连翘、天花粉、青皮、陈皮、牡丹皮、玄参、赤芍、瓜蒌子各20克，黄芩、浙贝各15克，炙甘草10克。

8月16日二十九诊：晨起痰多而咳，色粉红，大便三日一行，胸闷，脉左缓略弦。拟苓杏石甘汤合温胆汤加减，8剂。

茯苓、生石膏、仙鹤草各30克，杏仁20克，姜半夏、竹茹、陈皮、枳实、炙甘草、桔梗、黄芩、浙贝各15克，荆芥炭、地榆炭各10克。

8月24日三十诊：前方仅咳血一天，血基本止住，原方加生蒲黄，增荆芥炭、地榆炭，7剂。

茯苓、生石膏、仙鹤草各30克，杏仁20克，姜半夏、竹茹、陈皮、枳实、炙甘草、桔梗、黄芩、浙贝、生蒲黄、荆芥炭、地榆炭各15克。

8月31日三十一诊：前方痰中带血仅一次，因晚上咽干痰厚，原方加麦冬，增石膏、茯苓，7剂。

生石膏50克，茯苓40克，麦冬、仙鹤草各30克，杏仁20克，姜半夏、竹茹、陈皮、枳实、炙甘草、桔梗、黄芩、浙贝、生蒲黄、荆芥炭、地榆炭各15克。

9月5日三十二诊：咳血止，仍胀而口渴，痰厚，原方增量加瓜蒌，7剂。

生石膏60克，茯苓、麦冬各40克，仙鹤草、全瓜蒌各30克，杏仁、浙贝、陈皮、枳实各20克，生蒲黄、荆芥炭、地榆炭、黄芩、姜半夏、桔梗、炙甘草、竹茹各15克。

9月14日三十三诊：前方胀大减，原方续进7剂。

按：2007年3月份患者诊断出肺癌时，医院告诉家属，最多能活8个月，即在2007年12月底左右死去，结果患者死于2009年1月，即多活了一年多。若2008年以后，仍能连续服中药，可能活的时间会更长。十八诊时检查，癌肿未增大，即服中药四个多月时，癌肿未再长大，症状减轻，癌肿得到有效控制。可惜患者自知，癌是不治之症，反正都是个死字，后期靠西药止痛，只有在西药没有办法解决的，咳痰血时的8月中旬，才来服中药，痰血一除，又停服中药。最后患者死于肺癌转移至睾丸，睾丸肿痛而死。

患者癌痛主要在左侧背胁，按病位划分，属厥阴病位，口渴、痰厚，属阳明病，我用的方药，是治少阳阳明病的大柴胡汤加杏仁、皂刺，合治厥阴病的经方下瘀血汤、四逆散加青皮、王不留行子、瓜蒌、牡丹皮为主。亦用过复元通气散合复元活血汤，而这二方合用中的药物组合类似大柴胡汤加减。最后治咳痰血之方亦由芩杏石甘汤合温胆汤加减组成，病机属痰热瘀阻，病位属阳明厥阴合病。癌肿最后转移至睾丸，睾丸右属太阴左属厥阴，而太阴实热则属阳明。看来癌肿有从本病界转移的迹象。

4. 右肺下端肺癌

冯某某，男，78岁，2009年5月20日初诊。

右侧头晕，脉右弦。拟柴胡桂枝汤合加减补阳汤、芎归汤。5剂。

生黄芪30克，北柴胡25克，姜半夏、茯苓、白术各15克，黄芩、党参、炙甘草、姜、枣、桂枝、川芎、白芍、当归各10克。

5月25日二诊：前方1剂时头晕减，仍嗳气，原方加枳实，5剂。

生黄芪30克，北柴胡25克，姜半夏、茯苓、白术各15克，黄芩、党参、炙甘草、姜、枣、桂枝、川芎、白芍、当归、枳实各10克。

5月30日三诊：嗳气减，仍有。原方加青皮，5剂。

生黄芪30克，北柴胡25克，姜半夏、茯苓、白术各15克，黄芩、党参、炙甘草、姜、枣、桂枝、川芎、白芍、当归、枳实、青皮各10克。

6月8日四诊：前方效。体检时查出右肺下端肿瘤22×18mm，医院建议手术切除，询问怎么办？我说：“手术与化疗你的身体都受不了，一般癌症病人，绝大部分是吓死的，部分是用毒药治死的；小部分是肿瘤扩散或并发症造成死亡。你的心态较好，不如保守治疗，用中药控制并发症发生，就能带瘤生存。”又问：“我的并发证是什么？”我说：“你的肿瘤在右肺，由气虚痰饮造成，一般不会痛，主要并发症就是痰饮，你现在是否有咳痰？”答：“略有咳痰。”于是原方去青皮加陈皮10克，杏仁15克，增茯苓至20克，5剂。

6月12日五诊：前方痰喘减，原方增党参至20克，7剂。

6月23日六诊：前方效，因略头晕，原方增生黄芪至40克，白术20克，5剂。

9月25日七诊：发热、低烧摄氏37.7度，喷嚏，多涕清。拟柴胡桂枝汤加杏仁、厚朴，3剂。

北柴胡25克，姜半夏15克，黄芩、党参、炙甘草、姜、枣、桂枝、白芍、杏仁、厚朴各10克。（10月16日回复：前方服后，低热退）

11月27日八诊：因打呃，痰多难咳来诊，右脉弦紧。拟小柴胡汤合半夏厚朴汤，加陈皮、竹茹、桔梗、丁香、柿蒂，3剂。

北柴胡25克，陈皮20克，姜半夏、柿蒂各15克，茯苓20克，黄芩、党参、炙甘草、姜、枣、厚朴、苏叶、桔梗、竹茹各10克，丁香6克。

11月30日九诊：诸证减，因略打呃，大便稀，此太阴虚寒，原方加白术、桂枝，5剂。

北柴胡25克，茯苓、白术、陈皮各20克，柿蒂、姜半夏、厚朴各15克，黄芩、党参、炙甘草、姜、枣、桂枝、桔梗、苏叶、竹茹、丁香各10克。

12月5日　十诊：前方效，因气短，原方去桔梗，加生黄芪30克，5剂。

生黄芪30克，北柴胡25克，茯苓、白术、陈皮各20克，柿蒂、姜半夏、厚朴各15克，黄芩、党参、炙甘草、姜、枣、桂枝、苏叶、竹茹、丁香各10克。

12月10日十一诊：因背痛胸中有痰鸣，原方加白芍、杏仁，5剂。

生黄芪30克，北柴胡25克，茯苓、白术、陈皮各20克，柿蒂、姜半夏、厚朴各15克，黄芩、党参、炙甘草、姜、枣、桂枝、苏叶、竹茹、丁香、白芍、杏仁各10克。

12月15日十二诊：背痛痰鸣减，原方增杏仁至15克，5剂。

12月19日十三诊：诸证减，原方增生黄芪至40克，7剂。

2010年2月3日十四诊：因咳喘痰多，气短来诊，右寸关脉弦。拟小柴胡汤合茯苓饮、半夏厚朴汤加生黄芪、桂枝，5剂。

生黄芪30克，北柴胡25克，茯苓、白术各20克，陈皮、枳实、厚朴、党参、姜半夏各15克，黄芩、炙甘草、姜、枣、桂枝、苏叶各10克。

2月26日十五诊：前方稍效，因痰难咳出，原方加减，7剂。

生黄芪30克，北柴胡25克，茯苓、白术各20克，党参、姜半夏、杏仁各15克，黄芩、炙甘草、姜、枣、麻黄各10克，桂枝6克。

按：2011年12月7日冯某某的妻子来我处就诊时告知：冯某某在今年春节期间病故，死于糖尿病引发的尿毒症。住院前只觉倦怠无力，检查后得知患了糖尿病。曾问起我的行踪，其妻告诉他，我已回家过春节，联系不上。住院时，曾作全身CT检查，发现右肺肿瘤约5cm左右，未扩散。据其妻回忆：这一年都在参加营养保健之类的讲座课，根据讲坐内容或购买保健品或购买有关食品，进行食疗。究竟怎么样得的糖尿病，其妻也说不上来，但有一点是可以肯定的，冯某某没有死于癌症。

5. 直肠癌术后，转移为子宫癌

林某某，女，65岁，2010年3月26日初诊。

直肠癌术后，转移为子宫癌，现白带夹血丝量多，脉右关细，因出血病在厥阴。拟当归芍药散合桂枝茯苓丸加青皮、陈皮。7剂。

泽泻30克，茯苓、白术各20克，桃仁、牡丹皮、桂枝、赤芍、川芎、当归、青皮、陈皮各15克。

4月1日二诊：白带夹血丝量减40%左右，原方增量，20剂。

泽泻30克，茯苓、白术各25克，桂枝、赤芍、桃仁、牡丹皮、川芎、当归、青皮、陈皮各20克。

4月21日三诊：出血量已很少，白带只减少30%左右，白带属湿，原方加山药，增茯苓、白术祛湿，20剂。

泽泻、山药、茯苓、白术各30克，桂枝、赤芍、桃仁、牡丹皮、川芎、当归、青皮、陈皮各20克。

5月10日四诊：出血已止，白带量大减，却黄水多，原方续服20剂。

6月4日五诊：前方效，因受寒后出现颈汗，小腹胀喜按，右脉沉细，颈汗属太阳病，原方加生黄芪、煅龙骨、煅牡蛎，仿桂枝加龙骨牡蛎黄芪汤意，7剂。

生黄芪40克，煅龙骨、煅牡蛎、泽泻、山药、茯苓、白术各30克，桂枝、赤芍、桃仁、牡丹皮、川芎、当归、青皮、陈皮各20克。

6月11日六诊：颈汗止，仍腹胀，此为虚胀，原方去青皮、煅龙骨、煅牡蛎，加党参，5剂。

生黄芪40克，泽泻、山药、茯苓、白术各30克，党参、桂枝、赤芍、桃仁、牡丹皮、川芎、当归、陈皮各20克。

6月17日七诊：腹胀除，因小便不畅，原方加生地黄，增党参，10剂。

生黄芪40克，党参、生地黄、泽泻、山药、茯苓、白术各30克，桂枝、赤芍、桃仁、牡丹皮、川芎、当归、陈皮各20克。

6月26日八诊：前方效，大便已畅，小便仍不畅，且脚酸无力，仍气虚，原方增党参、生黄芪至50克，减陈皮至15克，20剂。

7月17日九诊：近几天小便略畅，但夜尿多，恶寒，带下多水，原方加附子一试，10剂。

党参、生黄芪50克，生地黄、泽泻、山药、茯苓、白术各30克，桂枝、赤芍、桃仁、牡丹皮、川芎、当归各20克，附子、陈皮各15克。

7月31日十诊：前方反致晚上带下多，出水，原方去附子减量，10剂。

生黄芪、党参各50克，茯苓、白术、泽泻、山药各30克，生地黄20克，桂枝、赤芍、牡丹皮、桃仁、川芎、当归、陈皮各15克。（牡丹皮、桃仁另包，头2剂不用牡丹皮、桃仁，若无效再加。）

8月14日十一诊：前方去牡丹皮、桃仁效佳，原方续20剂。

9月6日十二诊：前方效，晚上仍水多，原方去陈皮、赤芍，加防己、白芍15剂。

生黄芪、党参各50克，茯苓、白术、泽泻、山药各30克，生地黄20克，桂枝、白芍、川芎、当归、防己各15克。

9月29日十三诊：带下水去80%左右，因不易饥，增茯苓、白术至40克，再续服20剂。

12月2日十四诊：因怕服中药，停药两月，现证如前，仍小便难，带下黄水（服西药二月无效），原方增防己至20克，20剂。

2011年1月25日十五诊：前方效，白带虽透明，但量仍多，此血药量多所致，原方增山药至40克，减生地黄至10克，20剂。

3月11日十六诊：白带减少，因肛门痛，原方去白芍，加赤芍活血止痛，10剂。

生黄芪、党参各50克，山药40克，茯苓、白术、泽泻各30克，防己各20克，桂枝、赤芍、川芎、当归各15克，生地黄10克。

4 月 1 日十七诊：肛门痛除，因肩胛骨边痛，此属少阳太阳合病，仿柴胡桂枝汤意，原方加柴胡、姜半夏、黄芩，减防己，10 剂。

生黄芪、党参各 50 克，山药 40 克，茯苓、白术、泽泻各 30 克，柴胡 25 克，防己、姜半夏、桂枝、赤芍、川芎、当归各 15 克，黄芩、生地黄各 10 克。

4 月 27 日十八诊：肩胛骨边痛减，原方增北柴胡至 30 克，桂枝、赤芍至 20 克，10 剂。

5 月 31 日十九诊：因带下黄水多，肩胛边仍痛，肛门痛，原方增量，10 剂。

生黄芪 70 克，党参 50 克，茯苓、白术、山药各 40 克，北柴胡、泽泻各 20 克，桂枝、赤芍、防已各 20 克，姜半夏、川芎、当归、生地黄各 15 克，黄芩 10 克。

7 月 11 日二十诊：因肩胛边仍痛，右脉濡小，原方增黄芪至 80 克，川芎、当归至 20 克，10 剂。

7 月 21 日患者邻居说林某某癌证转移至脊椎，使下肢瘫痪，苏州某医院判断命已不久。

按：此案中可以总结以下几点经验：

①癌症并非都是毒瘤，并非都要以毒攻毒。不管什么病，都是气血先受虚损，亦包括癌症。此案相当一段时间是补药见效，就是证明。

②癌瘤善转移，要密切注意其动向，及时检查。此案十五诊后，我曾多次提出癌瘤情况检查，都未被采纳。2011 年 4 月曾去医院检查，医院要做全身 CT 检查，患者只同意做阴超检查，错过了转移病灶的发现。可能家庭经济困难是主要原因，但是原来医院判断其只能活半年，现在已活了一年多，且子宫癌已无症状，思想麻痹也是原因之一。从十六诊开始，10 剂药服 20 天、30 天已成常态。且自以为病已愈，参加田间超负荷劳动，据说有一天捆扎了 300 捆棉花杆后，才觉肩胛骨边痛。由此可知，强劳动后体虚，造成癌肿转移。

6. 食道鳞癌

倪某某，女，70 岁，2012 年 7 月 16 日初诊。

食道鳞状细胞癌，晚上唇干不欲饮，大便干，前额略晕，下肢无力，右小腿晚上挛急，白天左手指挛急。（乙肝大三阳、肝功能指标偏高。）脉左沉弦、尺曲，右寸浮细、关大略实。因食道属少阳、厥阴、太阴病位，左脉沉弦为小柴胡汤证，小腿挛急为芍药甘草汤证。拟小柴胡汤合芍药甘草汤加减。3 剂。

北柴胡 25 克，党参、白芍各 15 克，黄芩、天花粉、炙甘草、姜、枣各 10 克。

7 月 20 日二诊：唇干减，大便仍干，原方增天花粉至 15 克，白芍至 20 克，

5剂。

7月25日三诊：大便已能每日一行，唇仍干，眼胞重，此属脾太阴虚，原方加茯苓、白术，增天花粉，5剂。

北柴胡25克，茯苓、白芍、天花粉各20克，白术、党参各15克，黄芩、炙甘草、姜、枣各10克。

7月30日四诊：唇仍干，眼胞重减，右眼中黑丝减少，原方续服5剂。

8月3日五诊：眼中黑丝除，仍唇干，右关脉实，原方增白芍至30克，6剂。

8月10日六诊：大便仍干，原方增白芍至40克，7剂。

8月17日七诊：唇干减，大便虽干，仍日一行，原方续进7剂。

8月24日八诊：因大便仍干，右关脉稍减，原方增白芍至50克，10剂。

9月2日九诊：右关脉仍略大，热仍未除，原方加赤芍，7剂。

白芍50克，北柴胡25克，茯苓、天花粉各20克，白术、党参各15克，黄芩、炙甘草、姜、枣、赤芍各10克。

9月9日十诊：前方晚上肠鸣增多，余无异，原方续进7剂。

9月23日十一诊：唇干除，仍有肠鸣，却有黄干苔，仍有热，原方减白芍至45克，增赤芍至15克，10剂。

10月3日十二诊：黄干苔转为淡黄苔，因有多年血尿，嘱其自加鲜白茅根50克，11剂。

鲜白茅根50克，白芍45克，北柴胡25克，茯苓、天花粉各20克，白术、党参、赤芍各15克，黄芩、炙甘草、姜、枣各10克。

10月14日十三诊：前方无不适，前几天，肝功能检查，谷丙转氨酶从130U/L降至61U/L，原方续进7剂。

10月21日十四诊：尿隐血减，因夜尿多，原方加生地黄，因眼胞略肿，增茯苓、白术，7剂。

鲜白茅根50克，白芍45克，茯苓、北柴胡各25克，白术、天花粉各20克，党参、赤芍、生地黄各15克，黄芩、炙甘草、姜、枣各10克。

10月28日十五诊：晚上尿减至二至三次，略肠鸣善饥，原方去生地黄，加熟地黄治善饥，7剂。

鲜白茅根50克，白芍45克，茯苓、北柴胡各25克，白术、天花粉各20克，党参、赤芍、熟地黄各15克，黄芩、炙甘草、姜、枣各10克。

11月4日十六诊：换熟地黄后腹胀，原方去熟地黄，仍加生地黄，7剂。

鲜白茅根 50 克，白芍 45 克，茯苓、北柴胡各 25 克，白术、天花粉各 20 克，党参、赤芍、生地黄各 15 克，黄芩、炙甘草、姜、枣各 10 克。

11 月 11 日十七诊：前方无不适，原方续服 7 剂。

11 月 18 日十八诊：前方效，因略倦怠，原方增党参至 20 克，减天花粉至 15 克，7 剂。

12 月 5 日十九诊：口已不渴，眼花及眼胞略肿，尿多皆好转。因大便溏，肠鸣，腰右胀痛，原方去天花粉，减白芍，加杜仲、姜半夏，增党参、白术，5 剂。

鲜白茅根 50 克，白芍 30 克，茯苓、北柴胡、党参、白术各 25 克，赤芍、生地黄、杜仲各 15 克，姜半夏、黄芩、炙甘草、姜、枣各 10 克。

12 月 9 日二十诊 ~ 二十二诊：前方诸证减，原方每诊各续服 7 剂。

12 月 30 日二十三诊：因腹时胀，大便时多时少，原方去赤芍，杜仲，7 剂。

鲜白茅根 50 克，白芍 30 克，茯苓、北柴胡、党参、白术各 25 克，生地黄 15 克，姜半夏、黄芩、炙甘草、姜、枣各 10 克。

按：2013 年 5 月 6 日随访：家属告知，患者现在能吃能睡，能劳动，血尿除，体重增加了十多斤，只是不愿意去复查。或问：为什么随访时是家属而不是患者？答：因患者之兄死于肝癌，共用去医药费一百多万元，患者曾言：若我患癌证则不去治疗，以免人财两空。故此次患病，家属隐瞒真相，只告诉患者乙肝大三阳、胃部有病等等。患者不知道自己患癌症。

我治此病，根据食道属少阳、厥阴、太阴病位，以小柴胡汤为主方，因其口渴，去半夏加天花粉；因其大便秘结加白芍；因其黄干苔加赤芍；因其夜尿多加生地黄，因其血尿加白茅根，因其眼胞重加茯苓、白术。总之，按仲景之旨："观其脉证，知犯何逆，随证治之。"是剂加减至最后，即是小柴胡汤合桂枝去桂加苓术汤加味。即万变不离其病位和病机。初诊时病机偏热，故用天花粉、赤芍、白芍，待其热渐消，微露虚象时，渐增四君子汤用量，且去天花粉加半夏，去赤芍加杜仲以补之。因未复查，不知癌肿变化如何？但有一点可以肯定，癌肿已被控制，未有增大，否则，时隔近半年，不可能食道内仍无不适。2017 年 6 月药工告诉我："患者媳妇来问，医生是否还在上班？"药工答："还在上班，有什么事？"患者媳妇答："我婆母身体不好，想来看看。"说明五年后患者还健在。

7. 胰腺癌

王某某，男，79 岁，2009 年 2 月 12 日初诊。

胰腺癌 3.5cm，双肾囊肿，最大 1cm，左胁胀气，难久卧，脉左寸浮关尺沉弦。左胁属少阳、厥阴病界，胀气，属少阳厥阴合病，治宜疏三焦，行气除胀。

拟小柴胡加味。5 剂。

北柴胡 25 克，姜半夏、枳实、青皮、陈皮各 15 克，黄芩、党参、炙甘草、姜、枣各 10 克。

2 月 17 日二诊：前方未效，因胀气食后稍宽，此为虚胀，非气郁而胀。拟小柴胡合当归芍药散，5 剂。

北柴胡 25 克，姜半夏、茯苓、白术各 15 克，泽泻、黄芩、党参、炙甘草、姜、枣、川芎、当归、赤芍各 10 克。

3 月 1 日三诊：前方效，原方增量 5 剂。

北柴胡 25 克，党参、姜半夏各 15 克，茯苓、白术、泽泻各 20 克，黄芩、炙甘草、姜、枣、川芎、当归、赤芍各 10 克。

3 月 9 日四诊：前方痛除，却纳欠佳，原方加内金、陈皮，5 剂。

北柴胡 25 克，党参、姜半夏各 15 克，茯苓、白术、泽泻各 20 克，黄芩、炙甘草、姜、枣、川芎、当归、赤芍、炒内金、陈皮各 10 克。

按：四诊后，患者自觉良好，毫无不适，便不再复诊。因其女婿是诊所煎药工，我曾心存疑惑地对他说："你岳父可能诊断有误，不是胰腺癌，否则不可能治这样短时间就毫无不适。"他也认为，可能不是癌，因病前隐瞒病情真相，患者不知道自己得癌症，所以也就未去复查，错过了治疗的良好机会。第二年 9 月 3 日、5 日、11 日，三次因腹胀大便溏，胃饥难受，甚则痛来诊，疗效不理想。我嘱其子陪其父去大医院复查，结果查出胰腺癌晚期，这次病情被患者知道了，就不愿再服药治疗，月余后死去。

此案的治疗，我仍按左胁属少阳、厥阴病位治，用少阳病主方小柴胡汤，合厥阴病常用方当归芍药散治之。未因其是癌症而更易，也未因其癌症而以毒攻毒，用方平常，疗效却意外的好。此经验值得记取。

我初期治癌，也曾受中药有效成分化验的影响，对有抗癌成份的新中药深信不疑。结果在多次临证中发现，抗癌中药并未有抗癌作用，甚至有不良反映，而且有违对证用药的中医用药原则，遂弃之不用，仍按病位辨病机或汤证用方药，取得满意疗效。

十一、尺脉新解

1. 左尺脉伏，提示左附件囊肿

朱某某，女，49 岁，2008 年 1 月 12 日初诊。

晚上发热自汗，脉右尺沉，左尺伏。拟东垣当归六黄汤合六味地黄汤加减5剂。并嘱其做阴超检查，可能左侧附件有囊肿或子宫肌瘤。

生地黄、熟地黄、山萸肉、山药、牡丹皮、茯苓、泽泻各15克，黄芩、黄柏、当归、苍术各10克，川黄连5克。

1月17日二诊：医院阴超检查，确诊左侧附件有2cm囊肿一个。因其上半身仍多汗，原方加味5剂。

生地黄、熟地黄、山药、山萸肉、牡丹皮、茯苓、泽泻、麦冬、五味子各15克，黄芩、黄柏、当归、苍术各10克，川黄连5克。

按：囊肿一词来源于西医。临证中发现尺脉伏至不易切到，常显示肾与子宫、附件有结石、肌瘤或囊肿，但不能妄下断语，只能提示患者去做B超检查，以便确诊。

2. 右脉关沉尺伏，提示两肾囊肿

沈某某，女，42岁，2009年8月19日初诊。

左耳后淋巴结增大，13x6mm，大便二三日一行，脉右关沉尺伏，建议检查右侧肾、卵巢及子宫，是否有结石、囊肿、肌瘤。拟小柴胡汤去半夏加天花粉、牡蛎、厚朴合茯苓饮。7剂。

北柴胡25克，煅牡蛎30克，天花粉、党参、茯苓、白术、陈皮、枳实、厚朴各15克，黄芩、炙甘草、姜、枣各10克。

8月26日二诊：B超检查，两肾各有2cm左右囊肿一个。原方加石膏、泽泻、防己7剂。

北柴胡25克，煅牡蛎30克，石膏20克，天花粉、党参、茯苓、白术、陈皮、枳实、厚朴、泽泻、防己各15克，黄芩、炙甘草、姜、枣各10克。

按：尺脉伏，古脉学中，无可诊结石、肌瘤、囊肿的记载，而我发现，尺脉伏，常发现患有肾结石、附件囊肿、子宫肌瘤的可能。

3. 右尺脉伏，提示右肾结石

尤某某，女，34岁，2009年8月4日初诊。

腰两侧酸，大便秘结，脉右寸关浮、尺伏，左关濡、尺沉弱。拟大补元煎加生黄芪、川芎、白芍，5剂。

生黄芪、党参各30克，熟地黄、当归、白芍各20克，川芎、枸杞子、杜仲、山萸肉、山药各15克，炙甘草10克。

8月9日二诊：前方稍效，原方加怀牛膝，增熟地黄、枸杞子7剂。因右尺脉伏，疑有结石、囊肿或肌瘤，嘱其做B超检查。

熟地黄、生黄芪、党参各30克，枸杞子、当归、白芍各20克，川芎、杜仲、山萸肉、山药、怀牛膝各15克，炙甘草10克。

8月17日三诊：B超检查，右肾结石0.4cm，原方加滑石、车前子、生内金，7剂。

滑石、车前子、熟地黄、生黄芪、党参各30克，生内金、枸杞子、当归、白芍各20克，川芎、杜仲、山萸肉、山药、怀牛膝各15克，炙甘草10克。

按：现在大多数医案只写一种脉象，也不分寸关尺，我怀疑医案作者是否会诊脉。我行医数十年，除健康人的平脉以外，诊得二手脉象相同的病脉是极少数，且脉象亦分寸、关、尺。因常见患有肌瘤、囊肿、结石的病人有尺部伏脉，可惜大多数都未记录在案，仅录此数案供同道参考。

十二、减肥

肥胖，虽亦可称为病，但绝大多数对生命影响不大，只是影响美观，故亦有愿意服中药减肥者，以下验案供同道及肥胖者参考。

1. 肥胖、脂肪肝

项某，男，23岁，2008年3月11日初诊。

肥胖、脂肪肝，脉两关大，属痰湿危害。拟小柴胡汤合茯苓饮、半夏厚朴汤。5剂。

茯苓30克，北柴胡25克，半夏、枳实、陈皮、白术各15克，黄芩、党参、炙甘草、姜、枣、苏叶、厚朴各10克。

3月16日二诊：前方无不适，仅多矢气，原方增量7剂。

茯苓30克，北柴胡25克，枳实、陈皮各20克，姜半夏、白术、厚朴各15克，黄芩、党参、炙甘草、姜、枣、苏叶各10克。

3月24日三诊：仅屁多，原方增量15剂。

茯苓40克，北柴胡、枳实、陈皮各25克，白术、厚朴各20克，姜半夏、苏叶各15克，黄芩、党参、炙甘草、姜、枣各10克。

4月11日四诊：前方大便畅，原方续服15剂。

5月4日五诊：前方服一月，体重减三斤，原方续服15剂。

5月30日六诊：因药缺一天，原方续进1剂。

6月5日七诊：来电要前方10剂。

6月16日八诊：前方续进20剂。

7月11日九诊：来电要求加重药量，20剂。

茯苓40克，白术、北柴胡、枳实、陈皮各30克，厚朴25克，姜半夏、苏叶各20克，黄芩、党参、炙甘草、姜、枣各15克。

8月8日十诊：来电要求前方15剂。

8月29日十一诊：来电要求减轻药量，15剂。

茯苓40克，北柴胡、枳实、陈皮各25克，白术、厚朴各20克，姜半夏、苏叶各15克，黄芩、党参、炙甘草、姜、枣各10克。

10月4日十二诊：来电要求前方15剂。

按：10月22日随访：体重下降22斤。患者年轻体肥，属营养过剩，平时少运动，导致气虚、痰湿阻滞而生肥肉。方用小柴胡汤疏理三焦，茯苓饮合半夏厚朴汤化痰祛湿。在不影响身体健康的情况下，使体重下降，服药七个月，体重平均每月下降约3斤。

此方还可治身体肥胖，纳呆，大便不畅者。

2. 治病中减肥

单某某，女，36岁，2010年9月6日初诊。

头晕，左耳鸣，纳呆倦怠，左侧曾有偏头痛，脉沉。头晕、纳呆、倦怠属太阴气虚；左耳鸣，左侧偏头痛为血虚，属少阳厥阴太阴合病。拟小柴胡汤合十全大补汤。10剂。

北柴胡25克，生黄芪30克，茯苓、白术、生地黄各20克，党参、姜半夏、桂枝、白芍、川芎、当归各15克，黄芩、炙甘草、姜、枣各10克。

9月16日二诊：诸证减，原方续服10剂。

9月27日三诊：诸证减，且体重减三斤，原方续服10剂。

10月9日四诊：大便略稀，原方去生姜，加干姜，10剂。

北柴胡25克，生黄芪30克，茯苓、白术、生地黄各20克，党参、姜半夏、桂枝、白芍、川芎、当归各15克，黄芩、炙甘草、干姜、枣各10克。

10月18日五诊：用干姜大便反不畅，仍用生姜，10剂。

10月29日六诊：前方效，原方增当归至20克以利大便，10剂。

11月8日七诊：前方效，因左颈痛，属血虚，原方增桂枝、白芍、川芎至20克，10剂。

11 月 17 日八诊：颈痛除，因想减肥，原方加陈皮、厚朴行气化痰，10 剂。

北柴胡 25 克，生黄芪 30 克，桂枝、白芍、川芎、茯苓、白术、生地黄各 20 克，党参、姜半夏、当归、陈皮、厚朴各 15 克，黄芩、炙甘草、姜、枣各 10 克。

11 月 29 日九诊：前方屁多，背肥稍减，原方续服 10 剂。

12 月 8 日十诊：前方效，原方续服 10 剂。

12 月 17 日十一诊：前方效，因屁多，此为脾寒，原方去生姜，加干姜 10 克，10 剂。

12 月 28 日十二诊：前方效，原方续服 10 剂。

2011 年 1 月 10 日十三诊：前方效，原方续服 10 剂。

1 月 21 日十四诊：托朋友来要前方 10 剂。

2 月 22 日十五诊：前方效，因腰背痛，原方加葛根解肌除痛，10 剂。

北柴胡、葛根各 25 克，生黄芪 30 克，桂枝、白芍、川芎、茯苓、白术、生地黄各 20 克，党参、姜半夏、当归、陈皮、厚朴各 15 克，黄芩、炙甘草、干姜、枣各 10 克。

3 月 4 日十六诊：腰背痛减，原方续进 10 剂。

3 月 18 日十七诊：因下午略头晕，此为气虚，原方增生黄芪至 40 克，葛根 30 克，10 剂。

4 月 7 日十八诊：仍头晕，补气药不足之故，原方增生黄芪至 60 克，10 剂。

4 月 26 日十九诊：因嗳气，增陈皮、厚朴至 20 克除气逆，10 剂。

5 月 6 日二十诊：嗳气减，因下午略头晕，仍有气虚，原方增党参至 30 克，10 剂。

5 月 19 日二十一诊：头晕减，原方续进 10 剂。

5 月 31 日二十二诊：托人来要前方 10 剂。

按：左耳鸣、左侧有偏头痛夙疾，属少阳厥阴合病兼血虚；纳呆倦怠、头晕属太阴病兼气虚；腰背痛属太阳病。故用小柴胡汤，合能大补气血的十全大补汤，共治太阴厥阴少阳合病兼气、血虚者。因背痛加葛根，实际是合方中桂枝、芍药成桂枝加葛根汤方意，以治太阳病也。

患者服药 8 个多月，诸证愈，体重下降。数月后曾来要求续服前方，目的不是治病，而是为了减肥。据称：前次服药 8 个多月，减肥约 20 斤左右。此方能治病，这是我依病机所拟就，不须存疑。而说此方能减肥，这是我意想不到的，个中奥秘，将待日后探索。

3. 自觉稍胖，大便时内痔痛

孙某某，女，29岁，2011年11月10日初诊。

自觉稍胖，大便时内痔痛，脉关尺沉濡。内痔痛为瘀血作怪，关尺脉沉濡为太阴气虚。拟补中益气汤合桂枝茯苓丸。7剂。

生黄芪30克，党参、白术各20克，当归15克，升麻、北柴胡、炙甘草、陈皮、桂枝、赤芍、牡丹皮、桃仁、茯苓各10克。

11月24日二诊：前方服后体重下降五斤，因大便仍不畅，原方加白芍7剂。

生黄芪30克，党参、白术各20克，当归、白芍各15克，升麻、北柴胡、炙甘草、陈皮、桂枝、赤芍、牡丹皮、桃仁、茯苓各10克。

按：《金匮要略验案精选》称：桂枝茯苓丸化汤，可治青春期肥胖和多食善饥而至日渐肥胖者。而患者刚好有大便时内痔痛症状，桂枝茯苓丸化汤恰能治痔疮痛，又能治日渐肥胖。况且也有报道，补中益气汤能治身体白胖的不孕证。于是我将二方合为1剂用之，既治痔疮痛，又能减肥，疗效明显。

后 记

1. 若方与病机相合，有两种结果：第一种，大多数是症状逐步减轻；第二种是头 1、2 剂症状反而加重，到第 3、4 剂时，减轻速度加快。有《皇汉医学》中“药不瞑眩，厥疾不瘳”之意。

2. 方与病机相合，病逐步好转，但总觉得病根未除，症状未彻底消失，此时即可停药，停药后，症状能彻底消失而病愈。

3. 服补气药，特别内有黄芪，若出现脸肿，是血虚的表现，应在该方剂中加入补血药，脸肿即退；若用行气活血药时，出现上述情况，即是气虚，在该方剂中加入补气药，脸肿即退。

4. 黄芪是补气药，但血虚之人服后，会出现身痒，此时应加入补血药或减量。

鼻塞而喘咳者，不可用黄芪，否则关门留寇，使病情加重，此时需用麻黄消解之。

低血压患者，服黄芪每剂 30 克以上出现倦怠无力，是血压下降所致，因每剂药，用黄芪 30 克以上能降压，应减黄芪至 30 克以下，另加人参以升血压，倦怠无力自能消除。

5. 有的体质对麻黄过敏，服后会出现失眠，若出现这种情况，应该用其他药替代麻黄；若前列腺增生造成小便不利者，禁用麻黄，否则会造成小便更困难，或尿频尿痛。

6. 仲景不信“十八反”，经方中有甘草与甘遂、半夏与附子同用的方子。我遵崇仲景，方中亦常半夏、附子同用，从未见不适的反映，希同道勿怪。

7. 西药治疗时间长，会产生抗药性，使药效下降，而须加重药量；中药用药时间越长，身体对药越敏感，用药量应适当减轻，不可不知。

《素问·异法方宜论篇》黄帝问曰：“医之治病也，一病而治各不同，皆愈何也？”岐伯对曰：“故圣人杂合以治，各得其所宜，故治所以异而病皆愈者，得病之情，知治之大体也。”

当今辨证论治的方法，据五版《中医诊断学》记载有“病因辨证、气血津液辨证、脏腑辨证、经络辨证、六经辨证、卫气营血辨证、三焦辨证、八纲辨证”等八种，正如岐伯所说：“杂合以治，各得其所宜，故治所以异而病皆愈者也。”而其核心是“获病之情，则知治之大体也。”换言之即既能探得病机真相，又知道治疗大法之故也。虽先后出现的八种辨证方法各不相同，因皆有效于治病，所以都能先后为医界不同程度的接受。也可以说，人类的知识就是在不断的发现和否定中累积起来，由不同的人群所接受和使用的。

我自信拙作中的“病位气血辨证治疗法”已包含了对病因、病位、脏腑、经络、表里、寒热、虚实、气血、津液、肾精肾气等各个方面的各种辨证方法，已俱备“获病之情，则知治之大体也。”如果能不负读者之心，则幸甚矣！